Meningitis im Kindesalter und Neugeborenensepsis

Für meine Frau
in Dankbarkeit

H. Isenberg

Meningitis im Kindesalter und Neugeborenensepsis

4., überarbeitete und erweiterte Auflage

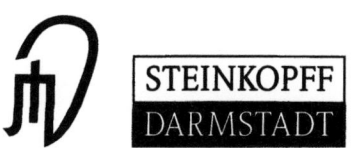

Dr. H. Isenberg
Perinatalzentrum an den
Darmstädter Kinderkliniken
Prinzessin Margaret
Grafenstraße 9
64283 Darmstadt

Die Deutsche Bibliothek – CIP-Einheitsaufnahme

Isenberg, Hannes:
Meningitis im Kindesalter und Neugeborenensepsis / H. Isenberg
Hrsg. – 4., überarb. und erw. Aufl. – Darmstadt : Steinkopff, 1998

ISBN-13: 978-3-642-93696-8   e-ISBN-13: 978-3-642-93695-1
DOI: 10.1007/978-3-642-93695-1

Dieses Werk ist urheberrechtlich geschützt. Die dadurch begründeten Rechte, insbesondere die der Übersetzung, des Nachdrucks, des Vortrages, der Entnahme von Abbildungen und Tabellen, der Funksendung, der Mikroverfilmung oder der Vervielfältigung auf anderen Wegen und der Speicherung in Datenverarbeitungsanlagen, bleiben, auch bei nur auszugsweiser Verwertung, vorbehalten. Eine Vervielfältigung dieses Werkes oder von Teilen dieses Werkes ist auch im Einzelfall nur in den Grenzen der gesetzlichen Bestimmungen des Urheberrechtsgesetzes der Bundesrepublik Deutschland vom 9. September 1965 in der Fassung vom 24. Juni 1985 zulässig. Sie ist grundsätzlich vergütungspflichtig. Zuwiderhandlungen unterliegen den Strafbestimmungen des Urheberrechtsgesetzes.

© 1998 by Dr. Dietrich Steinkopff Verlag, GmbH & Co. KG, Darmstadt
Verlagsredaktion: Sabine Ibkendanz – Herstellung: Heinz J. Schäfer
Umschlaggestaltung: Erich Kirchner, Heidelberg
Softcover reprint of the hardcover 4th edition 1998

Die Wiedergabe von Gebrauchsnamen, Handelsnamen, Warenbezeichnungen usw. in dieser Veröffentlichung berechtigt auch ohne besondere Kennzeichnung nicht zu der Annahme, daß solche Namen im Sinne der Warenzeichen- und Markenschutzgesetzgebung als frei zu betrachten wären und daher von jedermann frei benutzt werden dürften.

Satzherstellung: Typoservice, Griesheim
Gedruckt auf säurefreiem Papier

Vorwort

Die bakterielle Meningitis ist trotz therapeutischer Fortschritte und der Verbesserung intensivmedizinischer Möglichkeiten nach wie vor eine ernste, lebensbedrohliche Erkrankung, die oft von bleibenden Schäden begleitet wird. Die Prognose hängt einzig von einer frühzeitigen differentialdiagnostischen Abklärung und von einer sofort eingeleiteten antimikrobiellen und supportiven Therapie ab. Mit dem Einsatz inflammatorischer Substanzen wurde die Rate bleibender neurologischer Defekte und Hörschäden weiter gesenkt, ohne daß damit aber die Letalitätsrate beeinflußt wurde.

Der Arzt am Krankenbett, in dessen Händen das Schicksal des Kindes liegt, erhält – durch zahlreiche Tabellen leicht zugänglich – mit diesem Buch Orientierungshilfen zur schnellen Differenzierung der Meningitis und zu ihrer Therapie.

Die möglichen Probleme, die bei einer Meningitis im Kindesalter auftreten können, wurden für diese vierte Auflage in allen Kapiteln ausgeweitet abgehandelt. Das für die eitrige Meningitis so wichtige Kapitel zur Diagnosefindung ist um aktuelle neuere Aspekte erweitert worden; neue pathophysiologische Erkenntnisse und daraus abgeleitete zukunftsweisende therapeutische Ansätze, wie die Immunmodulation mittels monoklonaler Antikörper, werden diskutiert. Der medizinische Fortschritt der letzten zwei Jahrzehnte macht die bakterielle Meningitis zu einer heilbaren und durch präventive Maßnahmen vermeidbaren Erkrankung.

Andere Gesetzmäßigkeiten gelten bei der Neugeborenensepsis mit Meningitis und beim Waterhouse-Friderichsen-Syndrom. Deshalb sind beiden Formen der Krankheit eigene Kapitel des Buches gewidmet. Im Kapitel „Neugeborenensepsis" wurden vor allem geburtshilfliche Aspekte neu berücksichtigt, so daß auch die Geburtshelfer wertvolle Hinweise für die pränatale Betreuung von Risikoschwangeren erhalten.

Herrn Reinhard Müller, Marburg, danke ich besonders für die vielen guten Ratschläge und seine außerordentliche Unterstützung bei der Literaturrecherche. Er hat mich dazu motiviert, meine nun schon 30 Jahre währende Erfahrung und den damit verbundenen Wandel in der Meningitisproblematik als umfassendes Nachschlagewerk für junge Ärzte niederzulegen. In 10 Jahren guter Zusammenarbeit war Herr Müller mir immer ein wertvoller Gesprächspartner.

Danken möchte ich auch Frau Heidrun Schoeler, Waldems-Bermbach, für ihr persönliches Engagement und ihrem Einsatz für dieses Buch. Sie stand mir als begleitende Lektorin mit viel Können, Sachverstand und Zeitaufwand zur Seite und war mir bei der Durchsicht und Ordnung der Kapitel, der graphischen Darstellung und der Tabellen, bei einer einfachen und klaren Beschreibung der Probleme und vor allem bei der Zusammenstellung des Gesamtwerkes eine unschätzbare Hilfe.

Darmstadt, im Oktober 1997   H. ISENBERG

Inhaltsverzeichnis

Vorwort		V
1	**Geschichtliches zur Meningitis epidemica (Genickstarre)**	1
1.1	Es begann mit Hippokrates	1
1.2	Die Antibiotikatherapie der bakteriellen Meningitis	5
	Literatur	10
2	**Meningitis und septische Infektionen – Definitionen und allgemeine Bemerkungen**	11
2.1	Meningitis	11
2.2	Septische Infektionen	15
2.3	Sepsis im Neugeborenenalter	19
2.4	Begriffe zur Therapie der Sepsis	19
	Literatur	23
3	**Demographische Verteilung, Ätiologie und klinisches Bild**	25
3.1	Erreger	25
3.1.1	Altersverteilung bei Meningitis	28
3.1.2	Geschlechtsverteilung	33
3.1.3	Jahreszeitliche Häufung der Meningitis	33
3.2	Prädisponierende Faktoren	33
	Literatur	37
4	**Pathophysiologie und -morphologie**	39
4.1	Schleimhautkolonisation	40
4.2	Entstehung der Bakteriämie	40
4.3	Meningeale Invasion und bakterielle Replikation im Liquor	41
4.4	Meningitis, ZNS-Läsion und Zytokinwirkungen	41
	Literatur	48
5	**Symptomatik**	51
5.1	Allgemeine Symptome	51
5.2	Erreger-bedingte Unterschiede im klinischen Bild	53
5.3	Spezielle Symptome	58
5.3.1	Differentialdiagnose der Nackensteifigkeit (Meningismus)	58
5.3.2	Hautsymptome	59
5.3.3	Neurologische Symptome	61
	Literatur	73

6	**Untersuchungsgang**	75
6.1	Anamneseerhebung	75
6.2	Allgemeine Untersuchung	78
6.3	Liquorentnahme	81
6.3.1	Liquorphysiologie	81
6.3.2	Durchführung der Liquorentnahme	83
6.3.3	Zahl der möglichen Liquorpunktionen	90
6.3.4	Meningitis nach Lumbalpunktion bei Bakteriämie?	92
	Literatur	92
7	**Diagnostik**	95
7.1	Liquoruntersuchung	96
7.1.1	Liquordruck	96
7.1.2	Aussehen des Liquors	97
7.1.3	Zellzahl	98
7.1.4	Anteile der segmentkernigen Granulozyten im Liquor	101
7.1.5	Liquoreiweiß	102
7.1.6	Liquorzucker	105
7.1.7	pH des Liquors	108
7.1.8	Lactat, Fermente und CRP im Liquor	108
7.1.9	Ergänzende Liquordiagnostik	111
7.1.10	Bakteriologische Liquordiagnostik	113
7.1.11	Liquorkultur und Blutkultur	115
7.2	Hämatologische Diagnostik	117
7.2.1	Leukozyten im Blut	117
7.2.2	Differentialblutbild	118
7.2.3	C-reaktives Protein (CRP)	120
7.2.4	Blutkörperchensenkungsgeschwindigkeit (BSG)	121
7.2.5	Immunserologie	123
7.3	Virologische Diagnostik	123
7.3.1	Direkter Virusnachweis	123
7.3.2	Indirekter Virusnachweis durch spezifische Antikörper (Antigenimmunoassay)	123
7.4	Ergänzende Diagnostik	125
7.5	Diagnostische Kriterien der prolongierten abakteriellen Meningitis	130
7.6	Diagnostische Kriterien der rekurrierenden Meningitis	131
	Literatur	135
8	**Charakterisierung und Differentialdiagnose von erregerspezifischen Erkrankungen und Komplikationen**	139
8.1	Pneumokokken-Meningitis	139
8.2	Haemophilus-influenzae-Meningitis Typ b	141
8.3	Meningokokken-Meningitis (epidemische Genickstarre) Typ b	142
8.4	Leptospiren-Meningitis (Zoonose)	144
8.5	Lyme-Borreliose	145
8.6	Tuberkulöse Meningitis	149
8.7	Weitere Krankheitsbilder	154
8.7.1	Septische Sinusvenenthrombosen	154

8.7.2	Ventrikulitis	154
8.7.3	Hirnabszeß	154
8.7.4	Liquorshuntinfektionen	156
8.7.5	Parasitäre Erkrankungen des ZNS	157
8.7.6	Pachymeningitis purulenta externa et interna	158
8.7.7	Primär chronisch-lymphozytäre Meningitis	158
8.7.8	Sonstige Krankheitsbilder	160
8.8	Aseptische bzw. abakterielle Meningitis	162
	Literatur	163

9	**Prognose und Therapie der Meningitis im Kindesalter nach der 6. Lebenswoche**	**165**
9.1	Prognose	165
9.2	Allgemeintherapie	168
9.2.1	Schocktherapie, Hirnödemtherapie, Flüssigkeits- und Elektrolyttherapie	168
9.2.2	Antikonvulsive Therapie	171
9.2.3	Therapie mit Antikoagulanzien	172
9.3	Therapie mit Immunglobulinen	172
9.4	Therapie mit Kortikosteroiden	176
9.5	Bettruhe und pflegerische Maßnahmen	183
9.6	Isolierung und Meldepflicht	185
	Literatur	186

10	**Antibiotische Therapie der bakteriellen Meningitis**	**189**
10.1	Allgemeine Antibiotika	189
10.2	Cephalosporine und Aminoglykoside	194
	Literatur	211
10.3	Carbapeneme	219
	Literatur	220
10.4	Chinolone	220
10.5	Glykopeptid-Antibiotika	221
10.6	Behandlungsdauer	222
	Literatur	228
10.7	Versagen der Antibiotikatherapie	229
10.8	Antibiotikatherapie der Meningitis durch Penicillinresistente Pneumokokken	230
	Literatur	235
10.9	Pharmakoökonomische Aspekte der Antibiotikatherapie	236
	Literatur	239

11	**Immun- und Chemoprophylaxe**	**241**
11.1	Meningitis durch Haemophilus influenzae Typ b	241
11.1.1	Chemoprophylaxe	242
11.1.2	Impfung gegen Haemophilus-influenzae-Infektion	245
11.2	Meningitis durch Meningokokken Typ b	246
11.2.1	Chemoprophylaxe	246

11.2.2	Impfung gegen Meningokokken-Infektion	247
11.3	Meningitis durch Pneumokokken	248
11.3.1	Chemoprophylaxe	248
11.3.2	Impfung gegen Pneumokokken-Infektion (Indikationsimpfung)	249
11.4	Ausblick	250
	Literatur	252

12	**Das WATERHOUSE-FRIDERICHSEN-Syndrom (WFS)**	**255**
12.1	Pathomechanismus, Symptomatik und Diagnostik	255
12.2	Therapie	259
	Literatur	264

13	**Neugeborenensepsis und -meningitis**	**265**
13.1	Amnioninfektionssyndrom und vorzeitiger Blasensprung	266
13.2	Inzidenz und Mortalität	271
13.3	Erreger	272
13.4	Immunologie	273
13.5	Ursachen und Infektionswege	276
13.6	Klinisches Bild	279
13.6.1	Sepsis	279
13.6.2	Neugeborenen-Meningitis	283
13.7	Labordiagnostik	286
13.8	Therapie der Neugeborenensepsis/-meningitis	300
13.8.1	Indikation	300
13.8.2	Wahl der Antibiotika für die kalkulierte Blindtherapie	302
13.8.3	Weiterführende Therapie und Nebenwirkungen	304
13.8.4	Dosierungsrichtlinien (Auswahl der Antibiotika)	306
13.8.5	Therapiedauer	311
13.8.6	Besondere Therapieverfahren	312
13.8.7	Probleme der Therapie	313
13.9	Empfehlungen zur Verhinderung von Infektionen durch B-Streptokokken (GBS) mittels Chemoprophylaxe	317
13.10	Spezielle Bemerkungen	319
	Literatur	321

Tabellarischer Anhang
Tabellen zur Differentialdiagnose der Meningitis, zur Liquordiagnostik und zur antibiotischen Therapie ... 328

Sachwortregister ... 343

1 Geschichtliches zur Meningitis epidemica (Genickstarre)

1.1 Es begann mit Hippokrates ...

Wenngleich schon GALEN (129–199 n. Chr.) aus Griechenland, PHAZES aus Persien (860–925), HIERONYMUS von Rom (347–420), HIPPOKRATES (460–375 v. Chr.) und die Renaissance-Ärzte Hieronymus MERCURIALIS (1530–1606) und Daniel SENNERT (1527–1637) die Symptomatik der Meningitis kannten und sich auch der Systematiker der arabischen Medizin, AVICENNA (980–1037), zu den „inflammationes cerebri" geäußert hat, so ist doch die Geschichte der Diagnose und Therapie der Meningitis weniger als 200 Jahre alt (9).

HIPPOKRATES stellt im ersten Kapitel des dritten Buches von „De morbis" fest: „Wenn das Hirn unter dem Druck der Entzündung an Volumen zunimmt, gibt es Kopfschmerzen. Sie sind in dem Teil stärker, wo die Entzündung wütet. Der Schmerz wird auch in den Schläfen empfunden. Der Kranke bekommt Ohrensausen, und das Gehör wird stumpf. Die Blutgefäße sind gespannt, und sie klopfen. Fieber und Schauer tun sich kund, doch der Schmerz nimmt nicht ab, er läßt nur nach, wenn das Fieber sich ausbreitet. Diese Krankheit ist verhängnisvoll. Man kann nicht beurteilen, an welchem Tag der Tod eintritt." Im zweiten Kapitel heißt es dann weiter: „Wenn sich das Wasser im Hirn bildet, entstehen heftige Schmerzen in den Schläfen und anderen Teilen des Kopfes. Von Zeit zu Zeit gibt es Schauer und Fieber. Die Gegend der Augen ist schmerzhaft, die Sicht verdunkelt, die Pupille deformiert. Es ergibt sich daraus Doppelsichtigkeit. Erhebt sich der Kranke, so bekommt er Schwindelgefühle. Er erträgt weder Wind noch Licht. Er bekommt Ohrensausen, erbricht Speichel, Schleim und manchmal das Essen" (10).

Die ersten Publikationen, die sich mit der Beobachtung epidemischer Meningitisfälle – damals „*Febris epidemica soporosa*" oder "*cerebrospinal fever*" genannt – befassen, gehen auf den Engländer Thomas WILLIS (A description of an epidemical fever, London 1661), der von 1621–1675 lebte, und den Franzosen Gaspard VIEUSSEUX (1746–1814) zurück (9).

Viele kannten die Krankheit, hatten aber wenig Kenntnis von ihrem Verlauf und sprachen gemäß den Erkenntnissen GALENS von Phrenitis mit den Leitsymptomen Kopfschmerzen, Fieber, Delirium. Bei den tödlich verlaufenden Fällen fand man stets Eiter an der Hirnoberfläche. In weniger schweren Fällen nahm man Zephalitis, Gehirnfieber oder einen akuten Hydrozephalus an (9). 1721 wurde in Wittenberg ein gewisser Herr VATER mit der Arbeit „De delirio febrili phrenitis dictio" promoviert (9).

VIEUSSEUX erkannte bei der Epidemie 1805 in Genf und Umgebung, daß die Meningitis vor allem bei Kindern und jungen Menschen zum Tode führte und höchstens 10 % der Opfer über 30 Jahre alt waren. Er stellte (im Journal Med. Chir. Pharm.) fest, daß sich die Symptome dieser Krankheit von den bis dahin bekannten Fieberkrankheiten wesentlich unterschieden: Die Krankheit setze plötzlich mit totaler Entkräftung ein, das Gesicht sei dabei entstellt, der Puls schwach und dann beschleunigt. Es folgten schwere Kopfschmerzen, besonders in der Stirngegend, dann Herzschmerzen, Erbrechen von grünlicher Zusammensetzung, Versteifung des

Rückgrates und bei Kindern Krämpfe (17). VIEUSSEUX bezeichnete die Krankheit als *„fièvre cérébrale maligne non contagieuse"*. Die Epidemie erfaßte vor allen Dingen die Armenquartiere, und in der Stadt starben vom 16. März bis 8. Mai dreißig Menschen an Meningitis – die Todesfälle in der ländlichen Umgebung nicht mitgezählt –, die meisten Patienten innerhalb von vierundzwanzig Stunden. Der Körper war von violetten Flecken bedeckt (17).

Wenige Jahre nach dieser Veröffentlichung verfaßte Nathan STRONG (1781–1837) eine Dissertation, die sich ebenfalls mit *„Cerebrospinalmeningitis"* befaßte (17). Elisha NORTH (1771–1843) berichtet 1811 (A treatise on a malignant epidemic, commonly called spotted fever) in New York, daß das Auftreten von Flecken hauptsächlich im Gesicht, am Nacken und an den Extremitäten, aber auch am ganzen Körper als prognostisch ungünstiges Zeichen zu bewerten sei. Diese Flecken könnten stecknadelkopfgroß sein oder auch die Größe einer 6-Cent-Münze erreichen. Sie seien nicht erhaben und verschwänden nicht bei Druck. Je dunkler die Petechien, desto schwerer sei die Krankheit (17).

Es muß daher als große Leistung angesehen werden, daß der Edinburgher Arzt R. WHYTT (1714–1766) in seiner nach seinem Tod erschienenen Arbeit „Observations on the dropsy in the brain" (1768) die Hirnwassersucht aus dem Sammeltopf Hydrozephalus abgetrennt hat und dabei die klassischen Zeichen der tuberkulösen Meningitis beschrieb. Die noch heute in den Lehrbüchern der Kinderkrankheiten dargestellte Stadieneinteilung, die u.a. durch unterschiedliche Pulsqualitäten gekennzeichnet ist, ist WHYTT zu verdanken (16).

Schon lange unterschied man einen äußeren und einen inneren Hydrozephalus, obgleich diese Begriffe nicht den heutigen Definitionen entsprechen. Ende des 18. Jahrhunderts trennte man vom angeborenen, chronischen Hydrozephalus eine akute, hitzige Form ab, die mit Fieber einhergeht. In dieser Gruppe dürften sich Patienten mit Meningitis, aber auch solche mit Meningitis unterschiedlicher Ätiologie und mit Enzephalitis befunden haben (OKELY 1791 und POWEL 1795). Der Begriff *akuter Hydrozephalus* wurde bereits 1779 von C. W. QUIN geprägt. Der Genfer Arzt L. ODIER (1748–1817) fand bei autoptischen Untersuchungen auch Fälle von Hydrozephalus mit gelbem Eiter und nannte die Erkrankung „Hydrocéphale combiné avec l'inflammation des meninges" (16).

Es ist auffallend, daß die eitrige Meningitis bzw. der akute Hydrozephalus erst so spät Beachtung fand. Man muß deshalb annehmen, daß die eitrige Hirnhautentzündung früher tatsächlich selten war. Allerdings strebte die Humuralpathologie zu jener Zeit eine Lokalisation der Krankheit gar nicht an. Man sprach von zentralen Fieberdelirien oder Hirnfieber, wenn zerebrale Hinweise das Krankheitsbild beherrschten. Auch Bezeichnungen wie Blatschießen, Phrenitis oder Siriasis wurden verwendet. Unter *Blatschießen* verstand STORCH (1681–1751) eine Entzündung, die, ausschließlich im Gebiet der Fontanelle lokalisiert, zu Geschwüren im Gehirn führte und bei Kindern immer tödlich verlief (die Fontanelle wurde damals auch Blätgen genannt). J. STORCH widmete in seinem Buch dieser Erkrankung ein eigenes Kapitel: „De Siriasi", (zu deutsch) Blatschiessen, eine wirkliche Entzündung der Meningum oder Hirn-Häutgen um die Gegend der Fontanelle oder des Blätgens" und fährt fort: „Die wahre Inflammation dieses Ortes ist eine rare Begebenheit." (16). Die Bezeichnung *Siriasis* leitet sich von Sirius, dem Hundsstern, ab. Das Sternbild des großen Hundes ist besonders im Sommer während der Hundstage (23. Juli bis 23. August) gut zu sehen. Während dieser Zeit herrscht meist große Hitze, die ursächlich für zerebrale Affektionen verantwortlich gemacht wurde. Daher wird unter Siriasis auch der Sonnenbrand bzw. Sonnenstich verstanden (16). Damals bestand noch die Ansicht, daß Geisteskrankheiten ihren Sitz im Brustkorb haben, weshalb die Meningitis auch als *Phrenitis* bezeichnet wurde (Phren = Zwerchfell).

Schon damals hielt STORCH die vorgewölbte Fontanelle bei gleichzeitigem Auftreten von Unruhe und Fieber für das „Signa diagnostica" einer Meningitis (16). Leider wurden diese Hinweise jedoch nicht beachtet (16). Lediglich Chr. MELLIN bespricht nach den beiden Arten des Hydrozephalus und der Gehirnwassersucht noch eine „sehr seltene Krankheit kleiner Kinder, welche zum Tode führt". MELLIN erwähnt im Gegensatz zu STORCH, daß die Fontanelle dabei eingesunken sei (wahrscheinlich durch den begleitenden Durchfall). Allerdings hatte auch der Leipziger Arzt L. W. KNOER (1716–1757) in seinem Buch (1753) bereits vom „gefallenen Blätgen", d.h. von eingesunkener Fontanelle gesprochen (16).

Eine weitere Erklärung für die späte Beschreibung der Meningitis mag darin liegen, daß im 18. Jahrhundert Sektionen des Kopfes nur dann durchgeführt wurden, wenn der Kopf lädiert war, wie F. R. HOFFMANN (1660–1742) in seinem „Politicus medicus" berichtet (16).

In den pädiatrischen Lehrbüchern des 18. Jahrhunderts erscheint die Diagnose „Meningitis" nicht. J. FEILER aus Erlangen spricht in seiner Pädiatrik „von der *Entzündung der Hirnhäute und des Gehirns" (Encephalitis, inflammatio cerebri et meningum)*. Der Begriff Meningitis wurde erst nach 1800 von der Medizinischen Schule in Paris geprägt (MÜLLENER 1965) und erstmalig 1803 von HERPIN in seiner Dissertation gebraucht (16). Eine ausführliche Beschreibung der Morphologie erfolgte von MATTHEY 1806. Seither sprach man regelmäßig vom Meningitis-Komplex.

In Deutschland stellte der Würzburger Professor für Poliklinik und Pädiatrik F. VON RINECKER (1811–1883) die ersten Fälle von Meningitis cerebrospinalis im Jahre 1845 der physikalischen medizinischen Gesellschaft vor. 1882 nannte V. M. KERNIG (1840–1917) die Beugekontraktur im Kniegelenk als Hinweiszeichen auf eine Meningitis (8).

1908 beschrieb J. BRUDZINSKI die gekreuzten gleichsinnigen Beugereflexe der Beine: Auf passives Beugen des einen Beines wird das andere gleichfalls gebeugt. 1909 und 1916 gab er das Nackenzeichen bekannt: Passive Beugung des Kopfes nach vorn bewirkt Beugung der Beine in Knie und Hüfte, oft auch Beugung der Arme in den Ellbogen.

1881 identifizierten PASTEUR und STERNBERG die Pneumokokken. 1887 entdeckte der Pathologe und Anatom Anton WEICHSELBAUM aus Breslau (1845–1920) in Wien aus autoptischem Material den Erreger und nannte ihn *Diplococcus intracellularis* meningitides (heute *Neisseria meningitidis*), (9, 17). Genaue Zusammenhänge zwischen Krankheitserregern, Symptomatik und Ansätzen zur Therapie waren jedoch erst möglich, nachdem QUINCKE 1891 die Lumbalpunktion eingeführt hatte (9). 1893 benannte er die schon im Jahre 1887 von H. EICHHORST beschriebene Krankheit als „Meningitis serosa" und hob die Häufigkeit ihres Auftretens im Kindesalter hervor.

1891 behandelte QUINCKE (1842–1922) zwei Kinder, die an Hydrozephalus litten, zuerst mit Ventrikelpunktion. Dieser Eingriff, „durch das normale Gehirn den jedenfalls nur wenig erweiterten Ventrikel zu punktieren, schien mir nicht unbedenklich und vor allem unsicher . . . Ich punktierte deshalb den Subarachnoidalraum in der Höhe der Lendenwirbel, indem ich mit einer feinen Stichkanüle zwischen dem III. und IV. Wirbelbogen 2 cm tief einging und bei tropfenweisem Abfließen einige Cubikzentimeter wasserklarer Cerebrospinalflüssigkeit entleerte". QUINCKE hatte diesen Eingriff bereits 1872 im Tierversuch ausgeführt. In einer späteren Mitteilung des gleichen Jahres schrieb er: „Ich würde deshalb auch kein Bedenken tragen, die

Lumbalpunktion unter Umständen zum Zwecke der Diagnose vorzunehmen." Selten ist eine so wichtige Erfindung mit so schlichten Worten mitgeteilt worden.

Dem Pädiater HEUBNER (1843–1926) gelang es erstmals 1896, die Diplokokken aus in vivo gewonnenem Lumballiquor zu züchten. 1886 hatten bereits FRANKEL, FOA sowie BONDONI-UFFREDUZZI Diplococcus pneumoniae im Liquor isoliert.

Die Haemophilus-influenza-Meningitis wurde 1899 von SLAWYK beschrieben, obgleich Richard PFEIFFER (1858–1945) den Keim schon im Jahre 1892 im Sputum von grippekranken Pneumonie-Patienten isolierte. Er nannte ihn *„Influenza-Bacillus"* und hielt ihn bedauerlicherweise für den Erreger der Grippe (Influenzae). WINSLOW gab ihm dann 1920 wegen seiner Affinität zu Blut (in Kulturen) den Namen „Haemophilus influenzae".

In den folgenden 30 Jahren gelang es, seltenere Erreger der bakteriellen Meningitis aus dem Liqour zu isolieren, z.B. Staphylococcus aureus und Listeria monozytogenes.

1925 prägte WALLGREN den Begriff der *„Meningitis aseptica"*, 1939 FANCONI den der *„abakteriellen Meningitis"*.

Bis zu dieser Zeit waren alle *therapeutischen Ansätze* unspezifisch und in der Regel erfolglos. Die Prognose war gerade im Kindesalter fatal, die Letalität betrug 70–100 %. Die von KOLLE und WASSERMANN 1905 bzw. von JOCHMANN im Jahre 1906 eingeführte Serumtherapie (i. m. oder intralumbal) ermöglichte es schließlich, die Sterberate um etwa die Hälfte zu senken. FINKELSTEIN gab 1921 in seinem Lehrbuch für Säuglingskrankheiten als Behandlungsversuch bei Meningitis folgendes an: Ansatz von Blutegeln am Warzenfortsatz, Schmierkuren, heiße Bäder, antiphlogistische Behandlung mit Antipyrin und Salizylaten, Belladonna, Veronalnatrium, Urotropin sowie Eisumschläge auf den geschorenen Kopf, Narkotika gegen Unruhe und Schmerzen, Iod-Kalium-Gaben und Lumbalpunktionen.

Im Lehrbuch der Kinderheilkunde von FEER aus dem Jahre 1934 empfahl IBRAHIM folgende Therapie: „Ruhe, sorgfältigste Pflege und Erhaltung eines guten Ernährungszustandes durch ausreichende und geeignete Ernährung sind von allergrößter Wichtigkeit. Bei Säuglingen ist Frauenmilch deshalb von besonderer Bedeutung. Die Pflege hat besonders auch auf die Verhütung von sekundären Infektionen, Husten, Dekubitus usw. Rücksicht zu nehmen. Blutübertragungen können zur Steigerung der allgemeinen Abwehrkräfte mit herangezogen werden.

Spezielle Behandlungsmethoden sind die heißen Bäder und Lumbalpunktionen. Die Bäder werden nach Ablauf der ersten Tage täglich ein- oder auch zweimal gegeben (37–40° 10 min, nachschwitzen lassen) und meist gut vertragen. Die Allgemeinerscheinungen und auch spezielle Nervensymptome werden durch die häufigen Lumbalpunktionen günstig beeinflußt; namentlich im Stadium hydrocephalicum sind sie zweifellos von Nutzen. Innerlich wird Urotropin, 1–3 g täglich, empfohlen. Bei heftigen Schmerzen können Pyramidon, Antipyrin, Phenazetin in den üblichen Dosen Linderung bringen, bei älteren Kindern Pantopon oder auch Morphium; Analeptica, Kampfer, Cardiazol usw. bei Bedarf. Bei unstillbarem Erbrechen ist der Versuch mit Atropin angeraten.

Eine spezielle Behandlung durch Meningokokken-Serum erfolgt durch intralumbale oder intraventrikuläre Injektionen (FLEXNER 1913). „Ich habe in den letzten Jahren mit der Serumbehandlung weniger Glück gehabt als früher, und auch anderen scheint es so zu gehen. Vielleicht leisten die noch wenig ausgeprobten Injektionen von Optochinlösungen mehr. Vor endolumbalen Trypaflavin-Injektionen sei gewarnt." Die Sterblichkeit der Meningokokken-Meningitis konnte durch das Pferdeantiserum von 80 % auf 30 % gesenkt werden.

1.2 Die Antibiotikatherapie der bakteriellen Meningitis

Die bis 1940 fortgesetzte intramuskuläre und intralumbale Serumapplikation wurde mit sehr unterschiedlicher Begeisterung und letztlich mit großer Skepsis beurteilt. Erst mit der Einführung der *Sulfonamidtherapie* 1937 (Tabelle 1.1) kam es zu einer geradezu dramatischen Beeinflussung dieses fatalen Krankheitsbildes mit einem Rückgang der Meningokokken-Meningitis-Letalität auf 9–15 %, so daß man die Entdeckung dieses Präparates als eine der schönsten Errungenschaften der modernen Medizin bezeichnete (9).

Hierbei ist anzumerken, daß bei Meningokokken-Meningitis schon vor der Einführung der Sulfonamide nahezu die Hälfte der Kinder überlebte, während die Pneumokokken- und Haemophilus-influenzae-Meningitis fast ausnahmslos tödlich verlief. Ebenso ist bemerkenswert, daß durch Sulfonamide allein die Letalität der Haemophilus-influenzae-Meningitis bereits wesentlich, die der Pneumokokken-Meningitis dagegen nur gering verbessert werden konnte (9, 10).

Nach Jahrhunderten hoffnungsloser Prognose eröffneten nun die folgenden Jahre immer weitere Möglichkeiten der Chemotherapie. Am 16. 8. 1941 wurde die erste bakterielle Meningitis mit *Penicillin* behandelt. Die Einführung des Penicillins erbrachte in der konventionellen Dosierung von 0,2–1 Mega IE täglich parenteral, ergänzt durch tägliche intrathekale Injektionen von 5000 bis 25000 E, etwa gleich gute Resultate wie die Sulfonamidtherapie (2, 3, 4). Diese Erfolge bezogen sich jedoch hauptsächlich nur auf die empfindlichen Keime wie etwa Meningokokken, während die Ergebnisse bei Pneumokokken wesentlich deprimierender waren. Erst die in den Jahren 1946 bis 1949 eingeführte massive Erhöhung der Penicillindosen von 10 auf täglich 20 Mio E i.v. bzw. 2stündlich 1 Mio E i.m. brachte unter Verzicht auf intrathekale Injektionen dann auch bei Pneumokokken eine erhebliche Erfolgsverbesserung (9, 14).

Tabelle 1.1. Historische Daten zur Meningitistherapie

1880	Erstmalig Bakterien gezüchtet
1909	Salvarsan (Lues): EHRLICH
1928/29	Entdeckung von Penicillin: FLEMING
1932	Sulfacrysoidin/Sulfonamid im Tierversuch: DOMAGK
1935	Prontosil/Sulfonamid: DOMAGK
1939–1941	Erstmalig Penicillin bei Tier und Mensch: CHAIN, FLORY, ABRAHAM
1906–1940	Meningokokken-Antiserum: KOLLE/WASSERMANN/JOCHMANN
1943	Streptomycin: SELMAN/WAKSMAN
1945	Entdeckung des Cephalosporium acremonium: BROTZU
1945/46	Chloramphenicol: BURGHOLDER
	Tetracyclin: DUGGAR
1946–1949	Penicillin hochdosiert
1952	Säurestabiles orales Penicillin: BRANDL/MARGREITER
1962	Ampicillin, Cephalotin
1980	Cephalosporine III (Cefotaxim)
1984	Chinolone
	Meropenem

1942 behandelten DINGLE und FINLAND (5) die Meningokokken-Meningitis 2–5 Tage, die Pneumokokken-Meningitis 7–14 Tage und die Hib-Meningitis 14–21 Tage mit Sulfonamiden und/oder Penicillin. SMITH (18) in Baltimore gab in den 40er Jahren folgende Empfehlungen: Meningokokken-Meningitiden sollten 2–12 Tage mit Sulfonamiden und Pneumokokken-Meningitiden mindestens 1 Woche mit Penicillin bis nach der Normalisierung von Temperatur und Liquorkomposition behandelt werden, während die Hib-Meningitis 5–7 Tage bis nach Normalisierung des Liquorzuckers und der Liquorkultur mit Chloramphenicol (Chloromycetin) behandelt werden sollte (11, 18).

Im Lehrbuch von FANCONI 1952 wird die Therapie der Meningokokken-Meningitis mit 12 Millionen Einheiten pro Tag Penicillin i.v. + Sulfapyrimidin 0,2–0,3 g/kg/Tag oral/i.m. oder i.v. + Cortin bis zur Entfieberung angegeben; danach noch 3 Tage Nachbehandlung mit halber Dosis Sulfonamide. Die Pneumokokken-Meningitis wurde alle 2 Std. mit 1 Million Einheiten Penicillin als Dauertropf, 5–25000 Einheiten Penicillin intrathekal und 0,2 g/kg/Tag Sulfadiazin behandelt. Patienten mit Hib-Meningitis erhielten Chloromycetin 200 mg/kg/Tag verteilt auf 4 Dosen + 1 × 50 mg 1 %ige Streptomycin-Lösung intrathekal + 0,2–0,6 g/kg/Tag Sulfadiazin oral (gesamte Therapiedauer 10 Tage).

Nach den Sulfonamiden und dem Penicillin wurde 1946 *Chloramphenicol* (Chloromycetin) als dritte Substanz erfolgreich in die Meningitistherapie eingeführt. Es war das erste Antibiotikum mit breitem Wirkungsspektrum und ausreichend guter Liquorgängigkeit auch bei wenig entzündeten Meningen. In letzterer Eigenschaft ist es auch heute noch unübertroffen. Andererseits ist seine Wirkung nur bakteriostatisch, und die minimale Hemmkonzentration der in Frage kommenden Erreger wird durch die im Liquor erreichten Konzentrationen zwar deutlich, jedoch nicht um Zehnerpotenzen übertroffen. Auch wird die Hämatotoxizität des Chloramphenicols sowie das GRAY-Syndrom heute zunehmend als Risiko empfunden (8, 12, 14).

Die Anwendung der drei genannten Substanzen innerhalb eines vergleichsweise kurzen Zeitraumes von 10 Jahren hat die Therapie entscheidend beeinflußt (9). Schließlich ging man noch dazu über, in bedrohlichen Fällen alle drei Substanzen zu kombinieren, ein Vorgehen, das zwar auch heute noch vielerorts üblich, aber als überholt zu betrachten ist (9, 10). Dabei erhielt jedes Kind grundsätzlich sofort

▸ 1 Mio E Penicillin G i.v. und dann eine Dauertropfinfusion mit täglich 500 000 – 1 Mio E/kg KG Penicillin G oder 12 Mio täglich (2, 3, 4),
▸ 100–200 mg/kg KG Chloramphenicol und
▸ täglich 50 mg/kg KG des einigermaßen liquorgängigen Langzeitsulfonamids Sulfono oder 100–200 mg/kg/tägl. oral Sulfadiacin (8) sowie
▸ 2–5 mg/kg KG/Tag Prednison

bis zur Entfieberung bzw. bis zum Bekanntwerden des Erregers und seines Resistenzmusters. Bei Meningokokken und Streptokokken genügte es, die Behandlung dann mit hohen Dosen Pencillin und Sulfonamiden fortzusetzen. Die Pneumokokken-Meningitis wurde mit einer Kombination aus Penicillin und Sulfonamid oder Tetrazyklin (Aureomycin, Acromycin, Terramycin) oder 4 Wochen Monotherapie mit Penicillin G behandelt (1, 3, 12, 14). Die Haemophilus-influenzae-Meningitis wurde mit Chloramphenicol behandelt und zwar in Kombination mit Sulfonamiden (0,6 g/kg/Tag) oder Streptomycin oder man therapierte sie mit Streptomycin allein oder in Kombination mit Sulfonamiden (6, 7).

1946 wurde von Louis WEINSTEIN die erste Haemophilus-influenzae-Meningitis erfolgreich 14 Tage mit Streptomycin und 1947 von John EHRLICH mit Chloramphenicol (14 Tage) behandelt. 1950 wurde Streptomycin, das erste Aminoglykosid, durch Kanamycin und 1960 durch Gentamicin ersetzt (6). Die neonatale Koli-, Klebsiellen- und Listerien-Meningitis wurde ebenfalls mit Chloramphenicol oder einer Penicillin G/Aminoglykosid-Kombination behandelt. Im Resistenzfall wurden auch hier Tetrazykline eingesetzt. 1949 setzte SCHOENBACH Polymyxin B bei der Pseudomonas-

Meningitis ein. Escherichia-coli-Meningitiden wurden mit Chloromycitin und Sulfadiazin behandelt.

Ende der 40er bis Ende der 50er Jahre behandelte man die Meningitis mit unbekanntem Erreger nach dem 3. Lebensmonat mit einer 3er Kombination, bestehend aus Chloramphenicol (oder Tetrazyklin), Sulfonamiden und Penicillin oder aus Streptomycin, Sulfonamiden und Penicillin (6, 18). Die Neugeborenen-Meningitis wurde mit Penicillin G und Streptomycin behandelt (1) oder mit Sulfonamiden plus Streptomycin plus Chloramphenicol (18).

In den frühen 60er Jahren führte WERLE (19) im Los Angeles County Hospital Vergleichsstudien mit Penicillin und Chloramphenicol versus Ampicillin (150 mg/kg/Tag) durch. Aufgrund dieser Studien wurde dann die Meningokokken-Meningitis ca. 7 Tage, die Hib-Meningitis ca. 10 Tage und die Pneumokokken-Meningitis ca. 14 Tage behandelt (Neugeborenen-Sepsis 21 Tage). Dies blieb der goldene Standard bis in die späten 70er Jahre.

Fleming von TORONTO wechselte 1966 bei unkomplizierten Fällen von Meningitis von der 3er Therapie aus Penicillin, Chloramphenicol und Sulfonamiden, die für 2–3 Wochen gegeben wurde, zu Ampicillin 400 mg/kg/Tag für 7 Tage (11).

In Deutschland beeinflußte MARGET (15) wesentlich die Behandlung der Meningitis im Kindesalter. Abhängig von der Besserung des klinischen Zustandes der Kinder und der Liquorkomposition (WERLE-Kriterien – afebril für mindestens 5 Tage, Rückgang der meningealen Symptome, steriler Liquor, Normalisierung der Glukose, Liquorzellzahl unter 30/cmm, Normalisierung des Liquoreiweiß) wurde die Behandlung auf ca. 2–3 Wochen ausgedehnt, gefolgt von einer weiteren 2–3wöchigen Periode oraler Antibiotika (Chloramphenicol oder Sulfonamide). Für die orale Anschlußbehandlung gab es dabei keine bewiesenen Studien; sie wurde in dieser Form in angloamerikanischen Ländern auch nicht durchgeführt. In den meisten europäischen Ländern war sie aber bis Anfang der 80er Jahre sehr beliebt.

MARGET (15) behandelte die Pneumokokken-Meningitis 4 Wochen mit Penicillin G, die Hib-Meningitis 3 Wochen mit Chloramphenicol + Streptomycin bzw. Tetracyclin und Sulfonamiden und die Meningokokken-Meningitis 14 Tage mit Penicillin G und Sulfonamiden (Tabelle 1.2–1.4).

1956 führte man die Behandlung in den USA (18) wie folgt durch: Die Haemophilus-influenzae-Typ-b-Meningitis wurde mit einer Chloramphenicol-Monotherapie und/oder Sulfonamiden behandelt; die Meningokokken-Meningitis therapierte man ausschließlich mit Sulfonamiden – Penicillin wurde hier ebenfalls empfohlen –, und die Pneumokokken-Meningitis schließlich wurde mit Penicillin mit und ohne Sulfonamide behandelt. Tetrazykline, wie Terramycin oder Achromycin, waren Alternativen. Chloramphenicol, welches zunehmend Streptomycin aus der Behandlung verdrängte, hatte sich mittlerweile bei Meningokokken, Haemophilus influenzae und bei Pneumokokken therapeutisch bewährt (6).

Ende der 50er Jahre wurden dann die ersten Sulfonamid-resistenten Meningokokken gefunden (6).

Weitere Fortschritte brachte 1962 die Einführung des Ampicillins sowie 1980 die Einführung des Cefotaxims und seiner Folgesubstanzen wie Ceftriaxon (1978 von Reiner semisynthetisch hergestellt) für die Haemophilus-influenzae-Meningitis. Für die Meningokokken- und Pneumokokken-Meningitis hat es seit der Entdeckung des Penicillins – abgesehen von Veränderungen der Dosis und Applikation – im Prinzip keine Fortschritte der Therapie gegeben.

Kontrovers blieben bis in die heutige Zeit die Ansichten darüber, ob man Bakteriostatika (Chloramphenicol, Tetrazyklin, Sulfonamide) mit bakteriziden Antibio-

Tabelle 1.2. Richtlinien für die Auswahl von Antibiotika zur Behandlung eitriger Meningitiden: KIENITZ 1962 (13)

Erreger	Antibiotika (oral/parenteral) I. Reihe	Antibiotika (oral/parenteral) II. Reihe	Antibiotika (intrathekal)
N. meningitidis	Penicillin u. Sulfonamide	Chloramphenicol	–
D. pneumoniae	Penicillin u. Sulfonamide	Chloramphenicol, Erythromycin	–
Staphylococcus aureus	Chloramphenicol, Sulfonamide, Penicillin[1]	Erythromycin, Achromycin, Streptomycin, Kanamycin	Bacitracin
Streptococcus pyogenes	Penicillin u. Sulfonamide	Streptomycin, Chloramphenicol	–
Enterokokken	Chloramphenicol und Sulfonamide	Streptomycin, Achromycin	–
H. influenzae	Chloramphenicol und Streptomycin	Sulfonamide, Achromycin	–
E. coli	Chloramphenicol und Streptomycin	Colistin, Neomycin, Achromycin	Streptomycin, Polymyxin B
B. proteus	Chloramphenicol und Sulfonamide	Streptomycin, Kanamycin	Neomycin
Ps. aeruginosa	Polymyxin B, Chloramphenicol, Sulfonamide	Streptomycin, Neomycin	Polymyxin B
Salmonellen	Chloramphenicol, Streptomycin	Achromycin, Penicillin[2]	Neomycin (?), Polymyxin B
L. monocytogenes	Chloramphenicol, Sulfonamide	Streptomycin, Tetracycline	–
Klebsiella pneumoniae	Chloramphenicol, Streptomycin	Achromycin	Streptomycin, Polymyxin B

[1] Präparate der Methicillin-Gruppe
[2] Ampicillin

tika (Penicillin G, Ampicillin, Cephalosporine, Streptomycin) kombinieren sollte. Teilweise wirken die Präparate antagonistisch und haben die Ergebnisse (insbesondere bei Pneumokokken-Meningitis) in der Kombinationstherapie gegenüber der Monotherapie verschlechtert (1–4, 8, 12, 14). Die Vorteile seien in der manchmal beobachteten synergistischen Effektivität, in der Reduktion von toxischen Nebenwirkungen und Resistenzen und in der Abkürzung der Therapiedauer zu sehen. Man empfahl allerdings, Chloramphenicol 2 Std. zeitversetzt zu Penicillin zu applizieren (4), um Inaktivierungen des Penicillins durch hohe Spiegel des zweiten Antibiotikums zu vermeiden. Erst sollte die Bakterizidie einsetzen, und mit dem Bakteriostatikum wollte man eine weitere Vermehrung überlebender Keime vermeiden. Außerdem konnte man durch die Kombination intravenös die intrathekale Gabe eines Antibiotikums vermeiden (hohe Komplikationsrate mit Blutungen, direkter zerebraler Toxizität und Atemlähmung).

Zusammengefaßt galten damit folgende Behandlungsregeln:

▶ Penicillin und Sulfonamide bei Meningokokken, Pneumokokken, Streptococcus pyogenes (14 Tage);

1.2 Die Antibiotikatherapie der bakteriellen Meningitis

- Chloramphenicol und Streptomycin bzw. Tetrazyklin bei Haemophilus influenzae Typ b, Escherichia coli, Salmonellen und Klebsiella pneumoniae sowie Listeria monozytogenes (3 Wochen);
- Chloramphenicol und Sulfonamide bei Enterokokken, Staphyllokokken, Proteus E. coli und Listeria monozytogenes sowie Haemophilus influenzae Typ b;
- Polymyxin B, Chloramphenicol und Sulfonamide oder Streptomycin bei Pseudomonas aeruginosa;
- Tetrazyklin und Sulfonamide bei Haemophilus influenzae b und Pneumokokken.

Zwei Behandlungsschemata setzten sich seit Anfang der 70er Jahre in der Meningitistherapie durch. Jahrelang galt die Kombination Chloramphenicol plus Ampicillin bei Haemophilus influenzae Typ b als sehr empfehlenswert, bis sich Ende der 70er Jahre Resistenzentwicklungen gegen eines der beiden oder gegen beide Medikamente häuften. In der Neonatologie ist noch heute die Kombination Ampicillin plus Aminoglykosid (Gentamicin) eine Standardtherapie. Aufgrund der modernen

Tabelle 1.3. Dosierung von Chemotherapeutika bei eitriger Meningitis: MARGET 1965 (15)

	Neugeborene Frühgeborene	Säuglinge	ältere Kinder	Erwachsene
Chloramphenicol	25–50 mg/kg/Tg. anfangs 1 Dosis pro 24 Stunden, ab fünften Tag in zwei Gaben intravenös	80–100 mg/kg/Tg. initial: 90 mg/kg, sonst in drei Dosen intravenös	50–80 mg/kg/Tg. initial: doppelte E. Dosis Max.: 3–4 g! intravenös	50 mg/kg/Tg. 3–4 g intravenös oder intramuskulär
Penicillin G	500000 I.E./kg/Tg. nur wenn indiziert!	1 Mill. I.E./kg Dauertropf oder zwei- bis dreistündlich. Initialstoß!	500000 I.E./kg/Tg. Dauertropf oder zwei- bis dreistündlich. Initialstoß!	20–30 Mega-I.E./Tg.
Ampicillin	0,15 g/kg/Tg.	0,3 g/kg/Tg. (nur Haemophilus influenzae)	0,15 g/kg/Tg. vierstündlich erst intravenös, dann intramuskulär	4–6 g intravenös oder intramuskulär
Sulfonamide (nur Additionspräparate)	–	0,2 g/kg/Tg. Additionspräparate (ausreichende Flüssigkeits- und evtl. Alkalizufuhr!)	0,1 g/kg/Tg.	6–8–10 g/Tg.

Tabelle 1.4. Intrathekale Antibiotika-Applikation: MARGET 1962 (15)

	Neugeborene Frühgeborene	Säuglinge	Kinder	Erwachsene
Penicillin G	2500 E	2500–5000 E	5000–8000 E	10000 E
Streptomycinsulfat	8–10 mg	10–15 mg	20–25 mg (bis 4 Jahre) 25–50 mg (bis 10 Jahre)	50–75 mg
Ampicillin	5 mg	5–10 mg	5–10 (–20) mg	10–20 (–40) mg

Cephalosporine der 3. Generation und der Aminoglykoside ist diese jedoch nicht mehr empfehlenswert. Seit Anfang der 80er Jahre häufen sich überdies auch Hinweise für Penicillin-resistente Pneumokokken sowie Meningokokken und Ampicillin-resistente Listeria monocytogenes (BELL 1981, pers. Mitt.).

Ende der 70er Jahre wurden die WERLE-Kriterien in Frage gestellt, weil prolongiertes oder sekundäres Fieber nicht länger als Behandlungsversager angesehen wurden. Vielmehr waren Medikamentenfieber, nosokomiale Infektionen, Phlebitis oder aseptische Arthritis bzw. Dexamethason die Ursache des Fiebers. Auch heute noch tun sich viele deutsche Pädiater schwer, bei weiterfiebernden Patienten die antibiotische Therapie zu beenden. Im Gegenteil, es werden nacheinander weitere Antibiotika eingesetzt: immer in der Hoffnung, eine Entfieberung herbeizuführen.

Heutzutage gelten weder Liquorpleozytose noch Erniedrigung des Liquorzuckers als Indikator für ein Therapieversagen. Selbst pathologische Liquorkompositionen am Ende der Therapie sagen nichts über den neurologischen Outcome aus. Normale Liquores am Ende der Therapie können ebenso mit neurologischen Schäden einhergehen, wie ein pathologischer Liquor zur einer völligen Gesundung des Kindes führen kann. Außer einem sterilen Liquor nach 12–48 Std. Behandlungszeit gibt es keine objektiven Kriterien, die eine Heilung von bakterieller Meningitis garantieren. Es ist sicherlich nicht weise, die Behandlung zu früh abzubrechen, aber es ist meistens unnötig, die Behandlung aus pharmakoökonomischen oder toxischen Gründen zu lange auszudehnen.

LITERATUR

1. Ahern JJ, Kirby WMM (1953) Lack of interference of aureomycin with penicillin in treatment of pneumococcic pneumonia. Arch Int Med 91: 197–203
2. Alexander HE (1944) Treatment of type b hemophilus influenzae meningitis. J Pediat 25: 517–32
3. Alexander HE (1952) Advances in the treatment of bacterial meningitis. Adv Pediat 4: 13–52
4. Alexander HE (1953) Guides of optimal therapy in bacterial meningitis. J Amer Med Assoc 152: 662–66
5. Dingle JH, Finland M (1942) Diagnosis, treatment and prevention of meningococcic meningitis. War Medicine 2: 1–58
6. Eichenwald HF (1987) Bacterial meningitis: is there a "best" antimicrobial therapy? Eur J Pediatr 146: 216–220
7. Gasser C, Rossi E, Pichler H (1947) Die Therapie der eitrigen Meningitiden im Kindesalter. Helv Paediat Acta 5: 405–442
8. Haggerty RJ, Ziai M (1960) Acute bacterial meningitis in children. Pediatrics 25: 742–47
9. Helwig H (1982) Wege und Irrwege der Meningitistherapie. Mschr Kinderheilkd 130: 307–311
10. Helwig H (1983) Therapie der Meningitis bei Kindern. FAC (Fortschritte der antimikrobiellen und antineoplastischen Chemotherapie), Bd 1–2. Futuramed, München, S 151–164
11. Helwig H (1992) Duration of treatment of bacterial meningitis. In: Schönfeld H, Helwig H (eds) Bacterial Meningitis. Antibiot Chemother. Karger, Basel, vol 45, pp 153–160
12. Jawetz E (1952) Antibiotic synergism and antagonism. Arch Int Med 90: 301–09
13. Kienitz M (1962) Die eitrige Meningitis des Kindes. Hippokrates 33: 792–801
14. Lepper MH, Dowling HF (1951) Treatment of pneumococcic meningitis with penicillin compared with penicillin plus aureomycin. Arch Int Med 88: 489–94
15. Marget W (1965) Behandlungsrichtlinien der eitrigen Meningitis. Dtsch med Wschr 90: 1960–63
16. Oehme J (1987) Paediatria incognita. Der Kinderarzt 18: 847–857
17. Schreiber W, Mathys FK (1986) Infectio. Editiones "Roche", Basel
18. Smith MHD (1956) Acute Bacterial Meningitis. Pediatrics 17: 258–277
19. Wehrle PF, Mathies AW, Leedom JM (1969) The critically ill child: management of acute bacterial meningitis. Pediatrics 44: 991–98

2 Meningitis und septische Infektionen – Definitionen und allgemeine Bemerkungen

2.1 Meningitis

Unter einer Meningitis versteht man normalerweise die Entzündung der weichen Hirnhäute, der Leptomeninx (Pia mater und gefäßlose Arachnoidea mit liquorführendem Subarachnoidalraum). Zusätzlich können bei der *Leptomeningitis* der Plexus choroideus und das Ependym mit entzündet sein (Ventrikulitis). Eine Entzündung der harten Hirnhaut (Dura mater) wird als *Pachymeningitis* bezeichnet. Eitererreger bevorzugen die Leptomeninx, Viruserreger eher das zentralnervöse Parenchym. Die Begriffsdefinitionen der nichtbakteriellen Meningitis sind in Tabelle 2.1 zusammengefaßt.

Bei Beeinträchtigung der an sich schon sehr gut durchlässigen meningealen Barriere und der Plexusbarriere spricht man von Blut-Liquor-Schrankenstörung. Unter Blut-Hirn-Schrankenstörung versteht man eine Störung der Parenchymbarriere an den Kapillargefäßen (Gliazellen sind normalerweise am undurchlässigsten). In der Neurologie und im amerikanischen Schrifttum kennt man lediglich den Begriff *Blut-Hirn-Schranke*, der alle drei Teilbarrieren zusammenfaßt. Der Kortex wird im allgemeinen durch die abwehrkompetente weiche Hirnhaut bzw. durch die Ependymgrenze im Ventrikelsystem und die Parenchymgliazellenbarriere geschützt.

Tabelle 2.1. Begriffsbestimmungen und Definitionen

Folgende Begriffe für die nichtbakterielle Meningitis werden synonym gebraucht:
▶ Meningitis serosa (QUINCKE 1893)
▶ Meningismus,
▶ Meningitis aseptica (WALLGREN 1925)
▶ abakterielle Meningitis (FANCONI 1939).

Meningitis concomitans (sympathisch):
fortgeleitet aus der Umgebung, vorwiegend HNO-Bereich.

Kennzeichen des meningealen Hydrops:
▶ echter Meningismus mit Fieber, Kopfschmerzen,
▶ normale Liquorkomposition,
▶ Hyperliquorrhö mit Druckerhöhung,
▶ fehlender Nachweis von Erregern.

Bakterielle Meningitis: Zeichen der Inflammation des Subarachnoidalraumes mit Erhöhung der weißen Blutzellen im Liquor und Nachweis von Bakterien.

Aseptische Meningitis: Pathologische seröse Liquorkomposition ohne Nachweis von Bakterien mit relativ kurzem und benignem Verlauf. Die Ursachen sind sowohl infektiös als auch nichtinfektiös. Bei prolongiertem und kompliziertem Verlauf oder bei entsprechenden Risikofaktoren (z.B. tuberkulöse Exposition) sollte die Therapie erfolgen *(seröse bakterielle Meningitis).*

Enzephalitis: Entzündung des Gehirns.

Meningoenzephalitis: Durch meningeale Infektion begleitete Entzündung des Gehirns.

- *Pathologisch-anatomischer Aspekt:* Die Gefäßbindegewebsstörungen infolge endotoxininduzierter Mediatorenausschüttung mit Vaskulitis und Thrombembolien führen zu Kreislaufstörungen, Permeabilitätsstörungen, Exsudat- und Transsudatbildung, Proliferation von Mesenchym und Gliazellen (Granulombildung) sowie zu nekrotisierenden Veränderungen. In der Frühphase der Gefäßbindegewebsreaktion treten durch endotheliale Lücken der Kapillaren (Endothelzellen haben enzymatische und instrumentelle Erregerabwehrfunktion) unspezifische, große Eiweißmoleküle (γ-Globuline) und aktivierte neutrophile Granulozyten (bakterielle Phagozytose) in den Liquorraum ein. Nach einigen Tagen folgt die Migration von Monozyten, Lympozyten und Plasmazellen. Die Fibrinbildung wird durch die Degeneration der segmentkernigen Leukozyten eingeleitet. Das gebildete Exsudat oder Transsudat verteilt sich in der Tiefe des Subarachnoidalraumes der Großhirnwindungen, entlang der großen Venen und Sinus, in den basalen Zysternen und in den Ventrikeln. Kleine perivaskuläre Infiltrate können gelegentlich Erweichungsherde verursachen und damit eine Mitbeteiligung der Gehirnsubstanz zur Folge haben (Meningoenzephalitis). Fibringerinnsel oder Granulombildungen an ungünstiger Stelle (z.B. Aquaeductus sylvii) können zum Liquorstopsyndrom führen. Nichtentzündliche und nichtischämische Rindennekrosen können durch Endotoxine, Kreislaufkollaps und Hypoxie bedingt sein. Endotoxine begünstigen die Wanderung der Bakterien durch die Meningen und fördern das vasogene, zytotoxische und interstielle Hirnödem.

  Bei Virusinfektionen kommt es zu bestimmten authochtonen Gammaglobulinerhöhungen im Liquor, bei bakteriellen Formen der Meningitis entspricht die Eiweißkomposition im Liquor der des Serums. In der Anfangsphase bzw. in der Reparationsphase der Entzündung lassen sich jedoch virale und bakterielle Genese aufgrund der Liquorkomposition oft nicht unterscheiden.

- *Pathogenese:* Man unterscheidet die *primäre* und die *sekundäre Leptomeningitis*, Begriffe, deren Definitionen aus Tabelle 2.2 zu ersehen sind. 90 % der Meningitiden treten infolge sekundärer konstanter oder periodischer hämatogener (Bakteriämie) oder lymphogener-thromboembolischer metastatischer Aussaat von Bakterien aus einem Primärherd auf. Die Primärerkrankung kann eine Lungenentzündung, eine Epiglottitis, eine Otitis media, eine Mandelentzündung oder ein Sepsisherd irgendwo im Körper (Endokard, Harnwege, Gallenblase, Uterus) sein. Bemerkenswerterweise kommen jedoch nicht Entzündungen der großen serösen Höhlen, wie

Tabelle 2.2. Meningitis: Definition

1. Bisher gebräuchliche Definition
- *Primäre Meningitis:*
  Direkte Fortleitung – lymphogen oder thromboembolisch – von Bakterien aus der Umgebung zu den Leptomeningen (Liquorfisteln [Schädel-Hirn-Trauma], Sinusitiden, Mastoiditis, Dermalsinus, Meningozele, Orbitalphlegmone, Gesichtsfurunkel)
- *Sekundäre Meningitis:*
  Hämatogene/metastatische Aussaat, Organmanifestation an Hirnhäuten (Pneumonien, HNO-Erkrankungen, HWI-Erkrankungen, Darmkrankungen, Abszesse, endogener Herd)

2. Neuere Definitionen
- *Primäre Meningitis* (ohne immunologische Vorerkrankungen):
  Unkompliziert verlaufende Meningitis nach Tröpfcheninfektion (Meningokokken) oder HNO-Erkrankungen bzw. pulmonalen Vorerkrankungen
- *Sekundäre Meningitis* (mit immunologischen Vorerkrankungen):
  Komplizierte, mit einer Sepsis einhergehende Meningitis

Peritoneum und Pleura ursächlich in Frage (19). Die Brutstätte der Bakterien braucht nicht identisch mit der Eingangspforte der Infektion zu sein (19). Somit ist die bakterielle Meningitis im Sinne einer Bakteriämie mit Organmanifestation, wie fast alle ZNS-Infektionen, eine klassische Sekundär- oder Zweiterkrankung (19). Werden die Erreger dagegen auf direktem Wege lymphogen oder thromboembolisch oder über eine Liquorfistel nach Schädelbasisfrakturen, durch eine Duralücke, von einem Dermalsinus, einer Meningozele oder einer Mastoiditis in die Leptomeningen fortgeleitet, so bezeichnete man dies üblicherweise als primäre Meningitis. Sie betrifft 10 % aller Fälle. Auch ein Nasen- oder Gesichtsfurunkel bzw. eine Orbitalphlegmone kann über den Weg der V. angularis und des Sinus cavernosus direkt zu einer Leptomeningitis führen.

Nach neuerer Definition spricht man von einer *primären Meningitis,* wenn Keime des Oropharynx ohne Vorerkrankungen bzw. nach einer Pharyngitis oder Tonsillitis zu einer unkompliziert verlaufenden, eigenständigen Erkrankung führen und auch keine immundeprimierenden Vorerkrankungen bekannt sind (z.B. Meningokokken-Meningitis nach Tröpfcheninfektion [= primär zyklische Infektionskrankheit]); (HELWIG 1991, pers. Mitt.).

Unter einer *sekundären Meningitis* versteht man eine Meningitis, die im Rahmen eines septischen Krankheitsbildes mit kompliziertem Verlauf bei immuninkompetenten Patienten auftritt (HELWIG 1991, pers. Mitt.).

Eine Meningitis kann auch durch Fortleitung aus intrakraniellen Herden bzw. bei neurochirurgischen und neuroradiologischen Eingriffen auftreten (Subduralempyem, Hirnabszeß).

Meningitiden verlaufen in 87 % der Fälle primär, d.h. unkompliziert, während die sekundäre, mit einer Sepsis verbundene Meningitis 13 % der Fälle ausmacht (HELWIG, pers. Mitt.).

- *Lokalisation:* Der klinische Symptomkomplex deckt sich meistens nicht mit der Ausdehnung des Krankheitsprozesses, sondern nur mit dem Schwerpunkt der Gewebsveränderungen. Bei den Meningitiden greifen die entzündlichen Veränderungen im allgemeinen von der weichen Hirnhaut auf die Hirnrinde bzw. die oberflächlichen Anteile des Rückenmarkes über. Von den Ventrikelwänden werden auch die subependymalen Gewebsschichten affiziert, so daß in Wirklichkeit eine Meningoenzephalitis bzw. eine Meningoenzephalomyelitis besteht. Klinisch erkennbar wird diese Prozeßausdehnung meist nur bei den chronischen Meningitiden, wenn infolge meningitischer Fibrosen sekundäre Parenchymschäden entstehen oder aufgrund eines Übergreifens der Entzündung auf die Blutgefäße des Subarachnoidalraumes zerebrale und spinale Zirkulationsstörungen resultieren.

Sowohl bei den exsudativen Entzündungen als auch bei den chronischen Prozessen können auch die Hirnnerven und die spinalen Nervenwurzeln in Mitleidenschaft gezogen werden. Die Bezeichnung *Meningoradikulitis (Polyradikuloneuritis)* ist jedoch für Polyneuritiden reserviert, bei denen die entzündlichen Erscheinungen von den Nerven auf die Meningen übergreifen oder die entzündliche Noxe primär sowohl die Hirn- und Rückenmarksnerven als auch die Meningen affiziert.

Wenn die klinischen Symptome auf eine Entzündung des gesamten Zentralorgans hinweisen, liegt eine *Enzephalomyelitis vor.* Beschränken sich die Symptome auf zerebrale, zerebelläre oder spinale Störungen, wird eine *Enzephalitis,* eine *Zerebellitis* oder eine *Myelitis* diagnostiziert. Natürlich sind bei diesen Prozessen auch die weichen Häute in gewissem Umfang infiltriert, so daß gelegentlich zusätzlich meningitische Symptome zu verzeichnen sind. Trotz dieser Überschneidungen ist es zweckmäßig, in der Klinik – den jeweiligen Schwerpunkten entsprechend – zwischen den entzündlichen Prozessen des intrakraniellen und intraspinalen Hohlraumes und denen des nervösen Parenchyms zu unterscheiden.

Bei den Enzephalitiden kann unterschieden werden zwischen den Entzündungen vorwiegend der grauen Substanz, der sogenannten *Polioenzephalitis,* und den Entzündungen vorwiegend der weißen Substanz. Letztere werden als *Leukenzephalitiden* oder – unter pathologischem Aspekt – als *parainfektiöse* (graue Substanz) bzw. *postinfektiöse Enzephalitiden* bezeichnet.

- **Klinik:** Pathologisch-anatomisch werden akute und chronische Entzündungen nach dem Auftreten ungeformter und geformter Blutbestandteile sowie dem Einsetzen von proliferativen Gewebsveränderungen unterschieden. Zu den *akuten Entzündungen* werden die Krankheiten mit plötzlichem Beginn gerechnet, die innerhalb eines oder weniger Tage ihren Höhepunkt erreichen und spätestens innerhalb einiger Wochen wieder abklingen. Unter *chronischen Entzündungen* versteht man alle Erkrankungen, bei denen sich die Phase des entzündlichen Prozesses über einen Zeitraum von mehr als vier bis sechs Wochen erstreckt.

Als *rekurrierende Meningitis* wird das erneute Auftreten einer bakteriellen Meningitis nach Ablauf der Rekonvaleszenzzeit bezeichnet. Unter einer *Rekrudeszenz* versteht man das Wiederaufflackern einer bakteriellen Meningitis, unter einem *Relapse* das erneute Auftreten von klinischer Symptomatik und laborchemischen Zeichen innerhalb der Rekonvaleszenzzeit (7, 10). Die genauen Definitionen dieser Begriffe sind aus Tabelle 2.3 zu ersehen.

Die Heftigkeit der Erkrankungssymptomatik hängt von der *Virulenz* (Infektiosität bzw. Infektionskraft) der Erreger, der *Ausbreitungskraft* (Invasionsfähigkeit), der *Vermehrungsgeschwindigkeit* der Keime im Blut, der Toxinbildung und der Keimzahl ab. Entscheidend ist ebenfalls die Empfänglichkeit und Resistenz des Empfängers, das heißt, ob eine erworbene oder angeborene Resistenzminderung durch Alter, Krankheit oder angeborene Immuninsuffizienz vorliegt. Je stärker die allgemeine Abwehrlage gemindert ist, desto pathogener werden die Erreger. Manifestation, Schwere und Verlauf hängen ebenfalls von Lage, Umfang und Art des Sepsisherdes ab.

Alle Meningokokken-Meningitiden, 50 % aller kindlichen Meningitiden und 15 % der Pneumokokken-Meningitiden sind sogenannte zyklische Primärmeningitiden ohne Vorerkrankung. Nach zwei bis drei Tagen Inkubationszeit und Verschwinden der Bakteriämie kommt es zur Organmanifestation an den Meningen. Die Prognose ist erwartungsgemäß gut.

Tabelle 2.3. Definition: rekurrierende bakterielle Meningitis – Rekrudeszenz – Relapse

Rekurrierende bakterielle Meningitis:
▶ Neue Episode einer Meningitis nach Ablauf der Rekonvaleszenzzeit (1 Monat bis 20 Jahre)
▶ Reinfektion mit gleichem oder anderem Erreger

Rekrudeszenz:
Wiederaufflackern der gleichen Episode infolge
▶ inadäquater Antibiotikatherapie
▶ Resistenzentwicklung

Relapse (Rezidiv, persistierende Infektion):
Wiederauftreten einer bakteriellen Meningitis in der Rekonvaleszenzzeit (3–4 Wochen)
▶ meist durch gleichen Erreger
▶ selten durch Reinfektion mit anderem Keim

Im Gegensatz dazu haben septisch bedingte Meningitiden (sekundäre Meningitis) grundsätzlich eine schlechte Prognose. Die Bakteriämie bleibt, bis der Ausgangsherd saniert ist. E.coli, Staphylokokken, Streptokokken und Enterokokken führen immer zu einer Meningitis mit Sepsis und sind somit nicht als primär zyklisch zu betrachten.

2.2 Septische Infektionen

Bei den septischen Infektionen sind die beiden Begriffe Bakteriämie und Sepsis streng voneinander getrennt zu betrachten.

- Bei einer *Bakteriämie* dringen lebensfähige Bakterien aus einem eitrig-entzündlichen Krankheitsherd in die Blutbahn ein und kreisen zeitweilig im Blut (positive Blutkultur). Ernste Krankheitssymptome fehlen. Entzündungsherde in anderen Organen treten nicht auf. Eine Bakterienvermehrung (im Fieberanstieg, oft nur periodisch) in der Blutbahn selbst ist aufgrund der Abwehrmechanismen (z.B. Blutbakterizidie) in der Regel nur bei immuninkompetenten Patienten oder präfinal möglich.

Infolge der Blutbakterizidie sind die Keime nach 6–8 h nicht mehr nachweisbar. Eine Behandlung der Bakteriämie ohne Absiedlung ist deshalb nutzlos. Es bleibt die Frage zu klären, ob und wie der Herd antibiotisch behandelt werden muß, von dem die Bakteriämie ausgeht (Tonsillen, Lunge, Endokard, Niere, Zähne usw.).

Die okkulte Bakteriämie kann in Abhängigkeit von Art, Anzahl und Virulenz der Erreger sowie von der Reaktionslage des Organismus in eine Sepsis (Dissimination von Erregern oder ihren Toxinen im Blut) oder eine Septikopyämie (Absiedlung von Infektionserregern in verschiedene Organe) übergehen.

Nach *klassischer Definition* (SCHOTTMÜLLER 1914) liegt eine *Sepsis* dann vor, wenn sich innerhalb des Körpers ein Herd gebildet hat, von dem aus konstant oder periodisch pathogene Keime und vor allem deren Gifte (Exotoxin und Endotoxin) in den Blutkreislauf gelangen (Septikämie), und zwar in der Weise, daß durch diese Invasion subjektive und objektive Krankheitserscheinungen im Sinne einer Allgemeininfektion ausgelöst werden (19) bzw. das pathogenetische Krankheitsgeschehen und die klinischen Folgen das Krankheitsbild beherrschen und nicht der örtliche Prozeß (19). Die klassische Sepsisdefinition wurde 1977 von SPITZY um den Begriff des Umgebungsherdes erweitert.

In den letzten 25 Jahren machte die Definition der Sepsis einen Wandel durch. LODE, HÖRING und POHLE definierten 1981: „Sepsis ist der pathogenetische Sammelbegriff für alle Infektionszustände, bei denen, ausgehend von einem Herd, kontinuierliche oder kurzfristig-periodisch Erreger in den Blutkreislauf gelangen und bei dem die klinischen Folgen dieses Vorgangs das Krankheitsbild auf die Dauer bestimmen." Die Definition von LINCK trifft deshalb auch heute noch für diese Sepsisbilder zu („Die Sepsis ist Ausdruck eines vollkommenen Versagens oder Zusammenbrechens der Abwehrkräfte gegenüber der Invasion und der Verbreiterung pathogener Keime und ihrer Stoffwechselprodukte im Säftekreislauf des Organismus.").

Die Ausbreitung der Sepsiskeime erfolgt entweder auf dem Blut- oder auf dem Lymphweg von einer herdnahen Thrombophlebitis oder Lymphangitis aus, oder es kommt zu einer direkten Einsaat der Bakterien in die Blutbahn. Wesentlich sind der Sepsisherd, die Bakteriämie und die dadurch entstehenden Absiedlungen.

Die Sepsis stellt kein einheitliches Krankheitsbild dar: So gibt es für einzelne Erreger charakteristische Lokalisationen und Verlaufsformen, welche bis zu einem gewissen Grad neben der bakteriologischen auch eine klinische Differenzierung gestatten. Die Klassifizierung erfolgt somit nach dem Erreger, nach der Eintrittspforte und den vorliegenden Zweiterkrankungen. Verlauf und Prognose der Septikämie werden durch den Nachweis von Absiedlungen bzw. das Auftreten eines septischen Schocks bestimmt.

Der Sepsisherd ist relativ selten identisch mit der Eintrittspforte der Bakterien in den Körper. Häufig ist er sogar nur eine infolge einer Bakteriämie entstandene Metastase von einer infizierten Stelle der Haut, der Schleimhäute oder eines anderen Gewebes. Der Sepsisherd kann in Form einer infektiösen Thrombo- oder Endophlebitis, einer Lymphangitis oder einer bakteriellen Absiedlung in den Arterien auftreten. Auch eine Endokarditis, eine Cholangitis, eine Pyelonephritis oder in seltenen Fällen auch eine Tonsillitis können den Sepsisherd darstellen, von dem aus es zur Bakteriämie kommt. Abgekapselte Eiteransammlungen als Folge einer septischen Thromboembolie werden *Abszesse* genannt. So stellt die Hauptsepsiskomplikation im Kindesalter die ZNS-Beteiligung mit dem Krankheitsbild einer eitrigen Meningitis dar, die u. U. auch durch einen unscheinbaren Krankheitsherd im Bereich der oberen Luftwege erzeugt sein kann. Damit ist die bakterielle Meningitis im Sinne von SCHOTTMÜLLER eine klassische metastatische Zweiterkrankung (19).

Eine umfassende Definition der Sepsis müßte alle Charakteristika erfassen:
▶ den Nachweis des Sepsisherdes,
▶ die mikrobielle Invasion,
▶ die Endotoxinämie,
▶ den Nachweis der Reaktion der Abwehrmechanismen,
▶ den Nachweis wesentlicher Mediatorensubstanzen und ihrer Auswirkungen,
▶ die charakteristische Umstellung des Metabolismus,
▶ den Nachweis der Gewebshypoxie als Folge von Maldistribution und Hypoperfusion in der Mikrozirkulation und schließlich
▶ den Nachweis der Dysfunktion vitaler Organsysteme.

Wir verstehen heute unter einer Sepsis eine dissiminierte mikrobielle Infektion durch Invasion von Keimen aus einer endogenen bzw. exogenen Keimquelle (invasive Medizin, iatrogen) bei gestörter Immunitätslage, die aufgrund einer positiven Blutkultur (Bakteriämie) und einer systemischen Reaktion in Form von klinischen Symptomen und Laborbefunden diagnostiziert wird (23).

Ende der 80er Jahre galt folgende Definition:
„*Die septische Allgemeininfektion*
▶ stellt eine *invasive Keimausbreitung* dar (hämatogen, lymphogen, akzial oder direkt),
▶ die *durch Viren, Protozoen oder Bakterien* (Endotoxine und Exotoxine) bedingt ist (u.a. nosokomial, opportunistische Keime)
▶ und bei gestörter Immunitätslage (angeboren o. erworben) neben systemischen Reaktionen (Symptome) zum *Zusammenbrechen der Abwehrkräfte* und zum *Ausfall der Organfunktionen* führt *(Schock/Endotoxinschock).*"

Darüber hinaus versteht man unter

Bakteriämie: Anwesenheit von Bakterien im Blut (im amerikanischen Schrifttum gleichbedeutend mit Sepsis ohne Herdnachweis).

Kolonisation: Nachweis von Mikroorganismen ohne Nachweis einer Immunantwort, ohne Nachweis von klinischen Symptomen.

Infektion: Nachweis von Mikroorganismen mit Immunantwort, aber ohne klinische Symptomatik.

Erkrankung: Nachweis von Mikroorganismen mit Immunantwort und klinischer Symptomatik.

Bei moderner Antibiose mit breitem Wirkungsspektrum ist heute nicht mehr unbedingt die Keimidentifizierung wichtig, sondern vielmehr die Frage, ob der Endotoxinschock reversibel oder irreversibel ist. Die Priorität der Blutkultur und der Nachweis der Bakteriämie als Grundlage für gezielte Chemotherapie haben an Bedeutung verloren. Keimselektion durch Antibiotikamißbrauch, Immunsuppression durch Kortikoide und Zytostatika, Hospitalismus durch Apparatemedizin prägen heute das Bild der Sepsis.

Das Ausbleiben der normalen, der Erregerabwehr dienenden zyklischen Allgemeinreaktion bzw. des Nichteintreten einer Spontanheilung aufgrund einer besonderen Reaktionslage des Organismus (Antikörpermangel) ist die Voraussetzung für diese besondere Entwicklung.

Grundsätzlich müssen zur Diagnose einer septischen Infektion ein Erregernachweis (Bakteriämie) und klinische Symptome einer lokalen oder systemischen Reaktion gefordert werden. In der täglichen klinischen Praxis läßt sich jedoch ein Erreger bei neugeborenen Säuglingen nur zu 20–30 %, bei älteren Säuglingen und Kleinkindern in bis zu 60 % der Fälle nachweisen. Dies kann durch antibiotisch vorbehandelte Mütter oder Kinder, durch fehlerhafte Abnahme einer Blutkultur (zu geringe Menge, zu kalte Medien, ungenügendes Transport- bzw. Kulturmedium) oder Nichtberücksichtigung anaerober Keime bei der Blutabnahme sowie durch die Möglichkeit einer Virusinfektion bedingt sein.

Deshalb unterscheidet man den *Verdacht einer klinischen Sepsis, den Verdacht einer Laborsepsis* und eine *bewiesene Sepsis,* wobei nach eigenen Untersuchungen aufgrund des Klinikprofils eine wahrscheinliche Sepsis mit einer bewiesenen Sepsis gleichgestellt werden kann (Tabelle 2.4).

Im Normalfall handelt es sich bei einer Sepsis um eine klinische Diagnose mit den Zeichen einer Allgemeininfektion mit hohem intermittierenden Fieber, Schüttelfrösten, Störung des Allgemeinbefindens und des Bewußtseins, Tachykardie sowie sekundärer toxischer Organstörung der Leber, der Niere und anderer Organe (Tabelle 2.5).

Es kommt, bedingt durch die Endotoxine gramnegativer Keime bzw. die Peptidoglykane und Teichoinsäure grampositiver Keime, im Serum des Sepsispatienten zur Zytokinausschüttung aus aktivierten Makrophagen und Lymphozyten und erheblichen Störungen des Proliferationsverhaltens menschlicher Endothelzellen mit Permeabilitätsstörung, intravasalen Gerinnungen im Sinne einer Koagulopathie und anschließender Hyperfibrinolyse (Verbrauchskoagulopathie) sowie anderen hämodynamischen Komplikationen (septischer Schock/septisches Syndrom). Folge ist schließlich ein Multiorganversagen (MOF).

Aufgrund dieser neueren Erkenntnisse definiert man seit 1991 (BONE) die Sepsis, wie sie in einem Konsenspapier 1995 (27) allgemein verbindlich akzeptiert wird:

- Die mutmaßliche bzw. wahrscheinliche Sepsis wird als *Systemic Inflammatory Response Syndrome (SIRS)* bezeichnet. Ein sogenanntes SIRS ist nicht nur durch Infektionen möglich, sondern kann auch durch Verbrennungen, Trauma, Streßgeburt u.a. mehr bedingt sein. Beim SIRS können die Infektionsparameter, wie CRP, Temperaturverhalten, weiße Blutkörperchen u.a. bis auf die Blutkultur positiv sein. Bis zum Ausschluß einer Infektion ist daher immer antiinfektiöse Therapie erforderlich.
- Unter einer *Sepsis (Septikämie)* versteht man ein SIRS + positive Blutkultur.
- Eine *schwere Sepsis* bedeutet, daß zusätzlich noch ein Multiorganversagen (Multiorgan Dysfunction Syndrome – MODS) mit Hypotension oder Hypoperfusion auftritt. Begleitend findet man eine Lactatacidose, Oligurie, zerebrale Beeinträchtigung und Erhöhung der Zytokine im Serum, wie TNF_α und IL-6.
- Der *septische Schock* ist charakterisiert als schwere Sepsis mit Multiorganversagen (Multiorgan Failure – MOF). Dabei besteht eine Persistenz von TNF_α bzw. IL-6-Erhöhung mit Hypopotension und Hypoperfusion.

Die schwersten klinischen Erscheinungsformen einer Sepsis treten durch die klassischen Erreger wie Staphylococcus aureus, Pneumokokken, Streptokokken A bis D, Meningokokken, Haemophilus influenzae Typ b, E. coli und andere Enterobakterien auf.

Bei Vorliegen einer generalisierenden Abwehrschwäche sind septikämische Verlaufsformen der Erkrankungen auch bei primär apathogenen Keimen, die sich ubiquitär auf den Häuten und Schleimhäuten des Menschen befinden, möglich. Diese zumeist nosokomialen Septikämien müssen den opportunistisch pathogenen Erregern, wie beispielsweise Candida albicans, Serratia marcescens, Pseudomonas aeruginosa, Staphylococcus albus oder Coryne-Bakterien, zur Last gelegt worden.

Tabelle 2.4. Neugeborenensepsis. (Nach 22)

	Klinische Symptome	Labordaten	Blutkultur
„Mutmaßliche" Sepsis	+	–	–
„Wahrscheinliche" Sepsis	+	+	–
„Bewiesene" Sepsis	+	+	+

Tabelle 2.5. Pathogenese und Symptomatik des Endotoxinschocks

Pathogenese	Symptome und Zeichen
Bakterielle Invasion	Verschlechterung des Allgemeinzustandes anhaltendes Fieber Schüttelfrost Aktivierung von Makrophagen und Lymphozyten Leukozytose und Leukopenie, Chemotaxis positive Blutkulturen
Zirkulation (Herz-Kreislauf)	Herzfrequenzbeschleunigung rote, heiße, trockene Haut blasse, kühle, feuchte Haut Blutdruckabfall Mikrozirkulationsstörung Herzzeitvolumenerhöhung
Blutgerinnung	Thrombozytenabfall Gerinnungsfaktorenabfall Verbrauchskoagulopathie (DIG)
Metabolismus	Hyperglykämie Lactaterhöhung Hypoferrämie (Fe ↓) Hypozinkämie (Zi ↓)
Organfunktionsstörungen	Dyspnoe, Tachypnoe, Diureserückgang, Kreatininanstieg Unruhe, Verwirrtheit, Bewußtseinstrübung, Hypoxie
Multiorganversagen (MOF)	Akutes Lungenversagen (Gefäßwiderstandserhöhung), (ARDS) Eröffnung arteriovenöser Shunts ("capillary leakage"), akutes Nierenversagen (Minderperfusion), Aktivierung des Renin-Angiotensinsystems, Abnahme des glomerulären Filtrationsdruckes mit Oligurie unter 0,5 ml/kg/h, septische Enzephalopathie (Somnolenz)

Als charakteristische klinische Manifestationen der Sepsis sind Organabsiedlungen in Leber, Milz, Myokard, Niere, Gehirn zu nennen, so daß man bei Meningitis, Osteomyelitis, Arthritis, Lungenabszeß, Endokarditis und Nephritis von septischen Metastasen spricht.

2.3 Sepsis im Neugeborenenalter

Definition und Verlauf der Septikämie treffen für das Neugeborenenalter nicht zu, da die Neugeborenensepsis nur durch Zeichen seitens der hämatogen entstandenen Keimabsiedlung in den einzelnen Organen klinisch manifest wird, während der Streuvorgang selbst stumm bleibt.

Der modernen Begriffsbestimmung einer Sepsis müssen die in folgender Übersicht aufgeführten Kriterien zugrundeliegen (23):

- Keimquelle:
  a) endogen: Darm, Nasenrachenraum, Harnwegssystem, Respirationstrakt, Nabelschnur,
  b) exogen: künstliche Beatmungssysteme, Infusionen, Katheterismus, Manipulation durch ärztliches und Pflegepersonal;
- Keimart;
- „septisches Bild" (systemische Reaktion nach Keiminvasion);
- Immunitätslage:
  a) allgemein: verminderte Abwehrlage
    – physiologisch (Früh- und Neugeborene),
    – durch Grunderkrankung,
    – durch Medikamente.
  b) lokal: Abwehrschwäche durch
    – gestörte Organfunktionen,
    – defekte anatomische Infektbarrieren (Haut, Schleimhäute) bei invasiven Techniken (z.B. intravaskuläre Katheter, künstliche Beatmungssysteme).

Jedes deutlich kranke Neugeborene hat solange eine Sepsis, bis das Gegenteil durch eine klare, abgrenzbare Diagnose sowie durch negative Blut-, Urin- und Liquorkulturen anhand von Abstrichen, Mekonium usw. bewiesen ist!

2.4 Begriffe zur Therapie der Sepsis

Die Behandlung einer Sepsis muß bei einem Erwachsenen fast immer, beim Kind und insbesondere beim hochgefährdeten Neugeborenen (siehe Risikofaktoren) jedoch unbedingt bereits dann begonnen werden, wenn die Diagnose vermutet, aber noch nicht bestätigt und auch der infektionsverursachende Keim noch nicht identifiziert ist. Das heißt: Jedes risikobeladene Frühgeborene oder Neugeborene, welches Gefahr läuft, eine Sepsis zu entwickeln, wird solange behandelt, bis das Gegenteil bewiesen ist, weil die Symptomatik uncharakteristisch und vieldeutig und aus einem scheinbaren Wohlbefinden heraus mit einer plötzlichen Foudroyanz verläuft. Es kommt zum Zusammenbruch der Organsysteme, insbesondere bei hoher Keimzahl und besonderer Virulenz gramnegativer Keime.

Neben den unverzüglich einzuleitenden diagnostischen Maßnahmen gelten folgende allgemeine Regeln für die Behandlung der Septikämie:

▸ Sanierung des Ausgangsherdes (Eiterentleerung oder operative Maßnahmen),
▸ allgemeine Maßnahmen der konventionellen adjuvanten Sepsistherapie (siehe supportive Therapie, Kap. 9),
▸ sofortige, längerfristige und genügend hoch dosierte Kombinationsbehandlung mit Betalaktamase-stabilen, bakteriziden Antibiotika (Betalaktamantibiotika + Aminoglykoside im Sinne einer kalkulierten Blindtherapie) wegen der bestehenden Rezidivgefahr,
▸ die Wahl der Antibiotika wird nach der gefundenen Erregerart und dem entsprechenden Antibiogramm bzw. nach dem klinischen Bild abgewandelt,
▸ der Interventionstherapie (kalkulierte Blindtherapie) folgt die Deeskalationstherapie bzw. die Sequentialtherapie (siehe S. 236).

Zum besseren Verständnis seien nun eine Reihe von Begriffen im Rahmen der Therapie definiert.

● Unter *MHK (minimale Hemmkonzentration)* oder *MIC (Minimal Inhibitory Concentration)* versteht man die in vitro gemessene geringste Konzentration, welche das Wachstum aller Bakterien hemmt. Die Aktivität verschiedener Antibiotika bei bestimmten Bakterien kann so miteinander verglichen werden. Problematisch ist dabei die Festlegung einer Grenzkonzentration (Breakpoint), oberhalb derer eine Resistenz angenommen wird. Da die Antibiotikakonzentrationen in Blut und Gewebe dosisabhängig sind und zu verschiedenen Zeiten individuell variieren können, müssen die Ergebnisse der MHK-Bestimmungen vorsichtig interpretiert werden.

Die MHK wird definiert als die niedrigste Konzentration einer Substanz, die die Vermehrung von Mikroorganismen innerhalb von 16 ± 2 Stunden vollständig hemmt.

Ein Erreger wird dann als *sensibel* bezeichnet, wenn die für ein entsprechendes Chemotherapeutikum ermittelte minimale Hemmkonzentration so gering ist (kleiner oder gleich einer geeignet gewählten Grenzkonzentration), daß bei einer Therapie mit der üblichen Dosierung und bei geeigneter Indikation im allgemeinen ein Therapieerfolg zu erwarten ist.

Ein Erreger wird dann als *intermediär* eingestuft, wenn die für ein entsprechendes Chemotherapeutikum ermittelte minimale Hemmkonzentration in einem Bereich liegt (zwischen zwei Grenzkonzentrationen), für den ohne zusätzliche Antibiotika keine Beurteilung hinsichtlich des zu erwartenden Therapieerfolges möglich ist.

Ein Erreger wird als *resistent* bezeichnet, wenn die für ein entsprechendes Chemotherapeutikum ermittelte minimale Hemmkonzentration so hoch ist (über einer Grenzkonzentration), daß auch bei Verwendung der zugelassenen Höchstdosierung ein therapeutischer Erfolg nicht zu erwarten ist.

Je höher der Quotient *Antibiotika-Konzentration im CSF/MIC (MBC)* ist, desto besser ist die Killingrate. Die minimale Hemmkonzentration wird dabei in µg/ml bzw. in mg/l angegeben.

- Unter *MBK (minimale bakterizide Konzentration)* oder *MBC (Minimal Bactericidal Concentration)* versteht man die geringste in vitro gemessene Antibiotikakonzentration, welche nach 24 Stunden zum Absterben von mindestens 99,9 % Keimen geführt hat (erkennbar am Nichtanwachsen in einer festen Subkultur). Die Einheit wird wieder in µg/ml bzw. mg/l angegeben.

Bei stark bakterizid wirkenden Antibiotika sind die Unterschiede zwischen der minimalen bakteriostatischen Hemmkonzentration und der minimalen bakteriziden Konzentration meist gering (1–2 geometrische Verdünnungsstufen). Normalerweise sollte die MBC das 16–32fache der MIC betragen.

Wenn die minimale Hemmkonzentration 0,1 µg/ml und der Serumspiegel 4 µg/ml beträgt, dann liegt die Konzentration um das 40fache über der minimalen Hemmkonzentration und noch genügend hoch über der minimalen bakteriziden Konzentration.

- Als *Toleranz* wird es bezeichnet, wenn bei einer in der Regel bakteriziden Testsubstanz wie Penicillin gegenüber den getesteten Bakterien (A-Streptokokken) bei vorhandener inhibitorischer Wirkung (es tritt keine Änderung der MHK auf) eine verminderte oder fehlende bakterizide Wirkung festgestellt wird.

- Als *Persister* werden einige Zellen und Mikroorganismen bezeichnet, welche die Einwirkung einer antibakteriellen Testsubstanz überleben, auch wenn die Wirkstoffkonzentration über der der MHK bzw. MBK der Gesamtpopulation liegt.

- Ein *paradoxer Effekt (auch Eagle-Phänomen genannt)* liegt besonders bei Ampicillin vor, wenn bei Bestimmung der MBK eines Chemotherapeutikums beobachtet wird, daß nach Erreichen einer maximalen bakteriziden Wirkung die weitere Erhöhung der Konzentration des Chemotherapeutikums nicht zu einer gleichbleibenden Wirkung führt, sondern wieder signifikant mehr Bakterienzellen überleben. Das gilt insbesondere für folgende Keime: Enterokokken, Pseudomonas, Listerien und B-Streptokokken.

- Als *postantibiotischer Effekt (PAE)* wird die Wachstumshemmung für mehrere Stunden bzw. die Verzögerung des Wachstums von Mikroorganismen nach kurzzeitiger Einwirkung einer antibakteriellen Substanz und deren Entfernung aus der Testsubstanz bezeichnet. Dieses Phänomen tritt besonders bei Aminoglykosiden und Chinolonen auf und ist konzentrationsabhängig, was die Einmalgabe rechtfertigt. Das bedeutet den Abfall des Wirkspiegels in den subtherapeutischen Bereich. Durch eine gewisse Depotwirkung des Aminoglykosids an der Wirtszelle bleibt eine bakteriostatische Wirksamkeit erhalten. Es tritt kein Regrowth auf. Die Empfindlichkeit für die nächste Gabe wird dadurch gesteigert. Dies erlaubt ein längeres Dosierungsintervall. Der postantibiotische Effekt steigt mit wachsender Antibiotikakonzentration. Dies führt zu einer Betalaktamase-Hemmung. Bei Antibiotikakombination ist es deshalb wirksamer, zunächst das Aminoglykosid und erst nach 1–4 Stunden das Betalaktam-Antibiotikum zu applizieren: Dies führt zu den höchsten Killing-Raten (Guggenbichler, pers. Mitt.).

- *Die minimale Antibiotikakonzentration* ist die gemessene Antibiotikamenge, die 90 % der Bakterien in ihrem Wachstum über 5,5 Stunden hemmt.

- Unter *Diffusion* versteht man ein passives Gefälle, mit dem ein Antibiotikum von einem Ort zum anderen übertritt.

- *Sekretion:* Ein Antibiotikum wird aktiv gegen ein Konzentrationsgefälle transportiert.

- *Carrier-Diffusion:* Mittels eines Carriers wird eine Diffusion bidirektional erleichtert.

- *Prävalenz* (Überwiegen) bedeutet epidemiologische Häufigkeit aller Fälle einer bestimmten Krankheit in einer Population zum Zeitpunkt der Untersuchung (epidemische Häufung)

- *Inzidenz* (Einfallen) bedeutet die Anzahl neuer Erkrankungsfälle in der Zeiteinheit (jährliches Neuauftreten).

- *Sensitivität:* Eignung einer Labormethode, Proben von Kranken richtig zu erkennen und damit richtig positive Ergebnisse anzuzeigen. Keine falsch-negativen Reaktionen.

- *Spezifität:* Eignung einer Labormethode bei Gesunden, keine falsch-positiven Werte zu erhalten.

- *Predicted value* (PV, Vorhersagewert): Wahrscheinlichkeit, bei einem positiven Wert an einer bestimmten Krankheit zu leiden bzw. nicht zu leiden, wenn der Test normal ausfällt. Der PV ist abhängig von der Spezifität und Sensitivität sowie von der Prävalenz der Erkrankung.

- Eine *synergistische Wirkung* einer Wirkstoffkombination liegt vor, wenn die Wirkung der Kombination diejenige aus der Addition der Wirkung der einzelnen Komponenten übertrifft: „2 + 2 = 6".

- Eine *antagonistische Wirkung* bei der Kombination von Wirkstoffen liegt vor, wenn eine reduzierte Wirkung der Kombination im Vergleich zur Wirkung der am schwächsten wirksamen einzelnen Substanz beobachtet wird (z.B. der Erhöhung der MHK oder MBK um mehr als die 8fache Konzentration, was 4 Titerstufen entspricht): „2 + 2 = 0".

Besonders ist dies bei einer hohen Anzahl von Bakterien von über 10^7/ml anzunehmen, wenn die MHK für jedes einzelne Antibiotikum sich ohnehin verdoppelt.

- Als *additive Wirkung* einer Kombination eines Wirkstoffes wird eine Wirkung der Kombination bezeichnet, bei der die Summe aus der Wirkung der einzelnen Wirkstoffe der Wirkung der Kombination entspricht: „2 + 2 = 4".

Die Bakterienabtötung im Liquor cerebrospinales benötigt eine gewisse Bakterizidie. Die dazu notwendigen Antibiotikakonzentrationen (minimale bakterizide Konzentration = MBK/MBC) müssen das 10–20fache der minimalen Hemmkonzentration (MHK) für den entsprechenden Meningitiserreger betragen, weil eitriger Liquor die Wirkung vieler antibakterieller Substanzen hemmt.

Höhere Antibiotikakonzentrationen im Liquor bewirken keine Zunahme der bakteriellen Eradikation (MBC-Titer 1:10 im CSF für Cephalosporine bzw. 1:4 für Aminoglykoside; 16, 17). Die Begründung dafür liegt in der deutlich verlängerten Generationszeit der pathogenen Keime im Liquor unter Begrenzung der antibakteriell sensitiven Phase auf die Multiplikationszeit. Weiterhin erfährt das Antibiotikum eine Reduktion der Bakterizidie durch sauren Liquor-pH, Zell- und Eiweißerhöhung.

LITERATUR

1. Berger D, Beger HG (1991) Neue Aspekte zur Pathogenese und Behandlung der Sepsis und des septischen Schocks. Chirurg 62: 783–788
2. Bhakdi S, Muhle M, Mannhardt U, Arvand M, Hugo F (1989) Bakterielle Exotoxine und ihre Relevanz für die Pathogenese des septischen Schocks. Intensivmed 26 (Suppl 1): 10–15
3. Bone RC, Fisher CJ, Clemmer TP et al. (1989) Sepsis syndrome: a valid clinical entity. Cri Care Med 17: 389–393
4. Braun F, Eibl M, Lachmann D (1985) Das septische Zustandsbild im Säuglingsalter. Klin Pädiat 197: 453–457
5. Draf W (1991) Malformations of the Skull Base. In: Pfeifer G (ed) Craniofacial Abnormalities and Clefts of the Lip, Alveolus and Palate. Thieme, Stuttgart, pp 40–43
6. Isenberg H, Noack R, Draf W (1993) Differentialdiagnostik der rekurrierenden bakteriellen Meningitis – Eine tabellarische Übersicht. FAC (Fortschritte der antimikrobiellen u. antineoplastischen Chemotherapie) 12–2: 497–503
7. Isenberg H, Noack R, Draf W (1993) Rekurriende bakterielle Meningitis. TW Pädiatrie 6: 242–248
8. Jacobs RF, Sowell MK, Moss MH, Fiser DH (1990) Septic shock in children: bacterial etiologies and temporal relationships. Pediatr Infect Dis J 9: 196–200
9. Kaplan SL (1987) Bacteremia and Endotoxin Shock. In: Feigin RD, Cherry JD (eds) Textbook of Pediatric Infectious Diseases. Sanders, Philadelphia, pp 910–920
10. Kline MW (1989) Review of recurrent bacterial meningitis. Pediatr Inf Dis J 8: 630–634
11. Lang W (1976) Entwicklung des Sepsisbegriffes im klinischen Sinn. Marx R, Thies HA (Hrsg) Infektion, Blutgerinnung und Hämostase. Schattauer, Stuttgart, S 201–204
12. Parrillo JE, Parker MM, Natanson C et al. (1990) Septic Schock in Humans. Ann Int Med 113: 227–242
13. Pässler H (1914) Beitrag zur Sepsisfrage. Verhandl. des 31. Deutschen Kongresses für innere Medizin: 281–288
14. Ptok A, Kahle G (1986) Zur Diagnostik und operativen Konsequenz seltener Mißbildungen des Innenohres. HNO 34: 118–124
15. Redl H, Schlag G, Goris RJA, Pacher R (1989) Quantifizierung durch Score-Systeme – Score-Systeme in der Intensivmedizin. Intensivmed 26 (Suppl 1): 60–64
16. Schaad UB (1991) Bakterielle Meningitis: Pathophysiologie und Therapie 1991. Schweiz med Wschr 121: 1217–1222
17. Schaad UB (1995) Current concepts of bacterial meningitis. Eur J Pediatr 154 (Suppl 3): S20–S22
18. Schedel I (1988) New Aspects in the Treatment of Gram-negative Bacteraemia and Septic Shock. Eur J Cli Stud Treat Infect 16: 8–11
19. Schottmüller H (1914) Wesen und Behandlung der Sepsis. Verhandl. des 31. Deutschen Kongresses für innere Medizin: 257–280
20. Schulte FJ, Spranger J (1988) Lehrbuch der Kinderheilkunde. Gustav Fischer, Stuttgart, New York
21. Schuster HP (1989) Sepsis – klinische Definition und Inzidenz. Ju: Reinhart K, Eyrich K (Hrsg) Sepsis, Springer, Berlin Heidelberg New York Tokyo, S 1–7
22. Storm W (1984) Neugeborenensepsis und Intensivpflege. perimed, Erlangen
23. Storm W (1989) Probleme der Sepsis beim Neugeborenen. Reinhart K, Eyrich K (Hrsg) Sepsis. Springer, Berlin Heidelberg New York Tokyo, S 236–251
24. Vogel F, Exner M, Franke P, Gien C (1987) Nosokomiale Sepsis. Immun Infekt 15: 91–97
25. Wagenknecht B, Hug M, Hübner G, Werdan K (1989) Myokardiale Wirkungen von Mediatoren. Intensivmed 26 (Suppl 1): 32–40
26. Wenzel RP, Pinsky MR, Ulevitch RJ, Young L (1996) Current Understanding of Sepsis. Clin Infect Dis 22: 407–413
27. Westphal K (1991) Septischer Schock – Optimierung des Sauerstoff-Transportsystems oberstes Gebot. Intensivmedizin im Dialog 1: 1–3
28. Wullstein HL (1972) Hat Terminologie zur Definition unseres Faches eine praktische Bedeutung? HNO 20: 259–261
29. Zimmermann JJ, Dietrich KA (1987) Current Perspektives on Septic Shock. Ped Clin North Am 34, 1: 131–163

3 Demographische Verteilung, Ätiologie und klinisches Bild

Während in der Erwachsenenmedizin die Meningitis nach wie vor ein seltenes Ereignis (3–10 Fälle pro 100 000 Personen) ist, kommt die akute bakterielle Meningitis bei Kindern häufiger vor (10, 14).

Dabei haben die durch Haemophilus influenzae Typ b verursachten Meningitiden seit dem Kriege bis zur Einführung der Hib-Impfung Ende der 80er Jahre dramatisch zugenommen, während Meningokokken- und Pneumokokken-Meningitiden stagnieren oder sogar abnehmen. Dies wurde nicht nur in den USA, sondern auch in Europa beobachtet.

Das statistische Risiko, an Meningitis zu erkranken, beträgt in den ersten fünf Lebensjahren zwischen 1:400 und 1:2000 (Tabelle 3.1; 10). Die bakterielle Meningitis ist die häufigste Infektionskrankheit des ZNS, aber im Krankengut einer Kinderklinik mit 2,4 % insgesamt eher selten (Darmstadt). Dabei sind 30 % aller Meningitisfälle bakteriell; 66 % viral und 4 % serösbakteriell bedingt (Darmstadt). Jedoch ist sie auch nach Einführung und Weiterentwicklung wirksamer Antibiotika eine ernste, lebensbedrohliche Erkrankung (Letalität 5–30 %), die oft mit schweren hirnorganischen Defekten einhergeht (10–50 %; 6, 26, 29, 35). Im letzten Jahrzehnt (1980–1990) betrug die Letalität für die drei häufigsten Erreger der bakteriellen Meningitis bei Neisseria meningitidis 2–10 %, bei Haemophilus influenzae b 7–14 % und bei Diplococcus pneumoniae 13–30 %. Maßgeblich für die Prognose ist die Frühdiagnose und die sofort eingeleitete Therapie. Allein der Verdacht auf das Vorliegen einer bakteriellen Meningitis stellt eine absolute Indikation zur sofortigen Krankenhauseinweisung dar (Tabellen 3.2, 3.3).

3.1 Erreger

Entzündliche Erkrankungen des ZNS können durch Bakterien, Viren und andere Ursachen hervorgerufen werden (Tabelle 3.4). Das Gehirn und seine Hüllen reagie-

Tabelle 3.1. Demographische Daten zur bakteriellen Meningitis

- ▸ 7–10/100 000 Gesamtbevölkerung
- ▸ 1/400–2000 pro Geburtenjahrgang
- ▸ 80 % Kinder, 20 % Erwachsene
- ▸ 74 % Kinder < 5 Jahre, ~ 51 % Kinder < 2 Jahre
- ▸ 1/200 Kinder < 2 Jahre, 70–120/100 000 Kinder < 2 Jahre
- ▸ 1–2 Meningitisfälle durch Meningokokken/100 000 Gesamtbevölkerung (1/100 000 1995)
- ▸ 3–5 Meningitisfälle durch Haemophilus influenzae b/100 000 Gesamtbevölkerung (0,7/100 000 1995)
- ▸ 0,3–3 Meningitisfälle durch Pneumokokken/100 000 Gesamtbevölkerung (1,1/100 000 1995)
- ▸ 82–90 % der Meningitisfälle durch Haemophilus influenzae b und Meningokokken b

ren darauf mit recht gleichförmigen Symptomen. Aus dem klinischen Bild läßt sich nur selten die Herkunft des Erregers ablesen. Neben der Diagnose „Meningitis", „Meningoenzaphalitis" oder „Myelitis" muß eine umfangreiche Differentialdiagnostik mit bakteriologischen und zytologischen Untersuchungen durchgeführt werden, um zwischen Meningismus, aseptischer oder Virusmeningitis und bakterieller Meningitis zu unterscheiden. Letzteres ist für die Therapie entscheidend. Nach HELWIG (14) werden nur 38 % der Kinder binnen 24 h und nur 42 % der Fälle binnen 48 h stationär eingewiesen. Nur in 50 % der Fälle lautet die Einweisungsdiagnose

Tabelle 3.2. Vitale Bedrohungen durch Meningitis

▶ Hirnödem (u.a. infolge erhöhter ADH-Sekretion mit Hyponatriämie)
▶ Hirnorganische Anfälle
▶ Verschlußhydrozephalus
▶ Hirnabszeß und Hirnempyem
▶ Hirnblutung
▶ Ateminsuffizienz
▶ Fieber mit Dehydratation
▶ Hirninfarkte durch Thrombose (Vaskulitis)
▶ Perikarditis/Myokarditis/Endokarditis
▶ Schock mit DIG, WFS

Tabelle 3.3. Komplikationen nach Meningitis. (Nach 26)

1. Neurologisches Defektsyndrom
▶ Zerebralparesen (Spastik, athetoid, choreatisch, ataktisch)
▶ Muskelhypotonie, Ataxie
▶ Hirnnervenlähmungen
▶ Störungen der Sinnesorgane (Amaurose, Taubheit, Optikusatrophie bzw. Innenohrschädigung, eitrige Zyklitis)
▶ Sprachstörungen
▶ Subdurale Empeyme und Ergüsse
▶ Verschlußhydrozephalus bzw. hirnatrophisch bedingter Hydrozephalus
▶ Zerebrale Krämpfe
▶ Gehirnabszeß bzw. eitrige Enzephalitis (Myelitis)
▶ Mikrozephalie
▶ Multilokuläre Zysten

2. Psychogene Defektheilung
▶ Oligophrenie bzw. Minimal-Brain-Dysfunction
▶ Verhaltensstörungen und Persönlichkeitsveränderungen
▶ Schlafstörungen
▶ Lernschwierigkeiten

3. Somatische Störungen
▶ Beeinträchtigung endokriner Funktionen wie ADH-Erhöhung (Wachstumsstörungen, Pubertas praecox, Parkinson, Adipositas, Diabetes insipidus, Polyarthritis, akute und chronische Ergüsse diverser Organe mit spontaner Rückbildungstendenz)
▶ Vegetative Störungen (Salivation)
▶ Psychosomatische Störungen
▶ Verminderte Leistungsfähigkeit

Je jünger das Kind, um so häufiger ist eine Defektheilung (Neugeborene 30–60 %).
Auch nach scheinbar komplikationslosem Krankheitsverlauf sind noch 2–6 Monate später Komplikationen möglich.

Tabelle 3.4. Ursachen der aseptischen Meningitis[1] oder des Syndroms Meningismus[2]

1. **Infektiöse Erreger und Erkrankungen**
   - *Bakterien:* Mycobacterium tuberculosis, Brucellosen, Salmonellosen, Listerien, Campylobacter, Chlamydia trachomatis, Tetanus; unsachgemäße behandelte bakterielle Meningitis, Hirnabszesse, Subdural-, Epiduralabszeß, akute und chronische bakterielle Endokarditis
   - *Viren:* Enteroviren, Epstein-Barr-Virus, Arboviren, Varicella zoster, Herpes-simplex-Virus HHV6 (Exanthema subitum), HIV (humanes Immun-Deficiency-Virus), RNA-Adenoviren, Rotaviren, Influenzaviren, Hepatitisviren, Trypanosomen; Mumps, lymphozytäre Choriomeningitis, Zytomegalie, Masern, Röteln, Tollwut
   - *Rickettsien:* Rocky Mountain spotted fever, Ehrlichia, Nocardia, Katzenkratzkrankheit
   - *Spirochäten:* Syphillis, Leptospiren, Lyme-Krankheit (Borreliose), Treponema pallidum
   - *Mykoplasmen:* Mycoplasma pneumoniae, Mycoplasmia hominis und Ureaplasma urealyticum (Neugeborene)
   - *Pilze:* Candida albicans, Coccidioides immitis, Cryptococcus neoformans, Aspergillus, Blastomycosis, Actinomyceten, Histoplasmosis
   - *Protozoen:* Toxoplasma gondii, Malaria, Amöben, Taenia catis oder Taenia canis
   - *Nematoden:* Eosinophile-Meningitis, Askariden, Toxocara catis oder Toxocara canis
   - *Cestoden:* Cysticercosis, Echinococcus granulosus
   - *andere Parasiten:* Trichinosis, Angiostrongylus cantonensis, Strongyloides stercoralis, Schistosomiasis

2. **Nichtinfektiöse Erkrankungen**
   - *Hirntumoren:* primäres Medulloblastom, metastatische Leukämie, HODGKIN-Erkrankung
   - *Kollagen-Gefäßerkrankungen:* Lupus erythematodes, Sinusvenenthrombose, Vaskulitis
   - *Traumen:* traumatische Liquorpunktion, Neurochirurgie, zerebrale Krämpfe, zerebrale Blutungen (epidural, subdural, subarachnoidal), Trauma der Halswirbelsäule mit Dislokation oder Fraktur
   - *granulomatöse Erkrankungen:* BOECKsche Sarkoidose, WEGENERsche Granulomatose, Histiozytosis X
   - *direkte Gifteinwirkung:* intrathekale Injektion von Kontrastmittel oder Antibiotica Spinalanästhesie (Fremdkörpermeningitis)
   - *Gift:* Bleivergiftung, Arsenvergiftung, Quecksilbervergiftung, Strychnin
   - *Drogen:* Trimethoprim/Sulfamethoxazol, Metoclopramide, Phenothiazine, Carbamazepine, Azathioprim, nichtsteroidale antiinflammatorische Medikamente
   - *Autoimmunkrankheiten:* GUILLAIN-BARRÉ-Syndrom, SJOGREN-Syndrom
   - *postinfektiöse Ursachen:* Masern-Mumps-Röteln-Impfung, Grippe-Impfung, Tollwut-Impfung
   - *unbekannte Ursachen:* Multiple Sklerose, MOLLARET-Meningitis, BEHCET-Syndrom, VOGT-KOYANAGI-Syndrom, HARADA-Syndrom, KAWASAKI-Erkrankungen, REYE-Syndrom, Galaktokinase-Mangel, familiäres hämophagozytäres Lymphohistiozytosis-Syndrom
   - *kongenitale Mißbildungen der Wirbelsäule (HWS, LWS)*

3. **Ursachen der physikalischen Meningitis:** Sonnenstich (Insolation)

4. **Ursachen der Meningitis concomitans** (Begleitmeningitis bei generellen Erkrankungen): Infektionskrankheiten mit hohem Fieber, Oberlappenpneumonie, Sepsis, Scharlach, Sinusitis, Otitis, Angina tonsillaris, Mastoiditis, Harnwegsinfektionen, Säuglingstoxikose, Durchfallerkrankungen, Ruhr, rheumatisches Fieber, Glomerulonephritis, acetonämisches Erbrechen, Röteln, Typhus, Keuchhusten, Hepatitis, Schädelosteomyelitis, Enzephalitis, rheumatoide Arthritis, Lymphadenitis colli, Retropharyngealabszeß, Peritonsillarabszeß, spinale Osteomyelitis, Myositis ossificans, Sternocleidohämation, Subarachnoidalblutung, intraventrikuläre Blutung (Neugeborenen, Shuntventile, Pseudotumor cerebri)

5. **Toxisch-allergische Ursachen:** Urämie, diabetisches Koma

6. **Ängstliches und schreiendes Kind**

7. **Postpunktionell, Hypo-/Hyperliquorrhoe**

8. **Acetonämisches Erbrechen**

---

[1] Aseptische Meningitis ist definiert als Meningitis mit pathologischer Liquorkomposition ohne Nachweis von Bakterien.

[2] Meningismus: kein Hinweis für pathologische Liquorkomposition.

"Verdacht auf Meningitis". Nach unseren Erfahrungen kommen 60–70 % der Kinder bereits antibiotisch anbehandelt in die Klinik.

3.1.1 Altersverteilung bei Meningitis (Abb. 3.1)

Nach Angaben des Statistischen Bundesamtes (1987) treten etwa 16,5 % aller gemeldeten bakteriellen Meningitisfälle im 1. Lebensjahr auf, zwischen dem 1. und 5. Lebensjahr sind es 31,3 %, zwischen dem 5.–15. Lebensjahr 22,7 % und im Erwachsenenalter 29,5 %.

Besonders die *eitrig-bakterielle Meningitis* zeigt eine deutliche Altersabhängigkeit. In der Neugeborenenperiode sind vornehmlich E. coli, B-Streptokokken, Staphylokokken, Enterokokken und vereinzelt Listerien für diese Krankheit verantwortlich. Ein Grund für die häufige Neugeborenensepsis (1–2 %) mit Meningitis (30 %, seit Einführung der Cephalosporine der III. Generation abnehmend bzw. selteneres Auftreten von Neugeborenen-Meningitis) ist die allgemeine Immunschwäche. In den 80er Jahren nahmen grampositive Bakterien deutlich an Häufigkeit zu, während in den 60er und 70er Jahren die gramnegativen Erreger vorherrschten.

Im eigenen Krankengut der letzten Jahre traten bei Neugeborenen folgende Erreger auf: 44 % E. coli, 32 % B-Streptokokken (zunehmend), 20 % Staphylococcus epidermidis und aureus (zunehmend) – diese drei Keime zusammen machen also 96 % aller Erreger bei Neugeborenen aus (10).

Für die Altersgruppe jenseits der Neugeborenenperiode gilt eine grundsätzlich andere Zusammensetzung des Erregerspektrums. So werden lt. Literatur (siehe Tabelle 3.2) ca. 20–32 % Meningokokken, 30–60 % Haemophilus influenzae b oder 10–15 % Pneumokokken als Erreger eitriger Meningitis angegeben. Zusammen machen sie ca. 70–90 % der bakteriellen Erreger aus (Tabellen 3.5, 3.6). Bei eigenen

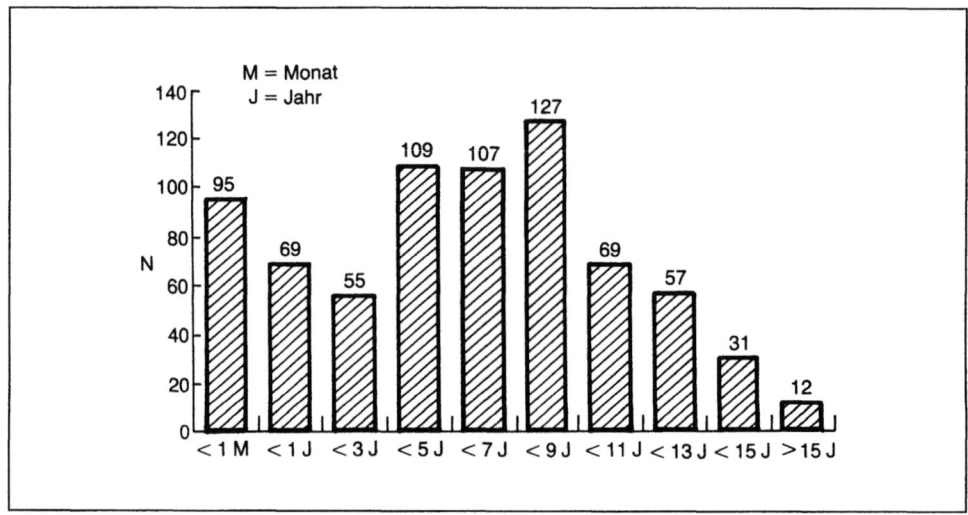

Abb. 3.1. Altersverteilung der Patienten mit Meningitis (Städt. Kinderklinik Darmstadt, 1975–1987; n = 731)

Untersuchungen bis 1987 fanden sich ca. 32 % Meningokokken, 35 % Haemophilus influenzae b und 10,4 % Pneumokokken (10). Diese drei Erreger stellten somit 77,4 % aller Keime.

Bis zum 5. Lebensjahr dominiert eindeutig Haemophilus influenzae b vor den Meningokokken und Pneumokokken, während nach dem 5. Lebensjahr Meningokokken, Pneumokokken, Staphylokokken und Streptokokken auftreten.

Zu der Gruppe der serös-bakteriellen Erreger zählen folgende Keime:
- vergrünende Streptokokken
- Leptospiren
- Borrelien
- Mykobacterium tuberculosis
- Brucellen
- Salmonellen
- Listerien
- Campylobacter
- Spirochäten
- Nocardia

In unserem Krankengut manifestierten sich insgesamt 75,5 % der bakteriellen Meningitisfälle vor dem 3. Lebensjahr, der Rest verteilt sich auf die Jahre vom 4. bis 15. Lebensjahr (Abb. 3.2; Tabelle 3.7). Die nichteitrige bakterielle Meningitis (Leptospiren, Tbc, Borrelien u.a.m.) tritt zu 90,5 % im Lebensalter zwischen 5 und 13 Jahren auf (Tabelle 3.7).

Tabelle 3.5. Bakterielle Meningitis: prozentualer Anteil der verursachenden Keime

	Haemophilus infuenzae Typ b	Meningokokken	Pneumokokken
BRD	34–36 % (1985–88) 52–56 % (1991)	32 % 19–26 %	10 % 9–15 %
Europa	35–50 % (1985–88) 46–73 % (1991)	18–32 % 16–28 %	5–15 % 6–12 %
USA	60–80 % (1985–88) 59–80 % (1991)	10–14 %	10–23 %

Tabelle 3.6. Bakterielle Meningitis/Sepsis

Häufigste gramnegative Erreger	*Häufigste grampositive Erreger*
- Haemophilus influenzae Typ b***	- Diplococcus pneumoniae**
- Neisseria meningitidis Typ b**	- Staphylococcus aureus/albus
- Escherichia coli	- Streptokokken A–D
- Pseudomonas aeruginosa	- Listeria monocytogenes*
- Klebsiella pneumoniae	- Spirochäten
- Proteus mirabilis	
- Serratia marcescens	*** *sehr häufig*
- Enterobacter cloacae	** *häufig*
- Salmonellen, Brucellen	* *gelegentlich*
- Bacteroides fragilis	
- Borrelia burgdorferi	

3 Demographische Verteilung, Ätiologie und klinisches Bild

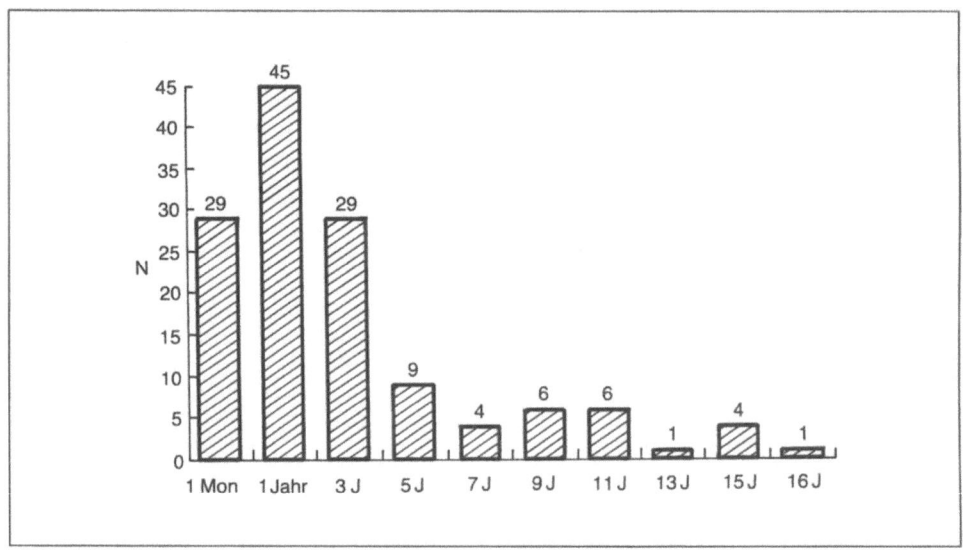

Abb. 3.2. Purulente Meningitiden mit Erregernachweis (Städt. Kinderklinik Darmstadt, 1975–1987; n = 134)

Tabelle 3.7. Altersverteilung der Patienten mit bakterieller, viral-seröser und serös-bakterieller Meningitis

Alter	Prozentsatz bakterieller Meningitiden	Prozentsatz viral-seröser Meningitiden	Prozentsatz serös-bakterieller Meningitiden
< 1 Monat	50 %		
< 1. Lebensj.	62 %		
< 3. Lebensj.	75,4 %	5,3 %	
< 5. Lebensj.	80 %		
3.–11. Lebensj.	20,6 %	81,9 %	
>11. Lebensj.	4 %	12,7 %	
> 5. Lebensj.			90,5 %
>10. Lebensj.			47,6 %
→ 0 – 1 Monat immer bakterielle Meningitis			
→ bis zum 4. Lebensjahr vorwiegend bakterielle Meningitis			
→ nach dem 4. Lebensjahr vorwiegend seröse Meningitis			

In den letzten Jahren häufen sich Mitteilungen über zunehmende Resistenzen von Bakterien gegenüber diversen Antibiotika (siehe Killerbakterien, Tabelle 3.8). So werden bereits u.a. Resistenzen von Klebsiellen gegen Cephalosporine III. Generation, von Enterobacter gegen Carbapeneme und von Meningokokken gegen Rifampicin beschrieben. Ein Anstieg der MHK (MIC) ist bereits ein Frühsymptom.

Die Altersverteilung der *abakteriellen Meningitis* (überwiegend durch Viren) zeigt ein anderes Bild (Abb. 3.3). Die Kinder erkranken in 82 % der Fälle im 3.–11. Lebensjahr. Nur 5 % der viralen Meningitisfälle treten vor dem 3. Lebensjahr auf. Über 5 Jahre sind 90,5 % der Patienten, über 11 Jahre dagegen nur 13 %.

Virusinfektionen der Meningen spielen bei den Neugeborenen keine Rolle, da bei ihnen durch die diaplazentar übertragenen Antikörper der Mutter für ca. 3–6 Monate ein sogenannter Nestschutz besteht. Dies gilt jedoch nicht für Enteroviren

(Echoviren, Coxsackieviren und Polioviren; Tabelle 3.9, 10). Die häufigste virale Neugeboreneninfektion ist durch Zytomegalie bedingt.

Betrachtet man die Altersverteilung aller Meningitisfälle, so ergibt sich am Krankengut der Städtischen Kinderklinik Darmstadt eine zweigipflige Häufigkeitsverteilung (siehe Abb. 3.1). Der erste Gipfel liegt in der Neugeborenen- und Säuglingsperiode bis zu einem Jahr mit 22,4 % aller Kinder, wobei allein 50 % im ersten Lebensmonat erkranken.

Ein zweiter Gipfel der Altersverteilung findet sich zwischen dem 4. und 8. Lebensjahr mit 42 % aller stationär aufgenommenen Meningitisfälle. Nach dem 8. Lebensjahr nimmt die Zahl der mit Meningitis stationär aufgenommenen Kinder kontinuierlich ab. Rund 50 % aller Kinder kommen in den ersten fünf Lebensjahren, etwa 20 % aller Kinder sind älter als 10 Jahre.

Aus epidemiologischen Gründen ist die Frühsommer-Meningoenzephalitis (FSME) vorwiegend in Süddeutschland, in der Tschechischen Republik und in Österreich anzutreffen. Kleinkinder und Säuglinge sind selten davon betroffen. In der BRD sind von 1978–1984 insgesamt nur sieben Kinder erkrankt (ROGGENDORF, pers. Mitt.).

Tabelle 3.8. „Top Ten" der Chemotherapeutika-Resistenzen in den USA. (Nach 25)

Erreger	Krankheiten	Resistenzen gegen
Enterobacteriaceae	Bakteriämie, Pneumonie, Harnwegsinfektion, chirurgische Wundinfektion	Aminoglykoside, Betalaktam-Antibiotika, Chloramphenicol, Trimethoprim
Enterococcus	Bakteriämie, Harnwegsinfektion, chirurgische Wundinfektion	Aminoglykoside, Betalaktam-Antibiotika, Erythromycin, Vancomycin
Haemophilus influenzae	Epiglottitis, Meningitis, Otitis media, Pneumonie, Sinusitis	Betalaktam-Antibiotika, Ampicillin, Chloramphenicol, Tetrazyklin, Trimethoprim
Mycobacterium tuberculosis	Tuberkulose	Aminoglykoside, Ethambutol, Isoniazid, Pyrazinamid, Rifampicin
Neisseria gonorrhoeae	Gonorrhoe	Betalaktam-Antibiotika, Spectinomycin, Tetrazyklin
Plasmodium falciparum	Malaria	Chloroquin
Pseudomonas aeruginosa	Bakteriämie, Pneumonie, Harnwegsinfektion	Aminoglykoside, Betalaktam-Antibiotika, Chloramphenicol, Ciprofloxacin, Tetrazyklin, Sulfonamide
Shigella dysenteriae	schwere Diarrhoe	Ampicillin, Cotrimoxazol Chloramphenicol, Tetrazyklin
Methicillin-resistente Staphylococcus aureus (MRSA)	Bakteriämie, Pneumonie, chirurgische Wundinfektion	Chloramphenicol, Ciprofloxacin, Clindamycin, Erythromycin, Betalaktam-Antibiotika, Rifampicin, Tetrazyklin, Trimethoprim, Carbapeneme
Streptococcus pneumoniae	Meningitis, Pneumonie	Aminoglykoside, Chloramphenicol, Erythromycin, Sulfonamide, Penicillin, Tetrazyklin, Cephalosporine III

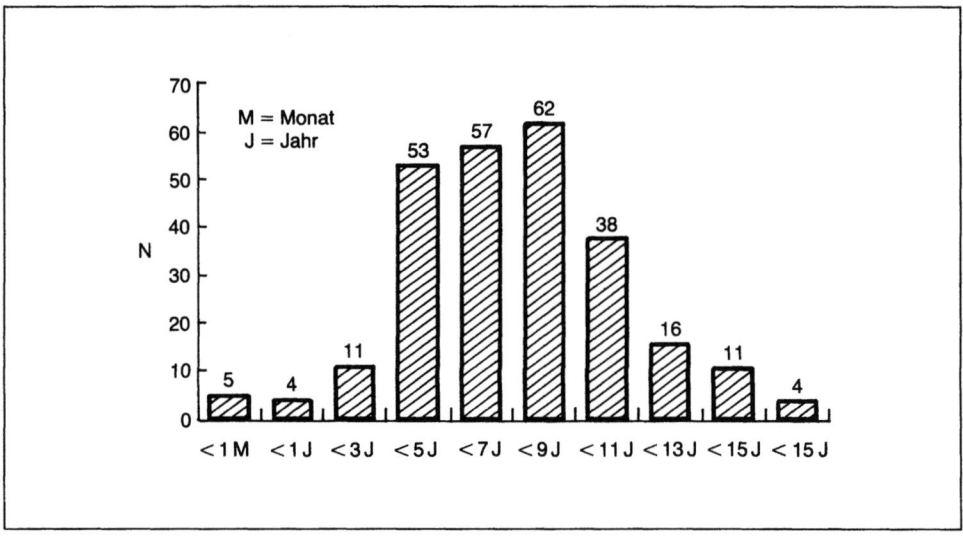

Abb. 3.3. Serös-virale Meningitiden (Städt. Kinderklinik Darmstadt, 1975–1987; n = 261)

Tabelle 3.9. Erreger viral-seröser Meningoenzephalitiden

▸ *Enteroviren* (Polioviren, Echoviren, Coxsackieviren): 10 % (in den USA 85 %)
▸ *Mumpsviren:* 76 %
▸ *Frühsommer-Meningoenzephalitis-Viren* (Arboviren): 5 %   (Masern-, Röteln-, Tollwut-, Rota-, Influenza-, RNA-, Adenoviren)
▸ *Herpesviren* (Herpes simplex Typ I und Typ II, Varicellazoster-Virus [3,7 %], Zytomegalie-Virus, EPSTEIN-BARR-Virus, HHV6-Virus)
▸ *LCM* (lymphozytäres Choreomeningitisvirus)

Tabelle 3.10. Erreger und Ursachen der chronisch-serösen Meningitis (Enzephalitis)

▸ Meningokokken, Pneumokokken
▸ Brucellosen*, Salmonellen
▸ Leptospiren, Campylobacter
▸ Mycobacterium tuberculosis
▸ Spirochaeta pallida, Listerien
▸ Toxoplasmose, Mumps, Enteroviren
▸ Actinomykose*, Blastomykose*, Coccidiomykose*
▸ Tumore, Sarkoidose (M. BOECK), Multiple Sklerose
▸ Borrelien, FSME, Rickettsien
▸ lymphozytäre Choriomeningitis
▸ Helminthiasen (Zystizerken)
▸ Cryptococcus neoformans, Histoplasmen
▸ HIV, LES*
▸ Karzinome*, chemische Agens*
▸ Aspergillus*, Candida*

* teilweise neutrophile Komposition des Liquors

Die *nichteitrige bakterielle Meningitis* mit einem lymphozytären Liquorbild kann sowohl in der Neugeborenenperiode als auch im Kleinkindes- und Schulalter auftreten. Sehr selten ist bei uns die tuberkulöse Meningitis geworden, sie kann grundsätzlich in jedem Lebensalter auftreten. In letzter Zeit nehmen die lymphozytäre Meningitis und Polyneuritis nach Zeckenbiß mit Auftreten eines Erythema chronicum migrans und einer Fazialisparese zu. Als Erreger werden Borrelien identifiziert. Betroffen sind meist Schulkinder.

Die *virusbedingte Meningitis* ist zwar bei Kindern häufiger, verläuft jedoch in der Regel harmlos und ist therapeutisch bisher nicht zu beeinflussen (siehe Tabelle 3.9).

Die *chronischen Hirnhautentzündungen,* wie tuberkulöse Meningitis oder Pilzinfektion der Hirnhäute, nehmen zwar bei rechtzeitiger Behandlung einen günstigen Verlauf, sie zählen jedoch glücklicherweise heutzutage zu den Raritäten (Tabelle 3.10).

Andere Erreger, die eine akute Meningitis hervorrufen, sind Toxoplasma gondii, Leptospiren, Rickettsien, Mycoplasma pneumoniae.

3.1.2 Geschlechtsverteilung

Die Knabenwendigkeit der Meningitis ist in der Pädiatrie seit langem bekannt. Unabhängig von der Ätiologie der Meningitis und der Altersgruppe der Kinder wird ein Verhältnis von männlichen/weiblichen Erkrankten von 2:1 angegeben. Im eigenen Krankengut betrug die Geschlechtsverteilung der abakteriellen Meningitis 64:36 %, bei der nichteitrigen bakteriellen Meningitis 52:48 % und bei der eitrigbakteriellen Meningitis 63:37 %. Daraus ergibt sich ein Gesamtverhältnis der Geschlechter von 1,74:1 (männlich/weiblich); (10, 39).

Die Unterschiede sind bei Meningokokken- und Haemophilus-influenzae-Typ-b-Erkrankungen besonders deutlich; weniger deutlich sind sie bei den Pneumokokken-Meningitiden (12).

3.1.3 Jahreszeitliche Häufung der Meningitis

Die eitrige Meningitis tritt vorwiegend im Herbst, Winter und Frühjahr auf, während die Virus-Meningitis im Sommer häufiger vorkommt. Die Haemophilus-influenzae-Meningitis hat ein Häufigkeitsmaximum im Herbst und im frühen Winter, Pneumokokken- und Meningokokken-Meningitiden dagegen im späten Winter und im Frühjahr. Für die nichteitrige bakterielle Meningitis durch Leptospiren gelten Sommer und Frühherbst als bevorzugte Jahreszeiten. Die durch Zeckenbiß übertragene Virus-Meningoenzephalitis kommt in der Zeit der größten Zeckenaktivität von April bis Oktober gehäuft vor. Die ebenfalls durch Zecken übertragene Borrelien-Meningoenzephalitis und Polyneuritis tritt in allen Ländern Mitteleuropas zunehmend häufiger in jeder Jahreszeit auf (10, 39).

3.2 Prädisponierende Faktoren

Prädisponierende Faktoren einer Meningitis sind u.a. Neugeborenensepsis sowie Mißbildungen des Gehirns und der Hirnhöhlen wie Meningomyelozele, Dermoid-

Tabelle 3.11. Ätiologie und Pathogenese der rekurrierenden bakteriellen Meningitis. (Nach 18)

1. **Angeborene Fehlbildungen (okkulte oder manifeste Fisteln)**
   - ▶ Fehlbildungen des Felsenbeins (Otobasis n. WULLSTEIN [42])
     – Mittelohr (ovales Fenster, Steigbügel, Mittelohrenzephalozele)
     – Mittel- und Innenohr (Verbindung zwischen Subarachnoidalraum und Mittelohr über den inneren Gehörgang, z.b. primäre Arachnoidalzyste [7], oder über den Aquaeductus cochleae z.B. perilymphatische Liquorfistel)
     – „Giant apical air cell-syndrome"
     – Komplexe Ohrmißbildungen (Septierung des inneren Gehörgangs [27], KLIPPEL-FEIL-Syndrom, WILDERVANCK-Syndrom, Thalidomid-Embryopathie, aneurysmale Knochenzyste [17], MONDINI-Dysplasie [21], KLEIN-WAARDENBURG-Syndrom)
   - ▶ Fehlbildungen d. vorderen Schädelbasis (Rhinobasis n. WULLSTEIN [42])
     – Nasale Zysten und Fisteln, Dermalsinus, Dermoidzysten
     – Meningo-, Meningoenzephalozelenbildung (Nase, Siebbein, Lamina cribrosa, Keilbeinhöhle, Orbita)
     – Okzipitale und spinale Zelen
     – Neuroenterogene Zysten (Dermoidzysten)
     – Epidermoidzysten (hintere Schädelgrube und Lumbosakralbereich)
     – Persistierender Ductus craniopharyngeus
   - ▶ Wirbelsäule okzipital bis lumbosakral
     – Dermalsinustrakt (äußerlich/innerlich)
     – Meningomyelozele
     – Epidermoidzysten
     – Intraspinale Dermoidzysten

2. **Familiäre Neurodisposition (Meningitis vor dem 2. Lebensjahr)**

3. **Erworbene Liquorfisteln**
   - ▶ Fisteln durch frontobasale (rhinobasale) und laterobasale (otobasale) Schädelbasisfraktur (Felsenbeinfraktur)
   - ▶ Postoperative Fistelbildungen (HNO-, Neurochirurgie, z.B. Nasen- und Nasennebenhöhlen, Ohr, Shunt-OP)
   - ▶ Tumoren der Schädelbasis (Teratom, Felsenbeinknochenzyste, Hämangiolipomatose)

4. **Entzündliche Erkrankungen des Kopf-Halsbereichs**
   - ▶ Ohr (Mastoiditis, Cholesteatom)
   - ▶ Nasennebenhöhlen (Pansinusitis)

5. **Endokranielle Läsionen mit gestörter Liquordynamik**
   - ▶ Hirnabszeß, subdurales Empyem
   - ▶ Hygrom
   - ▶ Hydrozephalus (Tumoren, Dermoidzysten, Epidermoidzysten)

6. **Immudefizienzen (variables Immundefektsyndrom)**
   - ▶ HIV-Infektionen
   - ▶ Nephrotisches Syndrom
   - ▶ Immunglobulin-G_2-Subklassendefekt
   - ▶ Komplement-Defekte C2 bis C9 (v. a. C3b)
   - ▶ Morbus BRUTON, DI-GEORGE-Syndrom (B- u. T-Zelldefekte)
   - ▶ Hämoglobinopathien (Sichelzellanämien)
   - ▶ Angeborene oder erworbene Asplenie (IVEMARK-Syndrom, Morbus WERLHOF, traumatische Splenektomie)
   - ▶ Maligne Systemerkrankungen (HODGKIN-, Non-HODGKIN-Lymphome, Malignome des RES)

fisteln, Dehiszenz der Lamina cribrosa, Schädelanomalien sowie traumatische Läsionen wie Basisfraktur mit Duraeinriß, Rhino- und Otoliquorrhö sowie offenes Schädel-Hirn-Trauma; begleitende Erkrankungen wie chronischer Alkoholismus, Diabetes mellitus, Malignome des RES-Systems, Erkrankungen des Immunsystems sowie immunsuppressive zytostatische Therapie und Röntgenbestrahlung (Tabelle 3.11).

Speziell bei der Pneumokokken-Meningitis (54%) und der Haemophilus-influenzae-b-Meningitis und immer dann, wenn beide rezidivierend und rekurrierend auftreten, sollte man an eine Verbindung zwischen Subarachnoidalraum und Nasen-Rachen-Raum bzw. Mittelohr denken (chronisch eitrige Entzündungen des Mittelohres, des Mastoids und der Nasennebenhöhlen). Auch frontobasale Schädelbasisfrakturen mit anschließender Liquorrhö können Ausgangspunkt einer fortgeleiteten Meningitis sein. Bei jeder Meningitis mit ungewöhnlichen Erregern (E. coli, Streptokokken, Staphylokokken, Pseudomonas und Proteus) sollte man speziell die Nacken- und die Lumbalregion der Wirbelsäule sehr sorgfältig mit der Lupe nach Fisteln absuchen. Ein sogenannter Hautsinus (Abb. 3.4) offenbart sich oft durch einen Pigmentfleck oder eine abnorme Behaarung. Gehäuft findet man auch Pneumokokken-Meningitiden nach Splenektomien bei COOLEY-Anämie, nach idiopathischer Thrombopenie (ITP), Schädel-Hirn-Trauma (SHT) mit Liquorrhoe oder traumatisch bedingten Splenektomien (Tabellen 3.12 u. 3.13).

Konsumierende Grunderkrankungen (Karzinome, Lymphome, Leukosen) fördern durch Schwächung der körpereigenen Abwehr die Entstehung einer bakteriellen Meningitis, aber auch von Pilzinfektionen des ZNS. In der Neugeborenenphase

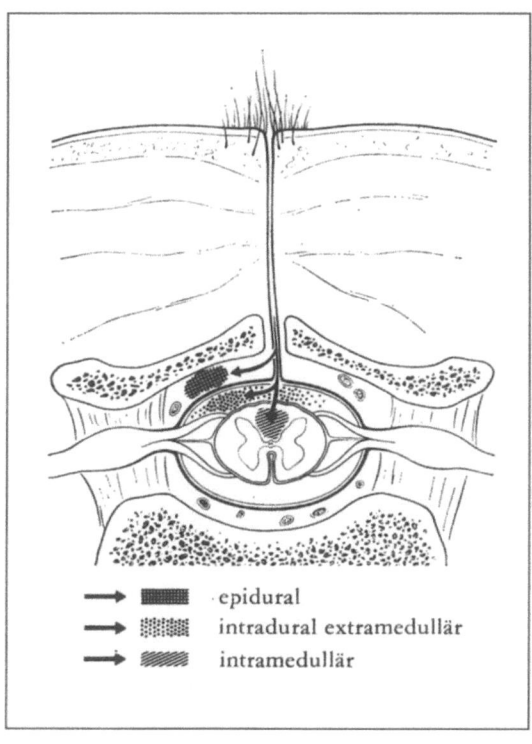

Abb. 3.4. Mögliche Infektionswege bei spinalem Dermalsinus. (Aus 40)

sind Geburtskomplikationen, vorzeitiger Blasensprung, mütterliche Bakterieninfektionen, Frühgeburt oder Asphyxie prädisponierende Faktoren für eine bakteriell bedingte Sepsis mit Meningitis. Chronische Lungen- und Nierenerkrankungen in der Anamnese müssen den Verdacht auf eine tuberkulöse Meningitis lenken. Die akuten Pneumonien in der Vorgeschichte sind ursächlich bei Pneumokokken- und Haemophilus-influenzae-b-Meningitis zu finden. Hinweise auf eine abakterielle Ursache sind Insolation oder Kontakt der Patienten mit akut an Mumps, Masern, Varizellen oder Röteln Erkrankten. Angeborene Hirnschäden, Shunt-Ventile oder Immunmangelkrankheiten können weitere disponierende Faktoren für eine Meningitis oder ein Meningitisrezidiv sein (18).

Vor allem bei Pneumokokken ist ferner nach einem Ausgangsherd im Bereich der Nasennebenhöhlen und Ohren zu fahnden, der operativ angegangen werden muß.

Tabelle 3.12. Gemeinsame prädisponierende Faktoren einer rekurrierenden Meningitis bei bekanntem Erreger

Organismus	Prädisponierende Faktoren
Streptococcus pneumoniae	Infektionen im HNO-Bereich, kongenitale Schädelbasismißbildungen, traumatische oder chirurgische Liquorfisteln, Immundefizienzen, C2-C9-Mangel, Splenektomie, Hämoglobinopathien, Asplenie, HODGKIN-Syndrom, Tumoren
Haemophilus influenzae b	Kongenitale Schädelbasismißbildungen, traumatische oder chirurgische Liquorfisteln, HODGKIN-Syndrom, Splenektomie, IGG_2-Subklassendefekt, Asplenie, Hämoglobinopathien, genetisch-familiär (Farbige, Indianer), Tumoren
Neisseria meningitidis	Immundefizienz, C5-C8-Mangel, Schädelbasisdefekte, JGG_2-Defekt, IGG_4-Defekt, Properdin-Defekt
Staphylococcus aureus/albus	Fisteln im Dermalsinustrakt, zystische Pankreasfibrose, Neurochirurgie, Immunschwäche
Gramnegative Enterobakterien (E. coli), Anaerobier	ZNS-Chirurgie, Fisteln im Dermalsinustrakt, Immunschwäche Asplenie, Splenektomie
Gonokokken	C6-C8-Mangel
Pseudomonas-Keime	Zytische Pankreasfibrose
Salmonellen	Sichelzellanämie
Listerien	Neugeborene, chronisches Nierenversagen, HIV, Malignome, Immundefekte, zytostatische Therapie

Tabelle 3.13. Häufige Erreger bei rezidivierender bakterieller Meningitis

- Pneumokokken (80 % bei intrakraniellen Ursachen)
- Escherichia coli
- Staphylococcus aureus und epidermidis (Shunts)
- Enterokokken
- Streptokokken
- Haemophilus influenzae Typ b
- Enterobacteriaceae
- Bacteroides fragilis
- Corynebakterien
- Propionibakterien

Die rezidivierende Pneumokokken-Meningitis ist auf eine Liquorfistel der vorderen Schädelgrube nach Schädelhirntrauma verdächtig. Bei fokalen neurologischen Komplikationen wie Subduralerguß, Subduralempyem oder Hirnabszeß sowie postentzündlichem Hydrocephalus occlusus ist die Zusammenarbeit mit dem Neurochirurgen erforderlich.

LITERATUR

1. Balagtas RC, Levin S, Nelson KE, Gotoff SP (1970) Secondary and prolonged fevers in bacterial meningitis. J Pediatr 77: 957–964
2. Brückner D, Trautmann M (1987) Rationale Parameter zur Behandlung der bakteriellen Meningitis mit modernen Cephalosporinen. Infection 15: 214–219
3. Ceccarelli M, Balestri M, Fontani C et al. (1989) Recurrent meningitis: a case report. Eur J Pediatr 148: 646–647
4. Curtin HD, Vignaud J, Bar D (1982) Anomaly of the facial canal in a mondini malformation with recurrent meningitis. Radiology 144: 335–341
5. Daoud AS, Zaki M, Al-Saleh QA (1989) Prolonged and secondary fever in childhood bacterial meningitis. Eur J Pediatr 149: 114–116
6. Dodge PE et al. (1984) Prospective evaluation of hearing impairment as a sequela of acute bacterial meningitis. New Engl Med 311: 869–874
7. Draf W (1991) Malformations of the Skull Base. In: Pfeifer G (ed) Craniofacial abnormalities and clefts of the lip, alveolus and palate. Georg Thieme, Stuttgart, pp 40–43
8. Ellison III RT, Kohler PF, Curd JG et al. (1983) Prevalence of congenital or acquired complement deficiency in patients with sporadic meningococcal disease. New Engl J Med 308: 913–916
9. Feigin RD, McCracken GH, Klein JO (1992) Diagnosis and management of meningitis. Pediatr Infect Dis J 11: 785–814
10. Fiedler U (1987) Differentialdiagnose der Meningitis im Kindesalter. Dissertation. Darmstadt
11. Fox MJ (1946) „Relapsing" and „recurring" meningitis. Wisconsin Med J 45: 965–966
12. Guggenbichler JP (1982) Die eitrige Meningitis im Kindesalter. Pädiat Pädol 17: 13–41
13. Heitmann R (1985) Diagnostische und therapeutische Probleme bei bakteriellen Meningitiden. Therapiewoche 35: 551–563
14. Helwig H (1987) Frühsymptome der Meningitis. Kinderarzt 18: 21–27
15. Helwig H (1982) Rezidivprophylaxe nach Meningitis purulenta. Antibiotica-Prophylaxe in der Pädiatrie. Gustav Fischer, München, S 177–178
16. Heym B, Kniehl E, Ringelmann R (1988) Änderung des Erregerspektrums bei bakteriellen Meningitiden. Öff Gesundh-Wes 50: 115–120
17. Huthmann P (1988) Die bakterielle Meningitis im Kindesalter. Inaugural Dissertation, Göttingen
18. Isenberg H, Noack R, Draf W (1993) Rekurrierende bakterielle Meningitis. TW Pädiatrie 6: 242–248
19. Kiosz CD (1983) Ätiologie und Diagnostik der Meningitis im Kindesalter. FAC (Fortschritte der antimikrobiellen und antineoplastischen Chemotherapie) 2-1: 7–13
20. Klein JO (1986) Diagnosis and management of meningitis. Pediatrics 78 (Suppl): 959–982
21. Kline MW (1989) Review of recurrent bacterial meningitis. Pediatr Infect Dis J 8: 630–634
22. Kline MW (1992) Recurrent bacterial meningitis. In: Schönfeld H, Helwig H (eds) Bacterial meningitis. Antibiot Chemother 45: 254–261
23. Lieb G, Schrod L, Kreth HW (1992) Besonderheiten der eitrigen Meningitis bei älteren Kindern, pädiat prax 44: 461–467
24. Lin TY, Nelson JD, McCracken GH (1984) Fever during treatment for bacterial meningitis. Pediatric Infectious Disease 3: 319–322
25. Meyer R (1994) Antibiotika-Resistenzen weltweit auf dem Vormarsch. päd praxis 46: 739–750
26. Neuhäuser G (1974) Folgezustände entzündlicher Erkrankung des zentralen Nervensystems und ihre konservative Behandlung. Mschr Kinderheilkd 122:414–419
27. Ptok A, Kahle G (1986) Zur Diagnostik und operativen Konsequenz seltener Mißbildungen des Innenohres. HNO 34: 118–124
28. Rutman DL, Wald ER (1981) Fever in Haemophilus influenzae Type B Meningitis. Clin Pediat 20: 192–195
29. Schaad UB (1986) Treatment of Bacterial Meningitis. Eur J Clin Microbiol 5: 492–497

30. Schaad UB, Nelson JD, McCracken GH (1981) Recrudescence and relapse in bacterial meningitis of childhood. Pediatrics 67: 188–195
31. Schönfeld H, Helwig H (1992) Bacterial meningitis. Karger, Basel
32. Schwartz JF, Balentine JD (1978) Recurrent meningitis due to an intracranial epidermoid. Neurology 28: 124–129
33. Sepkowitz K, Armstrong D (1992) Bacterial meningitis in the immunocompromised host. In: Schönfeld H, Helwig H (eds) Bacterial meningitis. Antibiot Chemother 45: 262–269, Karger, Basel
34. Shapiro ED, Aaron NH, Wald ER, Chiponis D (1986) Risk factors for development of bacterial meningitis among children with occult bacteremia. J Pediatrics 109: 15–19
35. Smith DH et al. (1973) Bacterial meningitis. Pediatrics 52: 586–600
36. Steele RW, McConnell JR, Jacobs RF, Mawk JR (1985) Recurrent bacterial meningitis: coronal thin-section cranial computed tomography to delineate anatomic defects. Pediatrics 76: 950–953
37. Täuber MG (1986) Diagnostik der bakteriellen Meningitis. DMW 111: 745–748
38. Vogler LB, Newman SL, Stroud RM, Johnston RB Jr (1979) Recurrent meningococcal meningitis with absence of the sixth component of complement: an evaluation of underlying immunologic mechanisms. Pediatrics 64: 465–467
39. Wendler H, Falk W (1974) Zur Epidemiologie der Meningitis purulenta in den Jahren 1946–1971 an der Universitäts-Kinderklinik Graz. Klin Pädiat 186: 87–91
40. Wiedemann H-R (1971) Krankheiten des Nervensystems und der Muskulatur. In: Joppich G (Hrsg) Lehrbuch der Kinderheilkunde. Gustav Fischer, Stuttgart, S 612–742
41. Wilson DC, Cunningham MJ, Reid MMcC et al. (1992) Meningitis and midline facial deformity. Acta Paediatr 81: 84–85
42. Wullstein HL (1972) Hat Terminologie zur Definition unseres Faches eine praktische Bedeutung? HNO 20: 259–261

4 Pathophysiologie und -morphologie

Die Ansteckung erfolgt fast ausschließlich von Mensch zu Mensch durch direkten Kontakt oder Tröpfcheninfektion. Es besteht kein signifikantes Tierreservoir. Gebrauchsgegenstände spielen für die Übertragung nur eine geringe Rolle. Die Keimträger waren entweder gar nicht oder nur mit katarrhalischen Erscheinungen oder aber im Sinne einer primären bakteriellen oder viralen Erkrankung im Hals-Nasen-Kopf-Bereich oder im Bereich der unteren Luftwege erkrankt.

Die Keime des Nasen-Rachen-Raumes, des Ohren-Mastoid-Bezirkes oder der Lunge gelangen auf dem Blutwege (90 % hämatogen) in die weichen Häute des Gehirns und führen hier zu einer Zweiterkrankung. Dies ist über die Piagefäße oder über die Plexus choroidei denkbar. In etwa 10 % der Fälle können die Keime auch direkt im Sinne einer Durchwanderung des Nebenhöhlen-Mastoid-Bereiches mit oder ohne Abszeßbildung (bei Liquorfisteln!) in die Hirnhäute penetrieren.

Die relevanten pathogenetischen Schritte sind (nach 14):

1. die bakterielle Kolonisation auf der nasopharyngealen Schleimhaut (Adhärenz),
2. die lokale Erregerprofliferation mit Schädigung und Invasion der Schleimhaut, d.h. die Entstehung der Bakteriämie,
3. die meningeale Invasion (Adhärenz) und die bakterielle Replikation im Liquorcerebrospinalis,
4. die eigentliche Meningitis mit dem vielfältigen Potental der ZNS-Läsionen (Tabelle 4.1).

Wie bei vielen Infektionskrankheiten sind bei der bakteriellen Meningitis die Interaktionen zwischen Entzündungsantwort und Kontrolle der Infektion einerseits und zwischen Entzündungsantwort und Gewebsstörung andererseits außerordentlich wichtig (14).

Tabelle 4.1. Pathogenetische Entwicklung der bakteriellen Meningitis

1. Mucosa-Kolonisation (6–12 h)	Adhärenz (Pili, Fimbrien) Ziliotoxine (Zilientätigkeit ↓)
2. Multiplikation lokal lokale Proliferation	Kapselbildung Proteasen, Sekret-IgA ↓, Histamin ↑
3. Infektion lokal	
4. lokale Invasion (12–24 h)	interzellulär, intrazellulär
5. Bakteriämie	Blutkultur negativ
6. meningeale Invasion über Adhärenz an	zerebrale Kapillaren, Plexus chorioidei, Ependymzellen
7. bakterielle Replikation	CSF-Raum
8. subarachnoidale Inflammation (48 h), ZNS-Läsion	Liquorkultur positiv
9. sekundäre Bakteriämie $> 10^6$/ml	Blutkultur positiv
10. erneute meningeale Invasion	

4.1 Schleimhautkolonisation

Für die Adhärenz an der nasopharyngealen Mukosa sind spezielle Oberflächenstrukturen der Bakterien verantwortlich (Abb. 4.1), etwa die Kapsel bei Pneumokokken (Peptidoglykan und Ribitolphosphat-Teichoinsäure) und Haemophilus-Keimen oder die Fimbrien bei Meningokokken und Enterobakterien. Die coliformen Meningitiserreger gelangen über den Nabelstumpf bzw. intestinal oder urogenital in den Körper (14). Das Andocken der bekapselten und unbekapselten Bakterien erfolgt mit bakteriellen Oberflächenstrukturen, nachdem die zilien- und nichtzilientragenden Zellen durch Lipopolysaccharide (gramnegative Bakterien) oder Teichoinsäure (grampositive Bakterien) zuvor geschädigt wurden. Infolge der durch Ziliotoxine beeinträchtigten Zilienfunktion entfällt deren Clearance-Charakter. Die Adhärenz beruht unter anderem auch auf der irreversiblen Bindung zwischen bakteriellen Adhäsinen (Lektine) und zellulären Rezeptoren (Kohlenhydrate). Infolge massiver Histaminausschüttung und Bildung von sekretorischen IgA-Proteasen erfolgt eine weitere Schädigung der Schleimhaut. Zu der lokalen Infektion gesellt sich eine Multiplikation der Bakterien auf den Schleimhautzellen mit zusätzlicher Kapselbildung (14, 19). Rezeptoranaloge können jedoch die Adhärenz blockieren, und subletale Antibiotikakonzentrationen vermögen die Bildung der bakteriellen Adhäsine zu verhindern (14).

4.2 Entstehung der Bakteriämie

Nachdem auch durch die bakteriellen Virulenzfaktoren (Kapsel, Proteasen, Toxine) die lokale Schleimhautphagozytose (sekretorisches IgA) versagt, kommt es nach lokaler Proliferation und Schädigung der Schleimhaut zur Invasion der Keime in das

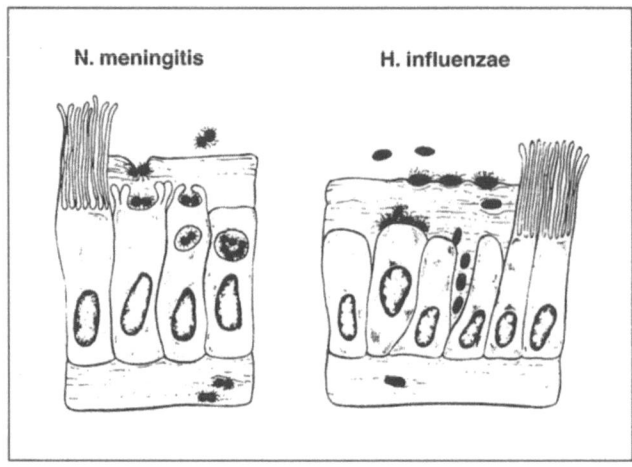

Abb. 4.1. Schleimhautkolonisation von Meningokokken und Haemophilus influenzae. (Aus 19)

Blut. Dabei gelangen z.B. Haemophilus influenzae Typ b interzellulär, Neisseria meningitidis dagegen intrazellulär in die Blutbahn. Infolge Resistenz der Erreger gegenüber der humuralen und zellulären Immunabwehr (Blockierung des Komplementsystems durch Endotoxin) kommt es nun zu einer intravasalen Bakteriämie mit Keimvermehrung und Kapselbildung. Weitere systemische Abwehrsysteme, wie Phagozytose und Antikörper (spezifische Abwehr IgM, IgG 1–4), werden unterlaufen (14, 19).

Vorbestehende viralentzündlich oder durch Rauch mechanisch geschädigte Schleimhäute spielen bei der Entstehung der Bakteriämie ebenfalls eine Rolle. Virusinfizierte Schleimhautzellen können neue bakterielle Rezeptoren exprimieren (14).

4.3 Meningeale Invasion und bakterielle Replikation im Liquor

Infolge Zytokinausschüttung durch Endotoxine, Teichoinsäure und Peptidoglykan aus den aktivierten Makrophagen und Monozyten kommt es nun unter anderem zu einem globalen Endothelschaden mit erhöhter Permeabilität. Es scheint, daß nochmals die Adhärenz der aktivierten Leukozyten und Bakterien (mittels Pili und Adhäsinen bei HIB und Meningokokken) entscheidet, und zwar an den Endothelzellen der Plexus choroidei und anderer zerebraler Kapillargefäße. Es kommt zur ungehemmten meningealen Invasion von Bakterien und Leukozyten.

Im Liquor cerebrospinalis steht der Vermehrung der Bakterien nur eine ungenügende Immunabwehr gegenüber. In verschiedenen Tiermodellen wurde ein relativer Mangel an Komplementfaktoren und Immunglobulinen – bedingt durch insuffiziente lokale Produktion, gestörten Transport durch die Blut-Hirn-Schranke und/oder relevanten Abbau durch Granulozyten-Proteasen – gefunden. Bei fehlender Opsonisierung und in flüssigem Medium ist zudem die Phagozytose der bekapselten Bakterien durch die – mittels Chemotaxis (infizierter Liquor) und gesteigerter Adhärenz (kapillare Endothelzellen) – angelockten Leukozyten beeinträchtigt. Die bakterielle Replikation im Subarachnoidalraum führt wiederholt zu Bakteriämie und erneuter meningealer Invasion. Diese Tatsache erklärt die zum Zeitpunkt der diagnostischen Lumbalpunktion in der Klinik zu 50–75 % positiven Blutkulturen (14, 19). Niedrige Granulozytenzahl und hohe Bakterienkonzentration im Liquor cerebro-spinalis bedeuteten eine schlechte Prognose bezüglich der Mortalität und der neurologischen Defektheilung.

4.4 Meningitis, ZNS-Läsion und Zytokinwirkungen

Tierexperimentell wurde wiederholt gezeigt, daß das komplexe inflammatorische Geschehen der ZNS-Infektionen im wesentlichen von der Gehirn- und Rückenmarksanatomie bestimmt ist und durch Bakterienbestandteile ausgelöst wird, die bei der durch Körperabwehr und Antibiotika induzierten Lyse der Meningitiserreger frei werden. Dabei handelt es sich insbesondere um Zellwand-Peptidoglykane (inkl. Teichoinsäure) der grampositiven und Zellmembran-Lipopolysaccharide oder Lipooligosaccharide (Endotoxin) der gramnegativen Bakterien (Abb. 4.2). Hauptbestandteil der Lipopolysaccharide ist das Lipid A.

Die Bakterienprodukte (Abb. 4.2 u. 4.3) stimulieren nun in aktivierten Granulozyten, Monozyten, Makrophagen, Astrozyten, Mikroglia-, Ependym- und Endothelzellen der Gehirngefäßkapillaren die Produktion und Freisetzung verschiedenster Mediatoren der Entzündung, wobei den Zytokinen (Tumornekrosefaktor α und Interleukin-1β eine große Bedeutung zukommt.

Sowohl Tumornekrosefaktor (TNF) als auch Interleukin-1β (IL-1β) wurde bei Kindern mit bakteriellen Meningitiden – nicht oder nur in geringen Konzentrationen bei solchen mit viralen Meningitiden – im Liquor nachgewiesen, wobei keine Korrelation zwischen beiden besteht. Die bisherigen Erkenntnisse über die Kinetik von IL-1β und TNF$_\alpha$ sprechen dafür, daß diese Zytokine besonders wichtig in der Frühphase der Infektionen sind. Sie sind Induktoren anderer Zytokine aus den genannten Zellen, wie IL-1, IL-6 und IL-8, PAF (Plättchen-Aktivierungs-Faktor), CAF (chemotactic activity factor), MIP$_1$, MIP$_2$ (macrophage inflammatory protein) und LAF (Leukozyten-Adhärenzfaktor). Alle diese wiederum stimulieren die Phospholipase A in den aktivierten polymorphkernigen Granulozyten (7). So werden z.B. durch die Aktivierung von endothelgebundenen Phospholipasen A aus Phospholipiden der Zellmembran und aus Leukozyten und Thrombozyten primäre Produkte, wie Arachidonsäure und Lysophospholipide, freigesetzt (Abb. 4.4) und die Arachidonsäuren zu lokalen Entzündungsmediatoren, wie den Prostaglandinen

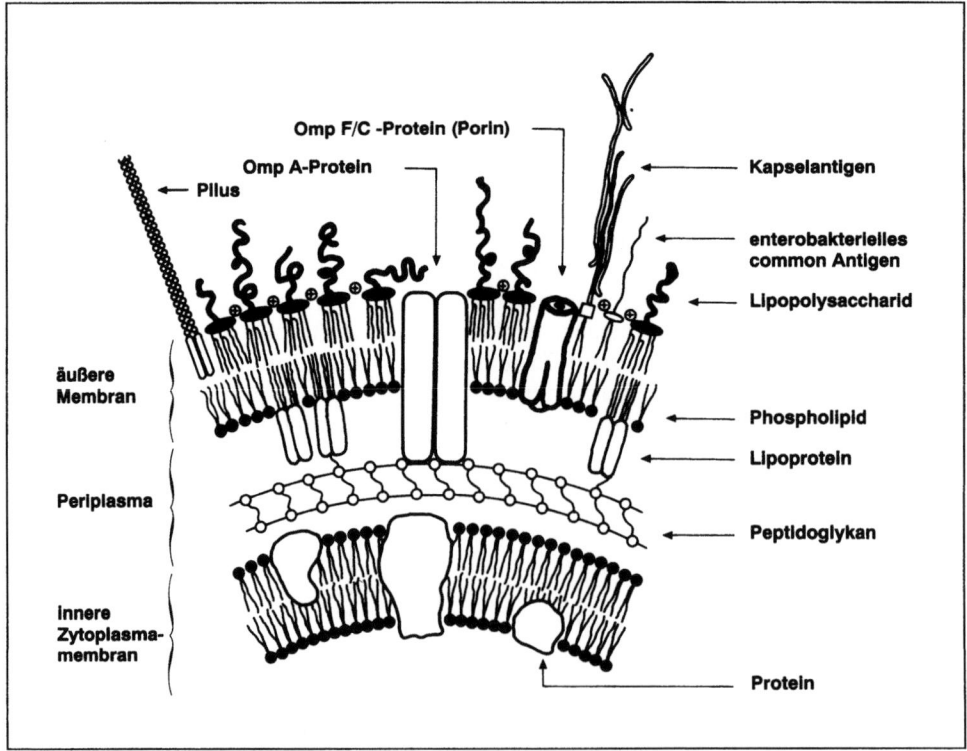

Abb. 4.2. Schematische Darstellung der Zellhülle eines gramnegativen Darmbakteriums wie Escherichia coli. (Aus 13)

4.4 Meningitis, ZNS-Läsion und Zytokinwirkungen

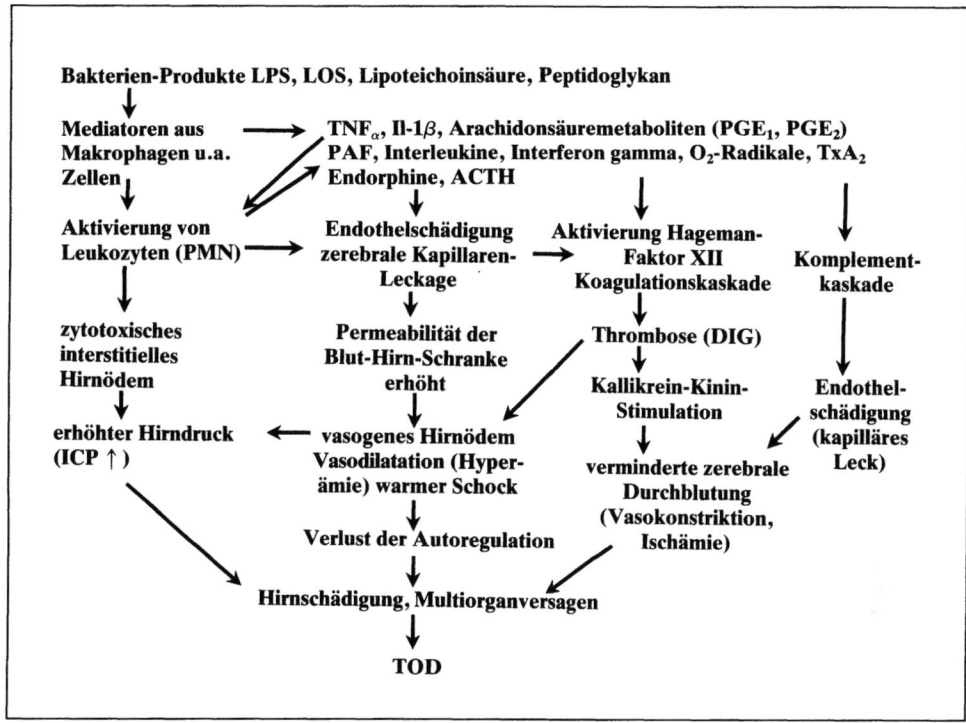

Abb. 4.3. Wirkmaßweise der Bakterienprodukte

(PGE_1, PGE_2, PGD, PGF), Thromboxan A_2 (TxA_2), Prostazyklinen (PGI_2), Leukotrienen (LT), Lipooxinen (LX) und Hydroxyeicosatetraensäuren (HETE) verstoffwechselt (Tabelle 4.2; 20).

Die aktivierten Leukozyten werden durch Chemotaxis (C5A-Komplement, PAF und MIP_1/MIP_2 = chemotaktisches Agens) in den CSF-Raum gelockt und setzen dort weitere O_2-Radikale, Proteasen und andere toxische Substanzen frei, wodurch ein zytotoxisches Hirnödem bedingt wird. – Die genannten Stoffe sind Cyclooxygenaseprodukte, während B4-Leukotriene Lipooxygenaseprodukte sind (7). Prostaglandin und Leukotriene bilden die Eicosanoide. – Prostaglandin E_2 erhöht nicht den Gehalt an CSF-Leukozyten, aber dosisabhängig das CSF-Eiweiß.

Insgesamt lösen die in der lokalen Reaktion freigesetzten und über das Blut in den gesamten Organismus verteilten inflammatorischen Zytokine die systemische Entzündungsreaktion aus, haben aber gleichzeitig auch eine regulierende Wirkung auf die lokale Reaktion.

Insgesamt läuft die inflammatorische Wirkung in mehreren Schritten ab:

1. Aktivierung des Komplementsystems,
2. Aktivierung des HAGEMAN-Faktors, der die Koagulation in Gang setzt,
3. Freisetzung von Adrenokortikoiden und Betaendorphin,
4. Stimulation der polymorphkernigen Neutrophilen,
5. Stimulation des Kallikrein-Kinin-Systems.

TNF und andere Mediatoren führen über erhöhte Gefäßpermeabilität zum progressiven kapillären Leck, reduziertem Gefäßtonus und Ungleichgewicht zwischen Perfusion und erhöhtem Gewebslactat. Damit kommt es zum Verlust der Autoregulation.

Endotoxin (LPS/LOS) selbst kann sogar direkt die Endothel-Zellmembran (und Mitochondrien) schädigen, welche Rezeptoren ausbilden und die ebenfalls mit

4 Pathophysiologie und -morphologie

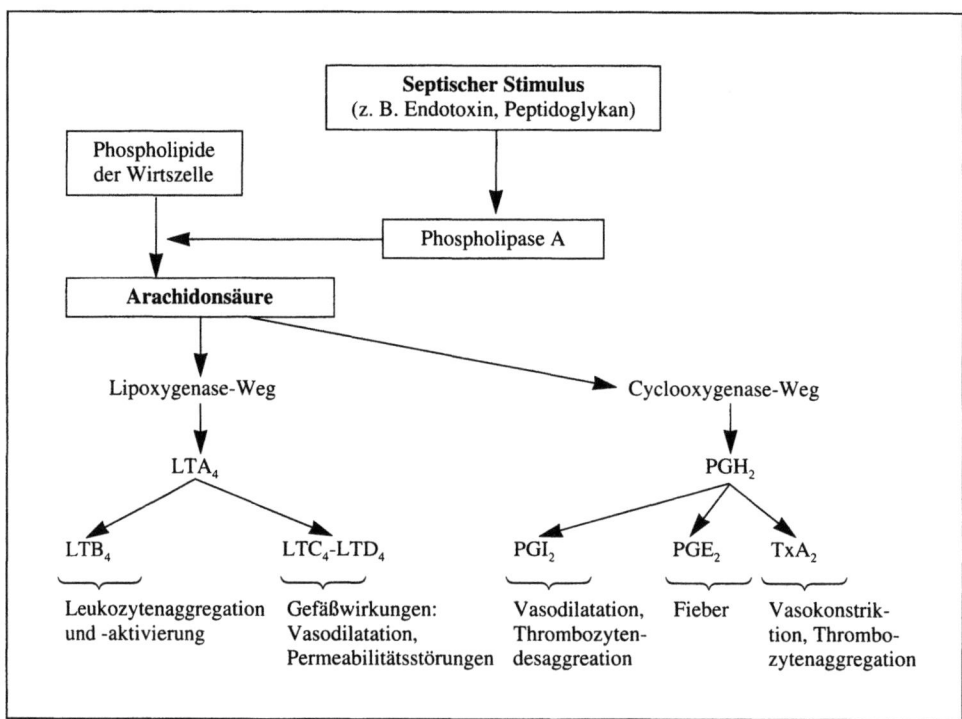

Abb. 4.4. Schematische Darstellung der Arachidonsäurekaskade. (M. TRAUTMANN, T. HELD, mod. n. ZIMMERMANN u. DIETRICH

Rezeptoren versehenen aktivierten Leukozyten binden kann (über Adhäsionspromotingrezeptoren). Dies führt zur vermehrten Gefäßdurchlässigkeit der Blut-Hirn-Schranke. Die Blut-Hirn-Schranken-Störung wird durch freie O_2-Radikale, Stickstoffmonoxid, Peroxinitrit und exzitatorische Aminosäuren begünstigt. Die Adhärenz der Leukozyten kann durch Antikörper gebremst werden (Anti-CD18-Antikörper, IB4; siehe Kap. 9).

An der Entwicklung der Gefäßentzündung (zerebrale Kapillaren, Plexus choroideus und Ependym) dürften noch weitere Mediatoren, wie Thromboxan A_2 (TxA_2), beteiligt sein. Die in Folge gestörte Liquordynamik beruht auf einer Schädigung der Blut-Liquor- bzw. Blut-Hirn-Schranke (erhöhte Permeabilität, jedoch verminderte Liquorrückresorption) und auf einer Erhöhung der Viskosität des purulenten Liquors. Beim Hirnödem werden vasogene, zytotoxische und interstitielle Formen unterschieden.

Die Begriffe *Hirnschwellung* und *Hirnödem* sind synonym. Beim Erwachsenen beträgt das Hirngewicht 1400 g. Die Blutmenge wird mit 75 ml und die Liquormenge mit ca. 75–90 ml gemessen. 750 ml Blutdurchfluß pro Minute wird von FISHMAN 1975 (6) angegeben. Bei Hyperkapnie erhöht sich das Blutvolumen bzw. es kommt zu einer venösen Abflußstörung, *Engorgement* genannt (6). Der intrakranielle Druck (ICP) ist ab 200 mm Wasser bzw. 15 mm Hg durch Hirnödem oder Engorgement erhöht.

- Beim *vasogenen Hirnödem* ist die Permeabilität der Endothelzellen erhöht, indem die „tight junctions" eröffnet werden. Dies betrifft vorwiegend die weiße Substanz und ist bei Quecksilber-Enzephalopathie, bei eitriger Meningitis, Tumorabszessen, Blutungen, Infarkt und Kontusion möglich. Das extrazelluläre Volumen ist erhöht. Kortikoide und Osmotherapie haben im Gegensatz zu Diamox einen guten Effekt.

- Unter einem *zytotoxischen Hirnödem* versteht man die intrazelluläre Schwellung der Gliazellen, der Endothelzellen und der neuronalen Zellen. Betroffen sind die graue und die weiße Substanz, wobei der Gehalt an Wasser und Kochsalz in den Zellen erhöht ist, der an Kalium vermindert. Das Extrazellulärvolumen ist verringert, wodurch es zum Infarkt kommt. Ursachen für die zytotoxische Hirnschwellung sind Hypoxie, hypoosmolare H_2O-Intoxikation, Meningitis, Herzstillstand und Asphyxie. Steroide und Diamox zeigen keine therapeutische Wirkung, die Osmotherapie ist dagegen hilfreich.
- Ein *interstitielles Hirnödem* findet man bei CSF-Abflußstörung, wie sie bei eitriger Meningitis vorkommt und beim obstruktiven Hydrozephalus. Man nennt dies auch „Pseudotumor cerebri". H_2O und NaCl sind in der periventrikulären weißen Substanz vermehrt (Extrazellulärvolumen erhöht). Kortikoide und Osmotherapie wirken unsicher bzw. selten. Diamox (Acetazolamide) als Carboanhydrasehemmer (blockieren die Umwandlung von H_2CO_3 in H_2O und CO_2) führen zu einer Reduktion der CSF-Produktion.

Verstärkt wird das Hirnödem durch erhöhte ADH-Sekretion (ADH = antidiuretisches Hormon), welche zu einer Hypervolumänie und Hyponatriämie führt. Die ADH-Erhöhung kann aber auch Folge einer iatrogen unterhaltenen Hypovolumämie (Flüssigkeitsrestriktion) sein (13). Eine ADH-Erhöhung ist aber eine Seltenheit und spielt für die Entstehung der bakteriellen Meningitis kaum eine Rolle (8).

Komplizierende Kreislaufstörungen mit zunächst bedingter Vasodilatation mit vermehrter Hirndurchblutung (Hyperämie, Hirndruckerhöhung) und folgender Vasokonstriktion sind häufig und werden auf der arteriellen Seite über Vaskulitiden

Tabelle 4.2. Mediatoren des septischen Schocks. (M. TTRAUTMANN, T. HELD, mod. n. ZIMMERMANN u. DIETRICH)

Mediatorsubstanz	Abkürzung, Synonym	Biologische Wirkung
C3a, C5a	Anaphylatoxine	Histaminfreisetzung aus Basophilen bzw. Mastzellen
Interferon-gamma	IFN_γ	Makrophagenstimulation
Interleukin-1β	IL-1β	Fieber, T- und B-Lymphozytenaktivierung u. v. a., Anstieg der weißen Blutzellen
Interleukin-6	IL-6	Synthese der Akute-Phase-Proteine (CRP)
Leukotriene C_4, D_4, E_4	LTC_4, LTD_4, LTE_4, „slow reacting substance of anaphylaxis"	Bronchokonstriktion, Vasokonstriktion, gesteigerte Kapillarpermeabilität, Leukozytenadhäsion an Gefäßepithelien
„myocardial depressant factors"	MDF(s)	Myokardiale Kontraktionsinsuffizienz
Plättchenaktivierender Faktor	PAF	Plättchenaggregation, Leukozytendegranulation, Kontraktion glatter Muskulatur, verstärkte Gefäßpermeabilität, Chemotaxis
Prostazyklin	PGI_2	Vasodilatation, Plättchendesaggregation
Serotonin	5-Hydroxytryptamin	Pulmonale Hypertension, pulmonales Ödem
Thromboxan A_2	TxA_2	Vaskonstriktion, Plättchenaggregation
Tumosnekrosefaktor	TNF, Kachektin	Fieber, Schock, Tumornekrose

und Thrombosierungen infolge erhöhter Thrombozytenaggregation verursacht. Gestörter Liquorabfluß und Hirnödeme auf der einen bzw. Vaskulitis und Thrombosierung auf der anderen Seite können zu verminderter zerebraler Durchblutung mit Infarzierung, zu konfluierenden Blutungen und bei Kleinkindern auch zu ausgesprochenen Gewebseinschmelzungen sowie zu Acidose und Hypoxie führen. Die Folge des erhöhten Hirndrucks ist eine Minderung des Perfusionsdruckes und des Perfusionsflows der Gehirngefäße mit Verlust der Autoregulation. Ischämische ZNS-Läsionen können aber auch durch Schock, durch disseminierte intravasale Gerinnung, respiratorische Insuffizienz oder prolongierte Krämpfe verursacht werden. Es folgt die globale Schädigung der Neurone. Weitere Folgen der Zytokinausschüttung können myokardiale Kontraktionsinsuffizienz, Fieber, Schock und pulmonale Hypertension sein. Ein Verlust der zerebralen Autoregulation mit Lactatanstieg und Glucoseverbrauch ist die Folge.

Eine medikamentöse Beeinflussung dieser pathophysiologischen Abläufe ist möglich. In Frage kommen bakteriostatisch wirksame Antibiotika bzw. Maßnahmen, die die Bindung der auslösenden Bakterienbestandteile veranlassen bzw. die aus den Granulozyten freigesetzten Zytokine binden (Tabelle 4.3).

Jede eitrige Meningitis geht per continuitatem über die von der Oberfläche in die Tiefe führenden Gefäße mit einer Begleitenzephalitis einher. Auch hier besteht histologisch eine perivaskuläre Entzündung mit serösem Exsudat, flohstichartigen Blutungen, Hirnödem, Parenchymnekrosen, Abszeß- und Granulombildungen. Das Ependym der Hirnkammern ist in ca. 50 % der Fälle in Form einer Ventrikulitis mitbetroffen. Je nach Lokalisation spricht man von einer *Hauben-* oder *basalen Meningitis* oder *Ventrikulitis*. Hirnnerven an der Hirnbasis können besonders bei chronischen Infektionen durch Tbc oder Kryptokokkose in Mitleidenschaft gezogen werden.

ZNS-Infektionen können zu Zirkulations-, Produktions- oder Resorptionsstörungen des Liquors führen mit Ausbildung eines kommunizierenden oder durch Verklebungen okklusiven Hydrozephalus. Im Falle von Zystizerkosen kann dies auch durch raumfordernde Zysten in den Liquorwegen (z.B. im 4. Ventrikel!) geschehen. Mit Hydrozephalien als Folge von Verklebungen der weichen Häute muß ebenso wie mit Transversalsyndromen infolge raumfordernder Granulationen und Vernarbungen, zumal bei chronischen Meningitiden, gerechnet werden.

Eine Leptomeningitis im Bereich des Hirnstammes führt zu kardiovaskulären Störungen mit Minderversorgung der Gewebe, die sich im Bereich der Endabschnitte der betreffenden Gefäße befinden. Bei Normalisierung des Perfusionsdruckes erholen sich diese Stromgebiete oder sie bewirken mehr oder weniger ausgedehnte

Tabelle 4.3. Medikamente, welche die exzessive inflammatorische Antwort beeinflussen. (Nach 15)

- Bakteriostatisch wirksame Antibiotika
- Immunglobulin M zur Bindung von Lipopolysacchariden (Endotoxin)
- Antikörper gegen Zytokine
- Blocker von aktivierten Leukozyten
- Wasserlösliche Rezeptor-Antagonisten
- Antiinflammatorische Medikamente (Kortikoide)

Gewebsschädigungen mit entsprechenden Ausfallerscheinungen (18). Gravierende Hirnstammschädigungen ermöglichen schließlich das Auftreten von komplizierenden kardiovaskulären und Atemstörungen.

Die bekannten, zum Teil massiven Erhöhungen des Liquoreiweißgehaltes kommen durch Störungen der Blut-Hirn-Schranke zustande. Der Abfall des Glucosespiegels bzw. der Anstieg des Liquorlactats soll Ausdruck eines veränderten Gehirnstoffwechsels sein. Durch den vermehrten Lactatgehalt sinkt der pH-Wert des Liquors. Niedriger Glucose- und hoher Lactatgehalt des Liquors erlauben – vor allem bei längerer Dauer – prognostische Rückschlüsse auf die zu erwartende Schädigung des kindlichen Gehirns (Tabelle 4.4). Die erhöhten Konzentrationen anderer Liquorbestandteile (siehe Kap. 7) sind das Ergebnis von Blutbeimengungen oder fallen durch Gewebsnekrosen an.

Der nach außen gerichtete Druck von Gehirn und Liquor führt bei engem Kontakt der Arachnoidea mit der Dura zu einer möglichen Ausbreitung der Infektion vom Subarachnoidalraum über den Subduralraum bis in den Epiduralraum mit den Folgen eines subduralen Empyems sowie eines epiduralen Abszesses. Im Zuge der Einschmelzung von Parenchym kann es dabei sogar auch zur Ausbildung von Hirnabszessen kommen. Daraus können beachtliche Druckerhöhungen entstehen, die jedoch nur ausnahmsweise bei massivem Ödem, Abszeß, obstruktiven Hydrozephalus oder Empyem zur Herniation am Tentoriumschlitz oder Hinterhauptsloch nach Lumbalpunktionen führen. Ein rasch auftretendes Hirnödem führt zu Atem- und Kreislaufstörungen sowie zur Entgleisung des Elektrolyt- und Zuckerstoffwechsels. In präformierten Räumen sind schließlich Abkapselungen und Einschmelzungen möglich.

Mögliche Folge ist die Dekortikation mit Tod des Patienten. Mittels der heute weithin gut zugänglichen bildgebenden Verfahren läßt sich, zumal bei schwierigen Verläufen, diese Entwicklung gut erfassen und das Risiko von Lumbalpunktionen in solchen Fällen besser beschreiben.

Tabelle 4.4. Pathophysiologie der ZNS-Läsion bei bakterieller Meningitis

1. Verlegung der Hirnrindengefäße (Sinusthrombosen, Embolien, Vaskulitis, Thrombophlebitis, Arteriitis)
2. Hirnödem, Hirndrucksteigerung infolge Vasodilatation, ADH-Erhöhung (erhöhte Hirndurchblutung)
3. Vasokonstriktion, Ischämie, Hypoxie, Infarzierung (verminderte Hirndurchblutung)
4. Verlust der zerebralen Autoregulation, anaerober Hirnstoffwechsel)
5. Liquorzirkulationsstörungen (Rückresorption vermindert)
6. RES-Blockade, Chemotaxis vermindert, Phagozytose vermindert
7. Elektrolytverschiebungen (Acidose)
8. Erniedrigter Liquorzuckerspiegel, Lactaterhöhung (gestörter Metabolismus)
9. ARDS (Lungenödem)
10. Kalter Schock
11. Multiorganversagen (Herz, Leber, Niere) (MOF)
12. Tod durch zerebrale Herniation

• Als *Arachnitis circumscripta* (chronische Arachnopathie) bezeichnet man umschriebene adhäsiv-meningitische, oft mit Zystenbildung (Arachnitis cystica, Arachnoidalzysten) einhergehende Prozesse, die sich überwiegend postinfektiös – nach Meningitis und Meningoenzephalitis jedweder Ätiologie und Pathogenese –, aber auch posttraumatisch-posthämorrhagisch u.a. entwickelt haben. Sie gehen mit einer Behinderung der Liquorzirkulation einher. Die Arachnitis circumscripta tritt ca. 6 Wochen nach Entlassung aus dem Krankenhaus auf und wird 14 Tage bis drei Wochen mit Predison 2–3 mg/kg/d behandelt. Klinisch bietet sich ein durch Remissionen und Exazerbationen gekennzeichnetes an- und abschwellendes Krankheitsbild, in dem Kopfschmerzen im Vordergrund zu stehen pflegen, die genauere Symptomatik aber natürlich von der Lokalisation des Prozesses abhängt. Prädilektionsstellen sind die großen Zisternen, in erster Linie der Bereich der hinteren Schädelgrube. Der Liquoreiweißgehalt ist meist erhöht, auch mäßige Pleozytose kann bestehen, somit also eine „chronische Meningitis serosa". Sehr häufig wirkt sich die Arachnitis als raumbeengender Prozeß aus, so daß es zu einem Druckanstieg kommen kann. Folge kann eine Stauungspapille sein. Fälschlicherweise wird dieser Zustand als Pseudotumor cerebri bezeichnet. Bei der Arachnitis circumscripta können gleichzeitige Subokzipital- und Lumbalpunktionen hier eitrigen, dort klaren Liquor zutage fördern. Nach der Kortikoidbehandlung kommt es zur Normalisierung der Zellzahl.

• Bei *Arachnitis opticochiasmatis* („BALADO's disease") sind Sehstörungen, Stauungspapille, Optikusatrophie usw., bei Arachnitis im Bereich der hinteren Schädelgrube (die häufig zu Okklusivhydrozephalus führt!) ist die ganze Symptomatik hier lokalisierter raumbeengender Vorgänge zu beobachten. Die Differentialdiagnose gegen Neoplasma, Hirnabszeß, die oben genannten chronischen Meningitisformen usw. kann außerordentlich schwierig sein. Die mögliche Erblindung kann passager sein, sie kann sich spontan zurückbilden. Natürlich kommt auch eine *Arachnitis spinalis* vor (Myelographie!).

Für den therapeutisch praktisch allein in Betracht kommenden operativen Eingriff ist die Arachnitis wohl der günstigste raumbeschränkende Prozeß.

LITERATUR

1. Ashwal S, Tomasi L, Schneider S, Perkin R, Thompson J (1992) Bacterial meningitis in children: Pathophysiology and treatment. Neurology 42: 739–748
2. Ashwal S, Perkin RM, Thompson JR, Schneider S, Tomasi LG (1994) Bacterial meningitis in children: current concepts of Neurologic management. Current Problems in Pediatrics, September 1994: 267–284
3. Berkowitz ID (1993) Update: meningitis. Critical Care Medicine 21 (Suppl): 19
4. Eichenwald HF (1994) Neue Vorstellungen zur Pathophysiologie der bakteriellen Meningitis. Monatsschr Kinderheilkd 142: 476–481
5. Feigin RD, McCracken Jr GH, Klein JO (1992) Diagnosis and management of meningitis. Prediatr Infect Dis J 11: 785–814
6. Fishman RA (1975) Brain edema. New Engl J Med 293: 706–711
7. Kornelisse RF, de Groot R, Neijens HJ (1995) Bacterial meningitis: mechanisms of disease and therapy. Eur J Pediatr 154: 85–96
8. Liu VC, Smith AL (1992) Molecular mechanism of haemophilus influenzae pathogenicity. In: Schönfeld H, Helwig H (eds) Bacterial Meningitis. Antibiot Chemother 45: 30–51
9. McMenamin JB, Volpe JJ (1984) Bacterial meningitis in infancy: Effects on intracranial pressure and cerebral blood flow velocity. Neurology 34: 500–504

10. Pfister H-W, Koedel U, Haberl RL, Dirnagl U, Feiden W, Ruckdeschel G, Einhäupl KM (1990) Microvascular changes during the early phase of experimental bacterial meningitis. J Cerebral Blood Flow Metabolism 10: 914–922
11. Quagliarello V, Scheld WM (1992) Bacterial meningitis: pathogenesis, pathophysiology, and progress. New Engl J Med 327: 864–872
12. Resch K (1994) Mediatoren der Entzündung. Monatsschr Kinderheilkd 142: 482–490
13. Rietschel ET et al. (1993) Bakterielle Endotoxine: Beziehungen zwischen chemischer Konstitution und biologischer Wirkung. Immun Infekt 21: 26
14. Schaad UB (1991) Bakterielle Meningitis: Pathophysiologie und Therapie 1991. Schweiz Med Wschr 121: 1217–1222
15. Schaad UB (1992) Current concepts of bacterial meningitis. Research forum international. Proceedings of an international meeting held on 14–15 september, 1992, Vienna, Austria
16. Scheld WM (1981) Pathophysiological correlates in bacterial meningitis. J Infection 3 (Suppl 1): 5–19
17. Scheld WM (1985) Theoretical and practical considerations of antibiotic therapy for bacterial meningitis. Pediatric Infectious Disease 4: 74–83
18. Schmith DH (1973) Bacterial Meningitis. Pediatrics 52: 586–600
19. Stephens DS, Farley MM (1991) Pathogenic Events During Infection of the Human Nasopharynx with Neisseria Meningitidis and Haemophilus influenzae. Rec Infect Dis 13: 22–23
20. Thomas L (1993) Laboratoriumsdiagnostik entzündlicher Erkrankungen. Dt Ärztebl 90, Heft 12: 26. März 1993
21. Townsend GC, Scheld WM (1993) Adjunctive therapy for bacterial meningitis: Rationale for use, current status, and prospects for the future. Clinical Infectious Diseases 17 (Suppl 2): 537–549
22. Tunkel AR, Scheld WM (1993) Pathogenesis and pathophysiology of bacterial meningitis. Clin Microbiol Rev 6: 118–136

5 Symptomatik

Verschiedenartige Erreger (Bakterien, Viren und andere Ursachen, siehe Tabelle 3.4) sind imstande, Meningitiden und Enzephalitiden mit recht gleichförmigen Krankheitserscheinungen hervorzurufen. Aus dem klinischen Befund läßt sich die Herkunft des Krankheitsprozesses nicht ablesen. Hier wird deutlich, daß der Organismus nur über begrenzte Reaktionsmöglichkeiten verfügt. Allerdings unterscheiden sich die Erkrankungen mitunter durch das Ausmaß der klinischen Symptome und durch den besonderen Verlaufscharakter.

Aufgrund der morphologischen, für alle Krankheitsbilder weitgehend übereinstimmenden Befunde ist es wahrscheinlich, daß auch bei den scheinbar reinen Meningitiden das Gehirn mit entzündlichen Veränderungen teilnimmt. Daher hat es sich eingebürgert, immer von einer Meningoenzephalitis zu sprechen, gleichgültig, ob zerebrale Symptome neben den meningitischen Symptomen gefunden werden oder ob sie fehlen. Trotzdem ist es ratsam, sich mit der Nomenklatur dem klinischen Bild anzupassen, also nur dann von einer Meningoenzephalitis zu reden, wenn tatsächlich auch zerebrale Symptome nachweisbar sind.

5.1 Allgemeine Symptome

Die Symptomatik der Meningitiden kann mit flüchtigen Prodromalerscheinungen, wie allgemeines Krankheitsgefühl, Quengeligkeit, Apathie, Unruhe, Abgeschlagenheit, Glieder- und Leibschmerzen, Schluckbeschwerden und sonstigen katarrhalischen Beschwerden beginnen. Nach Erkrankungsbeginn (Keimzahl mind. 10^3/ml Liquor) dauert es etwa 4–7 Tage, bis sich die Meningitissymptomatik einstellt. Bei einer Keimzahl von über 10^7/ml ist schon nach 1–2 Tagen ein fulminantes Krankheitsbild erkennbar.

Fast alle Meningitiden beginnen akut und überraschend mit plötzlichem *Fieberanstieg*, Appetitlosigkeit, Müdigkeit, Trinkschwäche und Acetonurie. Als Ausdruck des meist gesteigerten Hirndrucks kommt es zu heftigen *Kopfschmerzen*, die in den Nacken ausstrahlen, sowie zu Übelkeit und *Erbrechen*. Hinzu kommen Hyperexitationssyndrome mit Berührungsempfindlichkeit, Lichtscheu, Reizbarkeit, Schmerz- und Geräuschempfindlichkeit. Gesteigerter Dermographismus und Hyperreflexie sind häufig zu beobachten. Nicht selten sind Gelegenheitskrämpfe. Bewußtseinsstörungen weisen auf eine enzephalitische oder enzephalopathische Komponente hin. Das klinische Leitsymptom der Meningitis ist die „Nackensteifigkeit", die sich bis zur Opisthotonushaltung der gesamten Wirbelsäule steigern kann: der sogenannte Meningismus. Unter diesem Begriff versteht man eine durch meningeale Reizung bedingte reflektorische Anspannung der Nackenmuskulatur mit starrer Streckhaltung des Kopfes.

Abhängig vom Schweregrad der schmerzhaften Bewegungseinschränkung – und nicht in erster Linie von ihrer Ursache – kommt es zum positiven Ausfall der klassischen Meningismus-Zeichen (siehe Tabelle 6.3) und zu diskreten bis ausgeprägten Lageauffälligkeiten des Kindes.

Oft bevorzugen die Kinder die gestreckte Seitenlage mit angezogenen Beinen, Kahnbauch (reflektorische Anspannung von Nacken- und Rückenmuskulatur, CHIEN-de-FUSIL-Stellung) und ausgeprägter Lordose der Lendenwirbelsäule und wehren sich heftig gegen passive Lageveränderungen. Bei starker Reizung der Meningen wird eine starre opisthotone Haltung mit „Kissenbohren" des Hinterkopfes eingenommen.

Besonders problematisch ist die Früherkennung der Meningitis beim Neugeborenen, selbst unter den Bedingungen einer vorher bestehenden intensiven Beobachtung und Behandlung. Andererseits ist gerade hier die Prognose und das Schicksal der betroffenen kleinen Patienten von der frühestmöglichen Erkennung entscheidend abhängig. Beim Neugeborenen sind es ganz überwiegend Allgemeinsymptome, die den Verdacht auf eine Meningitis lenken müssen. Zeichen einer septischen Allgemeininfektion, die in 30 bis 60 % mit einer Meningitis einhergeht, verlangen auch ohne gezielte meningitische Symptomatik vor Beginn einer antibiotischen Behandlung eine Lumbalpunktion.

Bemerkenswert ist, daß bei etwa 40–50 % der Neugeborenen-Meningitiserkrankungen ein Krampfanfall das erste Symptom darstellt (*cave:* Fieberkrampf beim älteren Säugling ab 6 Monaten). Danach sind jedoch grau-blasses Aussehen, Erbrechen, Apathie, Hyper- und Hyporeflexie, Stöhnen, Apnoen, Hypo- und Hyperthermie, reduzierte Spontanmotorik, Koma, Hepatosplenomegalie, Trinkschwäche, Magenrest, geblähtes Abdomen, Tachydyspnoe, Tachykardie, Ikterus, Blutungsneigung, schrilles Schreien und Berührungsempfindlichkeit wichtige Symptome (siehe Kap. 13). Eine gespannte und vorgewölbte Fontanelle vermißt man bei Neugeborenen, findet sie jedoch ab und zu bei der Säuglingsmeningitis (30 %). Häufiger liegt – infolge der Exsikkose – eine eingesunkene Fontanelle vor. Nackensteifigkeit, Opisthotonus oder andere meningitische Zeichen fehlen dagegen bei Neugeborenen und Säuglingen in der Regel (9).

Deshalb ist im allgemeinen jede hochfieberhafte Erkrankung bei Säuglingen auf eine eitrige Hirnhautentzündung verdächtig, besonders wenn sie mit Bewußtseinstrübung, Erbrechen und starkem Dermographismus einhergeht (9) (Tabelle 5.1).

Jenseits des Säuglingsalters spielen die meningitischen Zeichen eine wesentliche Rolle (Tabelle 5.2). Bei viral bedingter Meningitis sind sie in 84 %, bei bakterieller Ursache in 78 % der Fälle nachweisbar. Uncharakteristische Prodromalsymptome gehen ihnen voraus (Tabelle 5.3).

Tabelle 5.1. Symptome der purulenten Meningitis. (Nach 15)

Symptome	Neugeborene	Säuglinge bis 2 Jahre	Über 2 Jahre
Atemstörungen/Zyanose	+	–	–
Fieber	+	+	+
Hypothermie	+	–	–
Erbrechen	+	+	+
Durchfall	+	–	–
Gelbsucht	+	–	–
Schläfrigkeit	+	+	+
Hyperexzitation	+	+	–
Vorgewölbte Fontanelle	+	+	–
Krämpfe	früh	früh	spät
Nackensteifigkeit	sehr spät	spät	+
Kopfschmerzen	–	–	+
Ataxie	–	–	früh

5.2 Erreger-bedingte Unterschiede im klinischen Bild

- Bei *Bewußtlosigkeit* fehlen sämtliche meningealen Symptome, und es besteht Areflexie (*cave:* Intoxikation). Deshalb sollte bei jeder unklaren Bewußtlosigkeit eine Lumbalpunktion durchgeführt werden.
- Auch bei *Tetraplegie* sind die meningealen Symptome bei Verdacht auf eine Meningitis nicht verwertbar.
- *Somnolenz* bezeichnet eine Benommenheit, bei der die Reaktionen des Patienten unpräzise und verlangsamt sind,
- *Sopor* einen schlafähnlichen Zustand, aus dem der Patient nur durch starke Schmerzreize kurzfristig erweckbar ist,
- *Koma* einen Zustand, aus dem der Patient durch äußere Reize nicht weckbar ist.

5.2 Erreger-bedingte Unterschiede im klinischen Bild

Alle genannten Symptome können sowohl bei bakterieller (Tabelle 5.4) als auch bei abakterieller Meningitis angetroffen werden. Sie bieten daher keine hinreichende

Tabelle 5.2. Vorkommen des Meningismus-Syndroms

▶ Alter unter einem Monat	8 %
▶ Alter über einem Monat	83,5 %
▶ virale Meningitis	84 %
▶ bakterielle Meningitis	78 %
▶ serös-bakterielle Meningitis	90,5 %

Tabelle 5.3. Symptome und Indikation zur Behandlung der bakteriellen Meningitis im Kindesalter (Angaben in %; n = 108). (Nach 37)

Symptome	Ges.	1–5 Mon.	6–11 Mon.	1–4 Jahre	5–14 Jahre	Indikation zur Behandl.
▶ Fieber ≥ 38,5 °C	94	85	96	97	92	
▶ Fieber ≥ 40,0 °C	46	8	59	47	50	60
▶ Erbrechen	70	38	50	82	83	31
▶ Bewußtseinseinschränkung	70	62	79	67	50	22
▶ Nackensteifigkeit	67	31	54	77	83	3
▶ Irritabilität	39	85	38	34	17	6
▶ Atemprobleme	25	23	13	33	8	25
▶ Kopfschmerzen	18			15	92	6
▶ Krämpfe	13	0	33	11	8	6
▶ Petechien*	12	0	8	13	33	0
▶ Trias Fieber > 38,5 °C Erbrechen Bewußtseinseinschränkung	42	23	35	54	33	–

* Ausschließlich bei Meningokokken-Patienten (46 %)

Sicherheit, die Ätiologie einer Meningitis allein aus den klinischen Befunden diagnostizieren zu können. Leider sind nicht alle Symptome obligat. Immer wieder kommt es zu oligosymptomatischen Krankheitsverläufen, die auch dem erfahrenen Kliniker diagnostische Schwierigkeiten bereiten.

Die Symptome der *abakteriellen Meningitis* dauern gewöhnlich wenige Tage bis 2 Wochen an. Das sogenannte Meningismussyndrom ist dabei zu 77–93 % nachweisbar. Häufig klagen die Kinder nur über Übelkeit, Erbrechen und Schwindel; seltener treten Koma, Verwirrtheit und Krämpfe auf. Besonders zu warnen ist dabei vor der Differentialdiagnose „acetonämisches Erbrechen", da dieses in etwa 2/3 der Fälle sekundär durch eine seröse Meningitis ausgelöst wird.

Tabelle 5.4. Symptomatik der bakteriellen Meningitis nach der 6. Lebenswoche. (Nach 11)

Unspezifische Zeichen bei Erkrankungsbeginn:
- flüchtige Prodromalsymptome mit katarrhalischen Zeichen, Krankheitsgefühl, Abgeschlagenheit, Glieder- und Leibschmerzen, Anorexie, Amyalgie
- *Fieber,* mitunter Untertemperatur
- *schwerkrankes Aussehen,* starkes Schwitzen, Rückenschmerzen
- Apathie, seltener Lidschlag, *Trinkschwierigkeiten,* Unruhe
- Prostration (hochgradige körperliche Abwehrschwäche)

Ausdruck von gesteigertem Hirndruck:
- *schwere, akut auftretende, nicht beeinflußbare Kopfschmerzen*
- *Übelkeit,* Schwindel, *Erbrechen* (häufiger bei serösen Meningitiden)
- Reizbarkeit, *Berührungsempfindlichkeit,* vorwiegend der Beine
- Schädelgeräusche

Gravierende Symptome:
- *Verwirrtheit, Bewußtseinsstörungen, Koma* (häufiger bei bakteriellen Meningitiden), durch Enzephalitis)
- Hyperexzitationssyndrom, *Krampfanfälle* (30–50 %), gesteigerte oder abgeschwächte Reflexe
- *Hirnnervenlähmungen,* Bauchdeckenreflex verschwindet
- allgemeine Sepsiszeichen mit *Schocksymptomatik*
- Stauungspapille
- bradykarde Rhythmusstörungen

Klinische Untersuchungsergebnisse:
- Bewegungsarmut, reduzierte Spontanmotorik, Schlaffheit, wehrig gegen passive Lageänderungen
- spontane Seitenlagerung mit angezogenen Beinen, Kahnbauch und Lendenlordose (Chien de fusil, nicht Jagdhundlage, sondern Lage wie bei Gewehrhahnstellung)
- *Meningitiszeichen mit Opisthotonus* (77–93 %), positive Nervendehnungsreflexe: LASÈGUE, KERNIG, BRUDZINSKI, PEIPER, BRAGARD

Vegetativ-vasomotorisches ZNS-Zeichen:
- Dermographismus ruber, TROUSSEAUsche Wangenflecken, Stellulae palmares, Schweißausbruch, Obstipation

Haut- und sonstige Zeichen:
- Dermographismus ruber, *Petechien, Sugillation,* unspezifische Exantheme
- Herpes labialis bei Pneumokokken und Meningokokken
- schmerzhafte Gelenkanschwellungen (Rheumatoide), Rückenschmerzen
- bei Säuglingen vorgewölbte Fontanelle (30 %), oft fehlend bei Exsikkose

Meningismus fehlt bei:
- Intoxikation
- Tetraplegie
- Koma
- Neugeborenen und jungen Säuglingen
- WATERHOUSE-FRIDERICHSEN-Syndrom

Die einzelnen *bakteriellen Organismen* zeichnen sich durch unterschiedliche Wachstumsgeschwindigkeiten und Generationszeiten sowie durch einen unterschiedlichen Gehalt an Endo- und Exotoxinen aus. Die Meningitiden durch Meningokokken, Pneumokokken und Haemophilus influenzae Typ b entstehen meist im Anschluß an einen Infekt der oberen Luftwege. Prozentual sind Otitiden bei Haemophilus-influenzae- und Pneumokokken-Meningitiden und Pharyngitiden bei Meningokokken-Meningitiden auffallend häufig. 20–30 % der Patienten mit Pneumokokken-Meningitis haben gleichzeitig eine Bronchitis bzw. Pneumonie (Tabellen 5.5 u. 5.6).

Eine Krankheitsdauer von weniger als 12 h ist bei 24 % der Meningokokken-Meningitiden, bei 8 % der Haemophilus-influenzae-Meningitiden und 3 % der Pneumokokken-Meningitiden zu finden (8).

Die Relation von Krankheitsbeginn zu stationärer Aufnahme ist vielschichtig, da Tageszeit, Jahreszeit, geographische Verhältnisse, unterschiedliche Sorgen und Ängste der Eltern eine Rolle spielen. In der Folge werden einige Parameter dargestellt,

Tabelle 5.5. Merkmale der durch Meningokokken, durch Hib oder durch Pneumokokken verursachten Meningitis

	Meningokokken	Hib (Haem. infl. b)	Pneumokokken
Erreger	gramnegative Semmelkokken, extra-/intrazellulär Endotoxin	gramnegative Stäbchen, extra-/intrazellulär Endotoxin	grampositive bekapselte Diplokokken, extrazellulär Exotoxin
Blutkultur-Nachweis	33 %	79 %	56 %
Lokalisation	Hirnbasis	Hirnhaube	Hirnhaube
Vorangehende Erkrankungen der oberen/unteren Luftwege	Racheninfekt: 39 %	Pneumonie, Otitis, Mastoiditis: 20–93 %	Pneumonie, Otitis: 20–23 % Splenektomie/SHT
Inzidenz	1–2/100 000	1– 5/100 000 15–44/100 000 <5 Lebensjahre	0,3/100 000
	80 % <5 Lebensjahre	90 % <5 Lebensjahre 68–80 % <2 Lebensjahre	3–11 % <5 Lebensjahre
Anteil	25–32 %	34–67 %	10–15 % bei Kindern, 50 % bei Erwachsenen
Tendenz	gleichbleibend	zunehmend	abnehmend
Rezidive	–	(+)	++ 35 % bei SHT u. Splenektomie
Fieber/Tage	durchschn. 5,7	durchschn. 6,9	durchschn. 5
Subdurale Ergüsse	–	häufig <18. Lebensmonat	–
Wangenphlegmone	nie	möglich	nie
Hirnabszeß	selten	selten	häufig
Kopfschmerzen	+++	(+)	(+)
Respiratorische Probleme	+	++	

Tabelle 5.6. Symptome der durch Meningokokken, durch Hib oder durch Pneumokokken verursachten Meningitis

	Meningokokken	Hib (Haem. infl. b)	Pneumokokken
Krankheitsverlauf	foudroyant (6–18 h)	protrahiert (12–96 h)	weniger rasch (12–24 h)
Kreislaufdepression, Schock	++ 17 %	+ 8 %	(+) 3 %
Hautblutungen	+++ 30 % – 50 %	(+)	(+)
Bewußtseinstrübung, Krämpfe	(+) 10 % 7 %	++ 16 % 7–71 %	+++ 45 % 24–75 %
Disseminierte intravasale Gerinnung (DIG)	++ (52 %)	+	(+)
Liquorzellzahl	15 % < 1 000/3	79 % > 10 000/3	1 000–10 000/3
Liquorglucose < 40 mg/dl	+	+++	++
Verlauf unter Antibiotika	rasche Normalisierung	protrahierter Verlauf	rasche Normalisierung
Keimpersistenz nach Antibiotikabehandlung > 24 h		3–6 %	
Neurologische Defekte, Hörstörungen	7 % 10,5 %	5–35 % 6–20 %	45–56 % 31–45 %
Letalität	1,7–3,3 %	3–8 %	29 %

die geeignet sind, auf die Schwere einer Erkrankung aufmerksam zu machen bzw. rasch eine notfallmäßige Einweisung zu veranlassen.

Meningokokken führen in einem höheren Prozentsatz zu Kreislaufbeeinträchtigung und Schock, Pneumokokken vorwiegend zu Bewußtseinsstörungen und Bewußtlosigkeit. Kreislaufsymptome sind bei Haemophilus-influenzae-Meningitis selten zu sehen. Damit verzögert sich bei vielen Patienten die Diagnose, wodurch das Ausmaß der Bewußtseinseinschränkung durch ein infektiös-toxisches Hirnödem zunimmt. Bei prozentualer Verteilung treten Bewußtseinsstörungen zu 75 % bei Pneumokokken, zu 65 % bei Hib und zu 46 % bei Meningokokken auf (8).

Einseitige oder *doppelseitige Hörstörungen* zu Beginn einer Erkrankung sind meistens durch Bakterien oder deren Endotoxine mit Schädigung des Hörnervs oder des Innenohres (Labyrinthitis) bzw. durch thromboembolische Geschehen in den zuführenden Arterien bedingt. In den allerwenigsten Fällen werden sie zu diesem frühen Zeitpunkt nachgewiesen; wahrscheinlich können sie auch durch eine Frühtherapie nicht vermieden werden. Sie treten häufiger bei Pneumokokken als bei Haemophilus influenzae Typ b und Meningokokken auf und korrelieren mit dem Schweregrad der Meningitis und mit dem Typ und der Virulenz des Erregers. Sie sind abhängig vom Zeitpunkt des Einsatzes und der Art des Antibiotikums bzw. von adjuvanter antiinflammatorischer Therapie (Dexamethason).

Fieber

Die Höhe des Fiebers läßt keine Unterscheidung zwischen den einzelnen Keimen zu. Die initiale Höhe des Fiebers und die Dauer der Fieberperiode bzw. rezidivierend auftretendes Fieber unter der Behandlung hat auch keinen Einfluß auf den Krankheitsverlauf, wenn es zuvor unter Antibiotika zu einer raschen Sterilisation des Liquors gekommen ist. Rezidive sind nur zu 0,5–0,8 % (30) zu erwarten, daher muß unbedingt auch nach anderen Ursachen des Fiebers, wie Virusinfekte, Harnwegsinfektionen, subdurale Ergüsse usw., gefahndet werden (Tabelle 5.7). Eine Fortsetzung der Meningitistherapie ist in diesen Fällen nicht erforderlich.

Zu denken ist auch an septische Absiedelungen im Bereich des Gehirns, der Pleura und des Herzens sowie an septische Arthritiden. Letztere treten häufiger bei Haemophilus influenzae Typ b auf und sind schon bei der Aufnahme im Krankenhaus nachweisbar, während aseptische Arthritiden sehr häufig bei Meningokokken und häufig bei Haemophilus influenzae Typ b nach dem 7. Behandlungstag auftreten (27). Kinder mit reaktiver, immunbedingter aseptischer Arthritis sind jünger und bedürfen allenfalls einer Acetylsalizyltherapie ohne Gelenkpunktionen. Septische Arthritiden kommen bei älteren Kindern vor und weisen meist eine positive Blutkultur auf (3/11 bei Hib; 27). Die Technetium-Knochenszintigraphie erlaubt keine Unterscheidung zwischen einer septischen und einer aseptischen Arthritis, diese erfolgt lediglich klinisch.

Auftreten von *prolongiertem Fieber* (über 10 Tage), von *persistierendem Fieber* (5–9 Tage) oder von *sekundärem Fieber* über 38 °C (Wiederauftreten von Fieber nach 48 h Fieberfreiheit) nach Beginn der Antibbiotikatherapie rechtfertigt eine erneute Lumbalpunktion.

Nach LIN, DAOUD und SCHAAD (3, 19, 30) treten diese Fieberformen häufiger bei Haemophilus-influenzae-Typ-b-Keimen auf. Mit prolongiertem und persistierenden Fieber ist bei 12–13 % (> 10 Tage: Hib 15 %, Pneumokokken 9 %, Meningokokken 6 %), mit sekundärem Fieber bei 16–40 % aller Patienten zu rechnen.

Nach 6 Behandlungstagen sind 90 % der Pneumokokken- und Meningokokken-Patienten fieberfrei, aber nur 70 % der Hib-Patienten.

Die gleichen Autoren konnten keine Korrelation zwischen prolongiertem bzw. sekundärem Fieber und neurologischer Defektheilung sowie Hörstörung bei der Entlassung feststellen. Im Gegensatz dazu stellte RUTMAN (29) eine eindeutige Korrelation zwischen neurologischer Defektheilung und prolongiertem Fieber fest (6/11 = 55 %), während er bei sekundärem Fieber (7/47 = 15 %) und Patienten ohne Fieber (9/37 = 24 %) eine solche Korrelation nicht fand.

Falls keine Erklärung für das Fieber zu finden ist, die Liquorkomposition sich noch nicht normalisiert hat und das Kind weiterhin im Sinne einer Meningitis klinisch auffällig ist, ist eine persistierende Infektion anzunehmen und die Fortsetzung der Therapie zwingend erforderlich (Ursache oft Hib-Infektion; 19). Falls aber das Kind klinisch unauffällig und die Liquorkomposition normal ist, kommen auch Dexamethason und Phenobarbital oder Phototherapie als Ursache für das Fieber in Frage.

Tabelle 5.7. Ursachen von rezidivierendem Fieber

▶ Subduralgüsse, Empyeme, aseptische reaktive Arthritiden (bei Hib 6,7 % [27]), Hygrome, Abszesse
▶ nosokomiale Infektionen des oberen und unteren Respirationstraktes, Ophthalmitis
▶ Gastroenteritis (Salmonellen oder viral), HWI, Orbitalphlegmone
▶ Phlebitis, Drug-Fieber (definiert als Fieber mit und ohne Ausschlag, welches 48 h nach Absetzen der Antibiotika verschwindet)
▶ Otitis media, Mastoiditis, Hydrozephalus, kraniale Osteomyelitis
▶ Mediastinitis, Sinusvenenthrombose, Endokarditis, Perikarditis
▶ Serumkrankheit durch Immunkomplexe
▶ lokale Gewebsnekrosen, Arachnitis circumscripta, Ventrikulitis

Das Absetzen der Antibiotikatherapie ist nach 7–10 Tagen Liquorsterilität dann empfehlenswert.

In einem Beobachtungszeitraum von 1959 bis 1980 in Dallas trat ein *Relapse* (Definition s. S. 14, Tabelle 2.3) bei 708 Fällen von Hib-Meningitis in 0,8 %, bei 156 Meningokokken-Meningitiden in 0,6 %, bei 34 Koli-Meningitiden in 2,9 % der Fälle auf; eine *Rekrudeszenz* war bei 94 B-Streptokokken-Meningitiden in 1,1 % und bei 100 Pneumokokken-Meningitiden in 1 % der Fälle zu verzeichnen (30). Die Rekrudeszenz-Fälle waren meist afebril und traten am 5.–14. Tag der Behandlung – im Durchschnitt nach 7,8 Tagen – auf, während die Relapse-Fälle ca. 7,6 Tage nach Absetzen der Antibiotikatherapie auftraten.

In Dallas zeigten 90 % der Hib-Meningitisfälle und 20 % der Pneumokokken-Meningitisfälle keine Normalisierung der Liquorbefunde am Ende der Therapie. Trotzdem trat kein Rezidiv auf. Eine normale Liquorkomposition schließt umgekehrt einen Relapse nicht aus.

Die Höhe des Fiebers hat auch keinen Bezug zur Kreislaufeinschränkung bzw. zur Bewußtseinstrübung. Der Fieberabfall ist meist lytisch. Überraschend ist der hohe Prozentsatz (10 %) an afebrilen Kindern bei eitrigen Meningitiden, wobei Temperaturen zwischen 36 und 37 °C nicht als schockbedingt gedeutet werden dürfen (8).

Frühgeborene mit Meningitis zeigen nur selten eine erhöhte Temperatur, im Rahmen einer Schocksymptomatik haben sie meist eine Untertemperatur.

5.3 Spezielle Symptome

5.3.1 Differentialdiagnose der Nackensteifigkeit (Meningismus)

Eine Nackensteifigkeit kann, wenn sie auf eine Meningitis hinweist, ein besonders wichtiges Symptom im Kindesalter sein. Andererseits kann sie aber auch nur ein Nebenbefund ohne besondere Bedeutung sein. Die durch eine Meningitis hervorgerufene Nackensteifigkeit äußert sich beim Beugen nach vorne, nicht aber bei Seitwärtsbewegungen. Während der gesamten Beugebewegung, wenn das Kinn fast das Sternum berührt, kann ein Widerstand empfunden werden. Es ist dabei wichtig, während der Untersuchung das Gesicht des Kindes zu beobachten, da oft ein schmerzhaftes Zusammenzucken gegen Ende der Beugung der einzige Hinweis auf eine Meningitis sein kann. Gewöhnlich tritt der Schmerz in der Lumbalregion auf, im Bereich der Rückenmuskeln und der Muskeln des Nackens. Ein Kind mit einer Meningitis kann seine Knie in Beugestellung nicht küssen. Beim Aufsetzen im Bett nimmt es die sogenannte Dreifußstellung ein, indem es beide Arme hinter dem Rücken aufsetzt, um nicht infolge des Spasmus der Gluteusmuskulatur, der Muskulatur des Erector spinae und der gesamten Kniesehnen nach rückwärts zu fallen.

Bei fiebernden Kindern ist Meningismus ein häufiges Symptom. Schmerzhafte Lymphknoten im Zervikalbereich, im Rahmen einer Angina tonsillaris, eines Retropharyngealabszesses, einer Otitis media, Parotitis oder Mastoiditis können Ursachen der Nackensteifigkeit sein. Weiter ist nach intrakraniellen Blutungen, nach einem Hirnabszeß oder nach einem Tumor bzw. anderen Affektionen des ZNS zu suchen. Oft ist der Meningismus auch Folge einer vorangegangenen Lumbalpunktion. Ein Meningismus tritt auch bei zahlreichen Infektionskrankheiten im Kindesalter, wie Pneumonien, Pyelonephritis, infektiöser Hepatitis, Mumps, Malaria und Fleckfieber, auf und kann auch Folge einer Masern-Mumps-Röteln-Impfung sein. Das

Meningismus-Syndrom läßt sich auch bei vielen Viruserkrankungen des zentralen Nervensystems, etwa bei Poliomyelitis, Enzephalitis und den postinfektiösen Enzephalomyelitiden, sowie nach Röteln und Masern nachweisen.

Es ist deshalb unbedingt notwendig, sofort bei Feststellen eines Meningismus eine Lumbalpunktion durchzuführen, da sonst eine eitrige Meningitis nicht mit Sicherheit ausgeschlossen werden kann.

Die Nackensteifigkeit kann aber auch Folge eines Nackentraumas mit Dislokation oder Fraktur sein oder von einer Wirbelsäulenosteomyelitis herrühren. Die Schmerzen beim rheumatisch steifen Hals treten dagegen eher bei Seitwärts- oder rotatorischer Bewegung als bei der Beugung auf (rheumatoide Arthritis). An weiteren Ursachen einer Nackensteifigkeit sind Metoclopramid-Intoxikation, bestimmte Tranquilizer-Medikation (Phenothiazin) und kongenitale Wirbelanomalien, wie Blockwirbel, zu nennen. Eine Röntgenaufnahme wird die Diagnose bestätigen. Eine Bewegungseinschränkung der Halswirbelsäule tritt aber auch bei der spastischen Form der zerebralen Lähmung auf. Bei der Myositis ossificans progressiva beginnen die Symptome gewöhnlich in der Nackenmuskulatur. Beim jungen Säugling kann die seitliche Bewegungseinschränkung Folge eines Hämatoms im M. sternocleidomastoideus (Torticollis) sein. Der Kopf wird dabei zur betroffenen Seite geneigt und mit dem Kinn zur gesunden Seite rotiert. Als ganz seltene Ursache für Nackensteifigkeit kommen auch ein KAWASAKI-Syndrom oder ein Galaktokinasemangel in Frage.

Für die Differentialdiagnose zwischen eitriger bakterieller und abakterieller Meningitis liefert das Symptom Meningismus oder Fieber keine verwertbare Information.

5.3.2 Hautsymptome

Die Inspektion der Haut des Patienten bei der Erstuntersuchung kann dem Arzt schon vor der laborchemischen Diagnostik erste wertvolle Hinweise für die Ätiologie einer Meningitis liefern. Vielfach finden sich Hautveränderungen, die sich bei einem Drittel bis zur Hälfte der Fälle jenseits des 3. Lebensjahres in den ersten Krankheitstagen einstellen und recht charakteristisch sind. Ein erstes Alarmzeichen für die bakterielle Ursache einer Meningitis sind oft nur diskrete, vereinzelt oder in großer Zahl auftretende flohstichartige, feinste Hautblutungen (Petechien), teils um größere oder große violette, blasentragende oder tiefschwarze Sugillationen (Tafel 5.8). Auch typische Roseolenflecken kommen vor, weshalb differentialdiagnostisch an Purpura rheumatica, hämorrhagische Varizellen und Abdominaltyphus gedacht werden muß.

Die Petechien sind bis auf wenige Ausnahmen Ausdruck und Folge von Meningokokkenembolien in der Haut; sie werden in 40–75 % der Fälle beobachtet (6). Auch bei Haemophilus-influenzae-, Pneumokokken- und Enteroviren-Infektionen sowie Zytomegalievirus-Infektionen des ZNS werden Petechien beobachtet (17). Häufig wird der embolische Charakter der Herde durch ihre unregelmäßige Begrenzung und ihr Einsinken unter das Hautniveau besonders deutlich. Kleine Narbenbildungen im Bereich ausgedehnter Nekrosen können letztlich zurückbleiben. Meningokokken wurden wiederholt in den Effloreszenzen nachgewiesen.

Bei der perakuten Meningokokkensepsis mit Verbrauchskoagulopathie kommt es zusätzlich noch zu Hämorrhagien in Schleimhäuten, inneren Organen, Muskeln und Nebennieren (70–90 % der Fälle; 6). Die Hautblutungen bei diesem auch als WATER-

HOUSE-FRIDERICHSEN-Syndrom bezeichneten Krankheitsbild bieten dann oft das Bild „intravitaler Totenflecken".

Auch bei der nichteitrigen bakteriellen Meningitis kann der Hautbefund ein erster Hinweis auf den Erreger sein. Bei der Neugeborenen-Listeriose kommt es zu hirsekerngroßen Effloreszenzen mit gelblichem Zentrum und schwach rötlichem Hof. Allerdings sind die Hautbefunde bei der Meningitis durch Listerien nicht obligat. Charakteristisch für die nichteitrige bakterielle Meningitis durch Borrelien ist das Erythema chronicum migrans, welches Tage bis Wochen nach dem Zeckenbiß um die Bißstelle herum auftritt.

Bei der nichteitrigen bakteriellen Meningitis durch Leptospiren können Ikterus, Sklerenikterus und Konjunktivitis sowie ein Enanthem der Mundschleimhaut auf die Ätiologie der Erkrankung hinweisen. Außerdem können fast alle Leptospirosen mit einem mehr oder minder ausgeprägten makulopapulösen Exanthem einhergehen. Bei der abakteriellen Meningitis durch Coxsackie-, Echo- und Adenoviren kann es ebenfalls zum flüchtigen, teilweise nur Stunden bestehenden rubeoliformen oder morbiliformen Exanthem an Gesicht und Rumpf kommen.

Herpes simplex labialis kann eine typische Begleiterscheinung bei bakterieller Meningitis, vornehmlich bei Pneumokokken und Meningokokken, sein.

Die einseitig oder beidseitig angeschwollene Ohrspeicheldrüse stellt ein spezifisches Symptom der Mumps-Meningoenzephalitis dar. Die Angaben, ob ein Befall des ZNS durch Mumpsviren ohne Parotitisschwellung vorkommt, schwanken in der Literatur zwischen 4 und 64 %. Auf jeden Fall ist im Rahmen einer Mumpserkrankung bei 50 % der Fälle das ZNS befallen. Aufgrund dieses kaum zu übersehenden Symptoms ist es nicht verwunderlich, daß die Mumps-Meningitis den Hauptteil (76 %) der Virusmeningitisfälle ausmacht (6). Dabei bleibt zu beachten, daß die Meningitis acht Tage vor bis vier Wochen nach der Parotisschwellung auftreten kann (6).

Die meisten anderen Viren müssen immunserologisch durch vierfachen Titeranstieg erregerspezifischer Antikörper bzw. durch spezifisches IgM identifiziert werden. Da diese Diagnostik aber aufgrund des Zeitaufwandes für die Initialtherapie der Meningitis keine Bedeutung hat, wird auf diese Untersuchung meist verzichtet. So erklärt sich auch der hohe Prozentsatz abakterieller Meningitisfälle ohne Erregernachweise.

Tabelle 5.8. Differentialdiagnose der vaskulär bedingten Hauterscheinungen, die mit Embolien, Narben, Nekrosen und flachen Blutungen einhergehen

Petechien/Sugillationen bei
- Meningokokken-Meningitis (51 % – 66 %)
- Haemophilus-Meningitis
- Pneumokokken-Meningitis
- Enteroviren (Coxsackie A9, Echoviren Typ 9), Staphylokokken
- ITP (idiopathische Thrombopenie)
- SCHOENLEIN-HENOCH-Purpura
- Sulfonamidbehandlung
- Morbus WERLHOF
- Hämorrhagische Windpocken
- Endocarditis lenta
- Listerien

5.3.3 Neurologische Symptome

In der Regel sind bei einer akuten Infektion des ZNS Gehirn und Hirnhäute gleichermaßen betroffen, so daß immer von einer Meningoenzephalitis gesprochen wird. Je nach der vorherrschenden klinischen Symptomatik werden aber Enzephalitis, Meningitis, Meningoradikulitis und Myelitis unterschieden. Eine Enzephalitis stellt eine diffuse Parenchymschädigung des Hirngewebes dar, die allerdings in verschiedenen Hirnregionen unterschiedlich stark ausgeprägt sein kann. Umschriebene Hirngewebsschädigungen führen zu neurologischen Herdzeichen, die mit ihren Symptomen auf den Schädigungsort im Großhirn, Hirnstamm oder Kleinhirn hinweisen können.

Meningismus-Syndrom: Allgemeinsymptome

Allgemeine Symptome sind Änderung der Bewußtseinslage und generalisierte Krämpfe, Bewußtseinstrübung bis zur Bewußtlosigkeit, Störung des Schlaf-Wach-Rhythmus, Apathie, agitiert-erethisches oder weinerlich-depressives Verhalten, subfebrile bis hyperpyretische Temperaturen.

Weiterhin zeigen sich Verwirrtheit, Desorientiertheit, deliröser Zustand, Amnesien, Aggression, Gereiztheit, vermehrter Speichelfluß, Hypotonie, Myoklonien sowie Sprachstörungen, Blickstörungen, Potophobie und präfinal Pupillendifferenz mit lichtstarren Pupillen, Teilnahmslosigkeit, Blick ins Leere, Unruhe, Zähneknirschen, Aufschreien, Erbrechen, Kopfschmerzen, periodisch aussetzende Atmung, unwillkürliche Entleerung von Stuhl und Harn, Tremor, Lähmungen.

Patienten mit schweren Bewußtseinstrübungen bis zur Bewußtlosigkeit bei der stationären Aufnahme haben eine schlechte Prognose, während apathische, lethargische oder somnolente Zustände prognostisch günstiger sind.

Meningismus-Syndrom: Spezielle Symptome

■ **Hirnnervenparesen/-paralysen.** Die Hirn- und Rückenmarksnerven führen durch den Subarachnoidalraum, weshalb sie in 5–30 % bei basaler Meningitis im Sinne einer Irritation mitbeteiligt sind. Dies betrifft vor allem bei basaler Meningitis die Nervi abducens, oculomotorius, facialis und statoacusticus (vestibulocochlearis). Grundsätzlich müssen diese Symptome aber von intrazerebralen Abszessen, epiduralem oder subduralem Empyem, Hirnvenen- oder Sinusthrombosen, arteriellen Durchblutungsstörungen oder intrazerebralen Blutungen abgegrenzt werden. Die Parese bzw. Paralyse des VIII. Hirnnervens tritt sehr früh im Krankheitsgeschehen auf und ist durch Taubheit und vestibuläre Störungen gekennzeichnet. Die vestibulären Störungen sind dabei reversibel, während die Taubheit bzw. der Grad der Hörstörung sich nicht zurückbildet. Weniger häufig sind Sehstörungen durch Mitbeteiligung des Nervus opticus (kortikale Blindheit durch Arterienspasmus). Ein Hirnödem mit transtentorieller Herniation kann zur Kompression aller Hirnnerven führen. Der VII. und der VIII. Hirnnerv sind oft gemeinsam bei Infektionen des Felsenbeines betroffen, während eine isolierte Fazialisparese auf Borreliose und Mumpserkrankung hinweisen kann.

Basale Meningitiden mit Hirnnervenparesen führen zu endokrinen Störungen wie Hypophyseninsuffizienz. Sie können Folge einer Tuberkulose oder einer Pilzinfektion sein und treten bei Syphilis, Borreliose, Meningokokken-Infektion und Sarkoidose auf. Unter einem Garcin-Syndrom versteht man den Befall mehrerer Hirnnerven (II, III, IV, VI, VII und VIII). Es handelt sich dabei vorwiegend um granulomatöse Entzündung der basalen Zisternen, wobei die Hirnnerven durch Gefäßwandentzündungen geschädigt werden.

Eine *isolierte Fazialisparese* tritt auch bei idiopathischer rheumatoider Erkrankung, bei Felsenbeinprozessen, bei multipler Sklerose sowie durch Borrelien und Enteroviren auf (siehe spezielle Lehrbücher). Eine akute Okulomotoriusparese (Ptose) ist verdächtig auf eine Enterovirus-Infektion.

■ **Weitere fokale neurologische Symptomatik.** *Hemiparesen, Quadriparesen, Enophthalmitis* und *Gesichtsfeldausfälle* können bei 15 % der Patienten mit Meningitis früh oder spät im Krankheitsgeschehen auftreten. Sie sind bedingt durch kortikale Venen- oder Arterienthrombosen als Folge von zerebralen Gefäßinfektionen und begleitendem Hirnödem. Ihr Auftreten bedeutet keine gute Prognose.

Eine *Stauungspapille* (< 1 %) ist im Stadium einer frühen Meningitis ungewöhnlich. Sie tritt bei Sinusvenenthrombosen, subduralen Ergüssen (Empyemen) oder Hirnabszessen aller Lokalisationen auf.

■ **Zerebrale Krämpfe.** Bei 20–30 % (13) der Patienten treten vor der stationären Aufnahme Krämpfe auf. Diese bedeuten nicht immer eine ernste Prognose, wenn sie generalisiert durch eine Enzephalopathie bedingt sind (auch Toxine). 13 % dieser Patienten zeigen auch später noch Krämpfe; bei weiteren 2,4 % treten später Krämpfe auf, ohne daß Krämpfe bei der Aufnahme nachgewiesen werden.

Generalisierte Krämpfe nach dem 3.–4. Behandlungstag jedoch bzw. fokale Krämpfe zu jeder Zeit bedeuten eine schlechte Prognose. Sie sind durch einen zerebrovaskulären Infarkt bedingt und gehen oft mit anderen neurologisch-pathologischen Auffälligkeiten einher (CT und MRI erforderlich). Krämpfe können bei akuter bakterieller, aber auch bei aseptischer Meningitis auftreten. Im letzteren Fall ist die Prognose günstiger, und die Krämpfe gehen schneller zurück. Haemophilus-influenzae-Typ-b- und Pneumokokken-Meningitiden krampfen doppelt so häufig wie Meningitiden durch Meningokokken.

Krämpfe von kurzer Dauer, ob fokal oder generalisiert, können auch durch metabolische Veränderungen bedingt sein. Krämpfe von langer Dauer bedeuten immer eine schlechte Prognose. Wiederholte fokale Krämpfe können ein Hinweis für subdurale Ergüsse oder venöse bzw. arterielle Thrombosen mit Infarzierung sein.

■ **Subdurale Ergüsse.** Das Auftreten von subduralen Ergüssen wird bei meningitischen Säuglingen unter 18 Monaten bis zu 50 % beobachtet, später bei 10–30 % der Patienten. 85–90 % bleiben asymptomatisch, 50 % der Kinder haben persistierendes Fieber. Laut SCHAAD (30) sind 5–10 % steril. Symptome können auch Irritabilität, Appetitmangel, Erbrechen, Krämpfe und fokale neurologische Defizite sein. Sie haben keine prognostische Aussage, da sie sich oft zurückbilden.

Daher sollten tägliche Kopfumfangskontrollen erfolgen. Auch eine Transillumination des Schädels kann bei Säuglingen einen subduralen Erguß, einen Hydrozephalus oder eine Porenzephalie aufdecken. Eine vorgewölbte, pulsierende Fontanelle ist besonders bei Neugeborenen und Säuglingen ebenfalls ein Hinweis auf einen subduralen Erguß oder die Entwicklung eines obstruierenden Hydrozephalus.

■ **Wasserintoxikation.** Infolge der Irritation des Hypothalamus im Rahmen der basalen Meningitis kann es zur Ausschüttung von ungewöhnlich großen Mengen an antidiuretischem Hormon kommen. Folge ist eine Hypervolumämie mit Hirnödemen bei Hyponatriämie (SCHWARTZ-BARTTER-Syndrom); *(cave:* Flüssigkeitsrestriktion erforderlich!).

■ **Diabetes insipidus.** Sehr selten tritt auch im Rahmen einer bakteriellen Meningitis ein sogenannter Diabetes insipidus auf. Dieser kann transient oder permanent bleiben und beruht auf einem Panhypopituitarismus. Es liegt dabei ein ADH-Mangel vor. Die Symptomatik ist gekennzeichnet durch Tachykardie, Hypotension und periphere Vasokonstriktion. Die Nierenfunktion ist normal, die Urinosmolalität ist niedrig. Therapeutisch wirkt Vasopressin (Minirin) + Flüssigkeitstherapie (18).

■ **Neurologische Langzeitschäden** sind besonders bei Meningitis im Säuglings- und Kleinkindesalter bei 10–50 % der Überlebenden möglich, insbesondere wenn die Diagnose zu spät und die Therapie nicht adäquat genug durchgeführt wurde. Es finden sich Formen von minimaler Hirnschädigung bis zur schwersten Form der Retardierung mit rekurrierenden Krämpfen, bleibenden Hörstörungen, Ataxie, Hydrozephalus sowie statomotorischen Retardierungen infolge von Hemiparese oder Quadriparese.

■ **Die spinale Meningitis** tritt infolge einer Reizung der sensiblen Nervenwurzeln (Meningomyelitis) auf und erzeugt eine außerordentliche Überempfindlichkeit des ganzen Körpers. Jede Berührung wird als schmerzhaft empfunden. Schließlich kommt es zu Lähmungserscheinungen mit Verschwinden der Sehnenreflexe, besonders im Gebiet der längsten Wurzeln, also an den Beinen. Störungen der Blasen-Mastdarm-Funktion sind möglich. Staphylococcus-aureus-Erreger als Folge einer lokalen Infektion (Furunkulose, Osteomyelitis, paranephritischer Abszeß oder infizierte Wunden) sind oft nachweisbar.

■ **Die Meningitis der Konvexität** erzeugt psychische Störungen neben Lokalzeichen auf dem Gebiet der Sprache und des Verständnisses, Delirien, Koma und Krämpfe.

■ **Andere seltene Komplikationen** sind bei Beteiligung des oberen Hirnstammes infolge vorderer Spinalarterienthrombosen Apnoen und Tetraplegie mit allerdings guter Prognose (Conus-medullaris-Syndrom).

■ **Weitere begleitende fokale Erkrankungen.** Orbitalphlegmone (8 %), reversibles Katarakt, Perikardergüsse, septische Arthritis (20 %) und Pneumonie (30 %) sind im Rahmen einer Hib-Meningitis durch die Bakteriämie bedingt. Eine begleitende Epiglottitis ist selten. Arthralgien und Myalgien treten auch bei anderen bakteriellen Meningitiden auf. Eine vorübergehende aseptische Arthritis tritt häufig bei einer Meningokokkeninfektion am 7.–10. Behandlungstag auf. Die Gelenkergüsse sind steril. Die Arthritis heilt folgenlos aus. Eine Anämie infolge Hämolyse ist ein häufiges Symptom bei Hib-Meningitis (50 %). Ein Kreislaufschock oder Zeichen der intravasalen Gerinnung tritt bei 17 % der Kinder mit Meningokokken- und bei 8 % der Kinder mit Hib-Meningitis auf. Dabei verläuft der Schock und das WATERHOUSE-FRIDERICHSEN-Syndrom bei Hib-Meningitis dramatischer. Eine Therapie bleibt dabei meist erfolglos.

Differentialdiagnostisch muß bei neurologischer Symptomatik ein intrakranieller *Tumor* (Medulloblastom, Ependymom, Glioblastom sowie Dermoidepidermalzysten) ausgeschlossen werden. Diese Erkrankungen können mit einer begleitenden Meningitis einhergehen. Tumoren, die im Bereich des III. Ventrikels lokalisiert sind, manifestieren sich im Sinne einer basalen Meningitis einschließlich vegetativer, endokriner oder psychologischer Begleitsymptomatik.

Patienten mit *persistierenden ernsten neurologischen Abnormalitäten* (andere als Hörstörungen) haben ein größeres Risiko, noch nach Jahren eine Epilepsie zu entwickeln. Spät auftretende Krämpfe sind nicht assoziiert mit Geschlecht, Rasse oder Alter des Patienten zum Zeitpunkt der Erkrankung, mit der Dauer der Erkrankung vor der stationären Aufnahme, mit der mikrobiologischen Ätiologie, der Zellzahl oder Eiweißkonzentration im Liquor. Patienten, bei denen sich neurologische Schäden in den ersten 2 Jahren nach der Erkrankung zurückbilden, haben kein erhöhtes Risiko für später auftretende Krämpfe im Sinne einer Epilepsie.

Hörstörungen müssen nicht unbedingt mit persistierenden neurologischen Schäden einhergehen, was eine andere Genese beweist.

Bei der *tuberkulösen Meningitis* gelten Hirnnervenläsionen mit zunehmender sensorischer Eintrübung als prognostisch ungünstig. Auch zunehmende Bewußtlosigkeit bei Herpes-simplex-Meningoenzephalitis und Pneumokokken-Meningitis ist dubios. Generalisierte Krampfanfälle werden besonders häufig (30 %) bei Haemophilus influenzae, Pneumokokken, Staphylokokken und Mumps-Meningoenzephalitis und vor allem bei der eitrigen Neugeborenen-Meningitis durch E. coli und B-Streptokokken beobachtet. Zu *Hauben-Meningitis* führen besonders Kolibakterien, Pneumokokken und Haemophilus influenzae. Eine *Hirnbasis-Meningitis* mit Hirnnervenausfällen wird oft von Tbc, Borrelien und Meningokokken hervorgerufen (Tabelle 5.9).

Das Enzephalitis-Syndrom

Grundsätzlich sind bei einer entzündlichen Reaktion des ZNS und seiner Häute alle Teile im Sinne einer Meningoenzephalomyelitis betroffen. Auch Nervenwurzeln und periphere Nerven sind oft in den Krankheitsprozeß miteinbezogen. Die Beteiligung der einzelnen Abschnitte ist daher sehr unterschiedlich, so daß man klinisch das *Meningismus-Synsrom vom Enzephalitis-Syndrom* abgrenzen kann. Im einzelnen lassen sich auch noch eine Zerebellitis, eine Hirnstamm-Enzephalitis und eine Polyradikuloneuritis abgrenzen.

Die Klinik beinhaltet Fieber, Kopfschmerzen, Irritabilität, Agitiertheit, Somnolenz, Koma, Krämpfe und Hirnnervenausfälle.

Das häufigste und auffälligste Merkmal der Enzephalitis ist die *Bewußtseinstrübung* mit deliranter Verwirrtheit und psychopathologischen Auffälligkeiten aller Sta-

Tabelle 5.9. Ursächliche Erreger von Hauben-Meningitis, Hirnbasis-Meningitis und Krämpfen

Hauben-Meningitis	*Hirnbasis-Meningitis*
▶ Kolibakterien	▶ Tuberkulose
▶ Pneumokokken	▶ Borrelien
▶ Haemophilus influenzae Typ b	▶ Meningokokken
Krämpfe sind häufig bei	▶ Staphylokokken
▶ Pneumokokken	▶ Streptokokken
▶ Staphylokokken	▶ Lues, Mykosen
▶ E. coli	▶ Zestoden, Nematoden
▶ B-Streptokokken	▶ Tumoren im Bereich des III. Ventrikels
▶ Haemophilus influenzae Typ b (30 %)	Oft mit Ventrikulitis kombiniert

dien bis zum zerebralen Koma durch Hirnödem. Besonders Patienten mit Pneumokokken-Meningitis haben zu 30–60 % schwere Bewußtseinstrübungen bis zur Bewußtlosigkeit.

Die *Enzephalitis* ist neuropathologisch durch zellige Infiltration und eine Glia-Reaktion charakterisiert, die durch Erreger oder ihre Toxine entlang der Gefäße verursacht werden. *Enzephalopathien* zeigen demgegenüber eine akute Störung der Blut-Hirn-Schranke mit Hirnödem und neurologischer Symptomatik, aber ohne Entzündungshinweise. Eine Enzephalopathie kann unter anderem bei Pertussis, Shigellose, Salmonellose, Scharlach, Urämie und beim REYE-Syndrom auftreten.

Eine Enzephalitis kann durch Viren, Bakterien, Parasiten sowie durch physikalische Noxen oder toxische Genese hervorgerufen werden. Man kann folgende Hauptgruppen des Enzephalitis-Syndroms unterscheiden:

▶ die *primäre hämatogene Enzephalitis* mit direktem Befall des Gehirns durch den belebten Erreger,
▶ die *sekundäre Enzephalitis* als para- bzw. postinfektiöse Reaktion auf virale und bakterielle Erkrankungen sowie Schutzimpfungen,
▶ *Enzephalitis durch physikalische Einwirkungen,*
▶ die *toxische Enzephalitis* = Enzephalopathie,
▶ chronisch-virale ZNS-Infektionen (Tabelle 5.10).

Die chronisch-viralen ZNS-Infektionen, auch Slow-virus-infections genannt, manifestieren sich erst nach jahrelanger Inkubationszeit mit Viruspersistenz und zeigen dann einen protrahierten und in der Regel tödlichem Verlauf (Masern, Röteln, HIV). Glücklicherweise sind sie sehr selten.

Eine Reihe von Erregern kann sowohl eine primäre Enzephalitis hervorrufen als auch – bedingt durch Autoimmunphänomene – Tage bis wenige Wochen nach dem viralen Infekt eine para- bzw. postinfektiöse Enzephalitis (sekundär) ohne Erregernachweis im Liquor.

Dazu gehören Masern-, Mumps-, Röteln-, Varizellen-, Influenza- und Hepatitisviren, Mycoplasma pneumoniae, Rickettsien, der EPSTEIN-BARR-Virus und der Pertussiserreger sowie die Mononukleose.

Aus *pathologisch-anatomischer* Sicht sind folgende Hauptgruppen der Enzephalitiden und Myelitiden zu unterscheiden:

▶ die fleckförmige Polio-Enzephalitis (Polio, Arboviren, Rabiesviren),
▶ kontinuierliche Polio-Enzephalitiden (progressive Paralyse),
▶ metastastische Herdenzephalitiden einschließlich Hirnabszeß (nach bakterieller Absiedlung von Endokarditis, Bronchiektasen und Osteomyelitis),
▶ Meningonzephalitiden (typspezifische bzw. erregerdifferente Meningitis),
▶ perivenöse Herdenzephalitiden (Masern, Röteln, Varizellen, Mumps, Vakzination),
▶ herdförmige Entmarkungsenzephalitiden (MS),
▶ Panenzephalitiden (SSPE),
▶ nekrotisierende Enzephalitiden (Herpes-simplex-Enzephalitis),
▶ hämorrhagisch-nekrotisierende Enzephalitis (nach Blutung infolge hyperergischer Immunreaktion),
▶ granulomatöse Enzephalitiden (Lues, Tuberkulose, Sarkoidose, Toxoplasmose, Pilzinfektionen).

Die Erkrankungen können primär oder sekundär, akut, subakut oder chronisch sowie entzündlich oder nichtentzündlich verlaufen. Die entzündlichen Erkrankun-

Tabelle 5.10. Einteilung der nichteitrigen Enzephalitiden. (Nach 31)

---

1. Primäre Enzephalititis: Enzephalitis mit direktem Erregernachweis

1.1. Virale Erkrankungen

A. Durch RNA-Viren

Picornaviren
- Enteroviren:
  Polio-1-3-, Coxsackie-A,B-,
  ECHO-Viren
- EMC-Viren:
  Enzephalomyokarditis

Arboviren
- Europäische Gruppe:
  Frühsommermeningo-
  enzephalitis (FSME),
  zentraleuropäische
  Zeckenzephalitis,
  Looping-ill-Enzephalitis
- Amerikanische Gruppe
- Fernöstliche Gruppe
- Afrikanische Gruppe

(Para-)Myxoviren
- Influenzaviren 1–4 (A, B)
- Parainfluenzaviren
- Rötelvirus:
  konnatale Rötelnenzephalitis,
  progrediente Röteln-
  panenzephalopathie
- Mumpsvirus
- Masernvirus:
  klassische Masernenzephalitis,
  subakut sklerosierende
  Panenzephalitis
- LCM-Viren:
  lymphozytäre Choriomeningitis

Rhabdoviren
- Rabies (Lyssa)

Retroviren (HIV)

Adenoviren

Respiratory-syncytial-Viren (RS-Viren)

B. Durch DNA-Viren

Herpesviren
- Herpes-simplex-Virus 1,2
- Herpes-B-Virus
- Varicella-zoster-Virus
- Zytomegalievirus (CMV)
- EPSTEIN-BARR-Virus (EBV)

Pockenviren
- Variolavirus
- Vacciniavirus

Rheoviren
- Hepatitis-B-Virus

1.2. Bakterielle Erkrankungen

Mycoplasma pneumoniae
Psittakose/Ornithose
Salmonellose
Bruzellose
Leptospirose
Listeriose
Tularämie
Chlamydien
Spirochätosen:
- Syphilis
- Erythema (chronicum) migrans
- Lyme-Erkrankung (Borrelien)
- GARIN-BUJADOUX-BANNWARTH-
  Syndrom

Tuberkulose
Rickettsiose:
- Q-Fieber
- Fünftagefieber
- Fleckfieber
- „Rocky Mountains spotted fever"
- Katzenkratzkrankheit

1.3. Pilzerkrankungen

Blastomykose
Sporotrichose
Aktinomykose
Moniliasis
Kokzidiomykose
Kryptokokkose
Phykomykose
Mukormykose
Histoplasmose
Aspergillose

1.4. Parasitäre Erkrankungen

A. Durch Protozoen:
- Toxoplasmose
- Amöben, Naegleria species
- Trypanosomenerkrankungen
- Malaria (zerebrale Malaria)

B. Durch Zestoden (Bandwürmer):
- Taenia solium (Zystizerkose)
- Echinococcus

C. Durch Nematoden (Rundwürmer):
- Trichinose
- Askariasis

D. Durch Trematoden (Saugwürmer):
- Schistosomiasis (Bilharziose)

Tabelle 5.10. (Fortsetzung)

2. Sekundäre Enzephalitis: Enzephalitis ohne direkten Erregernachweis	Rötelnpanenzephalitis (RPE) Progressive multifokale Leukenzephalopathie (PML) JAKOB-CREUZFELD-Erkrankung (BSE) Kuru-Kuru, HIV
2.1. Para-, postinfektiöse Enzephalitis Nach Masern, Röteln, Mumps, Varizellen, „Grippe", Pertussis, rheumatischem Fieber (Chorea minor), Influenza A und B, Katzenkratzkrankheit, Varicella zoster	*5.2. „Smoldering Encephalitis"* (RASMUSSEN-Syndrom)
2.2. Nach Schutzimpfungen Insbesondere gegen Pocken, Pertussis, Rabies, Masern, Typhus, Influenza, Gelbfieber	*5.3. Hämorrhagische Leukenzephalitis HURST* *5.4. „Haemorrhagic shock and encephalopathy Syndrome"*
3. Enzephalitis durch physikalische Einwirkungen	*5.5. Enzephalomyelitis disseminata (Multiple Sklerose)*
4. Toxische Enzephalitis, Enzephalopathie	*5.6. Enzephalitis bei zerebraler Vaskulitis*
4.1. Enzephalopathie bei exogenen Vergiftungen Hg, Pb, Hexochlorophen, Barbiturate, Salizylate	▸ bei Lupus erythematodes, juveniler rheumatoider Arthritis, Periarteriitis nodosa, neurokutanem Lymphknotensyndrom (KAWASAKI) und bei kalzifizierender Vaskulopathie: HIV-Infektion (s. Retroviren) ▸ Sarkoidose
4.2. Enzephalopathie bei endogenen Vergiftungen *A. Ohne primären Stoffwechseldefekt* ▸ Elektrolytentgleisungen ▸ Hypo-/Hyperglykämie *B. Mit primärem Stoffwechseldefekt* ▸ akute Porphyrie, ▸ Phäochromozytom	*5.7. Akute Psychosen, Tumoren, subdurales Empyem, Hirninfarkt, REYE-Syndrom*
5. Sonderformen	*5.8. Unbekannte Ursachen* ECONOMO-Enzephalitis infantile myoklonische Enzephalitis Pseudotumor cerebri Retinomeningo-Enzephalitis rekurrierende allergische Autoimmun-Enzephalitis epidemische Neuromyasthenie
5.1. Slow-virus-Erkrankungen Subakut sklerosierende Panenzephalitis (SSPE)	

gen äußern sich durch perivenöse Herdenzephalitiden mit Entmarkungen, während die nichtentzündlichen Erkrankungen außer zur Entmarkung zu Degenerationsvorgängen und zu spongiöser Gewebsschädigung führen. Die *häufigsten Viruserreger der primären Enzephalitis* sind die Echo-, Entero- und Coxsackie-Viren, während der Mumpsvirus der häufigste Erreger der sogenannten sekundären Meningoenzephalitis ist. Die primäre Enzephalitis betrifft vorwiegend die graue Substanz, wobei sich der Virus in den Hirnzellen vermehrt und im Liquor nachweisbar ist. Von einer sekundären Meningoenzephalitis sprechen wir, wenn es im Rahmen von Viruserkrankungen 2–8 Tage nach Virusexanthembeginn (parainfektiös) bzw. 10–12 Tage (postinfektiös) zu einer immunologisch-allergischen Reaktion des ZNS mit Demyelinisierung der weißen Substanz und der Hirnhäute kommt. Ein Virusnachweis gelingt dann unter Umständen nur im Stuhl, im Urin oder im Rachenspülwasser, nicht aber im Liquor.

Diagnose

Der Liquordruck ist erhöht. Alle Virusmeningoenzephalitiden führen zu einer lymphozytären serösen Liquorkomposition. Kennzeichen der serösen Meningoenzephalitis ist das TYNDALL-Phänomen, bei dem der Liquor im durchfallenden Licht gegen einen dunklen Hintergrund „sonnenstäubchenartig" (Blitzen der Zellen) getrübt erscheint. Im Liquor findet sich eine vermehrte Reizpleozytose zwischen 30 und 150/3 Zellen, überwiegend Lymphozyten, eine Globulinvermehrung, Liquorzuckererhöhung und Liquoreiweißerhöhung (selten über 120 mg/dl). Liquoreiweißerhöhung und Liquorzellzahlerhöhung können nach Mumps- bzw. nach Enteroviren-Enzephalitis sehr hohe Werte erreichen und noch bis zu 9 Monaten nachweisbar sein. Die Liquorzuckererhöhung bei Enzephalitis ist auf eine verminderte Glukolyse zurückzuführen. Bei nekrotisierender Enzephalitis ist ein hämorrhagisch tingierter Liquor möglich. Das Ausmaß der Pleozytose und die Schwere des Krankheitsbildes haben oft keinen Zusammenhang und lassen auch keine prognostische Aussage zu. Auch eine normale Liquorkomposition (10 %) schließt eine Enzephalitis nicht aus.

Ein Nachweis von Eosinophilen im Liquor weist auf Wurmbefall des ZNS hin. Das EEG ist gekennzeichnet durch träge, hohe Schwankungen, die an die Stelle einer differenzierten Grundaktivität treten. Der Einsatz der Virusdiagnostik ist sehr schwierig, weil nur selten ein Erregernachweis gelingt und eine intrathekale Antikörperproduktion oft fehlt. Weiter helfen die PCR-Methoden, CT, MRT, Hirnbiopsie und Szintigraphie.

Bakteriell bedingte Enzephalitiden sind selten. Sie entstehen durch Fortleitung aus der Umgebung im Rahmen von septischen Erkrankungen.

Bei der häufigeren viralen Genese ist die klinische Symptomatik weniger eindrucksvoll, der Verlauf milder und gutartiger. Auch sind meningeale Symptome geringfügiger als bei bakterieller Ursache und klingen früher ab. Die Ursache für oft harmlose Fieberkrämpfe (Exanthema subitum) ist der humane Herpesvirus 6 (HHV6).

Das Enzephalitis-Syndrom beginnt oft mit einem Infekt der oberen Luftwege und nimmt einen zweigipfligen Verlauf:

▶ mit katarrhalischem Vorstadium und
▶ mit nachfolgender Enzephalitis.

Selten sind schleichende Verläufe und allgemein unspezifische Krankheitszeichen, Wesensveränderung, Verhaltensstörung. Man unterscheidet Allgemeinsymptome und Herdsymptome, die entweder als Reiz- oder als Lähmungssymptome auftreten können.

Unter den *Komplikationen* sind die nicht beherrschbaren Krämpfe und fulminante therapierefraktäre Hindrucksteigerungen am meisten gefürchtet. Für Residuen sind entzündlich bzw. vaskulär bestimmte Zerstörungen der ZNS-Strukturen verantwortlich. Selten kommt ein ADH-Syndrom vor (26).

Differentialdiagnose

Im Vordergrund bei diesen Überlegungen stehen Hirnabszeß, Hirntumor, Hämorrhagie, Infarzierung sowie die verschiedenen Raritäten, welche zu einer akuten

Enzephalopathie führen können. Hierzu gehören Vaskulitis, metabolische Störungen, Urämie, REYE-Syndrom und Intoxikation. Weiterhin kommen andere Infektionen, Vergiftungen (auch Kohlenmonoxid-Vergiftung) primäre Hirnerkrankungen oder auch Zustand nach Kindesmißhandlung in Frage (26).

Auch apoplektiforme Verlaufsformen sind möglich. Spinale Infarkte können zu Querschnittslähmung und Atemstillstand führen. Ein ausgeprägtes *Hirnödem* zeigt sich durch generelle Unruhe, Erbrechen, grelles Schreien, Phantasieren, Hyperexitation, Somnolenz, Atemdepression, Krämpfe und Koma, auch ohne Stauungspapille.

Ein Sonderfall ist auch die *akute infantile Hemiplegie* infolge einer Enzephalitis. Pathogenetisch kommt sie wahrscheinlich durch ein starkes einseitiges Hirnödem zustande, besonders wenn noch fokal Krampfanfälle hinzutreten. Es wird aber auch eine zerebrale Phlebothrombose oder eine virale Vaskulitis mit konsekutivem Infarkt diskutiert (10). Akute infantile Hemiplegien wurden bei Herpes, Masern, Coxsackie-Syndrom, EPSTEIN-BARR-Viren und Toxoplasmose-Enzephalitis beobachtet.

Störungen des Wasser- und Elektrolythaushaltes sind durch erhöhtes ADH (antidiuretisches Hormon) möglich (SCHWARTZ-BARTTER-Syndrom). Störungen der vegetativen Zentren im Hirnstamm (Blutdruckveränderungen und Herzrhythmusstörungen) kommen vor.

Die Hirnstammenzephalitis (BLICKERSTAFF 1957) ist selten, hat aber eine große praktische Bedeutung, da die klinische Symptomatologie auch mit einem Hirnstammtumor oder einem Hirnstammabszeß, evtl. auch mit einer Basilarismigräne vereinbar ist. Die typischen Symptome der Hirnstammenzephalitis sind Bewußtseinstrübung mit Schläfrigkeit bis zur Bewußtlosigkeit, zerebelläre Ataxie, Blickparesen mit Nystagmus, multiple nukleäre oder supranukleäre Hirnnervenlähmungen, Pyramidenbahn-Symptome leichten Grades sowie generalisierte oder halbseitige extrapyramidal-motorische Symptome. Ein häufiges Symptom ist Dysphagie.

Die *akute zerebelläre Ataxie* ist ein weiteres Beispiel einer regionalen Enzephalitis. Sie ist von der vestibulären Ataxie, die mit Hörstörungen einhergeht (Hirnnerv VIII), abzugrenzen. Hörprüfungen in der Frühphase der Meningitis sind in den ersten 24 Std. nach stationärer Aufnahme obligat. Die zerebellare Ataxie geht ohne Hörstörungen einher und ist harmlos.

Die neurologische Symptomatik wird durch die Rumpfataxie oder statische Ataxie und die Extremitätenataxie dominiert. Dazu kommen häufig Störungen der Augenmotorik, meist mit einem blickinduzierten Nystagmus, gelegentlich ein Opsoklonus („Dancing-eyes-syndrome"). Eine akute zerebelläre Ataxie wird bei Infektionen durch folgende Viren beobachtet: Masern, Varizellen- und Mumpsvirus, Echovirus Typ 5 und 9, Coxsackie-Virus A und B, Mononucleosis infectiosa, Herpes simplex, Adenovirus. Außerdem wurde sie bei Mykoplasmeninfektionen beschrieben.

Eine akute zerebelläre Ataxie ist die häufigste neurologische Komplikation von Varizellen (postinfektiös 30 %), die nicht selten auch vor dem Exanthem auftritt. Bemerkenswert ist, daß sie als sehr seltene Komplikation auch nach Masernimpfung auftreten kann. Auch nach Pertussis, Röteln, Polio kann sie vorkommen. Weitere Symptome sind Schwindel, Tremor, Dysarthrie und Dysmetrie.

Eine *Myelitis* ist durch schlaffe Lähmungen, sensible Ausfälle und Blasen-Mastdarm-Störungen gekennzeichnet. Symptome des GUILLAIN-BARRÉ-Syndroms sind möglich (Eiweißwerte über 200 mg/dl bei normaler Zellzahl).

Therapie, Prognose, Allgemeines

Die Virusenzephalitiden werden nur symptomatisch behandelt. Die Behandlung richtet sich gegen Krampfanfälle, gegen Störungen des Wasser- und Elektrolythaushaltes, gegen das entzündliche Hirnödem und gegen vegetative Regulations- und Atemstörungen. Die Behandlung der Enzephalitiden mit Steroiden ist fragwürdig, außer bei Hirnödem.

Die *Therapie der Mykoplasmen-Enzephalitis* erfolgt mit Erythromycin oder – nach dem 6. Lebensjahr – mit Tetrazyklin. Die *Borrelien-Enzephalitis* wird mit Penicillin oder besser mit Cephalosporinen der III. Generation (Ceftriaxon) und die *Toxoplasmose* mit Pyrimethamin und Sulfadiazin behandelt (siehe Behandlungsschema der DGPI, Tabelle 5.11). Plasmodium falciparum wird mit Antimalariamittel behandelt. Die durch Entero- oder Adenoviren verursachte Enzephalitis bei Patienten mit Hypogammaglobulinämie indiziert intravenöse oder intrathekale Gammaglobingaben (32).

Prognostisch ungünstig sind Patienten mit einem Alter unter 12 Monaten, wochenlanges Koma, prolongierte Krämpfe und verzögerter Therapiebeginn bei Herpes-simplex-Enzephalitis, Mycoplasma-pneumoniae-Enzephalitis, Malaria und Toxoplasmose. Bei der akuten und der postinfektiösen Enzephalitis muß zu 5–10 % mit Exitus letalis und zu 10–20 % mit neurologischen Residuen gerechnet werden (32). Möglich sind auch das Auftreten einer infantilen Zerebralparese, Epilepsie, psychomotorische Bewegungsstörungen, Persönlichkeitsveränderungen, Verhaltensstörungen, nervale Ausfälle und Störungen von Sprache und Visus.

Die neuroallergischen Enzephalitiden sind durchschnittlich etwas gutartiger als die direkt invasiven; beide Formen können aber sowohl ausheilen als auch letal enden. Sie lassen sich klinisch meist nicht voneinander unterscheiden. Für die immunologisch bedingten Enzephalitiden wird eine Mortalität von 10–25 % angegeben.

Entsprechend dem Bundesseuchengesetz sind alle Meningoenzephalitiden meldepflichtig. Gesondert erfaßt werden lediglich Meningokokken-Meningitiden.

Schulsport, Schwimmen, Sonneneinstrahlung sowie Fernsehen sollte nach überstandener Meningoenzephalitis 3–6 Monate unterbleiben, da es sonst zu Residualsymptomen wie Wetterfühligkeit, Konzentrationsschwäche, Kopfschmerzen und Leistungsminderung kommen kann.

Tabelle 5.11. Therapieschema der DGPI für die Behandlung der konnatalen Toxoplasmainfektion. (Nach 2)

	Substanz	Dauer (Wochen)	Dosierung
Therapiebeginn	Pyrimethamin + Sulfadiazin +	6	1 mg/kg KG/die p. o. 50–100 mg/kg KG/die p. o. in 2 Dosen
	Folinsäure		2 × 3 mg/Woche p. o.
anschließend im zyklischen Wechsel	Spiramycin	4	100 mg/kg KG/die
(Gesamtdauer: 6 Monate bis 1 Jahr)	Pyrimethamin + Sulfadiazin +	4	1 mg/kg KG/die p. o. 50–100 mg/kg KG/die p. o. in 2 Dosen
	Folinsäure		2 × 3 mg/Woche p. o.
Bei akuten Entzündungszeichen von ZNS und Augen erfolgt zusätzlich die Gabe von 1–2 mg/kg KG/die Prednisolon p. o. in 2 Dosen.			

Selbst nach offenbar folgenlos überstandenen Entzündungen des ZNS können Leistungsstörungen auch nach seröser Meningitis zurückbleiben. Dabei handelt es sich vorwiegend um körperlich meßbare Leistungsminderungen sowie endokrine Störungen mit Hypersalivation, Schlafstörungen, Adipositas, Pubertas praecox (Hypothalamusschäden). Sogar bei sofort eingeleiteter Therapie sind Residualsymptome, wie verminderte emotionelle und geistige Wendigkeit, Affektivität, Verhaltensauffälligkeiten oder Triebstörungen, nur schwer zu vermeiden.

Abschlußuntersuchungen und Impfbefreiung

Es wird ein interner und neurologischer Status erhoben mit Messung des Kopfumfangs und Schädelwachstumskurve, Augenbefund, Sonographie, EEG, CT und Audiometrie. Neben der Erfassung neurologischer Defektheilung sollte auch an Herz-, Lungen-, Leber-, Nieren- und Knochenmarkskomplikationen gedacht werden. Patienten mit persistierenden ernsten neurologischen Abnormalitäten (andere als Hörstörungen) haben ein größeres Risiko, noch nach Jahren eine Epilepsie zu entwickeln. Deshalb sind u.U. Kontrollen 6 Wochen, 3 Monate, 6 Monate, 12 Monate und 24 Monate nach Entlassung aus dem Krankenhaus erforderlich.

Eine Impfdauerbefreiung erfolgt für die Pertussisimpfung, ein Jahr beträgt die Befreiung bei Masern und 6 Monate bei DT-Impfung. Eine Hib-Impfung erfolgt 2 Monate nach durchgemachter Meningitis.

Herpes-Enzephalitis

Die Klinik der Virusenzephalitis wurde bereits 1959 von van BOGAERT beschrieben. Erstarrung, JACKSON-Anfälle und Geruchshalluzinationen sowie ein- und doppelseitige Paresen und Liquorpleozytose waren hervorstechende Merkmale. 1967 gelang es MARSHALL, den ersten Fall von HSE mit Ioddesoxyuridin zu behandeln. Auch heute ist die Diagnose einer Herpes-simplex-Enzephalitis schwierig, da die Krankheit mit uncharakteristischen Symptomen beginnt und der fulminante Verlauf dem Arzt wenig Zeit zum Handeln läßt. Der raumfordernde Prozeß und andere Zirkulationsstörungen im Areal der Arteria cerebri posterior führt zur Drosselung der Durchblutung und damit zum Hirnödem und zur Druckerhöhung in der Schädelkapsel, wodurch der Circulus vitiosus eingeleitet wird (24). Die Herpes-Enzephalitis ist saisonabhängig. Die schwere Enzephalopathie ist progredient.

Im Liquor finden sich anfangs über 90 % Granulozyten, in der späteren Phase etwa 50–2000 Zellen/mm^3 Lymphozyten (bei 80 % auch Erythrozyten). Das Virus ist im Liquor nicht anzüchtbar.

Die Liquor-PCR bietet in den ersten Krankheitstagen eine hohe Sensitivität und Spezifität. Der Nachweis eines 4fachen Antikörpertiteranstieges im Serum von HSV-spezifischen Antikörpern kommt für die initiale Therapieentscheidung zu spät.

EEG-Veränderungen sind vor CT-Veränderungen nachweisbar. Das kraniale CT während der ersten 4 Krankheitstage einer HSE ist negativ und hat lediglich Bedeutung zum Ausschluß einer differentialdiagnostisch in Frage kommenden Erkrankungen, wie Hirnabszeß, Hirntumor oder andere zerebrale Gefäßprozesse. Hilfreicher ist die Magnetresonanztomographie (MRT/MRI).

Kinder mit *Fieber*, *progredienten Bewußtseinsstörungen* sowie *fokalen oder sekundär generalisierten Krampfanfällen*, bei denen der Verdacht auf eine Herpes-simplex-Enzephalitis geäußert wird, werden sofort auch ohne vorliegende pathologische Serologie antiviral mit Aciclovir 10 mg/kg 3mal täglich für 10–14 Tage behandelt (Tabelle 5.12). Frühgeborene unter der 33. SSW erhalten 2× 10 mg/kg/Tag für 14–21 Tage.

Aciclovir kann die intrathekale Antikörperproduktion gegen Herpesvirus wahrscheinlich hemmen bzw. vermindern und den direkten Virusnachweis im Liquor beeinträchtigen. Wenige Tage nach Beginn einer Aciclovir-Therapie ist jedoch mit der PCR-Methode noch ein positives Resultat zu erwarten (10).

Bei Patienten mit temporal hypodensen Zonen im CT (meist 3–5 Tage nach Beginn der Symptomatik, Hinweis auf nekrotisierende Enzephalitis) könnte außerdem die Gabe von Beta-Interferon einen zusätzlichen therapeutischen Effekt haben. Beta-Interferon ist normalerweise kaum liquorgängig, deshalb ist der ungezielte Einsatz nutzlos. Im Bereich der hypodensen Zonen ist die Blut-Liquor-Schranke jedoch gestört, und es könnte nach Penetration des Interferons zur synergistischen Wirkung mit Aciclovir am Ort des Geschehens kommen.

In einer retrospektiven Studie von WINTERGERST und BELOHRADSKY kam es bei Patienten mit Virusenzephalitis und temporal hypodensen Zonen im CT unter Aciclovir-Monotherapie (n = 30) zu 10 % tödlichen Verläufen und 40 % schweren neurologischen Defektheilungen. Bei Kombinationstherapie mit Beta-Interferon (n = 11) kam es zu keinem tödlichen Ausgang bzw. schwerer Defektheilung (p = 0,014); (38).

Bei der Therapie mit Interferon sollen Patienten mit folgenden Krankheitsbildern bzw. Symptomen ausgeschlossen sein (WINTERGERST, pers. Mitteilung):

▶ Tumoren,
▶ Stoffwechselerkrankungen,
▶ Gefäßprozesse,
▶ wenn Symptome länger als 5 Tage bestehen,
▶ Intoxikation,
▶ bakterielle Erreger,
▶ Quick-Wert unter 50 %,
▶ Hypersensitivität gegen Protein,
▶ Thrombopenie unter 30 000/μl,
▶ metabolische ZNS-Erkrankung.

Tabelle 5.12. Therapie der Herpes-Enzephalitis. (Nach 10, 21, 25, 38)

▶ *Aciclovir*
  1. Pat. mit 0–3 Monaten und über 12 Jahre 3 × 5–15 mg/kg/Tag 10–21 Tage Kurzinfusion
  2. Pat. von 3 Monaten bis 12 Jahre 3 × 500 mg/m^2 Körperoberfläche/24 h
  3. Frühgeborene (< 33 SSW) 2 × 10 mg/kg/Tag über 14–21 Tage

▶ *Therapieversuch mit Interferon* 0.3–0.5 × 10^6 I.E./kg/Tag als Dauertropf 3–10 Tage in 500 ml Elektrolytlösung mit 10 ml 20 %igem Humanalbumin

▶ *Hirnödemprophylaxe* mit Dexamethason 1–2 mg/kg/Tag über 3–5 Tage

▶ *Thromboseprophylaxe* mit Heparin

▶ *Antikonvulsiva, Diuretika, Analgetika, Sedativa*

▶ *evtl. Antibiotika* (entfällt während der Interferon-Therapie)

▶ *Patienten mit Immundefekten* evtl. halbe Dosis Aciclovir

Die Therapie erfolgt entweder mit natürlichem Interferon (500000 Einheiten/kg/ Tag, maximal 25 Mio. Einheiten täglich, 5 Tage lang) oder mit rekombinantem Beta-Interferon (200000 Einheiten/kg/Tag 5 Tage lang) als Dauerinfusion (38). Nebenwirkungen sind Hyperpyrexie und Gerinnungsveränderungen.

LITERATUR

1. Bone RC, Fisher CJ, Clemmer TP et al. (1989) Sepsis syndrome: a valid clinical entity. Critical Care Medicin 17: 389–393
2. DGPI (Deutsche Gesellschaft für pädiatrische Infektiologie e. V.) (1997) Infektionen bei Kindern und Jugendlichen. Handbuch. Futuramed, München
3. Daoud AS, Zaki M, Al-Saelh QA (1989) Prolonged and secondary fever in childhood bacterial meningitis. Eur J Pediatr 149: 114–116
4. Feigin RD, McCracken GH, Klein JO (1992) Diagnosis and management of meningitis. Pediatr Infect Dis J 11: 715–814
5. Feigin RD, Kaplan S (1977) Inappropriate secretion of antidiuretic hormone in children with bacterial meningitis. The American Journal of Clinical Nutrition 30: 1482–1484
6. Fiedler U (1987) Differentialdiagnose der Meningitis im Kindesalter. Med Dissertation, Darmstadt
7. Glista GG, Sullivan TD, Brumlik J (1980) Spinal cord involvement in acute bacterial meningitis. J Amer Med Assoc 243: 1362–63
8. Guggenbichler JP (1982) Die eitrige Meningitis im Kindesalter. Pädiatr Pädol 17: 13–65
9. Helwig H (1987) Frühsymptome der Meningitis. Kinderarzt 1: 21–27
10. Hirt HR (1992) Enzephalitiden. Monatsschr Kinderheilkd 140: 6–18
11. Isenberg H (1992) Bacterial Meningitis: Signs and Symptoms. In: Schönfeld H, Helwig H (eds) Bacterial Meningitis. Antibiot Chemother, vol: 45, Karger, Basel, pp 79–95
12. Kaplan SL, Feigin RD (1978) The syndrome of inappropriate secretion of antidiuretic hormone in children with bacterial meningitis. J Pediatr 92: 758–761
13. Kaplan SL, Feigin RD (1985) Clinical Presentations, Prognostic Factors and Diagnosis of Bacterial Meningitis. In: Sande MA, Smith AL, Root RK (eds) Bacterial Meningitis: Livingstone, New York, Edinburgh, London, Melbourne, pp 83–94
14. Kempe CH, Silver HK, O'Brien D, Fulginiti VA (1987) Current Pediatric Diagnosis and Treatment, 9th ed. Los Altos, Lange
15. Kilpi T, Anttila M, Kallio MJT, Peltola H (1991) Severity of childhood bacterial meningitis and duration of illness before diagnosis. Lancet 338: 406–409
16. Knopp U, Evers G (1980) Die akute bakterielle Meningitis bei Kindern. Notfallmedizin 6: 489–497
17. Koletzko B (1982) Leitsymptom: Meningismus bei Kindern, Notfall oder nicht? Notfallmedizin 8: 638–644
18. Lam A, Sibbald WJ, Boone J (1978) Transient Diabetes Insipidus as a Complication of Haemophilus Meningitis. Pediatrics 61: 785–788
19. Lin TY, Nelson JD, McCracken GH (1984) Fever during treatment for bacterial meningitis. Ped Infect Dis 3: 319–322
20. Meadow WL, Lantos J, Tanz RR, Mendez D, Unger R, Wallskog P (1993) Ought ‚Standard Care' Be the ‚Standard of Care'? Amer J Dis Child 147: 40–44
21. Nelson WE (1996) Textbook of Pediatrics, 15th ed. Saunders, Philadelphia
22. Neuhäuser G (1993) Enzephalitische Erkrankungen. pädiat prax 45: 21–32
23. Pomeroy SL, Holmes SJ, Dodge PR, Feigin RD (1990) Seizures and other neurologic sequelae of bacterial meningitis in children. N Engl J Med 323: 1651–1657
24. Roleff H-B (1995) Herpes-simplex-Enzephalitis. Deutsches Ärzteblatt 92, Heft 31/32: 42
25. Prange HW, Weber TH (1986) Therapie der Herpes-simplex-Enzephalitis. Dtsch Med Wochenschr 111: 26–28
26. Ross R (1984) Unterscheidung seröse Meningitis – bakterielle Meningitis. pädiat prax 30: 663–664
27. Rush PJ, Shore A, Imman R et al. (1986) Arthritis associated with haemophilus influenzae meningitis: septic or reactive? J Pediatric 109: 412–415
28. Rutman DL, Wald ER (1981) Fever in Haemophilus influenzae Type B Meningitis. Clin Pediat 20: 192–195
29. Schaad UB (1997) Pädiatrische Infektiologie, zweite Aufl. Hans Marseille Verlag GmbH, München

30. Schaad UB, Nelson JD, McCracken GH (1981) Recrudescence and relapse in bacterial meningitis of childhood. Pediatrics 67: 188–195
31. Scheffner D, Lipinski C (1990) Nichteitrige Enzephalitis. Meningoenzephalitis, Enzephalomyelitis und Enzephalopathie. In: Bachmann et al. (eds) Pädiatrie in Praxis und Klinik, Bd III. Thieme/Fischer, Stuttgart, München. S 810–831
32. Schrader A, Stammler A, Stickl H (1988) Infektiös-entzündliche Erkrankungen des ZNS. In: Neundörfer B, Schimrigk K, Soyka D (Hrsg) Praktische Neurologie. edition medizin, VCH, Weinheim
33. Schwartz JF (1972) Ataxia in bacterial meningitis. Neurology 22: 1071–74
34. Sell SH (1983) Long term sequelae of bacterial meningitis in children. Pediatr Infect Dis 2: 90–93
35. Thys JP (1984) Diagnosis and treatment of bacterial meningitis. Resuscitation 11: 243–248
36. Valmari P (1984) Primary diagnosis in a life-threatening childhood infection. Annals of Clinical Research 17: 310–315
37. Valmari P, Peltola H, Ruuskanen O, Korvenranta H (1987) Childhood bacterial meningitis: initial symptoms and signs related to age, and reasons for consulting a physician. Eur J Pediatr 146: 515–518
38. Wintergerst U, Belohradsky BH (1992) Acyclovir monotherapy versus acyclovir plus beta-interferon in focal viral encephalitis in children. Infection 20: 207–212

6 Untersuchungsgang

Das frühe Erkennen des Krankheitsbildes und damit der davon abzuleitenden diagnostischen und therapeutischen Konsequenzen ist eines der wichtigsten prognostischen Momente. Jede Verzögerung der Diagnosestellung durch symptomatische Maßnahmen verschlechtert die Prognose. Für den Patienten hängt viel davon ab, ob der erstbehandelnde Arzt es sich zur Regel gemacht hat, in jedem Fall von Fieber und Kopfschmerzen nach den Zeichen der Nackensteifigkeit zu fahnden. Bezieht er dagegen das meningitische Syndrom nicht in seine differentialdiagnostischen Überlegungen ein, so vergehen erfahrungsgemäß durch die symptomatisch hinhaltende Wirkung von Analgetika und Antipyretika 24 oder gar 48 h bis zur Klinikseinweisung. Eben dieser Zeitfaktor kann aber über das Leben des Kranken entscheiden (siehe Tabelle 3.2). Bemerkenswert ist auch, daß in einem größeren Krankengut nur knapp die Hälfte aller bakteriellen Meningitisfälle mit der richtigen Verdachtsdiagnose eingewiesen werden. Nur 38 % wurden innerhalb der ersten 24 h nach Erkrankungsbeginn, 42 % mehr als 48 h nach Symptombeginn eingewiesen (9).

6.1 Anamneseerhebung

An erster Stelle steht die Anamnese. Fieberhafte Infekte, Mittelohrentzündungen, Pneumonien, Angina und Grippe finden sich bei 50–75 % der Kinder in der Vorgeschichte (13). Bei Bewußtseinsveränderungen sind Angehörige nach der exakten zeitlichen Entwicklung des Krankheitsbildes, nach Traumen, Unfällen, Verletzungen, vor allem nach frontobasalen Frakturen, Zeichen einer Liquorfistel, nach Operationen im Kopfbereich, Entzündungszeichen wie eitrige Sekretion aus den Ohren oder Zeichen der Sinusitis, des weiteren nach Krampfanfällen (20–30 %) zu befragen.

Die Dauer der prästationären Erkrankung hat nach Ansicht einiger Autoren keinen Einfluß auf den Krankheitsverlauf im Krankenhaus nach Einleitung der Therapie (13). Eine uncharakteristische Symptomatik über 3–5 Tage kann unter Umständen eine gute Prognose haben, während ein kurzer, fulminanter Verlauf immer mit einer hohen Sterblichkeitsrate und neurologischen Schäden einhergeht. Nach meiner Ansicht kann aber eine längere Krankheitsanamnese mit verspäteter Diagnosestellung (nach Mittelohrentzündung, Lungenentzündung oder Pansinusitis) und konsekutiver falscher Behandlung eine schlechte Prognose bedeuten.
    KALLIO et al. (12) belegen durch ihre Untersuchungen, daß eine Visite beim Hausarzt 2–4 Tage vor Diagnosestellung einer Meningitis keinen negativen Einfluß auf die Hörstörungen, auf neurologische Schäden oder den gesamten Outcome hat. Jedenfalls schneiden diese Kinder bei der Nachbeobachtung nicht schlechter ab als Kinder, bei denen sofort die Diagnose der Meningitis gestellt werden konnte.

Ebenso wichtig ist eine genaue Medikamentenanamnese (Sedativa, Analgetika, Antibiotika) mit Art und Dauer der Einnahme. Die Anamnese kann dabei hilfreich sein, Meningitiden anderer Genese oder völlig andere Krankheitsbilder mit Beteiligung des zentralen Nervensystems (Intoxikation, Insolation usw., Tabelle 6.1) auszuschließen.

Tabelle 6.1. Vorgehen bei Verdacht auf Meningitis durch den erstuntersuchenden Arzt

1. *Anamnese erfragen:* Zeitlicher Verlauf? Fieber? Vorerkrankung? Erbrechen? Krampfanfall? Trauma? Intoxikation? Insolation?
2. *Klinische Symptome:* Lage des Kindes (Opisthotonus)? Bewußtsein? Nackensteife? Meningitiszeichen? Hautveränderungen? Exsikkose? Neurologischer Befund? Krampfbereitschaft? Augenhintergrund?
3. *Klinikeinweisung und intensivmedizinische Maßnahmen:* Keine Antipyretika! Keine Analgetika! Keine Antibiotika!

Liegt eine Mumpserkrankung beim Kind oder bei Geschwisterkindern vor, ist eine Mumpsmeningitis wahrscheinlich. Oft äußert sich die Mumpserkrankung nur als Meningitis, es fehlt jeder Hinweis auf sonstigen Organbefall, besonders auf eine Parotitis. Nicht versäumt werden darf die Frage nach Tuberkulosen oder besser nach lungenkranken Verwandten, die in der gleichen Wohnung wie das betroffene Kind leben, was auf eine tuberkulöse Meningitis hinweisen kann.

Bei der Differentialdiagnose einer Nackensteifigkeit sind anamnestische Angaben oft wegweisend. Die zeitliche Entwicklung – akut oder langsam progredient – sollte möglichst genau bekannt sein. Vorausgegangene oder begleitende Erkrankungen müssen gezielt erfragt werden, da die Eltern sie in der Aufregung oft nicht spontan erwähnen. Häufig tritt die Meningitis im Rahmen einer Allgemeinerkrankung mit Sepsis auf. Bei Mukoviszidosen sind Pseudomonaden und Haemophilus-influenzae-Typ-b-Keime zu erwarten.

Intensiv muß bei der Anamnese nach *Hörstörungen* gefragt werden, da diese unabhängig von neurologischen Schäden in der Frühphase der Meningitis durch einen Insult auftreten können. Hörprüfungen sind deshalb innerhalb von 24 Std. nach Aufnahme erforderlich.

Die Hörstörungen korrelieren mit dem Schweregrad der Meningitis, mit dem Erregertyp und der Virulenz des Erregers. Sie sind auch abhängig von Zeitpunkt und Art des Antibiotikums bzw. von adjuvanter inflammatorischer Therapie. Unter Cefuroxim sind z.B. nach SCHAAD 17 % Hörstörungen, nach Ceftriaxon nur 4 % Hörstörungen beobachtet worden (pers. Mitt.). Dexamethason (siehe Kap. 9) ist eindeutig in der Lage, die Zahl der Hörschäden von 15 % auf 3 % im Gesamtkrankengut zu senken.

Die Hörstörungen kommen dadurch zustande, daß Bakterien und deren Toxine entlang des inneren Gehörganges zu einer Labyrinthitis und Schädigung des VIII. Hirnnervens führen; die Erreger und Toxine können auch via Ductus cochlearis bzw. auf vaskulärem thromboembolischen Weg das Innenohr erreichen. Postmeningitische Hörstörungen sind dagegen selten.

Weitere anamnestische Hinweise finden sich in Tabelle 6.2.

Nach Präsentation des Patienten im Krankenhaus sollte eigentlich nach internationalen Standards bei Verdacht auf Meningitis die Gabe des Antibiotikums binnen 30 min. erfolgen. Die genaue Anamneseerhebung, die Untersuchung, das Ergebnis der Liquorentnahme u.a. nehmen aber nach MEADOW ca. 1 1/2 bis 3 1/2 Std. in Anspruch, so daß der Patient erst dann sein Antibiotikum erhält. Je nach Erfahrung des Arztes und klinischer Infrastruktur (Labor) muß dies bei juristischen Prozessen berücksichtigt werden. Als Standard kann empfohlen werden, daß das Antibiotikum so rasch als möglich entsprechend den jeweiligen Verhältnissen appliziert wird.

Tabelle 6.2. Anamnestische und klinische Hinweise auf bestimmte Erreger bei Meningitis

Hinweis	Mögliche Erreger
▶ *Alter*	
Neugeborene und Säuglinge bis 5 Monate	E. coli, L. monocytogenes, Enterokokken, Gruppe-B-Streptokokken, Staph. aureus/albus, Serratia, Pseudomonas, Enterobakterien, unbekapselte H. influenzae
2 Monate bis ca. 5 Jahre	H. influenzae b, S. pneumoniae, N. meningitidis, Staph. aureus, Staph. albus, L. monocytogenes
über 5 Jahre	S. pneumoniae, N. meningitidis
▶ *Kontaktfälle in Umgebung*	N. meningitidis, H. influenzae b (Kinder unter 5 Jahre)
▶ *Liquorfistel* (kongenital, traumatisch, neurochirurgisch)	S. pneumoniae, Enterobakterien, Anaerobier, Staph. aureus, Pseudomonas aeruginosa, H. influenzae b, Staph. epidermidis N. meningitidis, Corynebakterien
▶ *HNO-Erkrankungen* Sinusitis, Otitis, Mastoiditis (chron.)	S. pneumoniae (Erwachsene), unbekapselte H. influenzae (Kinder unter 5 Jahre), Anaerobier, Pseudomonas aeruginosa, Staphylokokken
▶ *chronischer Alkoholismus*	S. pneumoniae, L. monocytogenes
▶ *Immundefekte* Immunsuppression, Immunodefizienz, HIV Komplement-Defekte C2 bis C9, Properdindefekt, Neoplasmen	Enterobakterien, L. monocytogenes, S. pneumoniae, M. tuberculosis, H. influenzae b, Neisseria meningitidis, Salmonellen, Pilze, Viren, Toxoplasmose-Erreger, Staph. aureus, Staph. albus, unbekapselte H. influenzae und Serotyp a, c, d, e, f, Anaerobier
▶ *Galaktosämie,* Methyl-Malon-Acidurie, herid. Fructose-Intoleranz	E. Coli (andere gramnegative Keime), Enterokokken
▶ *Steroide, Zustand nach Organtransplantation*	Pilze, L. monocytogenes, Zytomegalie
▶ *rezidivierende Meningitis*	S. pneumoniae, H. influenzae b
▶ *Dermalsinustrakt*	Staph. aureus, gramnegative Enterobakterien, Staph. albus, Anaerobier
▶ *Hämopathien* Hämoglobinopathien Sichelzellenanämie	S. pneumoniae, H. influenzae b, Salmonellen, E. coli, Mykoplasmen
▶ *Mukoviszidose*	Staph. aureus, Pseudomonas-Keime, H. influenzae b
▶ *Nephrotisches Syndrom*	S. pneumoniae, E. coli
▶ *Defekte der Milz* kongenitale Asplenie Zustand nach Splenektomie	S. pneumoniae, H. influenzae b, gramnegative Enterobakterien, N. meningitidis
▶ *zentrale Katheter* (Lipid-Infusion) (Shunts)	Staph. albus, Staph. aureus, Enterokokken, E. coli, Pseudomonaden, H. influenzae
▶ *Malignome des RES*	Keime mit niedriger Virulenz (Pseudomonaskeime, Staphylokokken, Enterobakterien, Listerien, Pilze)

6.2 Allgemeine Untersuchung

• Es folgt eine subtile klinische Untersuchung mit Beurteilung der *Bewußtseinslage*, die von der Somnolenz über Sopor bis hin zum Koma verändert sein kann. Vereinzelt findet man auch Agitiertheit, dilierende Verkennung der Umgebung, Bettflüchtigkeit und rein psychisch anmutende Bilder. Körpertemperatur, Blutdruck, Puls- und Atemtyp sind sorgfältig und fortlaufend zu überwachen.

• Die *Atmung* kann abgeflacht sein und bereits zu einer schweren Hypoxie geführt haben. In einem Krampfanfall kann es zu Aspiration gekommen sein. CHEYNE-STOKESsche oder BIOTsche Atmung weisen auf eine entzündungsbedingte oder hypoxische Schädigung des Atemzentrums hin. Wichtig ist daher auch die Beobachtung der Hautfarbe. Oberflächliche und unregelmäßige Atmung sowie blasse oder gar blaßgraue Hautfarbe können Zeichen für einen Schockzustand sein. Bei 15 % aller Kinder mit einer akuten bakteriellen Meningitis kann ein Schock nachgewiesen werden mit Herzfrequenzbeschleunigung, Blutdruckabfall und Hautblässe.

• Ein kompletter *internistischer und neurologischer Status* ist zu erheben.

• Die Inspektion des völlig entkleideten Kindes vermittelt den besten Eindruck vom Allgemeinzustand und ist Voraussetzung für die wichtige Suche nach *Hauterscheinungen*. Von den exanthematischen Infektionskrankheiten ruft besonders Scharlach einen Meningismus hervor (siehe Tabelle 3.4). Nach eventuellen Hauterscheinungen verschiedenster Art wie Ekzeme, Kratzeffekte, Furunkel, Ulzera, die als Herd einer septisch entstandenen Meningitis in Frage kommen, ist zu suchen. Petechien, größere Hautblutungen und intravitale „Totenflecke" sind die alarmierenden Symptome einer Meningokokkensepsis bei WATERHOUSE-FRIDERICHSEN-Syndrom (ebenfalls bei Haemophilus influenzae Typ b, Pneumokokken und Listerien). Selten ist ein angeborener, okzipital oder lumbosakral gelegener Hautsinus, auf den ein Pigmentfleck oder eine abnorme Behaarung in diesem Bereich hinweisen kann, Eintrittspforte für bakterielle Erreger und damit Hinweis auf eine Meningitis. Ein Sonnenbrand im Gesicht legt den Verdacht auf ein durch Insolation bedingtes Hirnödem mit Meningismus nahe. Allergisch oder renal bedingte Ödeme (nephrotisches Syndrom), bei denen mitunter auch eine Hirnschwellung auftritt, können unter Umständen mit Nackensteifigkeit verbunden sein. Besondere Aufmerksamkeit sollte der Untersuchung des Hals-Kopf-Bereiches zukommen.

• *Lymphadenitiden*, besonders subokzipital, können mit Meningismus einhergehen. Schmerzhafte Lymphknotenschwellungen begleiten meistens auch eine Otitis oder Tonsillitis, nach denen gezielt gesucht werden muß. Findet man Zeichen einer eitrigen Otitis, einer Sinusitis oder Mastoiditis, ist an eine zwar seltene, aber sehr gefährliche Möglichkeit einer direkten Keiminvasion mit nachfolgender Meningitis zu denken.

• Bei schmerzhafter ein- oder beidseitiger *Parotisschwellung* liegt bei nachweisbarer Nackensteifigkeit in der Mehrzahl der Fälle eine begleitende, meist blande verlaufende Mumpsmeningitis vor. Andere, besonders hochfieberhafte *Infektionskrankheiten* können auch ohne direkte Beteiligung der Hirnhäute mit Meningismus einhergehen. Neben der bereits erwähnten Angina tonsillaris sind hier vor allem ein Retrotonsillarabszeß, eine Lobärpneumonie, eine Salmonellenenteritis, ein Harnwegsinfekt sowie Virusinfekte der oberen und unteren Luftwege zu nennen.

- Ergeben Anamnese und Untersuchung – besonders nach vorausgegangenem Trauma – den Verdacht auf *Veränderungen in der HWS* als Ursache der *Nackensteifigkeit*, sollte mit einer subtilen Röntgendiagnostik nicht gezögert werden. Hiermit lassen sich Frakturen, Fehlstellung oder angeborene Anomalien der HWS erkennen. Ganz selten führen schon im Kindesalter arthritische Prozesse zur schmerzhaften Bewegungseinschränkung im HWS-Bereich.

Als besonders schwierig erweist sich die Erkennung und Deutung der Nackensteifigkeit bei Kindern, bei denen eine andere *neurologische Symptomatik* im Vordergrund steht. Dies trifft besonders für zerebralgeschädigte Kinder zu, bei denen ein muskulärer Hypertonus eine Nackensteifigkeit vortäuschen kann. Andererseits besteht z.B. bei schwerer Tetraspastik die Gefahr, auch ausgeprägte Zeichen einer Hirnhautentzündung zu übersehen. Große differentialdiagnostische Schwierigkeiten bereiten ebenso nackensteife, bewußtseinsgetrübte Patienten. Deckt die neurologische Untersuchung eine Halbseitensymptomatik auf, kommt bei akutem Auftreten in erster Linie eine intrakranielle Blutung in Betracht.

Gezielt sollte bei Kindern mit Meningismus auch nach Hirnnervenausfällen gesucht werden. So kündigen sich unter Umständen nicht nur raumfordernde Prozesse, sondern auch basale Hirnhautentzündungen durch eine Fazialis- oder Abduzensparese oder eine Gaumensegelasymmetrie an. Besonders die oft schleichend verlaufende tuberkulöse Meningitis bevorzugt die schädelbasisnahe Lokalisation.

Bei einem ängstlich verspannten, schreienden Kind ist die Beurteilung einer Nackensteifigkeit oft nicht sicher möglich. In ruhiger Atmosphäre sollte der Untersucher, um eine Abwehrhaltung zu vermeiden, seine Hand mit spielerischen, streichelnden Bewegungen um den Kopf des Kindes legen und eine ruckartige passive Beugung ausführen. Bei sehr ängstlichen Kindern kann man eine Nackensteifigkeit auch mit der Hand unter dem Kopfkissen prüfen (Tabelle 6.3).

Im folgenden sind kurz noch einige weitere Untersuchungen beschrieben.

Tonische Halsreflexe auf die Glieder

Nach Seitwärtsdrehen des Kopfes tritt eine Erhöhung des Tonus der Streckmuskulatur in Armen und Beinen (Streckbewegung) auf derjenigen Seite auf, nach der das Gesicht sieht (nach Magnus-Streckung des Kieferarmes und des Kieferbeines); dagegen jedoch eine Tonusverminderung (Beugebewegung) auf der anderen Seite (nach Magnus-Beugung von Schädelarm und Schädelbein).

Auch bei gesunden, jungen Säuglingen bis zu 4 1/2 Monaten sowie bei Frühgeborenen werden derartige tonische Halsreflexe auf die Glieder von LANDAU, ISBERT und PEIPER festgestellt.

Prüfung der Sensibilität

■ **Tast- oder Berührungsempfindung:** Die Prüfung der Oberflächensensibilität (Hautsensibilität) wird durch sanfte Berührung der Hautoberfläche mit einem Wattebausch oder einem feinen Pinsel vorgenommen. Der Patient muß die Wahrnehmung und den Ort der Berührung angeben (Bestimmung der räumlichen Lokalisation). Über behaarten Hautabschnitten ist eine exakte Prüfung der Berührungsempfindlichkeit nicht möglich.

■ **Druckempfindung:** Mit etwas stärkeren Reizen (Ausübung eines leichten Drukkes mit dem Kopf einer Stecknadel oder mit der Fingerkuppe) wird außer der kutanen Berührungsempfindung auch diejenige tiefer gelegener Organe der Sensibilität geprüft. Durch die Untersuchung korrespondierender Hautbezirke können Seitendifferenzen aufgedeckt werden.

Prüfung der Reflexe

▶ Steigerung der physiologischen Eigenreflexe, z.B. des Bizeps-, Trizeps- und Radius-Periostreflexes sowie des Patellar- und Achillessehnenreflexes,
▶ Patellar- und Fußklonus,
▶ Auftreten pathologischer Eigenreflexe, z.B. des Rossolimo, Mendel-Bechterew-, Gordon- und Knipsreflexes,
▶ Fehlen der physiologischen Fremdreflexe, z.B. des Bauchdecken-, Kremaster- und Fluchtreflexes,

Tabelle 6.3. Bei der Untersuchung zu prüfende Meningismus-Zeichen. (Nach 11)

▶ *Nackensteifigkeit* (Reizerscheinungen der hinteren Wurzeln):
Reflektorische Anspannung der Nackenmuskulatur bei plötzlicher passiver Beugung des Kopfes.
▶ *BRUDZINSKI-Zeichen* (1909):
Ruckartiges Beugen des Kopfes beim mit gestreckten Beinen liegenden Patienten führt zur Beugung in Hüft- und Kniegelenk, oft auch zur Beugung der Arme in den Ellenbogengelenken.
▶ *LASÈGUE-Zeichen:*
Die passive Hüftbeugung der im Kniegelenk gestreckten Beine löst in Rückenlage durch Ischiadicus-Dehnung heftige Gesäß- und Oberschenkelschmerzen aus und führt zu einer Lendenwirbelsäulenkyphose. Der Schmerz wird intensiver durch gleichzeitige Innenrotation des Beines.
▶ *KERNIG-Zeichen* (1884):
Die im Hüftgelenk um 90° gebeugten Beine lassen sich im Liegen wie im Sitzen nicht im Kniegelenk strecken. (Die Prüfung ist schmerzlos.)
▶ *PEIPER-Zeichen:*
Schmerzäußerung und Beugung beider Beine in Knie- und Hüftgelenk nach Druck auf N. femoralis in der Leiste (Leistenbeugereflex).
▶ *BRAGARD-Zeichen:*
Auslösbarkeit eines Ischiasschmerzes durch passive Dorsalflexion im Fuß bzw. im Großzehengrundgelenk bei gleichzeitig im Hüftgelenk um 90° gebeugtem und im Knie gestrecktem Bein.
▶ *Dreifuß-Zeichen (AMOSS-Sign):*
Beim Sitzen stützt sich der Patient mit beiden gestreckten Armen hinter dem Gesäß ab.
▶ *Kniekuß-Phänomen (SPINE-Sign;* hochgradige Lordosehaltung, Opisthotonus-Stellung):
Dem sitzenden Patienten gelingt es nicht, mit dem Mund die angewinkelten Knie zu erreichen.
▶ *BRUDZINSKI-PEIPER-STENGEL-Zeichen* (1908; gekreuzter gleichsinniger Beugereflex der Beine):
Wird das eine Bein im Knie- und Hüftgelenk gebeugt, so beugt sich gleichzeitig reflektorisch auch das andere Bein (nur bis zum 4. Lebensjahr feststellbar).
▶ *BABINSKI-Zeichen, Tetaniezeichen:*
Das meningeale Syndrom betrifft nur die Anteflexion des Kopfes (schmerzhaft). Die Lateralbewegung ist schmerzfrei.
▶ *Sitztest:*
Der Ausfall des Testes gilt als positiv, wenn der mit gestreckten Knien und rechtwinklig gebeugten Hüftgelenken im Bett sitzende Patient beim Versuch, den Kopf stärker zu beugen, heftige Nacken- und Rückenschmerzen äußert.

▶ Auftreten pathologischer Fremdreflexe, z.B. des Babinski- und Oppenheim-Reflexes,
▶ Auftreten einer spastischen Lähmung.

6.3 Liquorentnahme

6.3.1 Liquorphysiologie

Der Liquor cerebrospinalis wird zu zwei Dritteln vom Plexus choroideus der vier Hirnventrikel gebildet. Nach SÖRENSEN (18) wird die Liquorproduktion bei Kindern mit 0,35 ml/min (500 ml/24 h) angegeben. Andere Quellen sprechen von 200 ml/24 h. Der Liquor wird in 24 h drei- bis fünffmal umgesetzt. Zu einem Drittel gelangt das Dialysat des Blutplasmas aus dem Ventrikelependym direkt aus den Piagefäßen und den zerebralen Kapillaren (10–20 %) zu den Großhirnhemisphären bzw. transkapillär in die Liquorräume (2, 6, 18).

Die Gesamtliquormenge beträgt bei Frühgeborenen 10–30 ml, bei Säuglingen 40–60 ml, bei Zehnjährigen wie auch bei Erwachsenen 65–140 ml (im Durchschnitt 90 ml). Die Liquormenge verteilt sich mit 20–30 ml pro Seitenventrikel und je 5 ml im 3. und 4. Ventrikel. 25 ml Liquor finden sich im intrakranialen und 75 ml im spinalen Subarachnoidalraum (2, 6).

Bei Hydrocephalus occlusus oder aresorptivus, bei erhöhtem Hirndruck, soll die Liquorproduktion geringer sein, damit der intrakranielle Druck konstant bleibt. Beim Hydrocephalus hypersecretorius dagegen ist die Liquorproduktion erhöht. Bis zu einem Liquordruck von 220 mm H_2O bleibt die Liquorproduktion konstant. Bis zu einem Druck von 110 mm H_2O bleiben auch Produktion und Reabsorption gleich (2).

Andererseits ist eine Änderung des Liquorvolumens ein protektiver Schutz für das ZNS gegen akuten Wechsel des venösen und des arteriellen Blutdrucks. Mit Hilfe von Hirnparenchym und zirkulierendem Blut wird somit ein konstanter intrakranieller Druck aufrecht erhalten (Autoregulation). Die Hirndurchblutung sinkt, wenn der mittlere arterielle Druck minus dem intra-kraniellen Druck unter 50 mm H_2O fällt.

Häufigste Störung der Liquordynamik ist die verminderte Liquorresorption nach akuten und chronischen Entzündungen der Leptomeninx. Der gesteigerten Liquorproduktion oder Hypersekretion (Hyperliquorrhö) wird heute eine untergeordnete Rolle beigemessen. Störungen im Sinne einer Hypoliquorrhö sind im Kindesalter häufig ein Normalbefund.

Der Plexus choroideus stellt somit eine semipermeable Membran dar und erfüllt neben Filtrationsvorgängen im Rahmen einer Diffusion auch Sekretionsaufgaben (6, 15). Zunächst filtrieren die choroidalen Gefäße das Blutplasma in die choroidalen Zellen, von wo aus es weiter in den Liquorraum sezerniert wird. Zudem hat der Plexus choroideus des 4. Ventrikels bidirektionale Doppelfunktion, indem Liquorbestandteile wie organische Säuren (Penicillin, Cephalosporine), Basen, Ionen und Metaboliten aktiv in das venöse System transportiert werden können (6).

Der Liquor zirkuliert dann in einer Passage aus dem 4. Ventrikel durch die paarigen Foramina LUSCHKAE in den Subarachnoidalraum, welcher Pons und Medulla oblongata umgibt (basale Zisternen). Die Cisterna pontis kommuniziert nach distal mit dem Spinalliquorraum (SAR) des Rückenmarks. Nach distal findet der Liquorraum aus dem 4. Ventrikel seine Fortsetzung in den zentralen Spinalkanal und durch das unpaare Foramen MAGENDII in die Cisterna cerebellomedullaris, welche direkt mit dem subarachnoidalen SAR kommuniziert (2).

Von den basalen Zisternen gelangt der Liquor weiter auf die Konvexitätsoberfläche des Gehirns und in den Hemisphärenspalt (17, 24). Unter normalen Bedingungen ist der spinale Subarachnoidalraum weitgehend von der Zirkulation ausgeschlossen (17).

Die Rückresorption des Liquors verläuft unter hydrostatischen Bedingungen über die arachnoidalen Villi (PACCHIONI-Granulationen) in das subdurale venöse System, von dort gelangt der Liquor über die Hirnsinus in die großen venösen Blutleiter (bei Hirnödem kommt es zu einer größeren Rückresorptionsrate). Die PACCHIONI-Granulationen sind beim Feten und Säugling noch nicht ausgebildet, so daß mögliche Liquorresorptionsorgane die Meningea-Venen, die venösen Kapillaren der Pia, die Venen der Hirnoberfläche sowie die perineuralen Scheiden der lumbalen Spinalnerven darstellen. Über ähnliche Strukturen findet dann eine Liquorfiltration im Bereich der spinalen Nervenwurzeln statt (24).

Der Liquorraum stellt ein tiefes Kompartiment dar; der Liquor ist antikörper- und komplementarm. Der pH-Wert liegt unter dem des Blutes, der CO_2-Druck ist höher als im Blut. Da keine Granulozyten vorhanden sind, ist auch die Phagozytose bei bekapselten Bakterien stark eingeschränkt.

Die Wirkung von Antibiotika ist ebenfalls nur sehr gering.

Bei entsprechenden Druckverhältnissen muß auch eine Rückresorption und eine direkte Aufnahme von Liquorbestandteilen über das Ventrikelependym postuliert werden (24). Unter pathologischen Bedingungen sollen auch die Meningen zur Produktion von Liquor imstande sein (17). Es gilt als erwiesen, daß für verschiedene Liquorbestandteile, besonders unter pathologischen Bedingungen, Produktions- und Resorptionsorte nicht immer die gleichen sein müssen und daß für jeden Bestandteil eigene Gesetzmäßigkeiten der Dynamik vorhanden sein müssen (24).

Die Blut-Liquor-Schranke (Plexus choroideus und zerebrale Kapillargefäße) wird beeinflußt durch osmotische Änderungen, Hypertension, CO_2, Acidose, Krämpfe, chemische Toxine, Urämie, Hirntumoren, Hormone, Unreife, Strahlenbelastung, Kernikterus und eitrige Meningitis. Im Rahmen der eitrigen Meningitis kommt es zu einer gesteigerten Permeabilität mit vermehrter Durchlässigkeit von Blutbestandteilen wie Leukozyten und Eiweiß. Die Rückresorption findet verzögert statt, so daß zum Beispiel Penicillin vermindert rückresorbiert wird. Den verminderten Glucosetransport durch die stärker durchlässige semipermeable Membran erklärt man sich mit einem reduzierten aktiven Carrier-Transport. Somit hat der Liquor die gleiche Zusammensetzung wie das Blutplasma, abgesehen von einer reduzierten Liquorglykose im Rahmen einer eitrigen Meningitis.

Medikamente können die Liquorproduktion in irgendeiner Weise senken, Beispiele dafür sind Digitalis und Furosemid. Bei Kortikoiden diskutiert man eine stärkere Abdichtung der Blut-Liquor-Schranke als Ursache für die verminderte Permeabilität. Die Permeabilität wird durch Theophyllin erhöht, durch Kalzium und Adrenalin vermindert. Die Blut-Liquor-Schranke ist bis zum Alter von 12 Monaten vermehrt durchlässig und muß von der Blut-Hirn-Schranke abgegrenzt werden (17).

Die wesentliche Funktion des Liquor cerebrospinalis liegt darin, als Flüssigkeitsmantel dem nervösen Zentralorgan eine gegen mechanische Verformung schützende Umgebung zu schaffen. Darüber hinaus hat der Liquor eine Transportfunktion für chemische Substanzen bis in die interzellulären Spalten des Gehirns (z.B. hypothalamischer Releasing Faktor), außerdem gilt er als Reservoir für neurale Metaboliten, die in das venöse System zurückkehren. Schließlich enthält er antibakterielle Substanzen, um bakterielles Wachstum und Proliferation zu hemmen.

Ernährungsphysiologische Aufgaben hat der Liquor nicht. Andererseits spiegeln die Liquorbestandteile pathologische Veränderungen im Gehirn und Rückenmark sowie deren Hüllen wider. Der Liquor wird damit zu einem leicht zugänglichen Träger diagnostischer Informationen.

Der unterschiedliche Gehalt von Plasma und Liquor an den verschiedenen Bestandteilen wird auf eine für die einzelnen Substanzen verschieden gute Permeabilität des Plexus choroidei zurückgeführt (Blut-Liquor-Schranke). Fettlösliche Substanzen, wie Chloramphenicol, Gyrasehemmer, Sulfonamide und Rifampicin, penetrieren gut, während wasserlösliche Substanzen, wie Betalaktam-Antibiotika und Aminoglykoside, schlechter penetrieren. Damit wirken erstere auch intrazellulär, während letztere Medikamente interstitiell wirken.

Unterschiede in der Zusammensetzung finden sich aber auch zwischen Ventrikel-, Zisternal- und Lumballiquor. Diese betreffen in erster Linie Zellzahl, Eiweißkörper und Zucker. Am größten ist der Unterschied zwischen Ventrikel- und Zisternenliquor, etwas weniger groß ist er zwischen Zisternal- und Lumballiquor. Zellzahl und Eiweiß nehmen dabei nach distal zu, während umgekehrt der Zuckergehalt abnimmt, der damit im Ventrikelsystem seinen höchsten Wert besitzt. Der Ventrikelliquor soll gar keine Zellen und nur minimale Globulinmengen enthalten, während der Unterschied im Albumingehalt nicht so groß ist. Auch distal von Tumoren ist der Eiweißgehalt im allgemeinen höher. Der Chloridgehalt scheint in allen vom Liquor durchströmten Räumen gleich zu sein.

Der Liquor besitzt in 99 % die Viskosität von Wasser. Sein spezifisches Gewicht beträgt 1004–1007. Die Osmolarität liegt 5 m osmol über der des Serums. Der pH-Wert ist mit 7,32 niedriger als im arteriellen Blut.

6.3.2 Durchführung der Liquorentnahme

Indikation

Bei allen primären und sekundären Erkrankungen des zentralen Nervensystems (Meningitis, Enzephalitis, Hämorrhagie, Trauma, allgemeine Stoffwechselerkrankungen usw.) sollte frühzeitig der Liquor cerebrospinalis untersucht werden (Tabelle 6.4).

In der Regel kann Liquor nur entnommen werden, wenn der Schädelinnendruck nicht vermehrt ist. Vor jeder Punktion muß deshalb der Augenhintergrund des Kindes untersucht werden (Stauungspapille nur bei Prozeß in der hinteren Schädelgrube; Hirnabszeß mit Ruptur in den Ventrikel, Sinusvenenthrombose, schwere Subarachnoidalblutung und ausgedehntes Subduralempyem). Zugleich muß daran gedacht werden, daß ein normaler Fundus eine Hirndrucksteigerung nicht ausschließt. Andererseits muß in dringenden Fällen auch bei Anzeichen einer leichten Drucksteigerung punktiert werden, besonders bei Kindern mit offenen Fontanellen und Schädelnähten. Eine *Stauungspapille* kommt bei Kindern selten (unter 1 %) vor, so daß Einklemmungen kaum zu erwarten sind. In solchen Fällen muß man sich aber auf die Entnahme von wenigen Tropfen Liquor beschränken. Bei Verdacht auf einen raumfordernden intrakraniellen Prozeß (hintere Schädelgrube) sollte eine Punktion in Seitenlage (nicht im Sitzen) immer mit liegendem Mandrin vorgenommen werden (Nadel mit Mandrin; 15).

Tabelle 6.4. Indikationen zur Lumbalpunktion

- Bakterielle Meningitis, virale Meningitis, Pilzmeningitis (Meningismus)
- Subarachnoidalblutung, Neoplasien
- Unklares Fieber, Bewußtseinsstörung, Gangstörung
- Unklare Krämpfe, Schock, Hautblutungen, Visusstörung
- Hirndegenerative Erkrankungen, Apnoe
- Enzephalitis-Syndrom, Irritabilität, Lethargie, Koma
- Hyperliquorrhösyndrom mit Kopfschmerzen (Druckentlastung)
- Exanthema subitum, Zellulitis, Mastoiditis, Pansinusitis
- Benigne intrakraniale Hypertension (Pseudotumor cerebri)
- Intralumbale bzw. intrathekale Medikamentenapplikation
- Vor Antikoagulanzien-Therapie (Dokumentation von Blutfreiheit)
- Vor Heparin-Therapie (Verstärkung jeder arteriellen und venösen Hirnblutung)
- gespannte Fontanelle, Kopfschmerzen

Cave: vor Lumbalpunktion bei Papillenödem erst CT durchführen!

Tumoren der hinteren Schädelgrube und Hirnabszesse mit akuter Hirndrucksteigerung können als Erstsymptome auch Fieber und Nackensteifigkeit verursachen. Falls sich unüberwindbare technische Probleme ergeben, kann wegen der Dringlichkeit einer raschen Diagnose bei Meningitis die Betrachtung des Augenhintergrundes ausnahmsweise unterbleiben; dann sollte aber durch eine sorgfältige Anamnese (akuter Beginn, keine Hinweise für beginnende Drucksymptome) die Möglichkeit des Vorliegens einer Erhöhung des intrakraniellen Druckes unwahrscheinlich sein; gelegentlich gibt auch der klinische Befund entsprechende Hinweise (Hautblutung bei Meningokokken-Infektion).

Falls sich der geringste Verdacht auf einen raumfordernden intrakraniellen Prozeß ergibt, muß vor der Lumbalpunktion eine computertomographische Untersuchung erfolgen; dann kann die Untersuchung des Augenhintergrundes zunächst aufgeschoben werden.

Punktionsort

Der Liquor kann lumbal, okzipital (zisternal) oder ventrikulär entnommen werden. Im Kindesalter wird fast ausschließlich die Lumbalpunktion durchgeführt. Die Punktion erfolgt normalerweise in Höhe der Darmbeinkämme zwischen dem 3. und 4. Lendenwirbel. Der Conus medullaris reicht bei 94 % aller Menschen bis L1/L2 bzw. bei 6 % bis L2/L3. In der Literatur wird empfohlen, bei Kindern den niedrigstmöglichen Zwischenwirbelraum (L4/L5) zu punktieren, weil der Conus bei Kindern tiefer reicht (6). Nach meinen Erfahrungen führt das häufiger zu einer trockenen Punktion, so daß bei Säuglingen und Kleinkindern unter Umständen ein Zwischenwirbelraum höher (zwischen dem 2. und 3. Lendenwirbel) punktiert werden kann.

Die Subarachnoidalraum wird bei Neugeborenen etwa nach 1–2 1/2 cm, bei Säuglingen und Kindern nach 2 1/2 bis 4 cm und mehr erreicht. Man spürt unter Umständen den Widerstand des Ligamentum supraspinale und der Dura mater. Stößt man weiter vor, trifft man das Ligamentum longitudinale commune vor dem Wirbelkörper und den venösen Plexus (artifizielle Blutung). Bei seitlicher Abweichung entstehen keinerlei ernste Schädigungen. Eine Lokalanästhesie der Oberfläche und des Stichkanales ist erfahrungsgemäß nicht notwendig. Trifft man die Cauda equina, so spürt das Kind einen blitzartigen Schmerz im Bein (keine bleibenden Ausfälle).

Säuglinge punktiert man besser im Liegen, weil sie sich so besser festhalten lassen. Für die Lumbalpunktion hält eine Hilfsperson das Kind, indem sie Knie und Nacken umgreift und beide einander nähert. Der gekrümmte Rücken („Katzenbuckel") wird an den Rand des Tisches geschoben, vor dem der Arzt sitzt.

Die Hautdesinfektion der Punktionsstelle erfolgt zunächst mit 70 %igem Ethanol. Anschließend wird Polyvidoniod in konzentrischen Kreisen von innen nach außen aufgetragen, es sollte 1 Min. lang einwirken. Vor der Punktion wird es dann mit einem sterilen Tupfer entfernt. Nach der Punktion erfolgt die Reinigung der Haut nochmals mit Ethanol.

Der Einstich erfolgt in den Interspinalraum, der der Verbindungslinie der Darmbeinkämme am nächsten liegt. Der Durchtritt durch die Dura ist oft nicht sehr deutlich zu fühlen. Wegen der kleinen Verhältnisse passiert es bei zu raschem Vorgehen leicht, daß man die Venenplexus der gegenüberliegenden Wand (ventraler Epiduralraum) des Wirbelkanals verletzt, wobei die Punktion durch Blutung unbrauchbar wird. Bei Neugeborenen gelingt es manchmal auch bei mehrfacher Punktion nicht, Lumballiquor zu gewinnen.

Bei größeren Kindern und Erwachsenen erfolgt die Lumbalpunktion gewöhnlich im Sitzen. Beim bewußtlosen, paralytischen, unruhigen Patienten ist die Seitenlagerung vorzuziehen.

Eine bakterielle Kontamination durch Bakteriämie ist möglich. Vermeidbar ist diese blutige Punktion dadurch, daß man den Mandrin entfernt, wenn Epidermis und Dermis durchstochen sind. Mit offenem Lumen schiebt man nun die Nadel bis in den Subarachnoidalraum vor (3). So können auch Hautstücke nicht in den Subarachnoidalraum eingebracht werden, die zu Epidermoidtumoren auswachsen können (3). Die Nadel wird nur mit eingeführtem Mandrin entfernt. Die Stellung der Punktionsnadel sollte senkrecht sein, damit drängt sie die Faszie auseinander, durchtrennt sie aber nicht (WEMMER, pers. Mitt. 1987).

Die lumbale Punktion ist technisch einfacher, bedingt aber häufiger postpunktionelle Beschwerden als die Subokzipitalpunktion (Tabelle 6.5). Der Patient soll bei der Punktion nüchtern sein.

Der Liquor muß innerhalb von 2 Std. untersucht werden, da die Halbwertszeit der Leukozyten und des Liquorzuckers 2 Std. beträgt. Zur Untersuchung sollten mindestens 1–2 ml verfügbar sein (zur Druckentlastung besser 8–10 ml).

Separat muß nativer Liquor für Mikroskopie und Antigennachweis verfügbar sein. Kunststoffgefäße sollten dafür nicht verwendet werden, da potentiell nachweisbare Pilzantigene an Oberflächen derartiger Gefäße adhärieren und zu pathologischen Ergebnissen führen. Die Ergebnisse von Mikroskopie und kulturellen Untersuchungen werden verbessert, wenn eine Konzentration durch Zentrifugieren bei

Tabelle 6.5. Postpunktionelle Beschwerden (laut Literaturangaben 15 %)

Hypoliquorrhösyndrom durch vermehrte Resorption oder verminderte Produktion
▶ Brechreiz, Übelkeit, Erbrechen ▶ Kopfschmerzen, Schwindel ▶ vegetative Dystonie ▶ motorische Erregbarkeit ▶ Rückenschmerzen ▶ Ohrensausen   bei aufrechter Körperhaltung stärker als im Liegen
Warmes NaCl intralumbal, Koffein oral vermindert Beschwerden.

1500–2500 g für mindestens 15 min erfolgt (Sedimentuntersuchung). Der sedimentierte Liquor wird auf einem Objektträgerpräparat nach GRAM oder Methylenblau gefärbt und auf weitere Kulturmedien verimpft. Die Methylenblaufärbung stellt die charakteristische Form der Bakterien dar, während die Gramfärbung die Unterscheidung zwischen grampositiven und gramnegativen Bakterien erlaubt. Weitere Spezialfärbungen sind möglich, z.B. Acridin-Orange-Färbung bei Fluoreszensmikroskopie. So lassen sich Streptokokken zu 90 %, Haemophilus influenzae Typ b zu 70–80 % und Meningokokken zu 60–70 % nachweisen, wenn nicht vorher antibiotisch anbehandelt wurde. Nach Antibiotika-Therapie sinkt der kulturelle Nachweis unter 50 %.

- *Kontraindikation zur Lumbalpunktion:* Ein nachgewiesenes Hirnödem oder ein raumfordernder Prozeß im Bereich der hinteren Schädelgrube mit Gefahr eines Herniationssyndromes (5 %) stellen selbstverständlich eine Kontraindikation zur Lumbalpunktion dar (Computertomographie erforderlich). Gerinnungsstörungen sowie eine wirksame Antikoagulanzien-Therapie erfordern eine absolut sichere Punktion, so daß es dabei nicht zur Verletzung von Gefäßen mit anschließender Blutungsneigung kommt. Eine Stauungspapille über 5 dpt bzw. eine Meningomyelozele stellen eine relative Kontraindikation dar, so daß von Fall zu Fall entschieden werden muß (Tabelle 6.6). Eine Stauungspapille ist selten und kommt bei Sinusvenenthrombose, Subduralempyem und Hirnabszeß vor.

- *Komplikationen nach Lumbalpunktion:* Um Kopf- und Rückenschmerzen (die 4–8 Tage anhalten können) zu vermeiden, sollte der Patient nach der Punktion für 24 h überstreckt auf dem Bauch liegen. Dadurch verschließt sich der Stichkanal schneller, und das Auftreten eines Liquorkissens wird verhindert. Eine Punktion in Seitenlage sowie das protrahierte Ablassen von wenigen Millilitern Liquor kann ebenfalls das Auftreten von Kopfschmerzen, die insbesondere durch Hypoliquorrhö bedingt sind, mindern. Nach einer blutigen Punktion (Arachnoidea- und Duravenenverletzungen) dauert es erfahrungsgemäß 2–5 Tage, bis der Liquor wieder beurteilbar wird. Durch diese Irritation kann es zum Anstieg der Leukozytenzahl kommen (Punktitis). Auch Erbrechen und Schwindel können nach einer Lumbalpunktion auftreten.

Bei erhöhtem intrakraniellen Druck, insbesondere bei Tumoren der hinteren Schädelgrube, kann es zu Massenverlagerung mit Einklemmung der Medulla oblongata in das Foramen occipitale magnum kommen, wenn plötzliche Druckveränderungen eintreten; dies ist bei einer Lumbalpunktion der Fall, insbesondere, wenn es nach der Punktion zu einer „Stichlochdrainage" kommt. Bei Kindern ist diese Komplikation zwar außerordentlich selten, kann aber auch dann nicht verhindert werden, wenn nur eine geringe Menge Liquor entnommen wird. Folge kann ein Atemstillstand sein. Deshalb ist die Punktion im Sitzen gefährlicher als im Liegen. Bei Einklemmungsgefahr muß der Liquorraum mit warmem Kochsalz aufgefüllt werden.

Tabelle 6.6 Kontraindikationen zur Lumbalpunktion

- Hypertonus, Bradykardie und Atemstörungen, Schock
- Stauungspapille über 5 Dioptrien, vorgewölbte Fontanelle
- Hirnödem mit Krämpfen, Koma, Hirnnervenlähmungen und Augenmuskelparesen (III, VI)
- raumfordernder Prozeß im Bereich der hinteren Schädelgrube (CT, MRT)
- Gerinnungsstörung mit Blutungsneigung (Thrombopenie), Hämophilie
- Meningomyelozele, schwere Skoliose
- Kardiorespiratorische Instabilität des Neugeborenen
- Entzündungen im Punktionsbereich

An weiteren Komplikationen sind zu erwähnen:
1. Doppelsehen;
2. Subarachoidalblutung;
3. Wurzelsymptome;
4. lokalisierte oder diffuse Meningitis (Punktitis), die nach 2–3 Wochen ausgeheilt ist.

Eine iatrogene Meningitis durch Lumbalpunktion, die in der Literatur mit ca. 1 % angegeben wird, ist bei Beachtung hygienischer Maßnahmen ausgeschlossen.

Für eine *Subokzipitalpunktion* anstelle einer Lumbalpunktion gibt es nur wenige Indikationen: Entzündungen, Pyodermien oder Mazeration im Lumbalbereich, dysraphische Fehlbildungen im gleichen Bereich, lumbaler intraspinaler Tumor oder nach wiederholt trockener Lumbalpunktion bzw. bei sitzendem Patienten auch nach blutiger Punktion. Bei der Subokzipitalpunktion beträgt der Abstand Haut – Membrana atlanto occipitalis im Kleinkindesalter zwischen 0,5–3 cm. Bei der Subokzipitalpunktion (bei der es anschließend keinerlei Beschwerden gibt) sticht man in der Tiefe der Grube zwischen Hinterhaupt und Dornfortsatz des Epistropheus in Richtung auf die Orbita streng median ein. Meist stößt man auf das Hinterhauptbein. Man zieht dann ein wenig zurück und tastet sich tiefer vor, bis man die Membrana atlantooccipitalis erreicht. Von diesem Augenblick an hat die Kanüle einen federnden Halt im Nacken. Da der endgültige Durchtritt durch die Membran nicht immer deutlich spürbar ist, muß man bei langsamem Vordringen wiederholt prüfen, ob bereits Liquor fließt. An sich ist wegen des kurzen Punktionsweges und der relativ größeren Knochenlücke die Subokzipitalpunktion bei Säuglingen und Kleinkindern leichter als bei Erwachsenen. Wegen der kleinen Verhältnisse ist sie aber auch gefährlicher, weswegen sie nur von geübten Ärzten durchgeführt werden sollte. Das Anstechen der Medulla oblongata führt zum Atemstillstand, das Anstechen der subdural gelegenen Gefäße zur Blutung (Tabelle 6.7).

Bei Erwachsenen beträgt der Abstand von der Haut bis zur Cisterna magna 4–6 cm. Von der Dura bis zur Medulla beträgt der Abstand 2,5 cm. Blutig traumatische Punktionen sind deshalb seltener. Es treten weniger Kopfschmerzen auf, und der Stichkanal verschließt sich schneller. Bei der Subokzipitalpunktion sollte immer eine Nadel mit einstellbarer Arretierung verwendet werden.

Veränderungen im Bereich der hinteren Schädelgrube (Hydrozephalus und ARNOLD-CHIARI-Syndrom) oder des atlantookzipitalen Überganges stellen eine *Kontraindikation* gegen die zisternale Punktion dar. Die Häufigkeit letaler *Komplikationen* infolge Blutungen, Atemstillstand sowie Hirnnervenparesen und Querschnittslähmung bei Subokzipitalpunktion wird in der Literatur mit 0,25–0,5 % angegeben.

Tabelle 6.7. Subokzipitalpunktion: Gefahren und Kontraindikationen

Gefahren	*Kontraindikationen*
▸ Rekurrensparese mit Schluckstörungen	▸ Hydrozephalus
▸ Zerebralparesen	▸ Spina bifida aperta
▸ Blutungen	▸ ARNOLD-CHIARI-Syndrom
▸ Atemlähmungen	▸ Gerinnungsstörung
▸ Querschnittslähmungen	▸ Hirndruckerhöhung
▸ HORNER-Syndrom	

Beim Säugling ist es außerdem noch möglich, mittels *Fontanellenpunktion* direkt Ventrikelliquor oder Konvexitätsliquor zu gewinnen oder den Subarachnoidalraum anzupunktieren (bei Pachymeningosis haemorrhagica). Bei der Fontanellenpunktion wird die Nadel im äußersten seitlichen Winkel der großen Fontanelle flach unter die Schädeldecke eingeführt. Zur *Ventrikelpunktion* wird von der gleichen Stelle in Höhe des Auges die Nadel senkrecht 4–5 cm eingeführt.

Liquordruck (Tabelle 6.8)

Normalerweise tropft der Liquor durch die liegende Nadel ab. Bei schreienden, pressenden oder strampelnden Kindern sowie bei Hyperliquorrhösyndrom steht der Liquor unter Druck und spritzt in Form eines Strahles aus der Nadel.

Beim *QUECKENSTEDT-Versuch* (Verdacht auf Verlegung des spinalen Subarachnoidalraumes) wird die Kommunikation zwischen spinalem und intrakraniellem Liquor durch Druck auf beide Venae jugulares, durch Druck auf die Fontanelle oder Pressen des Kinns gegen den Thorax sowie durch Anpressen der Knie gegen das Abdomen oder durch Druck einer Hilfsperson auf den Bauch des Patienten geprüft. Eine Kompression der Jugularvenen sollte unterbleiben, wenn ein Stopp im Rückenmark vermutet wird. Unter Umständen muß die Nadel um 90° gedreht werden, wenn kein Liquor fließt. Bei Hyperventilation des Patienten sinkt der Hirndruck und damit der Druck im Liquorraum. Normalerweise kommt es zum prompten Druckanstieg und raschen Abfall nach Aufheben der Kompression (QUECKENSTEDT-positiv).

Der Normaldruck (20 cm Wasser entsprechen 15 mm Quecksilber) beträgt etwa 5–18 mm Quecksilber, bei Neugeborenen kann er niedriger sein. Dabei sind Werte bis 50 mm Wassersäule für Neugeborene und 85–110 mm Wassersäule für Säuglinge und Kleinkinder und bis 150 mm Wassersäule bei älteren Kindern normal. Ein Wert im Liegen über 150–180 mm Wassersäule ist pathologisch (2). Der Hirndruck variiert mit der Atmung: Bei Inspiration vermindert er sich, bei Exspiration steigt er an (2). Die Druckmessung erfolgt nur am liegenden Patienten mit gestreckten Beinen. Bei komplettem Stopp bleibt der Druckanstieg aus, man spricht von „QUECKENSTEDT-negativ" (siehe Sperrliquor).

Tabelle 6.8. Liquordruck

Erhöht bei:
- eitriger Meningitis
- seröser Meningitis, Polyneuritis
- Hirnödem
- Schädelhirntrauma
- Hyperosmolarität, Hypoosmolarität (Na ↓ bei ADH ↑)
- Hirntumoren
- Hyperliquorrhö (nach Vit.-A-Überdosierung, MARIE-SÉE-Syndrom)
- Hydrozephalus
- Krämpfen

Erniedrigt nach:
- Schädelhirntrauma
- Lumbalpunktion
- eitriger Meningitis bei Hypoliquorrhö

Eine Liquordrucksteigerung ist durch Adrenalin, Morphium, Histamin, CO_2-Anstieg und Erniedrigung des Luftdruckes möglich. Eine Liquordrucksenkung tritt bei Hyperventilation auf sowie durch Koffein, Schilddrüsenpräparate und Phenobarbital (15). Bei Punktion im Sitzen ist der Druck höher (bis zu 400 mm Wassersäule; 2, 7) als im Liegen.

Liquoruntersuchung auf Blut

Entleert sich bei der Punktion Blut, blutig verfärbter oder mit Blut vermischter Liquor, wird von blutigem Liquor gesprochen. Sorgfältig getrennt werden muß zwischen artefizieller und pathologischer Subarachnoidalblutung.

Für eine *artefizielle Blutung* spricht, wenn Blut in Form von Schlieren dem Liquor beigemengt ist und durch veränderte Nadellage die Blutbeimengung wechselt, wenn die sich entleerende Flüssigkeit ungleichmäßig blutig verfärbt ist und heller und dunkler gefärbte Tropfen abwechseln. Durch die hohe Viskosität ist die Tropfenfolge langsamer, das Blut gerinnt im Glas, und der Überstand wird nach Zentrifugieren klar.

Eine *pathologische Subarachnoidalblutung* ist dann anzunehmen, wenn die blutige Verfärbung gleichmäßig hellrot oder rosarot ist und diese während der Entnahme gleichmäßig anhält (fleischwasserfarbener Liquor). Infolge geringerer Viskosität des Liquors ist die Tropfenfolge schneller, es findet keine Gerinnung im Glas statt. Nach Zentrifugieren bleibt der Überstand nach wie vor fleischwasserfarben getrübt oder gelblich xanthochrom verfärbt (Tabelle 6.9). Ein *hämolytisch-xanthochromer Liquor* findet sich außer bei einer Subarachnoidalblutung auch bei Infektionen durch Leptospiren, Streptokokken, Staphylokokken, Listerien, Pneumokokken, Herpes, Amöben, Tbc, Meningokokken sowie bei Sinusvenenthrombose, hämorrhagischer Enzephalitis, Trauma, ZNS-Malignomen und nach intrathekalen Antibiotikagaben. Die Benzidinprobe fällt positiv aus, während bei artefizieller Blutung der Überstand eine negative Benzidinprobe zeigt (siehe Differentialdiagnose). Bei

Tabelle 6.9. Differentialdiagnose: Subarachnoidalblutung – traumatisch blutige Punktion

Symptome im Liquor	Subarachnoidalblutung	Traumatische Punktionsblutung
Druck	gesteigert oder normal	normal
Erscheinung	homogen fleischwasserfarbener Liquor in allen Röhrchen	erstes oder letztes Röhrchen blutiger, andere Röhrchen klarer
Nach Zentrifugieren	Bleibt blutig, man findet Stechapfel-Erythrozyten, Erythrophagen und Siderophagen	Überstand wird klar, Benzidinprobe negativ
Gerinnung	fehlt (kein Fibrinogen)	gerinnt
Wiederholte Punktion	fleischwasserfarbener, nicht gerinnbarer Liquor	für gewöhnlich klar
Subokzipitalpunktion	fleischwasserfarben, Lactat + Erythrozyten	klar, Liquorzucker > Blutzucker

Entsprechend dem Blutbild kann bei traumatisch blutiger Punktion etwa 1 Leukozyt/500–1 000 Erythrozyten/µl abgezogen werden (7).

Neugeborenen und jungen Säuglingen liegt allerdings eine leichte physiologische Xanthochromie durch physiologische Hirnblutung oder Hyperbilirubinämie vor.

Nach artefizieller Blutung bleibt die Haltung des Kindes unverändert, und es erfolgt sofort eine Wiederholungspunktion einen Zwischenwirbelraum höher oder gar im Subokzipitalraum bzw. eine Woche später.

Mikroskopisch kann die Form der Erythrozyten zur Unterscheidung zwischen pathologischer und artefizieller Blutung verwendet werden, wobei Stechapfel-Erythrozyten (nach 1/2 h) oder Erythromakrophagen (nach 6–12 h) nach einer alten Hirnblutung zu finden sind (Siderophagen nach 7 Tagen). Bei Neugeborenen sind weniger als 1000 Erythrozyten/μl keine Seltenheit.

Jede Subarachnoidalblutung wie auch wiederholte Liquorentnahmen führen nach wenigen Stunden zu einer reinen lymphozytären Reizpleozytose bis 70/3–100/3 Zellen. Diese kann ca. zwei Wochen anhalten, was bei späteren Wiederholungspunktionen berücksichtigt werden muß. Nach einer Subarachnoidalblutung hält die lymphozytäre Reizpleozytose zwischen 50 und 100/3 Zellen 2–4 Wochen an und damit länger als die Xanthochromie nachweisbar ist (7). Die Subarachnoidalblutung kann auch mit Fieber einhergehen.

6.3.3 Zahl der möglichen Liquorpunktionen

Bei Einlieferung eines Patienten mit klinisch fulminanter Symptomatik und Verdacht auf Hirndruck ist zunächst auf die Lumbalpunktion zu verzichten. Erst wenn die sofortige empfohlene kalkulierte Blindtherapie und Hirnödembekämpfung zu einer Besserung des klinischen Zustandes geführt hat, kann die Lumbalpunktion durchgeführt werden. Vorherige Antigenuntersuchungen in Urin und Blutkulturen sind möglich. Bei klinischem Verdacht auf eine aseptische Meningitis mit Erhöhung der Granulozyten im Liquor und sonst normaler Liquorkomposition wird bei klinisch vertretbarem Zustand zunächst auf die Antibiotikatherapie verzichtet und nach 24 Std. eine Kontroll-Lumbalpunktion durchgeführt (Tabelle 6.10). Nach FEIGIN und SHACKELFORD (5) tritt in 94 % der Fälle nach 12–72 Std. ein Shift von granulozytärer zu lymphozytärer Liquorkomposition auf. Prästationär verordnete Antibiotika verändern die Liquorkomposition und diesen Shift nicht. Ist der Arzt überzeugt, daß eine bakterielle Meningitis vorliegt, ist die Behandlung bis zum Beweis des Gegenteils durchzuführen.

Tabelle 6.10. Wiederholung der Lumbalpunktion ...

- nach 24–48 Std. (um Sterilität nachzuweisen)
- bei zweifelhafter ideologischer Diagnose bzw. in der Frühphase der Meningitis
- zur Beobachtung des lymphozytären Shifts
- zur Entlastung bei erhöhtem Liquordruck
- zur Verhinderung von Verklebungen
- zur Verlaufskontrolle und Therapieüberwachung bei kompliziertem Verlauf
- zur Messung der Antibiotikakonzentration im Liquor
- bei Nichtansprechen auf die Therapie
- ist nicht notwendig bei sicherer Diagnose und gutem klinischen Verlauf

Im Zweifelsfall immer Lumbalpunktion.

Nach einer eingeleiteten Antibiotikatherapie muß nach 24–48 h die Lumbalpunktion wiederholt werden, um die Liquorsterilität zu beweisen.

Bei *komplizierten Verläufen* der Meningitis mit hohen Liquorzellzahlen und hohem Liquoreiweißgehalt empfiehlt es sich auch, am 3.–5. Tag der Behandlung weitere Punktionen durchzuführen, um auf diese Weise den Druck bei Hyperliquorrhö wegzunehmen, Bakterien und Toxine sowie Eiweiß zu eliminieren; damit treten weniger Kopfschmerzen und weniger Verklebungen im Bereich des Aquaeductus sylvii auf. Es empfiehlt sich, diese Lumbalpunktionen täglich zu wiederholen, bis der Liquor klar ist und eine Liquorzellzahl von 1 000/3 Zellen und weniger erreicht ist; bei zögerlicher Besserung dann wiederum nach 5–7 Tagen, bei sofortiger Besserung erst nach Abschluß der Behandlung. In Zweifelsfällen wird eher zu oft als zu selten punktiert. Natürlich empfiehlt sich auch eine Liquorpunktion drei Tage nach Ende der Behandlung zur Dokumentation niedriger Liquorzellzahlen, niedrigerem Liquoreiweiß und normalisiertem Liquorzucker. Sie hat mehr psychologischen und dokumentarischen als wissenschaftlichen Wert.

Es gibt aber auch die Vorstellung (SCHAAD, pers. Mitt.), daß bei komplikationslosem Verlauf einer bakteriellen Meningitis keine weiteren Lumbalpunktionen notwendig sind, wenn der Liquor nach 1–2 Tagen steril ist. Wissenschaftlich konnte mehrfach bewiesen werden, daß neurologische Langzeit-Komplikationen bzw. die komplette klinische Heilung ganz unabhängig von der Liquorkomposition am Ende der Behandlung ist. So konnten Langzeitschäden trotz normaler Liquores bzw. komplette Heilungen bei noch pathologischem Liquor (insbesondere bei Haemophilus influenzae Typ b) beobachtet werden (MARTIN, pers. Mitt.).

Die früher aufgestellten WERLE-Kriterien, die die Sanierung des Liquors beinhalten (unter 30 Zellen/cmm, über 30 mg/dl Liquorzucker und über 50 mg/dl Liquoreiweiß bei 5–7 Tage Fieberfreiheit) galten eben nur für frühere Behandlungsregime mit Chloramphenicol und/oder Ampicillin bei einer Behandlungsdauer von 2–4 Wochen. Orale Nachbehandlungen mit Chloramphenicol oder Sulfonamiden spielen heute jedoch keine Rolle mehr.

In der Ära der 3. Cephalosporin-Generation mit einer Behandlungsdauer von 4–7 Tagen, muß der Liquor nach 12–36 Stunden steril sein. Nach der gesamten Behandlungszeit sind aber 70–90 % der Liquores bei Haemophilus-influenzae-Typ-b-Meningitis noch nicht saniert, der neurologische Outcome ist davon jedoch völlig unabhängig. MARTIN (pers. Mitt.) hat selbst bei protrahierter Sanierung des Liquors in Verbindung mit verspäteter Liquorsterilität völlig normale klinische und bakteriologische Heilungen erlebt.

Der neurologische Outcome hängt mehr von der Frühsymptomatik und von der Zeit vor Beginn der Antibiotikatherapie ab. Bei komplikationsreichem Verlauf mag die wiederholte Lumbalpunktion zur Diagnosefindung hilfreich sein; mit echten Rezidiven ist bei Haemophilus-Meningitis nur in 0,8 % der Fälle zu rechnen. Statt einer langen Behandlungsdauer sollte lieber ein Computertomogramm oder ein Kernspintomogramm zum Ausschluß anderer Ursachen durchgeführt werden.

Die Liquorzellzahl kann noch am 2. bis 3. Behandlungstag ansteigen (HELWIG, pers. Mitt.), was u.a. auch durch Zelltrümmer bedingt sein kann und nicht beunruhigen sollte. Mit Zunahme der Sequentialtherapie wird in Zukunft im übrigen auch aus Kostengründen im ambulanten Bereich keine Lumbalpunktion mehr möglich sein.

6.3.4 Meningitis nach Lumbalpunktion bei Bakteriämie?

WEGEFORTH stellte schon in den dreißiger Jahren die Frage, ob eine „lege artis" durchgeführte Lumbalpunktion bei Bakteriämie und zunächst normalem Liquorbefund Ursache einer Meningitis sein kann. WINTERGERST, DÄUMLING und BELOHRADSKY (23) sind nach entsprechenden Beobachtungen der Meinung, daß die Induktion einer Meningitis durch Lumbalpunktion bei bestehender Bakteriämie möglich ist – dies nach TEELE (20) besonders bei Kindern unter einem Jahr, die vorher keine Antibiotika erhalten haben. Durch die Lumbalpunktion kann kontaminiertes Blut in den Subarachnoidalraum gelangen und somit eine Meningitis auslösen bei Personen, die vorher keine Infektion der Meningen hatten.

Dabei ist der Entstehungsweg der Krankheit allerdings unklar. Es ist durchaus möglich, daß Bakterien aus dem Blut über eine Gefäßverletzung bei der Punktion direkt in den Liquorraum gelangen, oder daß durch Drucksenkung im Liquorraum nach Liquorentnahme die Durchwanderung von Bakterien aus dem Blut in den Liquorraum begünstigt wird (24). Das hat zur Konsequenz, daß bei jeder Lumbalpunktion zum Ausschluß einer bakteriellen Meningitis auch eine Blutkulturabnahme durchgeführt werden muß. Der Erreger in der Blutkultur muß natürlich mit dem im später nochmals entnommenen Liquor identisch sein.

Es ist daher in aller Regel auch nicht zu verantworten, daß unauffällig lumbalpunktierte Kinder sofort wieder aus der stationären Beobachtung entlassen werden. Bei Kindern und Säuglingen mit meningitischen Zeichen und einem Erregernachweis in der Blutkultur soll auch bei initial unauffälligem Liquorbefund bei klinisch anhaltendem Meningitisverdacht die Lumbalpunktion unbedingt wiederholt werden.

Eine Meningitis durch „lege artis" durchgeführte Punktion ist bei fehlender Bakteriämie nicht möglich.

In Zweifelsfällen erfolgt eine Behandlung wie bei gesicherter Meningitis bis zum Erhalt der bakteriologischen Liquor- und Blutbefunde. Letztendlich bleibt die Feststellung, daß auch auf ganz normalem hämatogenen Wege eine Meningitis bei einem zuvor sterilen Liquor möglich ist und daß ein einzelner negativer Lumbalpunktionsbefund eine Meningitis nicht ausschließt.

LITERATUR

1. Bonadio WA (1988) Bacterial Meningitis in Children Whose Cerebrospinal Fluid Contains Polymorphonuclear Leukocytes Without Pleocytosis. Clin Pediatr 27: 198–200
2. Bonadio WA (1992) The cereprospinal fluid. Physiologic aspects and alterations associated with bacterial meningitis. Pediatr Infect Dis J 11: 423–431
3. Bonadio WA (1989) Interpreting the traumatic lumbar puncture. Contemp Pediatr, November 1989: 109–113, 115–116
4. Bonadio WA, Stanco L, Bruce R, Barry D, Smith D (1992) Reference values of normal cerebrospinal fluid composition in infants ages 0 to 8 weeks. Ped Infect Dis J 11: 589–591
5. Feigin RD, Shackelford PG (1973) Value of repeat lumbar puncture in the differential diagnosis of meningitis. New Engl J Med 289: 571–573
6. Fishman RA (1980) Cerebrospinal Fluid in Diseases of the Nervous System. Saunders, Philadelphia
7. Hayward RA, Shapiro MS, Oye RK (1987) Neue Aspekte der Liquoruntersuchung. Lancet 1: 291–295
8. Heldrich FJ, Walker SH, Crosby RMN (1986) Risk of diagnostic lumbar puncture in acute bacterial meningitis. Ped Emerg Care 2: 180–182

9. Helwig H (1987) Frühsymptome der Meningitis. Kinderarzt 1: 21–27
10. Jacob J, Kaplan RA (1977) Bacterial Meningitis. Am J Dis Child 131: 46–48
11. Isenberg H (1992) Bacterial Meningitis: Signs and Symptoms. In: Schönfeld H, Helwig H (eds) Bacterial Meningitis. Karger, Basel, pp 79–95
12. Kallio MJT, Kilpi T, Anttila M, Peltola H (1994) The Effect of a Recent Previous Visit to a Physician on Outcome After Childhood Bacterial Meningitis. JAMA 272: 787–791
13. Kaplan SL, Feigin RD (1985) Clinical Presentations, Prognostic Factors and Diagnosis of Bacterial Meningitis. In: Sande MA, Smith AL, Root RK (eds) Bacterial Meningitis. Churchill Livingstone, New York Edinburgh London Melbourne, pp 83–94
14. Lam A, Sibbald WJ, Boone J (1978) Transient Diabetes Insipidus as a Complication of Haemophilus Meningitis. Pediatrics 61: 785–788
15. Matthes H, Kruse R (1981) Neuropädiatrie. Georg Thieme, Stuttgart
16. Oehmichen M (1976) Cereprospinal Fluid Cytology. WB Saunders Company/G. Thieme, Philadelphia London Toronto/Stuttgart
17. Sauer L (1954) Der Liquor cerebrospinalis. In: Brock J (Hrsg) Biologische Daten für den Kinderarzt, 2. Aufl. Springer, Berlin Göttingen Heidelberg
18. Sörensen N (1979) Liquordynamik. Mschr Kinderheilkd 127: 325–327
19. Stegmüller B, Haupt I (1984) Liquordiagnostik: Mikrobiologische und serologische/immunologische Untersuchungen bei Verdacht auf Meningitis/Enzephalitis. Laboratoriumsmedizin 30: 379–383
20. Teele DW, Dashefsky B, Rakusan T, Klein JO (1981) Meningitis after lumbar puncture in children with bacteremia. New Engl J Med 305: 1079–1081
21. Thomas L (1984) Labor und Diagnose, 2. Aufl. Behring, Marburg
22. Visser VE, Hall RT (1980) Lumbar puncture in the evaluation of suspected neonatal sepsis. J Pediat 96: 1063–67
23. Wintergerst U, Däumling S, Belohradsky BH (1986) Meningitis nach Lumbalpunktion bei Bakteriämie? Mschr Kinderheilkd 134: 826–827
24. Wüthrich R (1973) Liquorveränderungen. In: Siegenthaler W (Hrsg) Klinische Pathophysiologie. Thieme, Stuttgart

7 Diagnostik

Die bakterielle Meningitis bleibt eine klinische Diagnose. Die unverzügliche antibiotische Therapie ist die wichtigste Aufgabe bei der Betreuung von Patienten mit bakterieller Meningitis. Voraussetzung dafür ist, daß an die Möglichkeit dieser Erkrankung gedacht wird, wenn das klinische Bild nicht eindeutig ist. Ein kranker Säugling mit hohem, unklaren Fieber und Apathie sowie Erbrechen rechtfertigt z.B. immer eine Lumbalpunktion.

Um eine möglichst schnelle und eindeutige differentialdiagnostische Aussage über die Ätiologie einer Meningitis treffen zu können, werden zunächst einfache klinische Untersuchungen, Liquor-, Blut- sowie andere Untersuchungen und eine Röntgenthoraxaufnahme durchgeführt (Tabelle 7.1). Ein normaler Liquor schließt dabei die Möglichkeit einer bakteriellen Meningitis nicht aus.

Zwischen 20 und 50 % der Patienten sind vor Aufnahme ins Krankenhaus bzw. vor Durchführung einer Lumbalpunktion antibiotisch anbehandelt (oral). Alle Studien weisen aus, daß in den meisten Fällen die antibiotische Anbehandlung vor Liquorpunktion die Befunde der Liquorkomposition nicht verändert, so daß eine analytische Diagnose der bakteriellen Meningitis nach wie vor möglich ist. Allerdings kann die Kultur negativ ausfallen. Die Konsequenz daraus ist, daß unabhängig von der antibiotischen Anbehandlung nach Durchführung der Lumbalpunktion und der Entscheidung zur bakteriellen Meningitis die Behandlung mit Dexamethason und Antibiotika so erfolgt, als sei keine Anbehandlung durchgeführt worden.

Tabelle 7.1. Untersuchungen bei akuter bakterieller Meningitis

1. *Im Blut*
   - Blutkultur aerob/anaerob (mitunter positiv bei negativer Liquorkultur)
   - Blutbild, Differentialblutbild und Thrombozyten
   - Blutsenkungsgeschwindigkeit, C-reaktives Protein (Fibronektin)
   - Elektrophorese, Immunglobuline
   - Elektrolyte (Na, K, Ca, Ph), Kreatinin
   - Gerinnungsstatus
   - Transaminasen
   - Blutglucose (wichtig im Vergleich zur Liquorglucose, nüchtern)
   - Blutgasanalyse (Säure-Basen-Haushalt)
   - PMN-Elastase-Bestimmung
2. *Kulturen von*
   - Stuhl (Enteroviren, Leptospiren, Listerien, B-Streptokokken)
   - Urin
   - Rachen, Magen, Gehörgang
3. *Petechien*
   - Präparat
   - Kultur
4. *Röntgenthoraxaufnahme*
   Ausgangsbefund bei Pneumokokken- und Haemophilus-Infektion
5. *Schädelsonographie* (Säuglinge)
6. *Schädelcomputertomographie* (neurologische Defekte, rezidivierendes Fieber)
7. *Enzephalographie* (Langzeitverlaufskontrolle)

Die Deutsche Gesellschaft für pädiatrische Infektiologie (DGPI) und die Paul-Ehrlich-Gesellschaft (PEG) gaben 1997 folgende

Empfehlungen zur Routinediagnostik der bakteriellen Meningitis:

1. Die Diagnose einer bakteriellen Meningitis beruht unverändert auf der sofortigen, qualifizierten Untersuchung des Liquor cerebrospinalis unter Einschluß der bakterioskopischen und zytologischen Beurteilung sowie der kulturellen Anzüchtung der Erreger bzw. dem Antigenschnellnachweis. Vor Therapiebeginn sollte stets auch eine Blutkultur entnommen werden. Diese Untersuchungen müssen im Akutkrankenhaus jederzeit durchführbar sein.
2. Es ist anzustreben, die Erregerempfindlichkeit quantitativ durch Bestimmung der minimalen Hemmkonzentration (MHK) zu ermitteln, insbesondere bei Nachweis von S. pneumoniae oder selteneren gramnegativen Erregern. Voraussetzung ist die Verfügbarkeit eines für den Routinebetrieb leicht zu handhabenden standardisierten Verfahrens. Gegebenenfalls ist der Betalaktamase-Nachweis erforderlich. Bakterizidieter in Blut und Liquor sind in ausgewählten Fällen hilfreich. Die Übersendung des Erregers in ein Referenzlabor ist dringend zu empfehlen.
3. Zur ergänzenden Diagnostik haben sich Antigen-Nachweisverfahren wie z.B. der Latex-Test und die Koagglutination bewährt.
4. Weiterhin besitzen u.a. folgende Untersuchungen diagnostischen Wert:
   ▸ Bestimmung der gleichzeitig entnommenen Blut- und Liquorglucose, Liquoreiweißgehalt,
   ▸ quantitative CRP-Bestimmung im Serum,
   ▸ Lactatspiegel im Liquor bzw. Liquor elastase,
   ▸ Gramfärbung eines Abklatschpräparates einer Petechie,
   ▸ Blutbild, Thrombozyten, Gerinnungsstatus, Säure-Basen-Status.
5. Bildgebende Verfahren: Sonographie (bei offener Fontanelle) bei Säuglingen großzügig, frühzeitig und häufiger kontrolliert. Computertomographie, MRT und MRT-Angiographie sind bei entsprechenden klinischen Hinweisen, insbesondere auch bei Pneumokokken-Meningitis zur Früherkennung und sorgfältigen Verlaufskontrolle intrakranieller morphologischer Veränderungen geeignet, jedoch nicht zum routinemäßigen Einsatz.
6. Verlaufskontrollen zur Früherkennung von Spätschäden (neurologisch-psychologische Untersuchungen, EEG, Hörprüfung, AEP/OAE = otoakustische Emissionen) besonders im 1. Jahr nach der Erkrankung.

7.1 Liquoruntersuchung (Tabelle 7.2)

7.1.1 Liquordruck (siehe auch Kap. 6.3.2, S. 88, „Liquordruck")

Bei eitriger bakterieller Meningitis steigt der Liquordruck stark an, und bei 50 % der Patienten wird ein Druck von mehr als 180 ± 70 mm Hg erreicht (über 25 cm H_2O-Säule). Bei Werten über 400 mm Hg muß an ein Hirnödem gedacht werden. Norma-

Tabelle 7.2. Liquoruntersuchungen bei akuter bakterieller Meningitis

1. *Obligate Untersuchungen*
   ▶ Aussehen (klar, trüb, eitrig, blutig, xanthochrom)
   ▶ Zellzahl mit Differenzierung, Eiweiß und Zucker
   ▶ Liquorausstrich (Primärpräparat aus Liquorsediment, Methylenblaufärbung, Gramfärbung, KROKOTT-Silberfärbung (Pilznachweis), Acridin-orange Färbung (Bakterioskopie; zytologisches Präparat)
   ▶ PANDY-Reaktion/NONNE-APELT-Reaktion
   ▶ Liquor in Liquorkulturflasche
   ▶ Liquorlactat, CRP, PMN-Elastase
2. *Weitere Liquordiagnostik (fakultativ)*[a]
   ▶ Gegenstromelektrophorese (Erreger spezifisch; Antigennachweis)
   ▶ Limulus-Lysat-Test (nur gramnegative Bakterien, Endotoxinnachweis ohne Keimdifferenzierung)
   ▶ Liquor-Säurebasen-Haushalt, Liquorlipide
   ▶ Liquorenzyme (Lysozym, Transaminasen, Lactatdehydrogenase, Cholinesterase, Phosphohexose-Isomerase, cAMP)
   ▶ Albumin/Globulin (Liquorelektrophorese)
   ▶ Immunglobuline (IgG, IgM, IgA)
   ▶ Nitroblau-Tetrazolium-Test (NBT-Test)
   ▶ Liquorspezifisches IgM (verschiedene Erreger)
   ▶ Kreatinin, Elektrolyte, Aminosäuren, Bilirubin
   ▶ Latexantikörperteste, direkter Virusnachweis bzw. antinukleäre Antikörper
   ▶ PCR für Viren, Bakterien, Parasiten

[a] z.T. zu aufwendig, zu teuer, zu spät, z.T. ungeeignet wegen falsch positiven oder falsch negativen Befunden

ler Liquordruck kann bei eitriger bakterieller Meningitis gemessen werden, wenn sich durch Verklebungen und Verwachsungen der Hirnhäute der Druck nicht bis in den Lumbalkanal fortpflanzen kann. Eine abakterielle Meningitis hat nur selten erhöhte Liquordruckwerte. Bei der nichteitrigen Tuberkulosemeningitis ist der Liquordruck im allgemeinen stark erhöht.

7.1.2 Aussehen des Liquors

Normaler Liquor ist kristallklar, farblos und durchsichtig, so daß man wie durch ein Vergrößerungsglas das Gewebe des weißen Kittels gut erkennen kann. Xanthochromer Liquor bei Neugeborenen ist aufgrund des Bilirubins (bis 15 mg/dl Serumbilirubin) und des Erythrozytengehaltes (bis 750/μl) nachweisbar und normal. Er besitzt die Viskosität von Wasser. Als Ultrafiltrat des Plasmas enthält er u.a. Enzyme, Elektrolyte, Mineralien, Blutbestandteile, antibakterielle Faktoren und metabolische Nebenprodukte. Die Konzentration an Natrium beträgt 140 mEq/l, an Kalium 2 mEq/l und an Chlor 115 mEq/l (4a). Der Kalziumgehalt beträgt 2,5–3 mEq/l, der Phosphatgehalt 1,6 mg/dl, der Magnesiumgehalt 2,2 mEq/l (4a). Trübungen und Färbungen sind pathologisch (Tabelle 7.3). So tritt eine Trübung bei einer Liquorzellzahl ab 200–400 Zellen/μl (1200/3 Zellen) und einem Liquoreiweißgehalt von über 150 mg/dl auf (13). Das sogenannte TYNDALL-Phänomen wird bereits bei weniger als 50 Zellen/μl positiv. Dabei erscheint der zellhaltige Liquor im durchfallenden Licht gegen einen dunklen Hintergrund nicht mehr wasserklar, sondern infolge Blitzen der Zellen sonnenstäubchenartig getrübt (13). Eine Opaleszens tritt ab 150 Zellen/μl (500/3) ein. Bei gleicher Zellzahl erscheint erythrozytenhaltiger Liquor trüber als

Tabelle 7.3. Ursachen für getrübten und blutigen Liquor

Getrübter Liquor	Blutiger Liquor
▶ Hohe Pleozytose	▶ Schädelverletzungen
▶ Hohes Liquoreiweiß	▶ Subarachnoidalblutung, Tumore
▶ Subarachnoidalblutung	▶ Sinusvenenthrombose
▶ Hoher Bilirubingehalt	▶ Hämorrhagische Meningoenzephalitis
▶ Bakterielle Meningitis	▶ Geburtstrauma

granulozytenhaltiger Liquor, die geringste Trübung verursachen mononukleäre Zellen. Unter 30 Erythrozyten/µl (100/3) tritt keine Verfärbung auf. Xanthochromie bei zentrifugiertem Liquor nach dem Neugeborenenalter weist auf eine vorausgegangene Hirnblutung mit einer Erythrozytenzahl von ca. 500–6000/µl hin.

Sichtbar blutiger Liquor tritt ab einer Zellzahl von 6000 Erythrozyten/µl auf. Nach einer traumatisch blutigen Punktion muß 2–5 Tage gewartet werden, bis der Liquor wieder wasserklar erscheint.

Ein visköser Liquor kann bei Pilzmeningitiden auftreten. Ein rahmig-gelber oder flockiger Liquor wird bei eitriger bakterieller Meningitis gefunden, bei abakterieller Meningitis ist der Liquor klar oder sonnenstäubchenartig getrübt. Ein ähnliches Liquorbild findet sich auch bei nichteitriger bakterieller Meningitis (Tuberkulose, Leptospirose, Borreliose, Brucellose oder bei antibiotisch anbehandelter bakterieller Meningitis). Der Liquor ist um so trüber, je mehr Zellen er enthält. Aus dem Grad der Trübung kann aber nicht auf eine bakterielle Ätiologie der Meningitis geschlossen werden, da auch bei abakterieller Meningitis sehr hohe Zellzahlen vorkommen können. Eine zusätzliche Beimengung von Blut erschwert die optische Bewertung des Liquors.

7.1.3 Zellzahl

Normalwerte und Umrechnungsfaktoren (Tabelle 7.4)

Die Untersuchung der Liquorzellzahl muß innerhalb von 30–90 min durchgeführt werden, da die Sedimentierung rasch erfolgt, die Halbwertszeit der Leukozyten zwei

Tabelle 7.4. Normalwerte von Zellzahl, Granulozyten, Eiweiß und Zucker im Liquor (*FG* Frühgeborene, *RG* Reifgeborene, *LZZ* Liquorzellzahl, *E* Liquoreiweiß, *Z* Zucker). (Nach 4, 11, 39, 42)

	LZZ/µl	Granulozyten	Farbe	E(mg/dl)	Z(mg/dl)
FG	0–29 (max. 40)			65–150	55–105
(24SS Wo–33SS Wo)	5 (0–44)	7%	Xantho-	142	60
1500–2500 g	2–37	(max. 66%)	chrom	(45–370)	(29–217)
RG	0–32			20–170	34–248
Säuglinge					
>1 Mon.–8 Wo	0–12	3%		35–75	36–56
Kleinkinder	0–6	–	klar	15–45	2/3 des Blutzuckers

Stunden beträgt, der Zuckergehalt rasch absinkt und Meningokokken wie auch Haemophilus-Bakterien rasch absterben. Plexuszellen, Ependymzellen und Arachnoidalzellen werden nicht berücksichtigt.

Die Bestimmung der Zellzahl im Liquor erfolgt mit Hilfe der FUCHS-ROSENTHAL-Kammer, wobei die Untersuchung nativ durchgeführt werden kann oder vorhandene Erythrozyten durch 10 %ige Essigsäure zerstört und die Leukozyten mit Methylenblau angefärbt werden. Der Rauminhalt der Zählkammer mit 16 Quadraten beträgt 3,2 μl, wodurch sich die Schreibweise „n/3 Zellen" begründet. Der Geübte unterscheidet bereits im Nativpräparat beim Auszählen Granulozyten, Lymphozyten, große Rundzellen, Erythrozyten und Bakterien, soweit sie massenhaft auftreten. In Zweifelsfällen ist aus dem Zentrifugat des Liquors ein Ausstrichpräparat anzufertigen und nach PAPPENHEIM zu färben.

Im Liquor finden sich normalerweise 0–10 Zellen/μl, bei Neugeborenen bis zur vierten Lebenswoche können bis zu 35 Zellen/μl normal sein. Für ein bis zwei Monate alte Säuglinge liegt die Zahl bei bis zu 25 Zellen/μl. Frühgeborene haben Normalwerte bis 40 Zellen/μl (120/3). Nach dem 3. Lebensmonat sind 0–6/μl normal. Die Liquorzellen stammen aus dem Blut, vom piaarachnoidalen Bindegewebe, von der Wandung der Innenräume des liquorführenden Systems oder von pathologischem Gewebe. Normalerweise beträgt der Anteil an Granulozyten 7 % und der an Lymphozyten 93 % (13).

Nach FISHMAN (13) kann bei artifizieller Blutung pro 700 Erythrozyten/μl ein Leukozyt von der totalen weißen Liquorzellzahl abgezogen werden. Nach allgemeiner Erfahrung kommen auf 200–400 Erythrozyten 1–2 Leukozyten zur Anrechnung. Bei pathologischem Blutbild wird entsprechend das Verhältnis Leukozyten zu Erythrozyten gewählt.

Bei präpunktioneller Erhöhung der Liquorleukozyten und traumatischer Blutung korrigiert man bei signifikanter Anämie oder Leukozytose nach folgender Formel und erhält die *wahre* Liquorzellzahl (4, 13):

$$\text{Liquorzellzahl Leukozyten} - \frac{\text{Leukozyten im Blut} \times \text{Erythrozyten im Liquor}}{\text{Erythrozyten im Blut}}$$

Die wahre Liquorzellzahl liegt dann niedriger als die gemessene Liquorzellzahl. Dies gilt nicht für foudroyant verlaufende Fälle, die trotz bakterieller Meningitis noch keine Zellzahlerhöhungen aufweisen. Die Sicherheit mit Anwendung dieser Formel liegt bei 97 %, wenn eine bakterielle Meningitis vorliegt (4 b, c).

Bis zu 12000/3 Erythrozyten (4000/μl) tritt keine nennenswerte Eiweißveränderung auf (CATEL).

Eine Korrektur des Liquoreiweißes ist bei traumatischer Blutung wie folgt vorzunehmen: 1 mg/dl Protein/1000 Erythrozyten/μl dürfen von der insgesamt bestimmten Eiweißmenge subtrahiert werden. Diese Bestimmungen sind nur zu verwerten, wenn Bestimmungen aus der gleichen Liquorportion erfolgt sind (13). Nach Literaturübersicht (4) beträgt die Korrektur 1 mg pro dl Eiweiß/634–1763 rote Blutkörperchen/μl.

Bei pathologischen Ausgangsliquores kommt es nach weiteren Punktionen kaum zu einem weiteren Anstieg der Liquorzellzahl. Im allgemeinen wird der Gesamteiweißgehalt durch die Punktion gar nicht oder nur unwesentlich verändert.

Eine Subarachnoidalblutung mit Xanthochromie hat erfahrungsgemäß einen normalen oder nur leicht erhöhten Liquoreiweißgehalt bis 150 mg/dl. Xanthochromer Liquor mit hohem Liquoreiweiß ohne Nachweis von Erythrozyten spricht gegen eine Subarachnoidalblutung.

Nach BONADIO wird aber die Liquorkomposition einer bakteriellen Meningitis durch eine traumatische Lumbalpunktion mit Blutung nicht derart verändert, daß eine bakterielle Meningitis kaschiert wird (4). Wenn also eine traumatische Lumbalpunktion mit Blutung erfolgt, müssen alle Liquorparameter mit ihren möglichen Abweichungen vom Normalwert bestimmt und nach obiger Formel korrigiert werden. Bei Kindern über 1 Lebensmonat geht eine bakterielle Meningitis nur selten mit normalen Liquorparametern bei der initialen Untersuchung einher. Die letztendliche Entscheidung für die Therapie fällt der Arzt aufgrund seiner Erfahrung.

Nach Zählen der roten Blutkörperchen können diese mit Eisessig zerstört werden, so daß die Gesamtzahl der weißen Blutkörperchen im Liquor gezählt werden kann. Die Zellzählung kann durch Verklumpung (Auflösung durch 30%ige Essigsäure) oder durch Zelltrümmer verfälscht sein. In einem normalen Liquor finden sich lediglich mononukleäre Zellen, die aus dem zirkulierenden Blut stammen (Lymphozyten 60 %, Monozyten 40 %), nicht aber neutrophile Granulozyten, Plasmazellen oder eosinophile und basophile Granulozyten. Die Zytolyse der Zellen beginnt nach Punktion bei Raumtemperatur sofort; durch Konservierung im Eisschrank bei 4 °C kann die Zytolyse für 48 h verhindert werden. Neutrophile Granulozyten und Eosinophile sind wegen ihres Gehaltes an lysozymalen Enzymen vulnerabler gegen Zytolyse als mononukleäre Zellen.

Pathologische Werte

Ab einer Pleozytose von 500–1000/3 Zellen beginnt der Liquor seine Klarheit zu verlieren, er wird erst opal, dann trübe. Ein eitriger Liquor enthält fast ausschließlich Granulozyten; er sieht milchig, gelblich oder gelb-grünlich aus und bildet Flocken. Dann ergibt die Zellzählung nur noch Annäherungswerte um 10000–100000/3 Zellen.

Der Liquor ist im Anfangsstadium einer entzündlichen Erkrankung der Hirnhäute durch das sogenannte „transsudative Liquorsyndrom" gekennzeichnet, d.h. je nach dem Grad der Blut-/Liquorschrankenstörung treten Elemente des Blutes (Leukozyten, Proteine, Glucose) in den Liquor über.

Werte über 3000/3 Zellen werden als hochverdächtig angesehen. Das Ausmaß der Liquorpleozytose bei der ersten Liquorpunktion hängt stark vom Zeitpunkt der Untersuchung ab. Erfolgt die Punktion in einer sehr frühen Phase der Erkrankung, kann selbst bei bakteriellen Infektionen eine nur geringe Liquorpleozytose vorliegen. Nur bei 6–10 % der bakteriellen Meningitis werden Zellzahlen unter 1500/3 Zellen angetroffen. Am zweiten Behandlungstag steigt die Liquorzellzahl infolge Zytokinausschüttung noch einmal an, um erst ab dem dritten Behandlungstag abzufallen.

Die höchsten Liquorzellzahlen findet man daher in der akuten Entzündungsphase der eitrigen bakteriellen Meningitis, wobei Meningokokken die höchsten Leukozytenzahlen verursachen, gefolgt von Haemophilus influenzae Typ b und Streptococcus pneumoniae. Auch persistieren die Leukozyten bei gramnegativen Keimen länger als bei grampositiven Keimen. 3–4 % der bakteriellen Meningitiden gehen mit normalen Liquorzellzahlen einher, vorwiegend bei Säuglingen und bis zu 15 % bei Frühgeborenen und 17 % vor der 4. Lebenswoche (4).

Bei der Liquorzellzahl eitriger bakterieller Meningitis findet sich kein wesentlicher Unterschied zwischen anbehandelten und nichtanbehandelten Patienten.

Bei der meist durch Viren ausgelösten abakteriellen Meningitis finden sich eine Zellzahl von mehreren hundert bis maximal 3000/3 Zellen. Dennoch werden auch höhere Zellzahlen bis 12000/3 bei Enteroviren, Mumps-Viren und Arbo-Viren gefunden.

Ähnliche Zellzahlen wie bei der abakteriellen Meningitis werden auch bei der nichteitrigen bakteriellen Meningitis angetroffen. So bleibt die Zellzahl bei der tuberkulösen Meningitis, der Borreliose und der Leptospirose meist unter 2000/3 Zellen im Liquor. Mit dem Quotienten

$$\frac{\%\ \text{Lymphozyten} + \%\ \text{Monozyten}}{\%\ \text{Granulozyten} + \%\ \text{Unreife}} < 1,5$$

läßt sich eine bakterielle Meningitis von einer viralen Meningitis unterscheiden.

Bei der *Früh- und Neugeborenenmeningitis* besteht eine extreme Variationsbreite bezüglich der Zellzahl im Liquor. Wir fanden Normalwerte bei 4–15 % (bis zu 30 % bei B-Streptokokken-Sepsis) und Werte bis 52000/3 Zellen. Ebenfalls sehr niedrige Zellzahlen findet man bei der perakuten Meningokokkensepsis (WATERHOUSE-FRIDERICHSEN-Syndrom/WFS).

Auf jeden Fall handelt es sich um einen pathologischen Liquorbefund, wenn nach dem zweiten Lebensmonat die Zellzahl 10–15 Zellen/μl (30/3 Zellen) und bei älteren Säuglingen und Kleinkindern 5 Zellen/μl überschreitet. Bei Frühgeborenen sind Werte nach dem 40. Lebenstag von über 25/μl pathologisch. Segmentkernige neutrophile Granulozyten im nichtblutigen Liquor sind bei Neugeborenen bis 60 % normal, danach aber stets pathologisch. Stabkernige Formen lassen auf einen frischen und hypersegmentierte Formen auf einen älteren fortdauernden Prozeß schließen. Bei Kernverklumpungen nehmen neutrophile Granulozyten die Gestalt von sogenannten Kugelzellen an. Basophile Granulozyten kommen im kindlichen Liquor ausgesprochen selten vor und können bei der Differenzierung unberücksichtigt bleiben. Plasmazytäre Zellen sind stets Ausdruck einer pathologischen Zellproliferation.

Allein beweisend für eine bakterielle Meningitis ist der direkte Keimnachweis im Liquorausstrich sowie sein kultureller Nachweis. Alle anderen Untersuchungen – wie trüber Liquor, hohe Zellzahl, hoher Anteil polymorphkerniger Leukozyten (80–90 %), hoher Gesamteiweißgehalt sowie niedriger Glucosespiegel, hoher Lactatgehalt im Liquor – sind nur indirekte Hinweise für eine bakterielle Ursache der Meningitis. Klarer Liquor, geringe Zellzahl, überwiegend lymphozytäre Zellform, normaler Gesamteiweiß- und Glucosegehalt im Liquor sprechen für eine vorwiegend aseptisch oder viral ausgelöste Meningitis.

7.1.4 Anteile der segmentkernigen Granulozyten im Liquor

Die Differenzierung der Leukozyten in der ersten Liquorprobe wird mit einem Objektträgerausstrich durchgeführt, der mit einer kombinierten MAY-GRÜNWALD-GIEMSA-Lösung nach PAPPENHEIM angefärbt wird. Der normale Liquor enthält bei Säuglingen über 1 Monat keine segmentkernigen Granulozyten. Bei Neugeborenen kann dagegen der Anteil der segmentkernigen Granulozyten bis zu 60 % ausmachen (im Durchschnitt 7 % [11]; siehe Tabelle 7.4).

Kennzeichnend für eine bakterielle Meningitis ist ein deutliches Überwiegen der segmentkernigen Granulozyten im Liquorzellbild der akuten Erkrankungsphase bis zu mehr als 50 bis 60 %. Allerdings können bei 10 % der eitrigen bakteriellen Meningitis (bei Haemophilus influenzae) auch Lymphozyten mit mehr als 50 % das Zellbild beherrschen. Außerdem können stabkernige Granulozyten auch mit mononukleären Zellen verwechselt werden.

Im eigenen Krankengut weisen 92 % der bakteriell-eitrigen Meningitiden mehr als 50 % segmentkernige Granulozyten im Liquor auf. In einer sehr frühen Phase der abakteriellen Meningitis erscheint ebenfalls ein hoher Anteil segmentkerniger Granulozyten (30–90 %) im Liquorausstrich – laut Literatur in 13–70 %, im eigenen Krankengut 16 %. Diese granulozytäre Phase hält jedoch nur 24–48 h an, dann erfolgt in 87 %–94 % der Fälle ein Shift zur lymphozytären Phase (4). Dieser Shift tritt bei eitriger bakterieller Meningitis unter Behandlung erst nach mehreren Tagen auf. Nur bei 14 % zeigt sich innerhalb von 48 Std. ein Shift von neutrophiler zu lymphozytärer Prädominanz nach adäquater Antibiotikatherapie (4).

Die nichteitrige bakterielle Meningitis bietet im übrigen ein ähnliches Liquorsyndrom wie die abakterielle Meningitis. Die granulozytäre Entzündungsreaktion ist in 62 % der Fälle länger als bei der abakteriellen Meningitis, jedoch kürzer als bei der bakteriellen Meningitis (unabhängig von Antibiotikagaben).

In der Neugeborenenperiode eignet sich das Liquorzellbild nicht zur Differenzierung zwischen bakterieller und viraler Meningitis. Im eigenen Krankengut bieten nur 38 % der Neugeborenen mit eitriger bakterieller Meningitis ein überwiegend granulozytäres Bild. Im übrigen kommen virale Meningitiden bei Neugeborenen (außer bei den pränatalen viralen Erkrankungen) nicht vor.

7.1.5 Liquoreiweiß

Gesamteiweiß

Die quantitative Bestimmung des Gesamteiweißes im Liquor erfolgt photometrisch nach der BIURET-Methode.

Bei der Beurteilung des Liquoreiweißes muß berücksichtigt werden, an welcher Stelle der Liquor entnommen wurde. Der Gesamteiweißgehalt des lumbalen Liquors liegt normalerweise fast doppelt so hoch wie derjenige des Ventrikelliquors. Werte für den zisternalen Liquor liegen zwischen beiden und nähern sich mehr den lumbalen Liquorwerten. Bei reifen Neugeborenen liegt der lumbale Eiweißgehalt in den ersten Lebenstagen zwischen 20 und 170 mg/dl (siehe Tabelle 7.4; PANDY + bis ++), (im Durchschnitt 90 mg/dl). Bis zum Ende des ersten Lebensmonats fällt er meist auf Werte unter 60 mg/dl (Spannbreite 20–150 mg/dl), (nach dem 2. Lebensmonat unter 40 mg/dl, ab (PANDY opal bis +) und erreicht im Alter von 3–9 Monaten ein Minimum von 20 mg/dl (3–6 Monate Spannbreite 15–150 mg/dl), um dann wieder durch das ganze weitere Leben hindurch kontinuierlich langsam anzusteigen. Bei Kindern bis zu 10 Jahren liegt die obere Normgrenze bei 30 mg/dl, bei Erwachsenen bei 40 mg/dl. Pathologisch sind Werte über 40–60 mg/dl. Bei Frühgeborenen liegen die Normalwerte noch höher (65–150 mg/dl, im Durchschnitt 115 mg/dl), sie können bis zu 180–200 mg/dl betragen (bei Säuglingen mit weniger als 1500 g: 45–370 mg/dl), um dann bis zum 40. Lebenstag auf Werte unter 80 mg/dl zu fallen (11).

Bei eitriger bakterieller Meningitis werden sehr hohe Eiweißkonzentrationen im Liquor – je nach Schwere der Schrankenstörung über 500 mg/dl – gemessen (Pneumokokken-Meningitis erreicht sehr hohe Werte). Mehr als 1000 mg/dl findet man bei 8 % der Kinder (4). Im eigenen Krankengut wurden bei 82 % der bakteriellen eitrigen Meningitis mehr als 100 mg/dl nachgewiesen, und 24 % dieser Gruppe zeigten Werte von über 250 mg/dl.

Beim WATERHOUSE-FRIDERICHSEN-Syndrom kann man in Abhängigkeit vom Zeitpunkt der Untersuchung normale bis stark erhöhte Eiweißkonzentrationen nachweisen.

Es besteht kein signifikanter Unterschied zwischen antibiotisch anbehandelten und unbehandelten Patienten. Normales Liquoreiweiß schließt eine bakterielle Meningitis nicht aus.

Die abakterielle Meningitis zieht eine nur mäßige Erhöhung der Eiweißkonzentration im Liquor (zwischen 50 und 100 mg/dl) nach sich. Bei 3–4 % werden auch höhere Werte erreicht. Die nichteitrige bakterielle Meningitis geht mit Konzentrationen zwischen 50 und 200 mg/dl einher. Bei der tuberkulösen Meningitis sind Werte unter 100 mg, aber auch über 500 mg/dl beobachtet worden. Das sogenannte Spinnwebsgerinnsel, das sich nach längerem Stehen des Liquors durch Eiweißniederschlag bildet, ist nicht pathognomonisch für die Tbc-Meningitis und findet sich auch bei anderen Entzündungen der Hirnhäute mit hoher Eiweißkonzentration.

Im Neugeborenenalter erreicht die eitrige bakterielle Meningitis ähnlich hohe Liquoreiweißwerte wie die der älteren Kinder mit gleicher Ätiologie.

Das Gesamteiweiß wird (lt. Literatur) bis zu einer Zellzahl von 1 500–4 000 Erythrozyten/μl kaum beeinflußt. Nach FISHMAN (13) kann man allerdings pro 1 000 Erythrozyten/μl 1 mg/dl Eiweiß von der Gesamtmenge abziehen.

Einige Erkrankungen in Verbindung mit Meningitis lassen sich schon aufgrund einer bestimmten Liquoreiweiß- bzw. Liquorzuckerkomposition vermuten.

Eiweißerhöhungen über 500 mg/dl finden sich nur bei schweren bakteriellen Meningitiden, bei Rückenmarkstumoren mit Block, bei blutigem Liquor, bei Polyneuritis und Hirntumoren. Normaler Liquor gerinnt nicht, da er kein Fibrinogen enthält. Bei Werten über 1 000 mg/dl ist aber eine Gerinnung des Liquors unterhalb eines Stopps möglich (13), (FROIN-Syndrom, 1903). Je tiefer der Stopp liegt, um so höher ist der Eiweißgehalt. Ein FROIN-Syndrom mit Sperrliquor (Tabelle 7.5) kann durch intra- und extramedulläre Tumoren, Meningitis, Arachnoiditis oder epiduralen Abszeß hervorgerufen werden (Tabelle 7.6).

Eiweißerniedrigungen im Liquor auf Werte zwischen 3 und 20 mg/dl treten bei erhöhtem Hirndruck auf, was zur vermehrten Eiweißreabsorption ins venöse System führt (4).

Tabelle 7.5. Sperrliquor (FROIN-Syndrom): durch Verklebung aufgrund von Fibringerinnseln

	Eißweißgehalt	Zellzahl	Farbe
Liquor unterhalb des Stopps	hoch	niedrig	klar
Liquor oberhalb des Stopps (SOP)	niedriger	höher	trüb

Tabelle 7.6. Ursachen für Liquoreiweißerhöhung mit normalem Liquorzucker (Sperrliquor)

- Akustikusneurinom, Ependymon, Plexuspapillon (sehr hoch)
- GUILLAIN-BARRÉ-Syndrom (Polyradikuloneuritis)
- Hirntraumen
- Hirndegenerative Erkrankungen:
  Leukodystrophie
  Morbus KRABBE
  Morbus LEIGH
- Ventrikelnahe Tumoren

Tabelle 7.7. Liquoreiweißerhöhung bei normaler Zellzahl

- Parameningeale Infektion
- Intrakranielle Blutung
- Kongenitale Infektion
- Hirndegenerative Erkrankungen

Zwischen dem 6. Lebensmonat und 2. Lebensjahr ist dies aber ein Normalbefund. Eiweißerniedrigungen treten ebenfalls bei postpunktionellem Hypoliquorrhö-Syndrom mit Kopfschmerzen, bei Hyperthyreoidismus, Leukose und Anämie auf, das normale Konzentrationsverhältnis von 1:200 Liquoreiweiß/Serumeiweiß vorausgesetzt. *Liquoreiweißerhöhungen* bei normaler Zellzahl liegen bei den in Tabelle 7.7 genannten Krankheiten vor.

PANDY-Reaktion und NONNE-APELT-SCHUMM-Reaktion (Tabelle 7.8)

Bei der PANDY-Reaktion (Gesamteiweiß) werden auf ein Uhrglas 3–4 Tropfen Liquor und 2–3 ml PANDY-Reagens (1 %ige Carbolsäure) gegeben und die nach der Präzipitation erfolgte Trübung semiquantitativ bewertet. Bei mehr als 25 mg/dl Eiweiß im Liquor wird die Reaktion positiv. Eine deutlich positive Reaktion (einfach +) erfolgt bei einer Konzentration von 50–100 mg/dl. Bei getrübtem Liquor (PANDY ++) liegt die Eiweißkonzentration bei ca. 100–300 mg/dl. Ein grob getrübter Liquor (+++) entspricht einer Eiweißkonzentration von ca. 250–2000 mg/dl im Liquor.

Bei der NONNE-APELT-Reaktion werden in ein Reagenzglas 0,5 ml Liquor und 0,5 ml Ammoniumsulfat-Lösung pipettiert. Bei positiver Reaktion bildet sich an der Grenzzone innerhalb von drei Minuten ein Trübungsring. Die NONNE-APELT-Reaktion (erfaßt Globulinvermehrung) wird ab einer Liquorkonzentration von ca. 50 mg/dl positiv.

Diese semiquantitativen Nachweismethoden führen nur zu einer relativ ungenauen Differenzierung des Eiweißgehaltes und sind in ca. 87 % der eitrigen bakteriellen Meningitisfälle positiv. Allerdings sind sie auch zu 13–27 % bei abakterieller Meningitis ein- bis dreifach positiv. Da sie von der subjektiven Beurteilung des Untersuchers abhängig sind, haben sie ihre Berechtigung nur noch, damit am Krankenbett eine schnelle, grobe Orientierung über den Eiweißgehalt des Liquors erhalten werden kann.

Tabelle 7.8. PANDY-Reaktion und NONNE-APELT-SCHUMM-Reaktion im Liquor (↑ = erhöht)

PANDY-Reagenz		*Gesamteiweiß quantitativ*	
+	Liquoreiweiß 50–100 mg/dl	normal	20– 50 mg/dl
++	Liquoreiweiß 100–300 mg/dl	leicht ↑	50– 100 mg/dl
+++	Liquoreiweiß 300–500 mg/dl	stark ↑	100– 500 mg/dl
++++	Liquoreiweiß über 500 mg/dl	sehr stark ↑	500–3500 mg/dl
NONNE-APELT			
+	Opaleszenz		
++	leichte Trübung		
+++	starke Trübung		
++++	Niederschlag		

Eiweißelektrophorese

Mit Hilfe der Eiweißelektrophorese des Liquors kann eine bessere ätiologische Abtrennung der Meningitis erreicht werden. In der akuten Phase einer Meningitis mit transsudativem Liquorsyndrom kommt es zu einer Angleichung der Proteinzusammensetzung des Liquors an die Verhältnisse im Blut. Während dann besonders Alpha-2-Globuline vermehrt im Liquor angetroffen werden, verringert sich der relative Anteil der Albumine und der Betaglobuline.

Die Eiweißveränderungen beruhen anfangs allein auf der entzündlichen Liquorschrankenstörung und nicht etwa auf einer autochtonen Globulinsynthese im Bereich der Meningen, was sich durch quantitative Bestimmungen nachweisen läßt. Man findet in der akuten Krankheitsphase keinen signifikanten Unterschied in der Eiweißzusammensetzung des Liquors zwischen eitriger, bakterieller und viraler Meningitis. Erst in der subakuten oder chronischen Proliferationsphase des Liquorsyndroms können bestimmte Gammaglobulinfraktionen und Plasmazellen erhöht gefunden werden, so daß für virale und bakterielle Meningitis eine eigenständige Produktion von spezifischem IgM und IgA in den Liquorräumen nachgewiesen werden. So ist der Nachweis spezifischer Immunglobulinvermehrung für parainfektiöse Meningitis nach Masern, Zytomegalie, Röteln, Varizellen, Arbo-Viren u.a. möglich. Für die wichtige Differentialdiagnose in der initialen Entzündungsphase der Meningitis treten jedoch diese Liquorveränderungen zu spät auf, so daß sich daraus keine zusätzliche Information gewinnen läßt. Eventuell nachgewiesenes Präalbumin im Liquor stammt nicht aus dem Blutserum, sondern weist auf Immunreaktionen im Hirngewebe hin, wobei sich der Quotient von Albumin/Globulin von 6:1 auf 6:2 oder mehr verändert.

Die quantitativen und differenzierenden Eiweißbestimmungen lassen Rückschlüsse auf das Stadium, den Verlauf und die Ausdehnung der Erkrankung zu. IgM-Erhöhungen sprechen für eine bakterielle Meningitis, während bei viraler Meningitis die IgG-Fraktion erhöht ist.

Wenn sich bei einer Eiweißvermehrung ein normaler oder nur leicht erhöhter Zellwert ergibt, wird von „albuminozytärer Dissoziation" gesprochen. In besonders typischer Ausprägung findet sich dieses Liquorsyndrom bei der Polyradikuloneuritis, es tritt aber auch auf nach traumatischen Schädigungen des ZNS, bei metabolisch-degenerativen Hirnprozessen und Polyneuropathien (globuidzellige, metachromatische Form der Leukodystrophie, LEIGH-Erkrankung, hypertrophisch interstitielle neurale Muskelatrophie), bei intrakraniellen Tumoren (ventrikelnahe Tumoren und Akustikusneurinome) und besonders exzessiv bei Sperrliquor (siehe Tabelle 7.5).

7.1.6 Liquorzucker

Vor jeder Untersuchung des Liquors auf Zucker (fast ausschließlich Glucose) sollte der Blutzucker bestimmt werden, da sich Liquorzucker und Blutzucker analog verhalten. Gleiches gilt für die Chloridbestimmung (normal: 410–470 mg/dl im Liquor, etwa ein Drittel höher als im Serum). Falls es klinisch vertretbar ist, sollten morgendliche Nüchternwerte von Liquor und Blut bestimmt werden. Normalerweise beträgt der Glucosegehalt des Liquors unabhängig vom Alter etwa zwei Drittel des Serumwertes (50–70 %, bei Neugeborenen 70–80 %; 11). Damit beträgt der Liquorglucose-Blutglucose-Quotient etwa 0,6 (bei Neugeborenen 0,80–0,74 und bei Erwachsenen

0,50–0,65) und sinkt bei bakteriellen Erkrankungen der Meningen auf Werte unter 0,3 ab (virale Meningitis 0,3–0,5) (13). Nach ENDERS (10) bleibt dieses Verhältnis bis zu einem Blutzucker von 720 mg/dl gleich, bei weiterem Anstieg des Blutzuckers sinkt der Quotient auf 0,4–0,5. Bei Diabetikern kann die Interpretation des Liquors Schwierigkeiten bereiten, da erhöhte Zuckerwerte durchaus im Verhältnis zum Blutzucker erniedrigte Werte darstellen können. Der Liquorzucker wird durch eine blutige Lumbalpunktion nicht beeinflußt. Bei Neu- und Frühgeborenen variiert der Blutglucosegehalt von 30–100 mg/dl (11). Damit ist der Liquorzuckergehalt bei Neugeborenen bis zur vierten Lebenswoche relativ niedriger als bei Älteren. Er erreicht mit 4–8 Wochen nach der Geburt Normalwerte.

Die Liquorglucose folgt den Schwankungen des Blutzuckers, aber nicht prompt, sondern erst nach 2–6 h, bei entzündlich veränderten Meningen allerdings schneller (nach 1–2 h), so daß eine korrekte Beurteilung von Blut- und Liquorglucose nur dann möglich ist, wenn der Patient mindestens 4 h nüchtern ist (13).

In der Neugeborenenperiode findet man wegen der größeren Permeabilität und der gesteigerten Hirndurchblutung eine höhere Glucosekonzentration und eine größere Variationsbreite sowie einen Liquorglucose-Blutglucose-Quotienten von 0,8. Geringe Liquorzuckererhöhungen im Kindesalter lassen keine Rückschlüsse auf bestimmte Erkrankungen zu. Bei Neu- und Frühgeborenen ist der Quotient oft erniedrigt.

Ein Liquorzuckergehalt unter 40 mg/dl ist pathologisch und immer ein Hinweis auf bakterielle Meningitis.

90 % des Liquorzuckers gelangen passiv durch den Plexus choroideus infolge Diffusion in den Extrazellulärraum. Der Rest kommt transkapillar in den Liquor. Die Hirnzellen der Arachnoidea, des Ependyms sowie der Neurone und Gliazellen verbrauchen Glucose. Der Rest wird in das venöse System reabsorbiert. Pathophysiologisch erklärt wird der Glucoseabfall bei Erkrankungen mit einer gesteigerten anaeroben Glucolyse der Granulozyten und Bakterien während der Phagozytose (zur Bereitstellung von Adenosintriphosphat wird Glucose verbraucht) sowie durch das entzündete Hirngewebe oder vermehrten Abtransport durch die Arachnoidenvilli bzw. vermehrten Eintritt von Blut in den Liquor. Infolge verstärkter anaerober Glucolyse wird dann auch vermehrt Lactat frei. Bei Leukopenie findet deshalb kein größerer Glucoseabfall bzw. Verbrauch im Liquor statt und damit auch kein großer Lactatanstieg bzw. Lysozymanfall. Bei entzündeten Meningen wird ebenfalls ein defekter aktiver Glucosetransport mittels Carrier durch die Blut-Liquor-Schranke bzw. eine verminderte passive Diffusion diskutiert (13). Eine traumatische Lumbalpunktion mit Blutbeimengung verändert die Liquorglucose nicht (4).

Bei Ausschluß einer Hypoglykämie weist somit ein erniedrigter Liquorglucosespiegel immer auf eine generalisierte Erkrankung der Meningen hin. Bei lokalisierten Hirnerkrankungen bleibt der Liquorzucker normal (13). Unterhalb eines Stopps findet man ebenfalls einen erniedrigten Liquorglucosewert bei erhöhtem Liquoreiweiß.

Die Glucosekonzentration im Liquor wird durch enzymatische Bestimmungsmethoden, zum Beispiel die Glucosehydrogenase-Methode oder die Hexokinase-Methode, gemessen. Die Bestimmung soll gleich nach der Punktion erfolgen, da sonst der Liquorglucosespiegel im eitrigen Milieu bei Raumtemperatur rasch absinkt. Werte unter 5 mg/dl sind laborchemisch nicht mehr erfaßbar.

Ein rascher Wiederanstieg des Liquorzuckers (über 70 %) nach 2tägiger Therapie über 40 mg/dl geht mit einem günstigen Heilungsverlauf der Meningitis einher, gekennzeichnet durch rasch sinkende Werte von Eiweiß, Lactat, CRP und Zellzahl im Liquor. Ein persistierend niedriger Wert spricht weiter für hypoxisch gesteigerte Glukolyse in dem an die Hirnhäute angrenzenden Hirngewebe (4). 48 Std. nach Einleitung der Antibiotikatherapie hat sich die Liquorglucose normalisiert.

- Zur *Erniedrigung des Liquorzuckers* unter 50 mg/dl führen jede bakterielle Meningitis einschließlich der tuberkulösen Meningitis, Pilzinfektionen und tumorigen Infiltrationen der Meningen (Tabelle 7.9). Bei schwerer bakterieller Meningitis, insbesondere der tuberkulösen Meningitis, finden sich sehr niedrige Werte von 0–20 mg/dl. Außerdem muß bei unklaren Liquorzuckererniedrigungen stets an die gesamte Differentialdiagnose der Bluthypoglykämien gedacht werden.
- *Erhöhungen des Liquorzuckers* finden sich u.a. bei Diabetes mellitus, Tumoren, Poliomyelitis, Enzephalitiden und postparoxysmal nach generalisierten Krämpfen infolge Glucoseverwertungsstörung der Hirnzellen (Tabelle 7.10).

Im eigenen Krankengut finden sich unter den Patienten mit eitriger bakterieller Meningitis 62 % mit einer Glucosekonzentration bis zu 30 mg/dl bzw. einem Quotienten von unter 0,3 im Liquor; 82 % haben Werte unter 50 mg/dl. Die Liquorzucker-

Tabelle 7.9. Liquorzuckererniedrigung (Hypoglykorrhachie)

- Akut eitrige Meningitis
- Tuberkulöse Meningitis und Borrelien-Meningitis
- Pilzmeningitis (Torulosis)
- Sarkoidose, Mykoplasmen
- Hirntumoren (Karzinome, Leukose, Medulloblastom)
- Amöbenmeningitis, Plasmodien
- Meningeale Zystizerke oder Trichinosis
- Akute syphilitische Meningitis
- Subarachnoidalblutung bzw. Intrazerebralblutung
- Virusmeningitis bei Mumps, Herpes und lymphozytäre Choriomeningitis, Varizellen, Enteroviren (leicht) } *zu 39 % < 50 mg/dl, Ursache meist Hypoglykämie*
- Hypoglykämie
- Rheumatoide Meningitis
- Intoxikationen
- Insolation
- Tick-born-Enzephalitis

Tabelle 7.10. Liquorzuckererhöhung

- Enzephalitis
- Epilepsie
- Krämpfe
- Tetanie
- Chorea minor
- Hirntumoren
- Hirnabszesse und Hirnblutungen
- Apoplexie
- Fieberhafte Allgemeinzustände
- Hypertonie
- Diabetes mellitus
- Nephritis
- Urämie
- Poliomyelitis

Liquorzucker/Blutzuckerquotient = 0,6–0,8, verwertbar bei Nüchternblutzucker von über 100 mg/dl

bestimmung ist auch verwertbar bei anbehandelter Meningitis, nicht jedoch beim WATERHOUSE-FRIDERICHSEN-Syndrom. Bei Patienten mit abakterieller Meningitis liegen die Glucosewerte im Liquor überwiegend im Normalbereich. Bei der nichteitrigen bakteriellen Meningitis (Leptospiren oder Borrelien) finden sich in 32 % der Fälle normale oder gering verminderte Glucosespiegel im Liquor (12).

Eine normale Liquorglucose bei erhöhter Granulozytenzahl kann ein Hinweis für Hirnabszeß, Epiduralabszeß, Subduralempyem sowie für Sinusvenenthrombophlebitis sein.

Die Höhe des Liquorzuckerspiegels läßt eine prognostische Aussage über die Meningitis zu. Je niedriger der Liquorzucker, desto prognostisch ernster ist die Krankheit. Ein Liquorzucker-Blutzucker-Quotient unter 0,3 führt zu einer hohen Rate an Defektheilung (10, 13, 29). Werte unter 20 mg/dl gehen mit erhöhter neurologischer Komplikationsrate, verlängerter Rekonvaleszenz oder erhöhter Sterblichkeit einher, weshalb der Blutzucker ständig durch Zufuhr von i.v.-Glucose erhöht gehalten werden sollte, um durch einfache Diffusion den Liquorzuckerspiegel zu erhöhen (30). Ein Quotient Liquorglucose/Serumglucose von unter 0,40 hat eine Sensitivität von 80 % und eine Spezifität von 98 % für eine bakterielle Meningitis im Kindesalter nach dem 2. Lebensmonat (4).

7.1.7 pH des Liquors

Die Blut-Liquor-Schranke ist gut permeabel für CO_2, aber relativ undurchdringlich für saure und alkalische Substanzen wie zum Beispiel Natriumbicarbonat. Veränderungen des pH-Wertes im Blut im Sinne einer Alkalose oder einer Acidose folgt sehr rasch eine entsprechende Angleichung im zisternalen Liquor und etwas verzögert eine solche im lumbalen Liquor. Durch pulmonale Ventilation, durch Änderung der Hirndurchblutung, durch Regulation der Bicarbonatkonzentration im Liquor und infolge Pufferung durch die Hirnsubstanz wird der Liquor-pH-Spiegel ziemlich stabil gehalten (13). Im Rahmen einer Blutacidose steigt die Gehirndurchblutung, während sie bei Alkalose sinkt. Normalerweise liegt somit der pH-Spiegel im Liquor etwas niedriger als im Blut, der CO_2-Druck höher als im Blut, während der Bicarbonatspiegel etwa gleich hoch ist (Tabelle 7.11).

Eine *pH-Erniedrigung im Liquor*, die gleichzeitig mit einer Lactaterhöhung und einer Liquorglucoseerniedrigung bei normalem Blut-pH einhergeht, findet man bei der Subarachnoidalblutung, beim Zerebralinfarkt, bei metabolischen Hirnerkrankungen, bei zerebralen Krämpfen und bei eitriger Meningitis.

7.1.8 Lactat, Fermente und CRP im Liquor

- Die *Lactatkonzentration* wird enzymatisch mit der Lactatdehydrogenase-Methode innerhalb von 30–60 min quantitativ bestimmt (Tabelle 7.12). Der Normalbereich liegt zwischen 5 und 25 mg/dl. Lactat wird von Nerven und Gliazellen produ-

Tabelle 7.11. Normalwerte des Säure-Basen-Haushaltes im Liquor

▶ pH	7,32 (im Blut: 7,40)
▶ pCO_2	48 Torr (im Blut: 40 Torr)
▶ Aktuelles Bicarbonat	23 mval/l

Tabelle 7.12. Lactatkonzentration im Liquor

Liquorlactat *normal:* 10–20 mg/dl ≙ 1,1–2,2 mval/l

Liquorlactat *erhöht:* über 3,5 mval/l ≙ 35 mg/dl bei
- Ischämie (Hypoxie)
- bakteriellen Meningitiden
- Intoxikationen (metabolisch/toxisch)
- Hirntumoren und Metastasen
- Hirnödem
- zerebralen Krampfanfällen
- Massenblutungen
- Hydrozephalus
- Hirnabszeß
- Hirntod
- Zustand nach Reanimation
- Zustand nach Schädelhirntrauma
- Enzephalomalazie
- Meningosis leucaemica
- Pilzmeningitis
- jeder schweren Acidose
- vaskulären Prozessen
- metachromatischer Leukodystrophie
- Hirnnekrosen aller Art (Herpes-Enzephalitis)

ziert und dann an den Extrazellulärraum bzw. an den Liquor abgegeben. Der Abtransport erfolgt durch Rückdiffusion ins Nervengewebe, wo Lactat oxidativ metabolisiert wird, oder es gelangt mit dem Liquorabfluß in das venöse System. Bis zu 6000 Leukozyten/µl bzw. 30000 Erythrozyten/µl bleibt der Lactatspiegel im allgemeinen unverändert. Die Blut-Liquor-Schranke bzw. Blut-Hirn-Schranke läßt kein Lactat semipermeabel hindurch, weshalb keine Korrelation mit Blutlactat möglich ist (allenfalls bei sehr schwerer Schrankenstörung).

Bei eitriger bakterieller Meningitis wird immer eine stark *erhöhte Konzentration des Lactats* im Liquor gefunden. Bei viralen Meningitiden ist der Wert normal. Pathophysiologisch führt der gesteigerte intrakranielle Druck zu einer Abnahme der zerebralen Durchblutung und damit zur Hypoxie des Hirngewebes mit vermehrter anaerober Glucolyse und dadurch gesteigerter Lactatfreisetzung. Andererseits kann Lactat auch aus den Granulozyten und aus zerstörten Bakterien des Liquors stammen. Diese primären Veränderungen des Hirngewebes sind mit einer zeitlichen Latenz von 2–3 h durch Diffusion des Lactats im Lumballiquor nachweisbar. Das erhöhte Liquorlactat bei eitrigen Meningitiden sowie Pilzmeningitiden verhält sich immer invers zur Liquorglucose, so daß ein Ansteigen der Liquorglucose und ein Lactatabfall für ein gutes therapeutisches Management spricht.

Auch bei antibiotisch anbehandelten Patienten mit eitriger Meningitis werden noch 24 h nach Therapiebeginn Lactatspiegel von über 30 mg/dl gemessen. Erst nach 48 h Antibiotikatherapie sinkt der Lactatspiegel und erreicht nach 7 bis 10 Tagen seinen Normalwert.

Die Lactaterhöhung läßt jedoch keine prognostische Aussage über den Verlauf oder Rückschlüsse auf den Therapieerfolg oder Wiederauftreten eines Rezidivs zu.

Bei der Pneumokokken- und Meningokokken-Meningitis finden sich höhere Lactatwerte als bei der Haemophilus-Meningitis. Hohe Lactatwerte sind auch bei der Pilzmeningitis bekannt. Bei der tuberkulösen Meningitis ist der Lactatspiegel niedriger als bei der eitrigen Meningitis, jedoch höher als bei der viralen Meningitis,

Tabelle 7.13. Erkrankungen mit Glucoseerniedrigung und Lactaterhöhung im Liquor

- Akute bakterielle Meningitis
- Frische Subarachnoidalblutung
- Hirntumoren:
  Ependymom
  Medulloblastom
  Akustikusneurinom
  Meningosis leucaemica
- Intoxikationen des ZNS
- Zerebrale Anfälle

und er bleibt außerdem sehr lange nachweisbar. Bei viral induzierter Meningitis bewegen sich die Lactatwerte innerhalb normaler Grenzen.

Lactaterhöhung mit Erythrozytennachweis ist ein Hinweis für Hirnblutung; Lactaterhöhung plus Leukozytennachweis ein Hinweis für eitrige bakterielle Meningitis (Tabelle 7.13).

Eine nachgewiesene Lactatkonzentration über 3–3,5 mval/l stellt somit eine wichtige und sinnvolle Ergänzung zur Differentialdiagnose – insbesondere der unbehandelten bakteriellen Meningitis und der serösen Meningitis – dar. Ebenso hohe Werte finden sich auch bei einem Hirnabszeß, bei mykotischer Meningitis und hypoxischen Erkrankungen wie Hirntumoren und Hirninfarkten. Somit hat das Lactat bei unbehandelter bakterieller Meningitis und Hirnabszeß eine Sensitivität von 86–90 %. Bei der unbehandelten Meningitis spricht ein normaler Lactatspiegel in 97 % der Fälle gegen eine bakterielle Ursache (25). Bei anbehandelten bakteriellen Meningitiden wie auch bei Pilzmeningitiden sind in 10–14 % normale Lactatwerte zu erwarten (25). Nach Roos und Belohradsky ist die Lactatbestimmung zur Unterscheidung zwischen serös-bakterieller und bakterieller Meningitis nicht geeignet (40).

• Zur ergänzenden fakultativen Diagnostik zählt das *Liquor-CRP*. Sein Stellenwert ist mit 60 % Nachweisbarkeit (Sensitivität) bei bakterieller Meningitis allerdings nicht so hoch wie der des Liquorlactats. Bei serösen Meningitiden ist erfahrungsgemäß das Liquor-CRP nicht nachweisbar. Bei Pilzmeningitiden sind sowohl steigende als auch normale Werte zu erwarten. Erhöhter Liquor-CRP- und normaler Lactatspiegel schließen einander aus, diese Konstellation ist nicht möglich. Ein normales CRP hat eine Aussagewertigkeit von 94 % (25). Bei positivem Nachweis ist allerdings eine Spezifität für bakterielle Meningitis mit 86–96 % sehr hoch.

Nach unseren Untersuchungen (12) bringt die Bestimmung des CRP keine zusätzliche differentialdiagnostische Information, zumal auch andere zerebrale Erkrankungen wie subdurale Hämatome, Subarachnoidalblutung, Hirntumoren oder Enzephalopathie zum Nachweis eines erhöhten CRP-Spiegels im Liquor führen können und bei anbehandelten Meningitiden (70 %) leider oft normale Werte erhalten werden. Das Liquorlactat läßt somit eine sicherere Aussage zur Differentialdiagnose „bakterielle" oder „virale Meningitis" zu als das CRP, wenn zerebrale Nekrosen oder andere Ischämien ausgeschlossen sind.

• *Fermente im Liquor*. Die Konzentration von Enzymen wie Lactatdehydrogenase (LDH), Lysozym, Kreatininphosphokinase (CPK), Transaminasen oder Phosphohexose-Isomerase erhöht sich im Liquor bei jedem raschen Untergang von Hirngewebe – bei Hirnblutungen ebenso wie bei metabolisch degenerativen Hirnerkrankungen und malignen Tumoren – außerdem auch bei Meningitiden mit Granulozytenerhöhung. Das Lysozym stammt wie das Lactat aus untergegangenen Granu-

lozyten und kommt nicht in Lymphozyten vor. Die Bestimmung der Fermente ist nicht genügend spezifisch und sensitiv, so daß sie zur Differenzierung bakterieller und viraler Meningitiden nicht in Frage kommen, da sie u.a. auch bei viraler Genese erhöht gefunden werden können.
- Das *Liquor-Neopterin* ist bei bakterieller Meningitis erhöht und eignet sich zur Unterscheidung von einer viralen Meningitis.
- Das *cAMP* aus Liquorleukozyten und Hirngewebe kann erhöht und erniedrigt sein.

7.1.9 Ergänzende Liquordiagnostik

In Zukunft wird auch die Bestimmung der DNA oder RNA von Viren, Parasiten und Bakterien (extra- und intrazellulär) möglich sein, besonders bei chronischer oder rezidivierender Meningoenzephalitis. Die *Polymerase-Kettenreaktion (PCR)* war bei der Diagnostik der bakteriellen Meningitis bereits in den letzten 10 Jahren sehr hilfreich: Für fast alle klinisch relevanten Erreger konnten spezifische Gensonden hergestellt werden. Die PCR erlaubte außerdem eine äußerst sensitive Identifikation von erregerspezifischen Nukleinsäuren (Vermehrung Virus-DNA), die zunehmende Automatisierung der Methoden eine Anwendung in der klinischen Routinediagnostik. Die Vorteile dieser Methode liegen ganz eindeutig in ihrer hohen Sensitivität und Spezifität sowie in der Geschwindigkeit. Nachteilig ist aber, daß ein mikrobiologisches Screening nicht möglich ist. Man findet nur die Erreger, nach denen man ganz spezifisch sucht. Außerdem ist die Sensitität bei der molekularbiologischen Diagnostik auf PCR-Basis zugleich eine mögliche Fehlerquelle bei nur geringsten Kontaminationen. Eine sinnvolle Ergänzung ist diese Methode sicher, wenn der Nachweis von Erregern schwer ist, wenn sie erst nach längerer Zeit zu kultivieren sind oder wenn die Sensitivität serologischer Verfahren gering ist. Wichtige Beispiele sind Mycobacterium tuberculosis, Borrelia Burgdorferi und Legionellen sowie viele Viren. Ein unkritischer und schlecht kontrollierter Einsatz sollte allerdings vermieden werden.

Latexteste, direkte Immunfluoreszenz, Koagglutination, Gegenstromelektrophorese und Elisa-Teste mögen ebenfalls bei der raschen ätiologischen Diagnostik hilfreich sein. So können quantitative Assays für Antikörper in Liquor und Blut gegen HSV, Varicella zoster, Salmonellen, B-Streptokokken, Pilze, Masern, Mumps, Borrelia, FSME, Treponema, Toxoplasmose und Zytomegalie angewendet werden (Tabellen 7.14, 7.15).

Tabelle 7.14. Sensitivität verschiedener Laboruntersuchungen im Liquor nach Beginn der Antibiotikatherapie (*GSE* Gegenstromelektrophorese, *Hib* Haemophilus influenzae Typ b)

Bakterioskopie vor Antibiotika	95 % (24)
Bakterielle Koagglutination	65–79 % (24)
GSE[a]	79 % (37)
Kultur	17 % (24)
Latex	50–54 % (24)
▶ mehr falsch positive und weniger falsch negative Ergebnisse als bei GSE	
▶ Lücken bei Meningokokken B	
▶ Latex sensitiver als GSE (37)	

[a] *Kreuzreaktionen bei der GSE:* B-Streptokokken III und Pneumokokken Typ 14, Hib und B-Streptokokken III, E. coli K1 und Meningokokken Typ b, Staphylococcus aureus und Hib

Tabelle 7.15. Nachweis der Ätiologie bei Virusinfektionen (in Serum und Liquor)

1. Antikörpernachweis (der Klassen IgM, IgA, IgG, IgE)
   ▶ Komplementbindungsreaktion
   ▶ Neutralisationstest
   ▶ indirekte Immunfluoreszenz
   ▶ Enzyme-linked immunosorbent assay (Elisa)
   ▶ Enzyme-linked antigen test (EIA-Ag)
2. Antigennachweis (Direktnachweis von Frühantigen)
   ▶ Virusisolierung
   ▶ Nukleinsäurenachweis (PCR)
   ▶ Nachweis virusspezifischer Proteine durch Immunfluoreszenzmethode
3. Bestimmung von IgG und Albumin in Serum und Liquor
   ▶ Antikörper-Index (AI) zum Nachweis intrathekaler Antikörpersynthese neurotroper Viren (AI pathologisch > 1,5–2) sowie
   ▶ Toxoplasma Gondii, Borrelien und Lues

Bewährt haben sich *Antigennachweisverfahren* wie z.B. die *Latextest-Agglutination* (LA) und die *Gegenstromelektrophorese* (CIE) oder die Koagulation (COAG). Sie sind auch noch Tage nach Beginn der Antibiotikabehandlung nachweisbar; insbesondere, wenn weder die mikroskopische noch die kulturelle Untersuchung des Liquors einen Hinweis auf den Erreger gibt. Mit Antiseren werden im Latextest nach 10 min, in der Gegenstromelektrophorese nach 30–40 min die Bakterienantigene erfaßt. Die besten Resultate der Antigennachweise bei Meningitiden erhält man bei Hib mit einer Sensitivität von 90 %, bei Pneumokokken beträgt die Sensitivität 70–80 % und bei Meningokokken 50–70 %.

Der Wert dieser Tests ist jedoch durch 5–10 % falsch positive oder falsch negative Ergebnisse gemindert. Negative Befunde schließen eine bakterielle Meningitis nicht aus. Dabei kommt es besonders bei der Gegenstromelektrophorese zum Auftreten von Kreuzreaktionen zwischen B-Streptokokken der Gruppe III mit Pneumokokken und Haemophilus-influenzae-Bakterien Typ b sowie zwischen Kolibakterien und Meningokokken Typ b, wie auch zwischen Staphylococcus aureus und Haemophilus influenzae Typ b (39, 40, 45).

Die Antigennachweisverfahren können gleichzeitig aus Blut, Liquor und Urin auf B-Streptokokken, E. coli, Haemophilus influenzae Typ b, Meningokokken, Pneumokokken, Listerien, Klebsiellen und Pseudomonas-Keime durchgeführt werden. Die Latexagglutination auf Haemophilus influenzae Typ b, Pneumokokken, Meningokokken, Kolibakterien und B-Streptokokken ist sensitiver als die Gegenstromelektrophorese und dieser damit überlegen. Jedoch ist die Spezifität der CIE höher als die des Latextestes. Es sei hinzugefügt, daß der Latexnachweis des Hib-Antigens im Urin noch 10 Tage nach einer Hib-Impfung gelingt. Mit der Latexagglutination sind Keime bis 1000/ml und weniger nachweisbar.

Falsch positive Latexteste auf B-Streptokokken-Antigen im Urin sind bei Neugeborenen bei negativer Blut- und Liquorkultur möglich.

Eine quantitative Antigenbestimmung im Liquor kann Hinweise für die Prognose geben (E.-coli-/Hib-Meningitis).

Der NBT-Test ist bei anbehandelter Meningitis und in den ersten 14 Lebenstagen nicht verwertbar.

Der *Limulus-Lysattest* weist lediglich das Endotoxin gramnegativer Keime (Meningokokken, Haemophilus influenzae, Candida albicans und Aspergillus [13]) nach und fällt zudem bei einer niedrigen Keimzahl im Liquor falsch negativ aus (13).

Nach RINGELMANN (38) dagegen ist der Limulus-Lysattest bei Meningokokken und Haemophilus influenzae Typ b noch bei 100–1000 Keimen/ml sensitiv. Jedoch ist dieser Test zu aufwendig, zu teuer und kommt für die Diagnostik auch zu spät.

Bei fehlendem Labor kann auch die Methode des „N-Combur 9-Strip orientierend" zur Bestimmung von Liquorglucose, Liquorprotein und Liquorleukozyten mit einer Sensitivität von 97 % hilfreich sein (32). Die Spezifität beträgt 100 %. Die Entscheidung „bakterielle Meningitis: ja/nein" kann damit erleichtert werden. Der Nachweis von Urinantigenen ist immer erfolgreicher als der von Liquorantigenen.

7.1.10 Bakteriologische Liquordiagnostik

Die Diagnose einer bakteriellen Meningitis beruht auf der sofortigen Untersuchung des Liquors unter Einschluß der bakterioskopischen Beurteilung des gefärbten Ausstriches und der kulturellen Züchtung der Erreger aus dem Liquorsediment (Tabelle 7.16). In 55 % der Fälle können schon während der Zellzählung massenhaft Bakterien in der Zählkammer oder im Methylenblau-gefärbten Liquorsediment (zur Unterscheidung von Granulozyten und Lymphozyten) gesehen werden. Bei jedem Verdacht auf bakterielle Meningitis wird ein Ausstrich vom Liquorsediment mit Methylenblau, ein zweiter nach GRAM gefärbt und differenziert. Die Möglichkeit, Bakterien im Grampräparat zu erkennen, hängt aber von der Keimzahl ab. 25 % der Bakterioskopien sind positiv bei weniger als 10^3 Kolonien/ml, 60 % bei 10^3–10^5 Kolonien/ml und 97 % bei Kolonien über 10^6/ml Keime (38).

Die Schnellfärbung der Ausstriche mit Methylenblau besitzt den Vorteil, daß dieses Färbeverfahren einfach ist, sich in der kürzesten Zeit durchführen läßt und daß die Zellen bzw. Zellbegrenzungen der Leukozyten im Liquor besser erhalten bleiben, so daß die Beurteilung, ob es sich um intrazellulär gelagerte Bakterien handelt, besser möglich ist. Die Gramfärbung bietet lediglich den Vorteil der möglichen Typisierung in grampositive und gramnegative Erreger, doch sind im Sediment enthaltene Zellen in der Regel durch das Färbverfahren zerstört und stärker angegriffen als durch die Methylenblau-Färbung allein.

Ausstriche aus dem Liquorsediment sind stets doppelt bzw. vierfach – unter Umständen für fluoreszenzoptische Diagnostik – anzufärben. In jedem Fall ist eine Kultur anzulegen; das Wachstum der Kolonien ermöglicht eine weitergehende Diagnostik, vor allem aber ist mit einem kulturell gezüchteten Ergebnis die Austestung der Ansprechbarkeit der Erreger auf die Antibiotika möglich.

Unterschiede zwischen den 3 wichtigsten Erregern finden sich nicht. In 98 % der Fälle ist das Grampräparat 24–48 Std. nach Beginn adäquater Antibiotikatherapie negativ (4 b). Im allgemeinen hat das Grampräparat eine Spezifität von 100 % bei einer Sensitivität von 60–90 %. Nach Antibiotikagabe sinkt diese auf 40–60 %, wie auch die der Liquorkultur von 70–85 % auf unter 50 % fällt (56). Bei Verdacht auf bakterielle Meningitis und negativem Grampräparat kann die Latex-Agglutination hilfreich sein, deren Sensitivität allerdings nur 50–100 % beträgt.

Tabelle 7.16. In der Blutkultur faßbare Erreger (34 %)

▸ Haemophilus influenzae   79 %
▸ Pneumokokken   56 %
▸ Meningokokken   33 %
▸ Kein Nachweis → Meningokokken
▸ Borrelien und Leptospiren schlecht nachweisbar

Indiablau-Färbung des Liquors erlaubt die Identifikation von Cryptococcus bei immunsupprimierten Patienten (z.B. HIV-Patienten; 11).

Bakterioskopisch nachweisbare Keime können unter Umständen nicht in der Kultur nachweisbar sein (38). 50–70 % aller Patienten mit bakterieller Meningitis kommen bereits antibiotisch anbehandelt in die Klinik. Blut- und Liquorkulturen zeigen dann nur noch bei 60 % positive Ergebnisse, während bei nichtanbehandelter Meningitis ein positiver Keimnachweis in über 90 % der Fälle bakterioskopisch >1000 Keime/ml gelingt. (Nimmt man anbehandelte und unbehandelte Meningitisfälle zusammen, so gelingt ein positiver Keimnachweis im Liquor oder Blut in 72 % der Fälle.) Auch die mikroskopische Untersuchung des gramgefärbten Liquorausstriches zeigt bei anbehandelter Meningitis meist ein negatives Resultat. Bei der Suche nach bestimmten Erregern, wie Toxoplasmen, Pilzen und Viren, müssen besondere Techniken angewendet werden (KROKOTT-Färbung).

- *Meningokokken* erkennt man als typische semmelförmige, gramnegative Diplokokken, die teils anfangs extrazellulär, später intrazellulär liegen. Meningokokken sind sehr empfindlich gegen Austrocknung und niedrige Temperaturen und werden schnell lysiert, so daß ihr Nachweis oft nur in der sofort angelegten Kultur gelingt.
- *Pneumokokken* sind längliche, lanzettförmige, mit einer Polysaccharidkapsel umgebene grampositive Diplokokken, die extrazellulär auch kettenförmig lagern. Sie können ein Exotoxin (Pneumolysin) bilden. Mit zunehmendem Alter des Liquorpräparates werden die Pneumokokken gramnegativ, lösen sich auf und können dann mit *Haemophilus influenzae* verwechselt werden. Diese Bakterien imponieren als gramnegative, fischzugartig liegende Stäbchen von unterschiedlicher Länge (40).
- *Escherichia-coli-Bakterien* sind plumpe gramnegative Stäbchen.
- Sehr schwierig ist der mikroskopische Nachweis von *Tuberkelbakterien*, die in dem nach ZIEHL-NEELSEN gefärbten Liquorpräparat nur bei 30–50 % nachweisbar sind. Der endgültige Beweis einer tuberkulösen Meningitis wird meist erst durch die Kultur oder den Tierversuch erbracht.
- Ebenso selten werden *Leptospiren* im Dunkelfeldmikroskop gefunden.

Insgesamt werden Erreger bei eitriger bakterieller Meningitis in 50–80 % der Fälle im direkten Liquorpräparat unter dem Mikroskop erkannt. Im eigenen Krankengut sind es 55 %.

Eine antibiotische i.v.-Anbehandlung länger als 2–3 Tage führt zu verändertem Verhalten der Erreger bei der Gramfärbung und insgesamt zu einem schlechteren Ergebnis von mikroskopischer Erregeridentifikation und kulturellem Nachweis. Im eigenen Krankengut fällt der Anteil der Patienten mit positivem Keimnachweis im Liquorpräparat von 59 % bei der unbehandelten auf 33 % bei der antibiotisch anbehandelten eitrigen Meningitis ab (Tabelle 7.17).

Positive Blut- und Liquorkulturen können bei Haemophilus influenzae auch nach vorangegangener oraler Antibiotikatherapie erwartet werden (nicht so bei Meningokokken und Pneumokokken). Ein Keimnachweis im Liquor ist bei Säuglingen auch ohne Zellzahl- und Eiweißerhöhung möglich.

Tabelle 7.17. Keimnachweis bei bakterieller Meningitis

	Liquorkultur	Liquor-Direktpräparat	Blutkultur
Ohne antibiotische Anbehandlung	77 %	59 %	34 %
Nach antibiotischer Anbehandlung	40 %	33 %	20 %

7.1.11 Liquorkultur und Blutkultur

Mit der Liquorkultur wird gleichzeitig auch eine Blutkultur abgenommen. Sie wird 24–48 h im Brutschrank bei 37 °C bebrütet, um bei Versagen der Liquorkultur den Erreger im Blut zu isolieren, da 90 % der bakteriellen Meningitiden im Rahmen einer Bakteriämie oder einer Sepsis ablaufen. Zur frühen Differentialdiagnose spielen die Kulturen keine Rolle. Es ist aber sinnvoll, die initiale unspezifische Antibiotikatherapie nach Erregerisolierung und Austestung zu korrigieren.

Bei der *Blutkultur* werden 3–5 ml Venenblut in Blutkulturflaschen[1] unter aeroben und anaeroben Bedingungen eingebracht, 24 h bei 37 °C bebrütet und ebenfalls auf Blutagarplatten ausgeimpft. Nach 6–8 h Bebrütung kann durch mikroskopische Untersuchung eine erste Aussage erfolgen. Nach weiteren 6–12 h ist eine orientierende Resistenzbestimmung möglich, so daß nach einem Tag bereits ein Ergebnis feststeht. Bei Frühgeborenen, Neugeborenen und Säuglingen genügt die Beimpfung mit 1–2 ml Blut. Die Relation Blutkultur/Medium sollte möglichst 1:10 betragen. Der Kultur-Set ist vor Gebrauch auf Zimmer-, besser auf Körpertemperatur zu erwärmen, da nichterwärmte Nährmedien falsch negative Befunde ergeben. Bei Wachstum von Bakterien sind ebenfalls Antibiotikaresistogramme, Keimzahlbestimmung und Feststellung der minimalen Hemmkonzentration (mic/MHK) erforderlich.

Auf die vielen technischen Besonderheiten oder Abnahmefehler von Kulturen (Abnahme aus Venenkatheter oder zu stark antibiotikahaltige Blutkonzentrationen im Nährmedium oder Verarbeitung mit falscher Bouillon) soll hier nicht eingegangen werden.

Zur Anlegung der Kulturen sollten drei verschiedene Medien verwendet werden (11):
- CLED für das Wachstum von schnellwachsenden Bakterien und zur Differenzierung von lactosepositiven und lactosenegativen Eigenschaften,
- Schokoladenagar für Meningokokken und Haemophilus influenzae Typ b,
- Schafsblutagar speziell für Pneumokokken und Staphylokokken (38).

Bei der *Liquorkultur* werden 3–5 ml Liquor in eine Liquorkulturflasche[2] eingebracht, 24 h bebrütet. Bei Wachstum von Bakterienkolonien werden Antibiogramme durchgeführt. Nach 18 h können erste Ergebnisse erhalten werden.

In einer frühen Phase der Meningitis kann die Liquorkultur trotz negativer Blutkultur positiv sein, obwohl die Pleozytose fehlt. Es kann aber auch eine Blutkultur positiv sein bei Liquorpleozytose und negativer Liquorkultur. Eine negative Liquorkultur schließt jedoch eine Meningitis einige Stunden oder Tage später nicht aus. Falls weiterhin Zeichen einer Meningitis bestehen, wird eine Wiederholung der Lumbalpunktion erforderlich.

Gelingt ein Nachweis von Bakterien im Liquor nicht, dann kann es sich um zu kalte oder falsche Nährmedien oder um zu stark antibiotikahaltigen Liquor gehandelt haben. Liquor-Haemophilus-influenzae wächst nicht ohne Blutzusatz in Blutkulturflaschen, Meningokokken und Pneumokokken nur spärlich, weshalb Liquorkeime immer in Liquorkulturen mit Mops-Zusatz gezüchtet werden sollten. Grampositive Keime sind besser im Fieberanstieg, gramnegative Keime auch ohne Fieberanstieg nachweisbar. Subkulturen werden nach 24–48stündiger Bebrütung des Liquors angelegt. Dabei wachsen Bakterien nach 1–2 Tagen, Pilze nach 6–8 Tagen

---
[1] Mikrognost/Blutkultur-Set der Firma Biotest
[2] Mikrognost/Liquorkultur-Set der Firma Biotest, Dreieichenhain

Tabelle 7.18. Liquorkultur und Blutkultur: das Wesentliche in Stichpunkten

> ▸ Fehlender Nachweis bei zu kalten Nährmedien oder falschen Nährmedien.
> ▸ Kein Nachweis bei zu stark antibiotikahaltigem Liquor und Blut.
> ▸ Liquorkeime wie Haemophilus influenzae wachsen nicht ohne Blutzusatz, Meningokokken und Pneumokokken wachsen nur spärlich ohne Blutzusatz; deshalb Mops-Zusatz in der Liquorkultur erforderlich.
> ▸ Bakterienwachstum: 1 – 2 Tage
>   Pilzwachstum: 6 – 8 Tage
>   Hefen: 4 – 6 Tage
>   Anaerobier: 5 – 6 Tage
> ▸ Insgesamt schwer anzüchtbar bleiben Haemophilus influenzae (Hebammennährboden), Meningokokken, Anaerobier, Borrelien, Leptospiren.
> ▸ Grampositive Keime besser im Fieberanstieg, gramnegative Keime auch ohne Fieberanstieg nachweisbar.
> ▸ Negativer Kulturnachweis oft bei nur periodischer Bakteriämie.
> ▸ Anaerobe Kulturen auch für aerobe Keime geeignet.
> ▸ Antibiotika-Vorbehandlung verfälscht die Gramfärbung von Bakterien von grampositiv zu gramnegativ.

(KROKOTT-GOMORRI-Silberfärbung), Hefen nach 4–6 Tagen und Anaerobier nach 5–6 Tagen (Tabelle 7.18). Pilze benötigen anspruchslose Nährböden.

Die Resistenzbestimmung im BROTH-Microdilution-Diffusionstest von angezüchteten Erregern erfolgt nach DIN-Vorschriften, wobei MHK-Bestimmungen zu fordern sind. Haemophilus influenzae Typ b und Meningokokken müssen auf Produktion von Betalaktamasen geprüft werden. Bei Pneumokokken ist es wichtig, eine Resistenzbestimmung gegen Penicillin G und Cephalosporinen der III. Generation durchzuführen.

Es ist erlaubt, Blut- und Liquorkulturflaschen 2–3 Tage vor Gebrauch im Brutschrank aufzubewahren. Ansonsten erfolgt die Lagerung dunkel und bei Raumtemperatur. Vor Entnahme der Keime ist die Punktionsstelle mit Iod (nicht mit Alkohol!) zu desinfizieren. Die Verdünnung des Liquors in der Liquorkulturflasche beträgt 1:10 bis 1:20.

Gleiches gilt für Blutkulturen. Im Zweifel reichen 1 ml Liquor und 0,5 ml Blut aus. Eine Liquorkultur erfolgt auch bei seröser Liquorkomposition, wenn der Verdacht einer bakteriellen Genese vorliegt. Die Bakteriorrhachie geht der Veränderung der Liquorkomposition voraus.

Selbstverständlich hat eine antibiotische Vorbehandlung Einfluß auf das Ergebnis von Blut- und Liquorkulturen. Im eigenen Krankengut sinkt der Anteil positiver Ergebnisse bei den Liquorkulturen von 77 % bei unbehandelten auf 40 % bei antibiotisch vorbehandelten Patienten signifikant ab und bei Blutkulturen von 34 % auf 20 % (siehe Tabelle 7.17).

Besonders Haemophilus influenzae mit 79 % der Fälle läßt sich oft gut in der Blutkultur, jedoch weniger gut in der Liquorkultur nachweisen, während Pneumokokken mit 56 % und Meningokokken mit 33 % in der Blutkultur deutlich schlechter isoliert werden. Insgesamt bleiben jedoch folgende Erreger schwer anzüchtbar:

▸ Haemophilus influenzae,
▸ Meningokokken,
▸ Anaerobier,
▸ Borrelien und
▸ Leptospiren.

Hier erkennt man also deutlich den negativen Einfluß einer Antibiotikatherapie vor der Durchführung der diagnostischen Maßnahmen.

Das Pneumokokkenantigen ist allerdings noch 14 Tage, das Meningokokkenantigen 1–2 Tage und das Hib-Antigen noch 3–4 Tage nach Beginn der Antibiotikatherapie nachweisbar. Andererseits wurden Fälle berichtet (37), bei denen ohne prästationäre Antibiotikatherapie der klinische Verdacht auf eine Meningitis geäußert wurde (Meningismus, Schock), der Liquor auch ein positives Kulturergebnis brachte, aber die übrige Liquorkomposition mit Eiweiß, Zellzahl, Liquorglucose und Gramfärbung normal ausfiel. Selbst ein Antigennachweis zur Unterscheidung einer bakteriellen Meningitis von einer fieberhaften, ernsten Erkrankung war nicht möglich. So ist es dem Arzt überlassen, aufgrund seiner Erfahrung trotz normaler Liquores und Verdacht auf Meningitis mit der gezielten Behandlung zu beginnen oder entsprechend dem klinischen Zustand abzuwarten und engmaschige Kontrollen einschließlich Liquorpunktion durchzuführen. Solche Verläufe sind in der Frühphase einer bakteriellen Meningitis vor der 24. Stunde der Erkrankung möglich (37).

7.2 Hämatologische Diagnostik

Da die Meningitis in der überwiegenden Mehrzahl der Fälle Ausdruck einer Allgemeininfektion ist, lassen sich auch im Blut Parameter finden, die differentialdiagnostisch auf die Ätiologie einer bakteriellen oder abakteriellen Meningitis hinweisen.

7.2.1 Leukozyten im Blut

Die Bestimmung der Leukozytenzahl im Blut gehört zur Routinediagnostik bei jedem neu aufgenommenen Patienten. Die Leukozyten wurden bisher in der Neubauer-Zählkammer ausgezählt, nachdem sie mit Methylenblau angefärbt worden sind und die Erythrozyten mit 3 %iger Essigsäurelösung aufgelöst wurden.

Heutzutage wird ihre Zahl maschinell elektronisch im COULTER-Counter ermittelt. Die Auswertung des Differentialblutbildes erfolgt in einem automatisierten Differenzierungsverfahren der nach Pappenheim gefärbten und fixierten Ausstriche.

Der Normalbereich wird bei Kindern und Jugendlichen mit 4000–11000 Leukozyten/μl im Blut angegeben. Für Neugeborene werden erheblich größere Schwankungen für den Normalbereich zwischen 8000 und 25000 Leukozyten/μl im Blut ermittelt (Abb. 7.1).

Bei eitriger bakterieller Meningitis ist im allgemeinen eine ausgeprägte Leukozytose, in 60 % der Fälle sind mehr als 15000 Leukozyten/μl zu finden.

Eine Leukopenie unter 3000/μl bedeutet einen ernsten Verlauf und eine schlechte Prognose der Meningitis.

Ein IT-Quotient (unreife Zellen zur Gesamtgranulozyten) von über 0,12 ist sensitiver für eine bakterielle Meningitis als eine totale Gesamtleukozytenzahl von über 15000/μl (11).

Beim WATERHOUSE-FRIDERICHSEN-Syndrom wird die körpereigene Abwehr oft quasi überrannt, so daß sich infolge Anergie keine Liquorleukozytose, Liquoreiweißerhöhung oder Blutleukozytose mehr ausbilden kann. Es kommt zur Leukopenie,

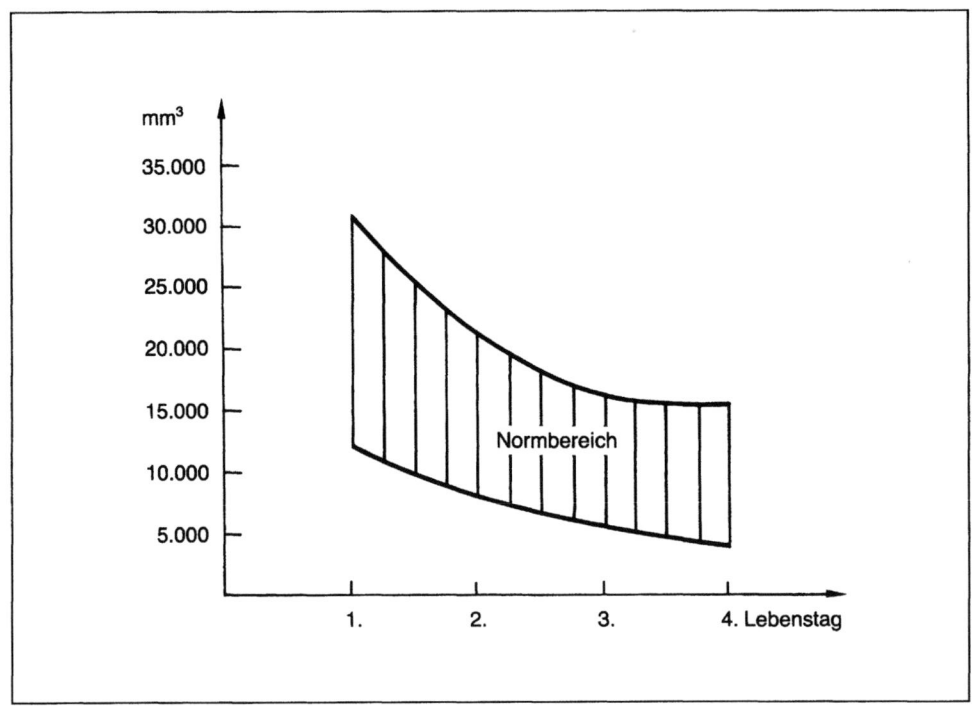

Abb. 7.1. Schwankungsbreite der Leukozytenzahlen in den ersten vier Lebenstagen

wenn bei foudroyanter Sepsis die Leukozytenreserven im Knochenmark durch den vermehrten Verbrauch im Kreislaufsystem erschöpft sind und die Produktion durch Endotoxine blockiert ist.

Eine antibiotische Vorbehandlung hat offenbar keinen Einfluß auf die Leukozytose der Patienten.

Im Gegensatz dazu bietet die abakterielle Meningitis überwiegend ein normales Blutbild oder eine leichte Leukozytose mit prozentualer Vermehrung der Lymphozyten.

Die nichteitrige bakterielle Meningitis, besonders die tuberkulöse Meningitis, zeigt nur selten eine ausgeprägte Leukozytose und läßt sich somit nicht von der viralen Meningitis abgrenzen. Hohe Leukozytosen sind allerdings bei Leptospiren bekannt.

In der Neugeborenenperiode kann lediglich eine Leukozytenzahl von über 30000/µl als verläßlicher Parameter für die Differenzierung zwischen bakterieller und abakterieller Meningitis herangezogen werden, da Werte bis 25000/µl durch Schreileukozytosen, Verdauungsleukozytosen oder andere Ursachen bedingt sein können.

7.2.2 Differentialblutbild

Nach SCHILLING reagieren die Leukozyten bei akuter Entzündung zunächst mit einer neutrophilen Kampfphase (reaktive Linksverschiebung, Rückgang der relativen Lymphozytenzahl und Verschwinden der Eosinophilen). Darauf folgt eine monozytäre Überwindungsphase (Monozyten vermehrt, Linksverschiebung rückläufig). Diese wird schließlich von einer lymphozytären Heilphase (Anstieg der Lymphozyten und Wiederkehr der Eosinophilen) abgelöst. Gerade die reaktive Linksverschiebung ist bei bakteriellen Infektionen besonders ausgeprägt und hält auch mehrere Tage an, während sie bei viraler Meningitis 24–48 h nach Beginn der Erkrankung überwunden ist.

Nur 50 % der vom Knochenmark in den Kreislauf abgegebenen Leukozyten zirkulieren frei und sind damit in den Blutgefäßen labormäßig erfaßbar. Die andere Hälfte der Leukozyten ist als marginaler Pool an das Endothel kleiner Gefäße und Kapillaren gebunden. Sind bei einer Infektion die zirkulierenden und randständigen Leukozyten erschöpft, so werden verstärkt die myeloischen Vorstufen dieser Zellen im Knochenmark mobilisiert. Deshalb kommt es bei bakteriellen Infektionen besonders ausgeprägt zu einem Ausschwemmen unreifer Vorstufen der Granulozyten.

- *Stabkernige Granulozyten im Differentialblutbild:* Der entscheidende Parameter zum Nachweis einer Linksverschiebung im Blutbild ist der Anteil der stabkernigen Granulozyten, der mit einem Normalbereich von 3–5 % bzw. unter 500 Zellen/μl angegeben wird.

Bei eitriger bakterieller Meningitis ist eine starke reaktive Linksverschiebung zu erwarten; 82 % der Patienten erreichen mehr als 5 % bzw. mehr als 500 Zellen/μl. Eine Linksverschiebung mit Eosinophilie im Blutbild scheint auch bei der perakuten Meningokokkensepsis in aller Regel vorhanden zu sein.

Zwischen antibiotisch vorbehandelter und unbehandelter eitriger bakterieller Meningitis besteht hinsichtlich der stabkernigen Granulozyten kein Unterschied.

Bei abakterieller viraler Meningitis überwiegt ein normales Blutbild ohne ausgeprägte Linksverschiebung. Hier kommt es aber zu einer ausgesprochenen prozentualen Vermehrung der Lymphozyten über 60–70 %.

Das Differentialblutbild der nichteitrigen bakteriellen Meningitis läßt keine sichere Abgrenzung gegenüber der viralen Meningitis zu. Bei der tuberkulösen Meningitis oder Borreliose findet sich meist ein normales Blutbild. Die Leptospiren führen häufiger zu einer Linksverschiebung mit einem stärkeren Anstieg der stabkernigen Granulozyten im Blut.

Problematisch ist die Beurteilung des Differentialblutbildes in der Neugeborenenperiode. Hier liegt der Normalbereich für stabkernige Granulozyten bei 10 % oder 1500 Stabkernige/μl. Eine Linksverschiebung ist erst ab 15 % ein echtes Warnsymptom einer Sepsis.

- *Segmentkernige Granulozyten im Differentialblutbild:* Für die Differentialdiagnose zwischen bakteriellen und abakteriellen Infektionen wird auch der Anteil der segmentkernigen Granulozyten herangezogen. Der Normalbereich wird nach dem 4. Lebensjahr mit 50–70 % bzw. 1 800–7 000/μl segmentkernigen Granulozyten pro μl Blut angegeben. Im Kindesalter zwischen dem 4. Lebenstag und dem 4. Lebensjahr beträgt ihr Anteil allerdings nur 30–50 %. Er macht bei bakteriellen Infektionen nach dem 4. Lebensjahr 60–90 % der Gesamtleukozyten aus, während die Relativprozente segmentkerniger Granulozyten vor dem 4. Lebensjahr zur Sicherung der Diagnose lediglich den Wert von 50 % überschreiten müssen.

- *Lymphozyten im Differentialblutbild:* Es ist bekannt, daß es bei akuten Virusinfektionen, besonders bei Masern, Röteln und Mumps, zu einer relativen Lymphozytose im Differentialblutbild kommt. Normalerweise stellen die Lymphozyten nach dem 4. Lebensjahr 20–40 % bzw. 1 000–4 800/μl der Gesamtleukozytenzahl. Vom 4. Lebenstag bis zum 4. Lebensjahr machen sie allerdings 60–80 % aus. Jede Erhöhung über 60–80 % Lymphozyten spricht für eine viral bedingte Erkrankung.

• *Relative oder absolute Werte im Differentialblutbild?* Beim Differentialblutbild führt nur der relative Anteil der Lymphozyten, nicht aber ihre absolute Zahl zu einer statistisch signifikanten Trennung von eitrigen bakteriellen und abakteriellen Meningitiden.

Umgekehrt verhält es sich bei den segmentkernigen Granulozyten im Blutbild; die absolute Zahlenangabe der segmentkernigen Granulozyten läßt eine signifikante Unterscheidung zwischen eitrigen bakteriellen und abakteriellen Meningitiden zu, während der relative Anteil der segmentkernigen Granulozyten an der Gesamtleukozytenzahl keine Abgrenzung der beiden Gruppen ermöglicht.

Der Parameter „stabkernige Granulozyten" zeigt sowohl für die relative als auch für die absolute Angabe der Laborwerte einen statistisch signifikanten Unterschied zwischen eitrigen bakteriellen und abakteriellen Meningitiden. Dabei wird deutlich, daß die Abgrenzung der beiden letzteren Gruppen durch die absolute Zahlenangabe der stabkernigen Granulozyten (n/μl) zu etwas besseren Ergebnissen führt (12).

Insgesamt ist aber die Gesamtpleozytose im Blutbild kein Maß für die Schwere des klinischen Bildes.

Unter suffizienter Antibiotikatherapie kommt es schon am dritten Behandlungstag zu einem raschen Abfall der Liquor- und Blutpleozytose auf 30–50 % und am vierten Behandlungstag auf 20–30 % des Ausgangswertes.

• *Verlauf der Thrombozytenreaktion.* Postinfektiös kann es bei 45 % der Patienten ab dem 4.–11. Tag der Sepsis zu einem Anstieg der Thrombozytenkonzentration über 500000/μl im Sinne einer postinfektiösen Thrombozytose kommen. Diese reaktive Thrombozytose korreliert sehr gut mit dem Ablauf der humoralen Akutphasenreaktion, wobei sich die Serumkonzentration an C-reaktivem Protein und die Thrombozytenkonzentrationen gegenläufig verhalten. Dieses Phänomen ist ein unspezifisches hämatologisches Symptom bei vielen entzündlichen Erkrankungen und als Phänomen ohne eigenen Krankheitswert. Bei Kindern unter 2 Jahren fand sich in 13 % eine signifikante Assoziation zu bakteriellen Infekten, insbesondere bei Haemophilus-influenzae-Meningitis (18). Das Ausmaß des Anstieges der Thrombozyten zwischen dem 5. und 10. Tag der Sepsis und der gleichzeitige Abfall und die Normalisierung des CRP sind um so ausgeprägter, je jünger der Patient und je schwerer die Erkrankung ist.

Die Beteiligung des CRP in vivo an der verkürzten Überlebenszeit der Thrombozyten läßt sich aus dem inversen Konzentrationsverlauf beider Faktoren vermuten.

In der reaktiven Phase der erhöhten Thrombozytenkonzentrationen kann es zum Auftreten neurologischer und kardialer Störungen kommen (18). Die häufigen sterilen subduralen Ergüsse mit spontaner Rückbildungstendenz bei Haemophilus-influenzae-Meningitis sowie das Auftreten von zerebralen Krämpfen bei postinfektiöser Thrombozytose mit der Folge von thrombotischen Mikrozirkulationsstörungen sind bekannt.

7.2.3 C-reaktives Protein (CRP)

Das C-reaktive Protein (das mit dem Kapselantigen von Pneumokokken reagiert) ist ein sogenanntes Akutphasenprotein, welches in der Leber synthetisiert wird und bei allen bakteriellen Infektionen, bei Tumoren, rheumatischen Erkrankungen, Neoplasien und Gewebsnekrosen durch Traumata gebildet wird. Sein Normalwert im Serum liegt unter 0,6 mg/dl, bei Neugeborenen unter 2 mg/dl (21; Tabelle 7.19). Im Liquor liegt der Normalwert nach Literaturangaben zwischen 0,1 und 0,8 mg/l.

Tabelle 7.19. Normalwerte des Serum-CRP entsprechend dem Lebensalter. (Nach 33, 45; eigene Ergebnisse)

▶ 0– 3 Tage	1,6 – 2,0 mg/dl
▶ 4–30 Tage	1,0 mg/dl
▶ > 30 Tage	< 0,6 mg/dl

Das C-reaktive Protein (CRP) ist der am häufigsten pathologisch veränderte Laborwert mit der nach unseren Erfahrungen höchsten Aussagefähigkeit. Die CRP-Untersuchung dient insbesondere zur Verlaufskontrolle, wobei ein rasches Absinken des CRP-Wertes für guten therapeutischen Erfolg spricht. In der Frühphase ist die Sensitivität niedrig, aber die Spezifität hoch. In der Spätphase sind sowohl Sensitivität als auch Spezifität hoch, da erst 12–24 Std. nach Infektionsbeginn und Auftreten der Linksverschiebung das Ergebnis verwertbar ist.

Die Konzentration des CRP im Blut wird nach der Laser-Nephelometrie oder semiquantitativ durch den CRP-Latex-Schnelltest bestimmt.

Bei bakterieller Meningitis werden CRP-Konzentrationen bis zu 40 mg/dl 12–24 h nach Erkrankungsbeginn erreicht. Vorteilhaft ist, daß im Blut schon erhöhte Konzentrationen gemessen werden, während im Liquor noch kein CRP nachgewiesen werden kann. Bei 85 % der bakteriellen Meningitiden ist ein erhöhter Wert im Blut nachweisbar. Im Gegensatz dazu werden bei viraler Meningitis entweder Normalwerte oder Werte bis zu 3 mg/dl im Serum gefunden.

Problematischer erscheint die Abgrenzung der nichteitrigen bakteriellen Meningitis von viraler Meningitis zu sein. Besonders gut verwertbar ist das CRP im Serum von Neugeborenen mit eitriger bakterieller Sepsis bzw. Meningitis, weil außer Gewebsnekrosen am Kopf (Caput succedaneum) keine rheumatischen, tumorösen oder sonstigen traumatischen Erkrankungen in Frage kommen. In 6 von 7 Fällen konnte so ein Wert bis 35 mg/dl im Serum ermittelt werden (21).

Ein persistierendes C-reaktives Protein spricht für die Persistenz einer Entzündung oder das Auftreten von neurologischen Schäden. Das Wiederauftreten eines erhöhten CRP-Wertes spricht für eine Rezidiverkrankung. Das CRP zeigt ein gegenläufiges Verhalten zu den Thrombozyten, die am 4.–11. Behandlungstag in eine postinfektiöse Thrombozytose ansteigen. Eine Gefährdung wird dann angezeigt, wenn in der thrombozytären Phase ein CRP-Anstieg erfolgt (18).

Insgesamt ist die Bestimmung des C-reaktiven Proteins im Serum eine unabdingbare Ergänzung der Diagnostik, um bakterielle von abakteriellen Infektionen abzugrenzen. Die Untersuchung im Liquor, wo wesentlich niedrigere Konzentrationen mit zeitlicher Verzögerung auftreten, ist unerheblich.

Die Untersuchung des CRP hat einen höheren Aussagewert als die Leukozytenbestimmung und die Blutsenkungsgeschwindigkeit.

7.2.4 Blutkörperchensenkungsgeschwindigkeit (BSG)

Die BSG ist als unspezifischer Krankheitsindex durch ihre einfache Handhabung die am häufigsten angewandte Labormethode in der Medizin. Eine sehr stark erhöhte BSG wird immer als Hinweis für eine schwere Infektion, auf einen malignen neoplastischen Prozeß oder auf eine rheumatische oder kollagenöse Erkrankung gewertet.

Die normale BSG ist niedrig, da sich die Erythrozyten durch ihr negatives Oberflächenpotential gegenseitig abstoßen und dadurch in der Schwebe gehalten werden.

Durch Vermehrung der Plasmaproteine – insbesondere durch Fibrinogen – wird das Oberflächenpotential der Erythrozyten vermindert, deren Aggregation dadurch verstärkt und somit die Sedimentationsgeschwindigkeit erhöht. Großen Einfluß auf die BSG haben auch das Hämatokrit, die Plasmaviskosität, die Erythrozytenform sowie die Temperatur. Bei hohem Hämatokrit ist eine niedrigere Senkung, bei niedrigem Hämatokritwert oder Anämie eine höhere Senkung zu erwarten.

Bei der Bestimmung der BSG nach WESTERGREN wird das Blut im Verhältnis 4:1 mit 3,8 %iger Natriumzitrat-Lösung verdünnt. Bereits nach einer Stunde kann die Sedimentationsgeschwindigkeit abgelesen werden. Durch den 2-Stunden-Wert der BSG erhält man keine zusätzliche Information.

Der Normalbereich wird für Männer mit 1–13 mm pro erste Stunde, bei Frauen mit 1–20 mm pro erste Stunde angegeben. Gesunde Neugeborene zeigen mit 1–2 mm pro Stunde wesentlich niedrigere Werte. Durchschnittlich steigt die BSG nach WESTERGREN mit jedem Lebensjahr um 0,3–0,15 mm pro Stunde an.

Bei eitriger bakterieller Meningitis wird meist eine stark erhöhte Senkung (in 74 % der Fälle über 40 mm pro erste Stunde) angetroffen. Dagegen finden sich bei viraler Meningitis nur mäßig erhöhte Beschleunigungen, oder die Werte sind sogar im Normbereich. Sehr hohe Werte finden sich allerdings bei Meningoenzephalitis durch Arbo-Viren (Frühsommer-Meningoenzephalitis). Bei der tuberkulösen Meningitis und bei der Meningopolyneuritis durch Borrelien wird nur eine mäßig beschleunigte Senkung beobachtet, während bei Leptospiren sehr hochgradige Senkungsreaktionen auftreten.

Eine antibiotische Vorbehandlung beeinflußt die Höhe der BSG nicht.

Die Tabelle 7.20 gibt die Differentialdiagnose zwischen bakterieller und serös-viraler Meningitis wieder.

Tabelle 7.20. Differentialdiagnose der bakteriellen/serös-viralen Meningitis

	bakteriell-eitrig	serös-viral
Liquor		
▶ Zellzahl	$>3000/3\ (92,0\%)$	$>1000/3\ (43\%)$ $<3000/3\ (92\%)$
▶ Segmentkernige Granulozyten	$>50\%\ (91,7\%)$	$<50\%$
▶ Lymphozyten	$<50\%$	$>50\%\ (94,0\%)$
▶ Liquorglucose	$<30\ mg/dl\ (55,7\%)$ $<50\ mg/dl\ (81,4\%)$	$>50\ mg/dl$
▶ Liquorglucos/Blutglycose	$<0,3\ (61,4\%)$	$>0,5$
▶ Liquoreiweiß	$>100\ mg/dl\ (81,9\%)$	$<50\ mg/dl$
▶ Farbe	trübe	farblos/klar
▶ Liquorlactat	$>3,5\ mval/l$	$<2,5\ mval/l$
▶ Liquor-CRP	$>0,4\ mg/l$	$<0,4\ mg/l$
Blut		
▶ Gesamtleukozyten	$>11\,000/\mu l\ (81,2\%)$	$<11\,000/\mu l\ (94,0\%)$
▶ Stabkernige Granulozyten	$>5\%\ (72,7\%)$ $>500/\mu l\ (81,8\%)$	$<5\%\ (87,8\%)$ $<500/\mu l\ (91,9\%)$
▶ Gesamt-Granulozyten	$>70\%\ (75,0\%)$	$<50\%$
▶ Gesamt-Lymphozyten	$<30\%$	$>60\%$
▶ BSG	$>40\ mm/h\ (73,9\%)$	$<40\ mm/h\ (93,0\%)$
▶ CRP	$>2\ mg/dl$	$<0,6\ mg/dl$

7.2.5 Immunserologie

Bei den immunologischen Nachweismethoden bakterieller Antigene (Gegenstromelektrophorese, ELISA-Technik, Latex- oder Co-Agglutination, PCR und direkte Immunfluoreszenz) handelt es sich um neuere Hilfsuntersuchungen. Sie dürfen nicht als Ersatz für herkömmliche Untersuchungsmethoden dienen. Mikroskopische Liquoruntersuchungen des gefärbten Präparates haben eine Sensitivität von 80–95 %, während die Schnelltestmethoden lediglich eine 50–80 %ige Sensitivität aufweisen. Hierbei machen sich deutlich Lücken beim Nachweis von Neisseria meningitidis bemerkbar. Ein weiteres Problem stellen falsch positive Reaktionen und Kreuzreaktionen dar. Die großen Vorteile der Tests liegen neben der raschen und einfachen Durchführbarkeit in der Möglichkeit, auch nach antibiotischer Anbehandlung eine Diagnose zu stellen (abgetötetes Antigen), während die Blutkultur in diesen Fällen nur noch zu 20–30 % verwertbar ist.

7.3 Virologische Diagnostik

7.3.1 Direkter Virusnachweis

Der direkte Virusnachweis erfolgt aus Liquor, Blut, Speichel, Rachenspülwasser, Gewebsbiopsien (Herpesviren) und bei Enteroviren aus dem Stuhl (4–25 %). Im Urin finden sich häufig Zytomegalie-, Mumps- und Adenoviren. Allein durch den Zeitaufwand von 8–20 Tagen bei der Isolierung auf Zellkulturen ist aus eingefrorenem Liquor der direkte Virusnachweis für die frühe Differentialdiagnose der Meningitis unbrauchbar und aufgrund der komplizierten und zeitaufwendigen Technik nur auf wenige Speziallabors beschränkt. In neuester Zeit werden immunologische Methoden zum Nachweis virusspezifischer Antigene in den Zellkulturen eingesetzt, und zwar in Form von Immunfluoreszenz, Counter-Immun-Elektrophorese, Radioimmunoassay (RIA), „Enzyme linked Immunosorbent Assay" (ELISA) und Chemielumineszenz sowie PCR (Polymerasekettenreaktion).

Oft kommt es bei Virusmeningitis gar nicht zum Ausscheiden der Erreger in den Liquorraum. Auch ist der Zeitraum für die Isolierung der Viren begrenzt, zumal virale Infektionen des ZNS häufig Komplikationen einer Allgemeininfektion sind und zum Zeitpunkt der Meningoenzephalitis als Folgekrankheit das Immunsystem bereits die Erreger im extrazellulären Raum neutralisiert hat.

7.3.2 Indirekter Virusnachweis durch spezifische Antikörper (Antigenimmunoassay)

In der klinischen Routinediagnostik wird eine Virusinfektion heute immunologisch meist anhand eines signifikanten, vierfachen Titeranstiegs spezifischer Antikörper in zwei Serumproben im Abstand von 8–14 Tagen aus einer akuten und einer späteren Krankheitsphase nachgewiesen. Als Labormethoden kommen dabei Komplementbindungsreaktionen (KBR), der Neutralisationstest (NT), der indirekte Immunfluoreszenztest (IF), die passive Hämagglutination (IHA), der Hämagglutinationshemmtest (HAH) u.a. zur Anwendung (siehe Tabelle 7.17).

Immunologische Untersuchungsmethoden und andere Verfahren, wie Erregerantigen- und Fluoreszenzuntersuchungen oder optische Methoden ermöglichen eine weitgehende Diagnostik der im Liquor befindlichen Keime. Für den pathognomonischen Nachweis einer Antikörperproduktion im Liquor haben sich besonders die Enzymimmunoassays bewährt, mit denen die Immunglobulin-G-Klassen-Differenzierung gelingt. Serumantikörper, die in den Liquorraum gelangt sind, lassen sich von intrathekal gebildeten Antikörpern unterscheiden. Im Liquor findet sich bei intrathekaler Antikörperbildung fast immer eine Restriktion auf IgG_1, während im Blut auch IgG_2, gelegentlich IgG_3 und IgG_4-Antikörper nachweisbar sind. Der spezifische Nachweis erfolgt durch indirekten Enzymimmunoassay unter Verwendung von Antigenen sowie monospezifischer Antihumansubklassen-Antikörper.

ELISA oder RIA sind wesentlich empfindlicher als die Komplementbindungsreaktion, der Hämagglutinations-Hemmungstest oder der indirekte Immunfluoreszenztest. Der Nachweis hoher IgA-Antikörperzahlen im Liquor (besser als von IgM) ist geeignet, um chronische rezidivierende Infektionen des ZNS diagnostizieren zu können. Für die Erregerdiagnose von seltenen ZNS-Krankheiten, wie SSPE, spielen diese Nachweismethoden spezifischer monoklonaler IgG- und IgA-Antikörper eine große Rolle. Geringste Mengen von Viren lassen sich immunhistologisch durch markierte monoklonale Antikörper ohne große Spezifität und Empfindlichkeit oder durch Kultivierung in geeignete Zellkulturen nachweisen. Histologisch können für bestimmte Erkrankungen typische Gliazellveränderungen oder Astrozytenproliferation sichtbar gemacht werden. Bei direktem Virusbefall des ZNS läßt sich auch im Liquor Interferon nachweisen, welches normalerweise nicht schrankengängig ist und daher in seiner Präsenz im Liquor ein fast beweisender Hinweis für eine intrathekale Virusvermehrung ist. Herpesviren sind allerdings schlechte Interferon-Bildner.

Für die Differentialdiagnose der Meningitis und zur Frage der initialen therapeutischen Maßnahmen kommen die Ergebnisse jedoch zu spät und können nur retrospektiv zu einer Klärung beitragen. Auch sind die Untersuchungsmethoden relativ zeitaufwendig. Deshalb begnügt man sich in der Praxis oft mit der klinischen Verdachtsdiagnose einer abakteriellen, serösen, aseptischen oder viralen Meningitis. Es wundert daher nicht, daß nur in 20–40 % der viralen Meningitiden ein bestimmter Virus direkt oder indirekt nachgewiesen wurde. Im eigenen Krankengut waren es lediglich 13 % (überwiegend Mumps- und Coxsackie-Meningitis).

Neuerdings kann die Diagnose einer kürzlich erfolgten Virusinfektion durch die Bestimmung erregerspezifischer, ZNS-produzierter Antikörper (IgM und IgA) auch aus einer einzigen Serumprobe erfolgen. Diese Immunglobuline sind Marker einer akuten Infektion, da ihre Konzentration im Serum nur wenige Tage nach der Infektion ansteigt und nur relativ kurze Zeit erhöht gefunden wird. Aber auch diese Methode kommt für die initiale Diagnostik der Meningitis zu spät und ist lediglich bei gezielten anamnestischen Hinweisen bei Kontakt mit einer zyklischen Infektionskrankheit oder bei Verdacht auf pränatale Infektionen möglich.

In neuester Zeit wurde bei Enzephalitis mit Herpes simplex eine lokale intrathekale Synthese virusspezifischer Antikörper mit Hilfe empfindlicher Immunassays (ELISA) nachgewiesen. Aber auch diese Befunde können erst etwa eine Woche nach Krankheitsbeginn erhoben werden. IgM im Serum ist meist nur bei Primärinfektionen positiv. Eine weitere Schwierigkeit besteht darin, daß die Antikörperkonzentration nicht nur erst nach 7 bis 14 Tagen ansteigen kann; nicht selten kommt es auch zu Kreuzreaktionen mit anderen Erregern, so daß häufig mehrere Antikörper signifikant erhöht sind und die Interpretation der Befunde schwierig bleibt.

7.4 Ergänzende Diagnostik

- Im *Rachenabstrich des Epipharynx*, im *Nasenabstrich* oder im *Ohrabstrich* (Nadelaspirat) sowie im *Trachealsekret* oder in *Hautläsionen* (Petechien) sind oft bakterielle Erreger (Meningokokken, Pneumokokken, Haemophilus influenzae) – die nicht identisch mit dem Liquorkeim sein müssen – nachweisbar (z.B. durch Hautskarifikation, Nadelaspiration, Biopsie; siehe Speziallehrbücher). Wichtig zu wissen ist, daß auch noch Stunden nach Beginn der Antibiotikatherapie Meningokokken auf diese Weise zweifelsfrei nachgewiesen werden können. Besonders bei Patienten mit Schock beträgt die Nachweisrate 80–90 %. Selbstverständlich wird auch eine *Erregerisolierung aus Stuhl und Urin* versucht.

- Seit einiger Zeit erweisen sich *sonographische Untersuchungen* (Beispiel: Abb. 7.2) als hilfreiche diagnostische Methode, die besonders bei Säuglingen mit offener Fontanelle frühzeitig Komplikationen oder Folgezustände einer Meningitis sichtbar macht. Mittels Schädelsonographie lassen sich an Veränderungen der Ventrikelkonfiguration Hinweise für Hypersekretionen oder mangelnde Rückresorption (Hydrocephalus occlusus) bei folgenden Phänomenen erkennen:

▶ Passagehindernisse,
▶ Erweiterung basaler Zisternen,

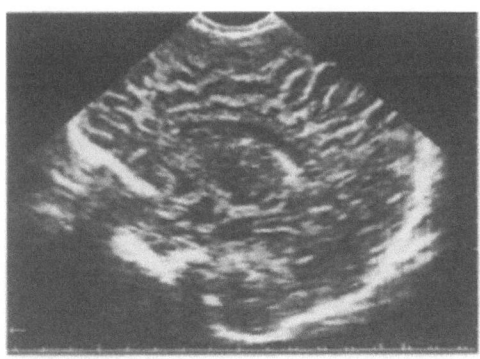

a Parasagittalschnitt

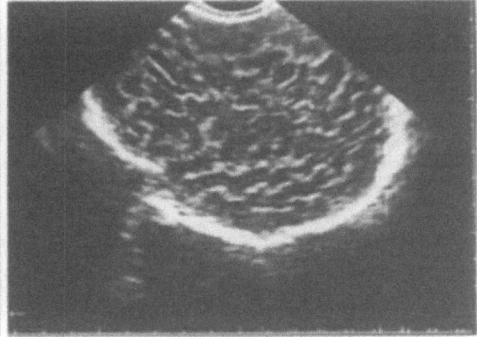

b stark gekippter Parasagittalschnitt

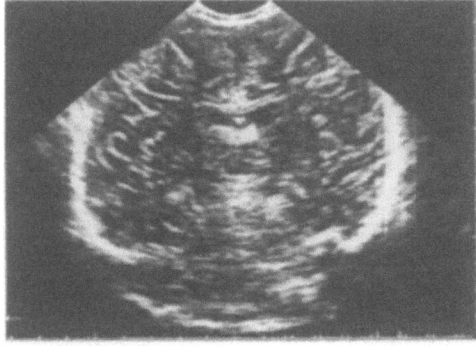

c mittlerer Koronarschnitt

Abb. 7.2 a–c. Stark ausgeprägte Gyrierung des Großhirns (insbesondere Fissura interhemisphaerica und Fissurae Silvii) als Ausdruck einer Echogenitätserhöhung der Hirnhäute. Diagnose: Leptomeningitis (als Nebenbefund leichte Frontalhirnatrophie im Rahmen der Erkrankung).
(Mit freundlicher Genehmigung von Dr. M. HACHMANN, ehemals Städt. Kinderklinik Darmstadt)

▶ Nußschalen-Phänomen mit Erweiterung des Subarachnoidalraumes bei Hydrocephalus e vacuo oder aresorptivus (Hydrocephalus communicans).

Sonographisch lassen sich bei der Meningitis Veränderungen nicht nur an den Meningen feststellen. Während sich die Hirnhäute normalerweise nicht oder allenfalls zart abbilden, weisen sie bei einer Meningitis aufgrund der vermehrten Durchblutung und der entzündlichen Infiltrate sowie der Kapillarerweiterung sowohl der Hirnhäute als auch der Hirnrinde eine erhebliche Verbreiterung und Vermehrung der Echogenität auf. Besonders auffällig kommen diese Veränderungen im Bereich des Interhemisphärenspaltes und der Fissurae Silvii zur Darstellung. Selten kommt es zur Ausbildung von Abszessen oder Pseudozysten nach Nekrosen. Eine Verbreiterung der pathologisch-echoreichen, oft bandförmig imponierenden Ventrikelgrenzen läßt eine Ventrikulitis annehmen. Intraventrikulär zeigt eine diffuse Echogenitätsvermehrung eine ausgeprägte Leukozyten- oder Eiweißvermehrung an. Mit einer Verbreiterung der Ependymstrukturen ist insbesondere in der ersten Erkrankungswoche zu rechnen. Eiter im Ventrikelsystem kann zu einem echoreichen, lageabhängig nachweisbaren Niederschlag führen. Infolge der Entzündung kommt es zu Verklebungen, z.B. des Aquäduktes und der Foramina, durch Membranbildung. Folge ist die rasche Ausbildung eines Hydrocephalus occlusus. Von der 2. Woche der Erkrankung an lassen sich in den Ventrikeln als Hinweise für die Organisationsphase Pseudomembranen aus Zelltrümmern und Fibrin erkennen. Sonographisch finden sich dann helle, feingliedrige, das Ventrikellumen durchziehende, teils septenartige Formationen. Diese sieht man im Computertomogramm schlechter. Der Einsatz der Sonographie ist notwendig, um frühzeitig einen Hinweis für einen Verschluß der abführenden Liquorwege bei Säuglingen zu erhalten (44).

Die *abakterielle Meningoenzephalitis* weist gleichartige sonographische Muster an den Meningen auf, wobei die Intensität der Veränderungen jedoch geringer ausgeprägt ist. Zusätzlich ist auch hier damit zu rechnen, daß eine diffuse oder lokale Echogenitätsvermehrung des Hirngewebes eine ausgedehntere parenchymatöse Beteiligung anzeigt. Ausgedehnte Granulombildung kann auftreten mit echoreichen, umschriebenen Anteilen und nachfolgender Einschmelzung mit porenzephalen Defekten bei mykotischer Ventrikulitis, oder nach Shuntinfektionen mit Candida albicans (44).

Hirnabszesse werden sonographisch zu 30 % im Bereich des Frontallappens und Temporallappens gefunden. Beginnende Veränderungen mit Mikroabszessen können im Frühstadium so gering sein, daß sie dem Nachweis entgehen. Ein Hirnabszeß in der Frühphase läßt sich als echoreiches Areal im Parenchym oder auch als umschriebene Zone am Boden eines Sulcus abgrenzen. Die perifokale Ödemzone, gekennzeichnet als echoarmer Randsaum, erleichtert die Abgrenzung zum umgehenden Hirnparenchym. Je nach Lokalisation und Ausdehnung kann eine Kompression des Ventrikelsystems, eine Verlagerung der Mittelstrukturen, aber auch eine einseitig ausgeprägte Verformung von Ventrikelanteilen auftreten. Die zentrale Einschmelzung im weiteren Verlauf zeigt eine typische Ringstruktur der teils flächig ausgebildeten Nekrosezonen und geht mit einer Verringerung der zunächst erhöhten Echogenität einher. Nach Ausheilung kann das sonographische Bild eine polyzystische Läsion verdeutlichen und ein echoreicher Randsaum die Demarkierung und die Organisation des Prozesses anzeigen. Als Restzustand kann auch eine schmale, echoreiche Zone als Ausdruck einer gliösen Narbe zurückbleiben, die sich jedoch erst nach der Neugeborenenzeit ausbilden kann. Gelegentlich bildet sich der Abszeß zurück, ohne ein sonographisch nachweisbares Zeichen zu hinterlassen (z.B. bei Listerien-Meningitis). Mykotische Abszesse können ein tumorähnliches Aussehen aufweisen (44).

Sonographisch läßt sich ein *subdurales Empyem* bevorzugt parietal oder frontopräzentral lokalisieren. Für seine sonographische Diagnostik muß die oft schwierige Darstellung der Frontalregion und der Konvexität der Hemisphären bedacht werden. Im Anfangsstadium kann ein subdurales Empyem der sonographischen Diagnostik entgehen.

Die Ausbildung einer begleitenden adhäsiven Arachnoiditis mit nachfolgendem Hydrocephalus externus, Arachnoidalzysten oder äußerer Atrophie kann im Verlauf zu einem erweiterten Interhemisphärenspalt wie auch zu betonten Sulci führen. Parallel zur Erweiterung des Interhemisphärenspaltes ist dann auch mit einer verbreiterten Flüssigkeitszone über der Konvexität der großen Hemisphäre zu rechnen (sogenanntes Nußschalenphänomen).

Das Empyem weist im allgemeinen eine höhere Echogenität als der Liquor auf. Die Abgrenzung zum serösen Subduralerguß ist damit gut möglich. Gegenüber dem subduralen Hämatom bzw. dem organisierten Subduralerguß jedoch ist eine Differenzierung aufgrund der morphologischen Befunde allein nicht möglich; die Entscheidung kann hier nur im Zusammenhang mit der klinischen Zustandsdiagnostik getroffen werden. Durch eine Verminderung der Liquorresorptionsfläche während

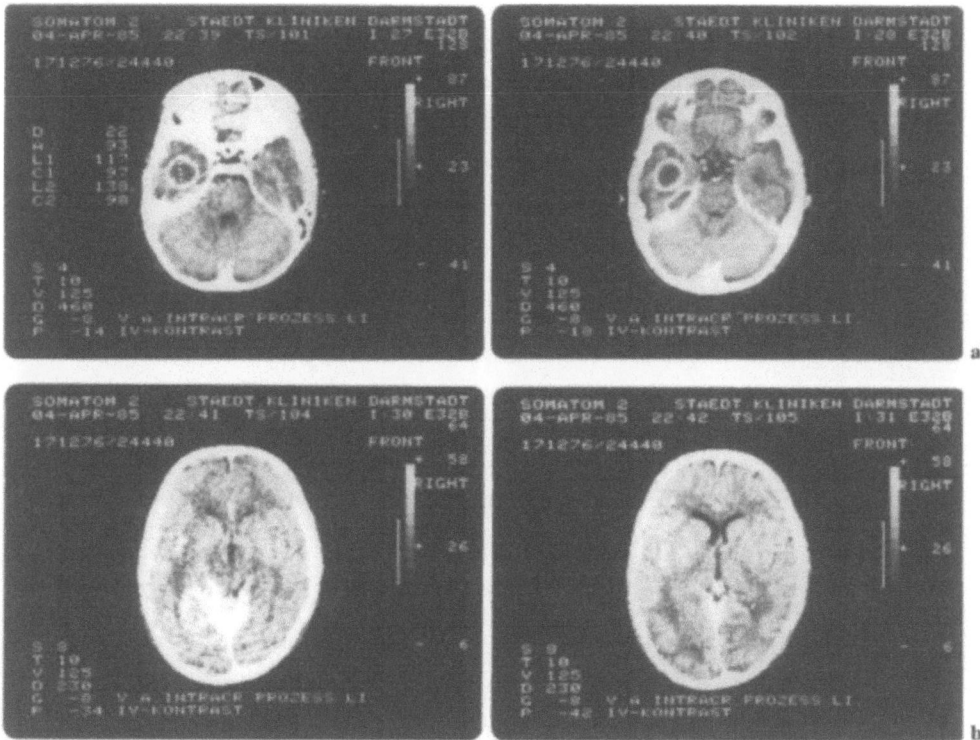

Abb. 7.3. Schädel-CT einer achtjährigen Patientin (nach Kontrastmittelgabe): Darstellung zweier Hirnabszesse (a) 3,2 × 2,2 cm, b) 2,0 × 3,5 cm) an der Basis des linken Temporalhirns. Kein nennenswertes Hirnödem, keine Mittellinienverlagerung. Nebenbefund: Spiegelbildung im Bereich des rechten Sinus maxillaris bzw. Verschattung der meisten Mastoidzellen der linken Seite. LP 1015/3 Zellen, überwiegend Lymphozyten, Liquorzucker 59 mg/dl, Liquoreiweiß 60 mg/dl. Liquor- und Blutkultur o.B. Im Abszeßinhalt Wachstum von Enterokokken. (Mit freundlicher Genehmigung von Prof. H. K. DEININGER, Radiologie I, Klinikum Darmstadt)

oder im Zeitraum nach der Entzündung wird häufig auch die Ausbildung eines Hydrocephalus internus beobachtet.

- Das *Schädel-CT* (Beispiel: Abb. 7.3, 7.4) oder -MRI bzw. -MRT („magnet resonance imaging" bzw. Magnetresonanztomographie) ist altersunabhängig möglich: Indikationen sind rezidivierendes oder persistierendes Fieber, Irritabilität, Kopfumfangszunahme, persistierende pathologische Liquorkomposition, generalisierte oder fokale Krampfanfälle oder ein nicht den Erwartungen entsprechender Behandlungserfolg. Bei bleibenden neurologischen Schäden ist ebenfalls ein Schädel-CT indiziert.

Im Säuglingsalter ist während und nach einer Meningitis in der Regel die intrakranielle Sonographie ausreichend. Nach dem 1. Lebensjahr reicht ohne spezielle klinische Fragestellungen eine native Computertomographie aus. Bei protrahierten klinischen Verläufen oder neurologischen Ausfällen, z.B. bei Verdacht auf granulomatöse Entzündungen im Bereich der basalen Zisternen, sollte eine Kontrastmittelgabe erfolgen. U.U. ist bei unklaren Symptomen zur besseren Gewebedifferenzierung der Hirnstrukturen auch eine Kernspintomographie indiziert. Bei zunehmender Ventrikelerweiterung kann eine vermehrte periventrikuläre Hypodensität in der Computertomographie bzw. eine vermehrte Kernspinsignalgebung im periventriku-

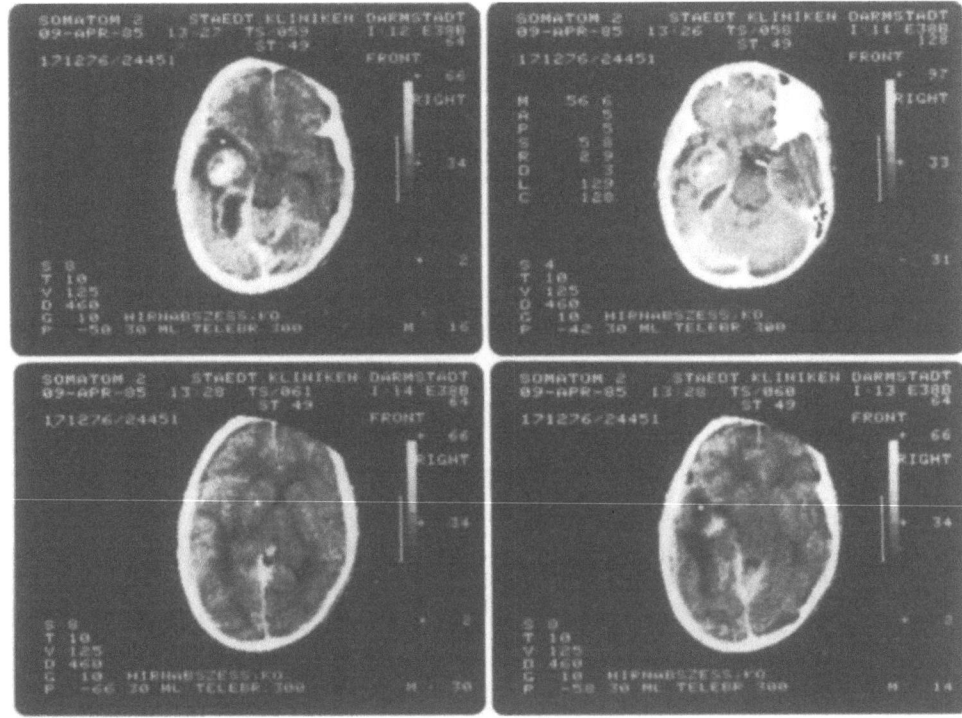

Abb. 7.4. Schädel-CT derselben Patientin 5 Tage später (nach Kontrastmittelgabe): gute Darstellung zweier zunehmender Abszeßhöhlen im Bereich der Basis des linken Temporallappens. Deutlich nachweisbares perifokales Hirnödem. Deutliche Verlagerung der Mittellinienstrukturen der suprasellären Hirnabschnitte. Diagnose: bakterielle Meningitis mit Hirnabszeßbildung links-temporal nach Mastoiditis (Mastektomie). LP 17571/3 Zellen segmentkernige Granulozyten, Liquorzucker 42 mg/dl, Liquoreiweiß 328 mg/dl. Liquor- und Blutkultur o.B. Im Abszeßinhalt Wachstum von Enterokokken. (Mit freundlicher Genehmigung von Prof. D. H. DEININGER, Radiologie I, Klinikum Darmstadt)

lären Marklager Hinweis auf einen erhöhten intrakraniellen Druck mit Störung der Liquorpassage sein.

Bei einer klinisch blanden Meningoenzephalitis, z.B. einer virusbedingten Form oder einer früh erkannten und richtig therapierten bakteriellen Form, wird man evtl. auf eine morphologische Darstellung der Hirnstrukturen verzichten können. Andererseits kann es sowohl aus medizinischen als auch aus juristisch-versicherungstechnischen Gründen durchaus sinnvoll sein, daß auch bei einer günstig verlaufenden Meningitis nach Abschluß der antibiotischen Behandlung eine bildgebende Darstellung der intrakraniellen Strukturen vorgenommen wird. Dies gilt vor allem bei den bakteriellen Meningoenzephalitiden, bei seltenen, durch Protozoen oder Pilze hervorgerufenen Formen und bei einigen virusbedingten Formen, wie vor allem der Herpes-Enzephalitis (Nekrosen temporal).

In der Initialphase ist eine Computertomographie vor allem zur Erkennung des Ausmaßes der Hirnschwellung, von Hirninfarkten, Ventrikulitis, Sinusvenenthrombose, Empyemen, Blutungen, Abszessen und Nekrosen sowie der Entstehung eines Hydrozephalus oder eines Subduralergusses indiziert. Die Indikation zur Computertomographie hängt dabei sehr von den klinischen Symptomen wie Bewußtseinstrübung, zerebrale Anfälle, Paresen oder mangelnde Rückbildung der Infektionsparameter ab und kann bei protrahiertem Verlauf wiederholt werden.

Nach Abschluß der medikamentösen Behandlung, in der Regel nach 3–4 Wochen, geht es bei der Indikation zur Computertomographie darum, Zeichen einer bleibenden Hirnschädigung, z.B. auch im Sinne einer inneren oder äußeren Hirnatrophie (Erweiterung des Interhemisphärenspaltes) auszuschließen oder nachzuweisen. Hierbei können sich jedoch auch vorübergehende Veränderungen – z.B. eine Vermehrung der extrazerebralen Flüssigkeit oder eine verstärkte Darstellung des Hirnwindungsreliefs – ergeben, die möglicherweise keine Bedeutung für die Prognose des Patienten haben.

Treten Wochen bis Monate nach einer Meningoenzephalitis neurologische Symptome wie rezidivierende Kopfschmerzen, Hörstörungen, Leistungsabfall in der Schule, zerebrale Krampfanfälle usw. auf, so wird es günstig sein, wenn mit Abschluß der antibiotischen Behandlung ein Nativ-CT angefertigt worden war.

- Das *Elektroenzephalogramm* dient ebenfalls der Verlaufskontrolle.

- *Transillumination* und *Kopfumfangskurven* bei Säuglingen (Subduralergüsse) geben weitere Aufschlüsse.

- Ist die Diagnose einer Meningitis durch Liquoruntersuchung gesichert, kann sich die *Funduskopie* erübrigen, wenn die Therapie den gewünschten Verlauf nimmt. Stellen sich jedoch irgendwelche Komplikationen ein (Fieberanstieg, Anfälle, Bewußtseinsstörung), muß im Rahmen der dann erforderlichen Diagnostik auch der Augenhintergrund untersucht werden (Stauungspapille, präretinale Blutungen usw.). Empfehlenswert ist, auch bei komplikationslosem Verlauf der Meningitis eine ophthalmologische Untersuchung durchzuführen, um bei später auftretenden Augensymptomen einen Ausgangsbefund zu haben.

Nach einem unkomplizierten Fieberkrampf ist es nicht immer nötig, den Augenhintergrund zu untersuchen. Dies ist jedoch dringend zu empfehlen, falls ein komplizierter Fieberkrampf auftrat bzw. wenn es nicht rasch nach dem Anfall zu völliger Beschwerdefreiheit kam. Die Lumbalpunktion wird bei „Fieberkrampf" zum Ausschluß einer entzündlichen Erkrankung des Zentralnervensystems vielfach erforderlich sein; notwendig ist sie besonders bei Kindern im 1. und 2. Lebensjahr.

- *Röntgen-Schädel a.-p.* und seitlich.

- *Konsultation* von Augenarzt, Neurologe und Hals-Nasen-Ohren-Arzt.

7.5 Diagnostische Kriterien der prolongierten abakteriellen Meningitis

Die Symptome der abakteriellen Meningitis dauern gewöhnlich wenige Tage bis zwei Wochen an. Das sogenannte Meningismus-Syndrom ist dabei zu 77–93 % nachweisbar. Häufig klagen die Kinder über Übelkeit, Erbrechen und Schwindel, seltener treten Koma, Verwirrtheit und Krämpfe auf. Es besteht eine von der initialen Liquorpleozytose offensichtlich unabhängige Tendenz zur Normalisierung nach 11–14 Tagen (55), so daß bis zum Abklingen der Pleozytose eine Bettruhe von etwa zwei Wochen angebracht ist. Diese Normalisierung der Liquorbefunde innerhalb von zwei Wochen geschieht mit einer Regelmäßigkeit, die nach den vielen vorliegenden Erfahrungen gestattet, nach der Diagnosestellung auf weitere Kontrollpunktionen zu verzichten. Voraussetzung dafür ist selbstverständlich ein völlig komplikationsloser Krankheitsverlauf.

Besonders zu warnen ist vor der Differentialdiagnose „acetonämisches Erbrechen", da dieses in etwa zwei Drittel der Fälle sekundär durch eine seröse Meningitis ausgelöst wird.

Nach Angaben in der Literatur kommen vor allem Mumpsviren, Echoviren, Coxsackie-Viren, seltener FSME und Herpes-Viren als Auslöser einer prolongierten abakteriellen Meningitis in Frage.

Da in 12–13 % der Fälle initial hohe Zellzahlen mit Granulozyten auftreten, ist sicherheitshalber eine antibiotische Therapie initiiert. Dies ist gerechtfertigt, bis die Ergebnisse der bakteriologischen Liquoruntersuchung vorliegen oder der Shift der Zellmorphologie zu Lymphozyten nach 24 h zweifelsfrei ist. Weitere Laborparameter wie peripheres Blutbild, Blutsenkungsgeschwindigkeit, C-reaktives Protein, Serum-Eiweißelektrophorese oder verschiedene Enzyme geben weitere differentialdiagnostische Hilfen.

Es gibt jedoch auch Kinder mit einer auffallend geringen meningitischen Symptomatik, oft treten zunächst nur Kopfschmerzen und subfebrile Temperaturen auf. Mit dieser unscheinbaren Allgemeinsymptomatik pflegt die sogenannte *chronisch lymphozytäre Meningitis* zu beginnen, ein Krankheitsbild mit Neuritis (Fazialisparese), das schon 1941 von BANNWARTH beschrieben wurde.

Die Symptomatik beginnt protrahiert unter dem Bild einer aseptischen Meningitis und zeigt häufig eine einseitige oder doppelseitige Fazialisparese ohne weitere auf das Hirnparenchym zu lokalisierende neurologische Zeichen. Die Fazialisparese kann Wochen bis Monate anhalten. Die initialen Liquorbefunde entsprechen den Kriterien der abakteriellen Meningitis mit einer zellulären Reaktion im Liquor zwischen 20 und mehreren Tausend Zellen pro Mikroliter ohne Nachweis von Bakterien oder Pilzen. Die Zellmorphologie ist bei 12–13 % anfänglich von Granulozyten bestimmt, nach 24 h wird das Blut von Lymphozyten beherrscht. Die Liquoreiweißkonzentration ist normal bis mäßig erhöht. Die Liquorglucosekonzentration ist ebenfalls normal bis mäßig erniedrigt. Bei dem von BANNWARTH beschriebenen, subakut chronischen Verlauf kommt es zu einer ausbleibenden Abnahme oder gar zu einer weiteren Zunahme der Zellzahl und/oder der Gesamteiweißkonzentration nach 10–28 Tagen, wobei die Zellzahl bei einer Punktion in diesem Zeitraum mindestens $50/\mu l$ und/oder die Gesamteiweißkonzentration mindestens 50 mg/dl betragen muß (41). Diese Liquorbefunde mit hohem Eiweißgehalt sowie erhöhten Zahlen von Lymphozyten und Plasmazellen können bis zu einem halben Jahr persistieren.

Um nicht differentialdiagnostisch einen Tumor zu übersehen, sollten ein CT zu dessen Ausschluß bzw. erneute Lumbalpunktionen in größeren Abständen von anfänglich 10–14 Tagen, später 3–6 Monaten erfolgen. Prozesse in der vorderen Schädelgrube haben unter Umständen eine normale Liquorkomposition. Prozesse der hinteren Schädelgrube verursachen immer Zellzahl- und Eiweißerhöhungen, spinale Prozesse immer ein FROIN-Syndrom.

Klinisch ist das Bild durch transiente Symptome und Befunde mit leichter Erschöpfbarkeit, Müdigkeit, intermittierenden Kopfschmerzen, Rückenschmerzen, Gliederschmerzen, Schwindel, Erbrechen, Fieber, allgemeinem Krankheitsgefühl, Wetterfühligkeit, Konzentrationsschwäche und der beschriebenen Fazialisparese gekennzeichnet. Säuglinge sind nicht betroffen, sondern vorwiegend ältere Schulkinder mit einer deutlichen Knabenwendigkeit von 3:1.

Eine zerebrale Vorschädigung scheint ein disponierender Faktor zur verlängerten entzündlichen Reaktion des ZNS zu sein. Trotzdem ist die Prognose gut.

Ob eine Kortikoidbehandlung im Falle einer chronischen Arachnitis erforderlich ist oder nicht, bleibt Ermessenssache, ebenfalls wie lange die Kinder Bettruhe einhalten sollten, wie lange sie geschont werden müssen und wann sie wieder die Schule besuchen dürfen. Keine Bedenken bestehen gegenüber einer Teilnahme am normalen Alltag, wenn trotz deutlicher Liquorveränderungen völlige Beschwerdefreiheit besteht. Selbstverständlich muß die körperliche Belastung dieser Kinder für die Dauer des Bestehens eines pathologischen Liquorbefundes auf ein Minimum reduziert werden.

Differentialdiagnostisch ist bei einem solchen Verlauf nach dem heutigen Kenntnisstand auch an Borrelien zu denken, die einer antibiotischen Behandlung bedürfen.

7.6 Diagnostische Kriterien der rekurrierenden Meningitis

Rekurrierende Meningitiden mit den klinischen Auffälligkeiten und laborchemischen Nachweisen einer bakteriellen Meningitis finden sich auch bei den in Tabelle 7.21 aufgeführten Erkrankungen, die in die Differentialdiagnose einbezogen werden müssen. Hierbei bleibt der Liquor immer steril, und es finden sich auch im übrigen Hinweise für eine seröse Meningitis.

Tabelle 7.21. Differentialdiagnose der rekurrierenden bakteriellen Meningitis

- ▸ Sarkoidose
- ▸ BEHCET-Syndrom (Plasmazellen im Liquor ↑)
- ▸ MOLLARET-Meningitis (Eosinophile im Liquor ↑)
- ▸ Rheumatologische Erkrankungen

Tabelle 7.22. Inzidenz der rekurrierenden bakteriellen Meningitis. (Nach 23)

- 4–11 %   aller bakt. Meningitiden (Jungen > Mädchen)
- 66 %   Kinder unter 18 J.
- 95 %   prädisponierende Faktoren
- 70 %   Liquorfisteln
- 30 %   immunologische Ursachen

KLINE beschreibt ein Wiederholungsrisiko der bakteriellen Meningitis von 4–11 % (Tabelle 7.22). Die rekurrierende bakterielle Meningitis bei Fehlen identifizierbarer prädisponierender Faktoren ist sehr ungewöhnlich. Das Auftreten einer bakteriellen Meningitis nach Schädel-Hirn-Traumata liegt zwischen 10 und 36 % mit und ohne Liquorrhinootorrhoe (19, 23) und 10 % rekurrierenden Episoden. Weitere Ursachen einer rekurrierenden bakteriellen Meningitis können nasale Enzephalozelen sowie angeborene Fisteln im Dach der Siebbeinhöhlen (Lamina cribriformis) sein. Selten sind auch okkulte Schädelbasisfehlbildungen vorhanden mit Verbindungen zwischen dem Subarachnoidalraum und dem Innen- bzw. Mittelohr. So wurde 1991 von DRAF (20) von einer angeborenen primären Arachnoidalzyste bei mißgebildetem Innenohr mit Verbindung zur Paukenhöhle berichtet. Weitere angeborene Mißbildungen, die zu angeborener Taubheit und rekurrierenden Meningitiden führen können, sind pathologische Septierungen des inneren Gehörganges in Kombination mit anderen Dysplasien (KLIPPEL-FEIL-Syndrom, WILDERVANCK-Syndrom, MONDINI-Dysplasie, Thalidomid-Embryopathie); (siehe auch Tabelle 3.11, S. 34). 55 % konnatale Fisteln stehen 45 % traumatischen bzw. postoperativen Fisteln gegenüber. 70 % der konnatalen Fisteln treten vor dem 18. Lebensjahr auf, 75 % sind an der Schädelbasis lokalisiert (23, 28).

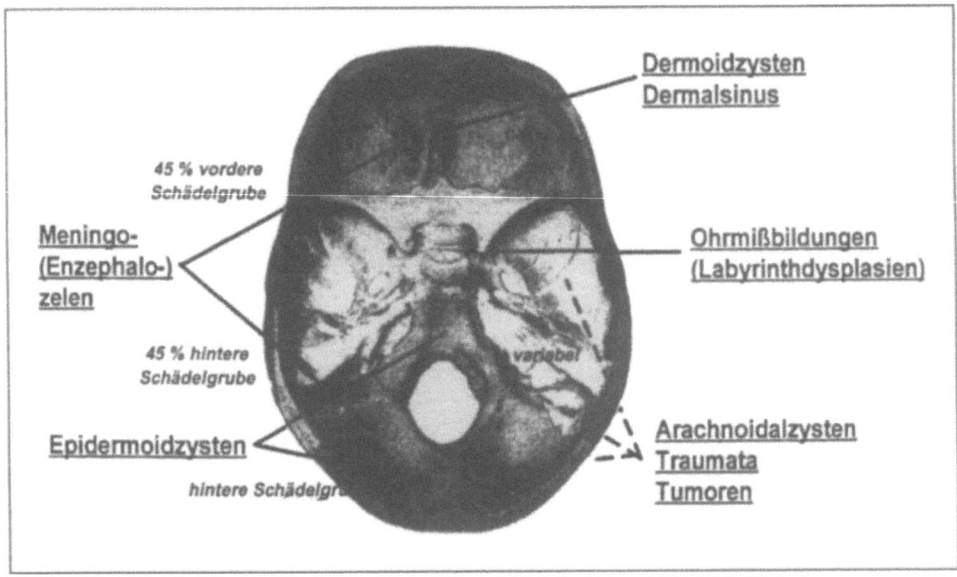

Abb. 7.5. Okkulte Mißbildungen der Schädelbasis. (Nach LACKMANN)

An intrakranielle bzw. intraspinale Dermoid- bzw. Epidermoidzysten (Abb. 7.5) ist bei auffälliger neurologischer Symptomatik zu denken. Häufig findet sich auch eine verminderte Bakterizidie (88 %), ein passagerer Antikörpermangel (53 %; 19) und eine verminderte Stimulation des Hexose-Monophosphat-Shunts der Leukozyten (19).

Zur Bakteriologie ist anzumerken, daß Infektionen mit Haemophilus influenzae Typ b vor dem 5. Lebensjahr vor Einführung der Hib-Impfung sehr häufig waren. Bei immunsupprimierten Patienten und Säuglingen ist auch mit unbekapselten Typen zu rechnen. Nach dem 5. Lebensjahr finden sich – insbesondere bei Schädel-Hirn-Traumata – Pneumokokken (80 % bei intrakraniellen Ursachen) und andere ungewöhnliche Erreger sowie bei Immundefizienzen in jedem Lebensalter Meningokokken. Im Bereich des Dermalsinustraktes führen gramnegative Enterobakterien, Staphylokokken und Anaerobier zu rekurrierenden Meningitiden. Als weitere Erreger kommen Enterokokken, Streptokokken, Corynebakterien und Propionibakterien in Frage.

Wann immer eine bakterielle Meningitis rekurriert, sollte man mit allen Möglichkeiten nach einer Liquorfistel oder einem Dermalsinus suchen. Der Dermalsinus ist eine Anlagestörung, die sich bei der Lösung des Neuralrohres vom Ektoderm bildet: Eine mit Plattenepithel ausgekleideter Gang, an dessen Ende sich zumeist eine Dermoidzyste entwickelt, bleibt bestehen. Deshalb ist die Inspektion der Haut in der Mittellinie von der Nasenwurzel bis zur Steißbeinregion unbedingt erforderlich. Man kann dabei kleine Hauteinziehungen oder Fisteln, vermehrte Behaarung, Teleangiektasien oder Pigmentierungen mit stärkerem Haaransatz finden. Solche angeborenen Fehlbildungen finden sich lumbosakral und okzipital. Die Anamnese eines kürzlich erlittenen Schädeltraumas mit und ohne persistierender Liquorrhino- oder -otorrhoe weist auf die Möglichkeit einer traumatisch bedingten Liquorfistel hin. Der Hinweis rekurrierender bakterieller Infektionen auch ohne Meningitis oder gleiches in der Familie läßt an angeborene Immundefizienzen denken. Auch Jahrzehnte nach einem Schädel-Hirn-Trauma können nach zunächst gedeckten Durafisteln noch bakterielle, rekurrierende Meningitiden auftreten. Anosmie, Schwerhörigkeit und Sprachentwicklungsverzögerung, rezidivierender Schnupfen, Tränenträufeln (Epiphora) sind bei der Erstmanifestation einer Meningitis ein weiteres anamnestisches Kriterium, um an Defekte im frontobasalen Schädelbereich zu denken.

Jede ungewöhnliche Meningitis oder der Nachweis eines ungewöhnlichen Erregers sowie jede Meningitis nach dem 5. Lebensjahr erfordern röntgenologische Untersuchungen der Nasennebenhöhlen und des Mastoids (nach Schüller und Stenvers) sowie ein axiales Routine-CT. Diese Befunde können jedoch negativ ausfallen, so daß eine Diagnose (Tabelle 7.23) von angeborenen oder erworbenen Fisteln im Hals-Nasen-Ohren-Bereich nur durch ein Hochauflösungs-CT mit multiplanarer Rekonstruktion (koronare und axiale Schnittführung) möglich ist. Nur so können durch Polytomographie Mißbildungen oder Fisteln (Lufteinschlüsse im CT – Hinweis auf Duradefekt) im Bereich der Frontobasis oder Otobasis bzw. im Lumbosakralbereich nachgewiesen werden. Die Diagnostik bei angeborenen Mißbildungen an der Schädelbasis ist eine Crux. Nur ein sehr erfahrener Neurochirurg oder Neuroradiologe kann die Spezialaufnahmen lesen. Ergänzende explorative Tympanoskopie, Kernspintomographie oder Radioisotopenzisternographie (Wattebausch in den Nasen-Rachen-Raum. Nachweis von Radioisotopen; GUGGENBICHLER, pers. Mitt.) sind bei Nachweis entsprechender Mißbildungen (MONDINI-Dysplasie oder andere anatomische Mißbildungen) erforderlich. Eine explorative extra- bzw. intra-

Tabelle 7.23. Diagnostik bei rekurrierenden bakteriellen Meningitiden

1. Anamnese
   - frühere Operationen, z.B. wegen Fistel, Abszeß u.a.
   - wiederholte schwere bakterielle Infektionen
   - Schädel-Hirn-Trauma, Rhino-Otoliquorrhoe
   - erste, zweite, dritte Meningitis? Erregerwandel?
   - schwere bakterielle Infektionen (auch familiär)

2. Klinische Untersuchung
   - klassische „Meningitiszeichen"
   - Inspektion der Mittellinie der Haut
     (von der Nasenwurzel bis zur Steißbeinregion):
     - auffällige Behaarung
     - Grübchen
     - Lipom, Hautanhängsel
     - Epidermoidzyste
     - Teleangiektasien/Naevus
     - Fistel-Flüssigkeit (β_2-Transferrinnachweis)
   - Symptome eines intrakraniellen/intraspinalen Prozesses
   - andere neurologische Auffälligkeiten (neurologische Untersuchung)
   - allgemeine körperliche Untersuchung (und HNO-ärztliche und Augen-ärztliche Untersuchung)

3. Klassische Blut- und Liquoruntersuchungen
   - Entzündungsparameter
   - Erregeridentifizierung:
     Bakterioskopie und Kulturen, u.a. von Stuhl und Urin
   - Schnellteste zur Erregeridentifizierung:
     Gegenstrom-Elektrophorese, Latex-Teste, Enzymimmun-Essay
     (quantitativer Antigennachweis), Koagulation, PCR

4. Immunologische Untersuchung
   - angeborene Immundefekte (primäre Störungen):
     - Antikörpermangelsyndrom/Ig-Subklassendefekte (komplette Agammaglobulinämie), Properdindefekt
     - T-Zell-Defekte (variables Immundefektsyndrom)
     - Komplementdefekte C2–C9 (insbesondere C3b)
     - Granulozyten-Phagozyten-Funktionsstörung/Immunneutropenie
     - Hämoglobulinpathien (Sichelzellanämie)
     - Asplenie (IVEMARK-Syndrom)
   - erworbene Immundefekte (sekundäre Störungen):
     - Immunsuppressive Therapie
     - Malignome, HIV-Infektion
     - Splenektomie
     - Nephrotisches Syndrom

5. Röntgenuntersuchungen (Sonographie)
   - Röntgen-Schädel a.-p. und seitlich
     (Fissur, Fraktur, hirsekorngroße Knochendefekte; Routine-CT)
   - Röntgen-LWS, Nasennebenhöhlen, Mastoid
     (SCHÜLLER, STENVERS)
   - detaillierte Dünnschicht-Hochauflösungs-CT
     (Rhinobasis, Otobasis)

6. Andere Untersuchungen
   - Radioisotopen-Zisternographie (posttraumatische Meningitis)
   - explorative Tympanoskopie
   - MRT (Magnet-Resonanz-Tomographie) spinal/kranial
   - Nasen- und Nasen-Rachenraum-Endoskopie
   - Elektroenzephalographie (EEG)
   - spinale Sonographie

kranielle Chirurgie ist manchmal notwendig, um die genaue Lokalisation der Fisteln festzustellen.

Der klinische Verlauf auch ohne fokale Symptomatik schließt nicht immer einen Hirnabszeß aus (nach LIEB [29] ist nur in 40 % der Fälle eine fokale Symptomatik bei Hirnabszeß nachweisbar). Eine verspätete operative Fokussanierung würde zu protrahierten meningitischen Verläufen mit teilweise bleibender, schwerer neurologischer Restsymptomatik führen. Sphenoethmoidale Prozesse als Ursache für Hirnabszesse könnten daher früher erkannt werden, wenn auch ohne neurologische Symptomatik immer gleich ein Routine-CT erfolgt.

LITERATUR

1. Amato M, Ruckstuhl C, von Muralt G (1984) C-reaktives Protein im Serum Frühgeborener. Schweiz Med Wschr 114: 412–414
2. Bauer P, Windorfer jr A (1981) Liquorlaktatbestimmung. pädiat prax 5: 233–234
3. Bienvenu J, Bienvenu F, Sahn L (1983) Neonatale Infektionen: Akute-Phase-Proteine. Laboratoriumsblätter, Diagnose und Labor (Behring) 33: 121–130
4a. Bonadio WA (1992) The cerebrospinal fluid. Physiologic aspects and alterations associated with bacterial meningitis. Pediatr Infect Dis J 11: 423–431
4b. Bonadio WA, Smith DS (1989) CBC differential profile in distinguishing etiology of neonatal meningitis. Ped Emerg Care 5: 94–96
4c. Bonadio WA (1989) Interpreting the traumatic lumbar puncture. Contemp Pediatr, November 1989: 109–116
4d. Bonadio WA, Smith DS, Goddard S, Burroughs J, Khaja G (1990) Distinguishing Cerebrospinal Fluid Abnormalities in Children with Bacterial Meningitis and Traumatic Lumbar Puncture. J Infect Dis 162: 251–254
4e. Bonadio WA, Stanco L, Bruce R, Barry D, Smith D (1992) Reference Values of Normal Cerebrospinal Fluid Composition In Infants Ages O to 8 Weeks. Pediatr Infect Dis J, July 1992: 589–591
5. Chambers RE, Whicher JT, Dieppe PA (1986) Akute-Phase-Proteine bei entzündlichen Erkrankungen. Diagnose & Labor (Behring) 36: 124–132
6. Chambers RE, Whicher JT, Dieppe PA (1986) Zur Differentialdiagnose von Infektionen: AkutPhase-Proteine, Laboratoriumsblätter, Diagnose und Labor (Behring) 3: 173–177
7. Cuevas LE, Hart CA, Molyneux M, Mughogho GH (1988) C-reactive protein and bacterial meningitis. Ann Trop Paed 8: 230–233
8. Dick W, Braun O-H, Nagel W, Theilmann L (1980) Diagnostische Bedeutung der Laktat- und Lysozymbestimmung im Liquor cerebrospinalis bei Kindern mit Meningitis. Mschr Kinderheilkd 128: 472–475
9. Ehrich JHH, Kroll F, Peltner U, Hussein A, Stein J (1986) Die Bedeutung des C-reaktiven Proteins für die pädiatrische Diagnostik. Mschr Kinderheilkd 134: 840–846
10. Enders E (1985) Liquorzucker und Verlauf bzw. Prognose bei bakterieller Meningitis. pädiat prax 31: 663–666
11. Feigin RD, McCracken GH, Klein JO (1992) Diagnosis and management of meningitis. Pediatr Infect Dis J 11: 785–814
12. Fiedler U (1987) Differentialdiagnose der Meningitis im Kindesalter. Med Dissertation, Darmstadt
13. Fishman RA (1980) Cerebrospinal fluid in diseases of the nervous system. Saunders, Philadelphia
14. Gershom EB, Briggeman-Mol GJJ, de Zegher F (1986) Cerebrospinal Fluid C-reactive protein in meningitis: diagnostic value and pathophysiology. Eur J Pediatr 145: 246–249
15. Grubbauer HM (1980) Liquorlysozymspiegel bei Meningitis im Kindesalter. Mschr Kinderheilkd 128: 717–719
16. Grubbauer HM, Schaar B, Schmidberger H, Kapp W (1986/1987) Computertomographische Untersuchungen bei akuter bakterieller Meningitis im Kinesalter. pädiat prax 34: 713–720
17. Hayward RA, Shapiro MF, Oye RK (1987) Neue Aspekte der Liquoruntersuchung. The Lancet 4: 291–295
18. Heyne K, Tegtmeyer FK (1988) Postinfektiöse Thrombozytose als Akute Phase-Reaktion: das Beispiel Haemophilus influenzae-Meningitis. Mschr Kinderheilkd 136: 622–625

19. Isenberg H, Noack R, Draf W (1993) Rekurrierende bakterielle Meningitis. TW Pädiatrie 6: 242–248
20. Isenberg H, Noack R, Draf W (1993) Differentialdiagnostik der rekurrierenden bakteriellen Meningitis – Eine tabellarische Übersicht. FAC (Fortschritte der antimikrobiellen u. antineoplastischen Chemotherapie) 12-2: 497–503
21. Isenberg H (1990) Das C-reaktive Protein (CRP) in der Pädiatrie. Sozialpädiatrie 12: 181–188
22. Kiosz CD (1983) Ätiologie und Diagnostik der Meningitis im Kindesalter. FAC (Fortschritte der antimikrobiellen und antineoplastischen Chemotherapie) 2-1: 7–17
23. Kline MW (1992) Recurrent Bacterial Meningitis. In: Schönfeld H, Helwig H (eds): Bacterial Meningitis. Antibiot Chemother. Basel, Karger, vol 45, pp 254–261
24. Kobelt R, Schaad UB (1986) Prospektive Evaluation von Coagglutination und Latex-Agglutination in der Diagnostik der bakteriellen Meningitiden im Kindesalter. Schweiz med Wschr 116: 431–440
25. Komorowski RA, Farmer SG, Knox KK (1986) Comparison of cerebrospinal fluid C-reactive protein and lactate for diagnosis of meningitis. J Clin Microbiol 6: 982–985
26. Kaplan SL, Feigin RD (1985) Clinical Presentations, Prognostic Factors and Diagnosis of Bacterial Meningitis. In: Sande MA, Smith AL, Roost RK (eds) Bacterial Meningitis. Churchill Livingstone, New York Edinburgh London Melbourne, pp 83–94
27. Künzer W, Uhlig T (1983) Zur Bedeutung des C-reaktiven Proteins (CRP) im Serum bei bakteriellen Infektionen von Frühgeborenen. Mschr Kinderheilkd 131: 573–576
28. Lackmann G-M, Isenberg H, Töllner U, Böhm H-J (1993) Schädelbasismißbildungen im Kindesalter. Vortrag auf der 1. Jahrestagung der Deutschen Gesellschaft für Pädiatrische Infektiologie, Erlangen 1992
29. Lieb G, Schrod L, Kreth HW (1992) Besonderheiten der eitrigen Meningitis bei älteren Kindern. pädiat prax 44: 461–467
30. Luft D (1980) Die Laktatkonzentration im Liquor cerebrospinalis als diagnostisches Hilfsmittel bei der eitrigen Meningitis. Internist 21: 627–629
31. Menkes JH (1979) Improving the long-term outlook in bacterial meningitis. Lancet II: 559–560
32. Moosa AA, Quortum HA, Ibrahim MD (1995) Rapid diagnosis of bacterial meningitis with reagent strips. Lancet 345: 1290
33. Peltola HO (1982) C-reactive Protein for Rapid Monitoring of Infections of the Central Nervous System. Lancet 1: 980–982
34. Peltola H, Holmberg C (1983) Rapidity of C-reactive protein in detecting potential septicemia. Pediatric infections Disease 2: 374–376
35. Peltola H, Jaakkola M (1988) C-reactive protein in early detection of bacteremic versus viral infections in immunocompetent and compromised children. J Pediatr 113: 641–646
36. Peltola H, Valmari P (1985) Serum C-reactive protein as detector of pretreated childhood bacterial meningitis. Neurology 35: 251–253
37. Polk DB, Steele RW (1987) Bacterial meningitis presenting with normal cerebrospinal fluid. Pediatr Infect Dis J 6: 1040–1042
38. Ringelmann R, Heym B, Kniehl E (1992) Role of immunological tests in diagnosis of bacterial meningitis. In: Schönfeld H, Helwig H (eds) Bacterial meningitis. Antibiot Chemother 45: 66–78
39. Rodriguez AF, Kaplan SL, Mason Jr EO (1990) Cerebrospinal fluid values in the very low birth weight infant. J Pediatr 116: 971–4
40. Roos R, Belohradsky BH (1981) Diagnostische Bedeutung der Gegenstromelektrophorese (GSE) bei der bakteriellen Meningitis im Kindesalter. Mschr Kinderheilkd 129: 354–358
41. Roos R (1986) Antigennachweis im Liquor bei bakterieller Meningitis im Kindesalter. pädiat prax 33: 305–311
42. Sáez-Llorens X, McCracken Jr GH (1990) Bacterial Meningitis in Neonates and Children. Infect Dis Clin North Am 4: 623–44
43. Schaad UB, Nelson JD, McCracken Jr GH (1981) Recrudescence and Relapse in Bacterial Meningitis of Childhood. Pediatrics 67: 188–195
44. Schwalbe J, Hofmann V (1986) Sonografische Verlaufsbeobachtungen bei eitriger Meningitis und ihren Komplikationen im Säuglingsalter. Mschr Kinderheilkd 134: 674–677
45. Seipp E (1988) Neugeborenen-Sepsis und C-reaktives Protein. Med Dissertation, Darmstadt
46. Siemens H, Siegert M (1984) Die prolongierte abakterielle Meningitis. Klin Pädiatrie 196: 347–354
47. Speer Ch, Bruns A, Gahr M (1983) Sequential determination of CRP, α_1-antitrypsin and haptoglobin in neonatal septicaemia. Acta Paediatr Scand 72: 679–683
48. Speer CP, Gahr M, Johnston RB (1985) Funktion neonataler neutrophiler Granulozyten. Mschr Kinderheilkd 133: 651–656
49. Speer CP, Gahr M, Schröter W (1985) Frühdiagnostik der neonatalen Sepsis. Mschr Kinderheilkd 133: 665–668
50. Speer CP, Ninjo A, Gahr M (1986) Clinical and laboratory observations. J Pediat 108: 987–990

51. Speer CP, Rethwilm M, Gahr M (1987) Elastase-a_1-Proteinase Inhibitor. An early indicator of septicemia and bacterial meningitis in children. J Pediat 111: 667–671
52. Spencker F-B (1995) Standard der Meningitisdiagnostik 1994. Chemotherapie J 4: 121–123
53. Storm W (1984) Neugeborenensepsis und Intensivpflege. Perimed, Erlangen
54. Thomas L (1984) Labor und Diagnose. 2. Aufl. Behring-Werke, Marburg
55. Töllner U, Onke Ch (1987) Seröse Meningitis. pädiat prax 35: 589–593
56. Tunkel AR, Scheld WM (1995) Acute bacterial meningitis. Emergency med 346: 1675
57. Uhlenbruck G, Sölter J (1982) Abwehreffekte und klinisch-diagnostische Bedeutung des C-reaktiven Proteins. Deutsches Ärzteblatt 79: 40–41
58. Valmari P, Peltola H, Ruuskanen O (1984) C-reactive protein in meningitis. Lancet I (8379): 741–742
59. Wasunna A, Whitelaw A, Gallimore R, Hawkins PN, Pepys MB (1990) C-reactive protein and bacterial infection in preterm infants. Eur J Pediatr 149: 424–427
60. Wilken B, van Wees J, Tegtmeyer FK, Aksu F (1995) Hörstörungen bei Kindern unter 16 Monaten nach bakterieller Meningitis unter Berücksichtigung der Liquorelastase. Klin Pädiatr 207: 12–16

8 Charakterisierung und Differentialdiagnose von erregerspezifischen Erkrankungen und Komplikationen

Die Aussagefähigkeit der körperlichen und klinisch-chemischen Befunde kann durch mehrere Faktoren eingeschränkt werden, was besonders für die Beurteilung des Liquorpunktates gilt. Es zeigt sich, daß eine antimikrobielle Vorbehandlung (50–70 %) keineswegs eine positive Kultur ausschließt. Bei GUGGENBICHLER (8, 9) waren 26 % der Meningitiden mit positivem Keimnachweis antibiotisch anbehandelt. Die Entscheidung zur antibiotischen Behandlung sollte erst getroffen werden, wenn alle Liquorbefunde erhoben und mit dem klinischen Bild in Beziehung gebracht worden sind. Oft jedoch sind das klinische Bild und die Ergebnisse der Liquoruntersuchung so zweideutig, daß der behandelnde Arzt die ernstere Diagnose einer bakteriellen Meningitis annimmt und bis zum Beweis des Gegenteils die antibiotische Behandlung einleitet, oder, wenn es der klinische Befund zuläßt, eine Kontrollpunktion nach 24 Stunden abwartet.

Eine wichtige Rolle für die Differentialdiagnose der Meningitis spielt der Zeitpunkt, zu dem die diagnostischen Maßnahmen durchgeführt werden. Erfolgt die Liquorpunktion in der Initialphase einer bakteriellen Meningitis, ist eine ausgeprägte Liquorpleozytose oft noch nicht nachweisbar. Andererseits zeigt das Liquorzellbild in der Frühphase einer viralen Meningitis häufig ein Vorherrschen polymorphkerniger Leukozyten, die erst nach 24 bis 48 Stunden verschwinden.

Auch bei der Beurteilung des Liquorbefundes von Neugeborenen sind andere Maßstäbe anzulegen, da schon die Normalwerte Neugeborener pathologischen Befunden älterer Kinder und Erwachsener entsprechen können. Dies trifft sowohl für die Zellzahl als auch für den Eiweiß- und Glucosegehalt des Liquors zu.

Neugeborene müssen gesondert betrachtet werden (siehe Kap. 13). Gleiches gilt für das WATERHOUSE-FRIDERICHSEN-Syndrom (siehe Kap. 12). Zu einem diagnostischen Problem kann auch die sogenannte nichteitrige bakterielle Meningitis werden. Die Erreger gehören zwar zu den Bakterien, bedürfen also unbedingt einer antibiotischen Therapie, verursachen aber einen lymphozytären Liquorbefund, wie er eigentlich für virale Meningitiden typisch ist. Zu dieser Gruppe gehört die durch Leptospiren, Borrelien, Tbc, Spirochäten, Salmonellen, Brucellosen und Listerien ausgelöste Meningitis.

8.1 Pneumokokken-Meningitis
(85 % durch die Serotypen 1, 2, 4, 6, 8, 9, 11, 12, 14, 15, 18, 19, 23). Nationales Referenzzentrum: Prof. Dr. med. Lütticken, Hygiene-Institut Aachen.

Pneumokokken sind grampositive bekapselte Diplokokken, die kälteempfindlich sind, extrazellulär liegen und bei schlechter (alter) Gramfärbung mit Haemophilus influenzae verwechselt werden können.

Die Pneumokokken-Meningitis gehört mit ihren Folgen zu den komplikationsreichsten bakteriellen Meningitiden im Kindesalter. Sie präsentiert sich mit schwerer

Bewußtseinsstörung und häufigen Krampfanfällen, während Hautblutungen und Kreislaufsymptome selten sind. Ihre Inzidenz beträgt vor dem vollendeten 5. Lebensjahr 3–11/100000, danach 0,3–3/100000.

Höchstes Risiko besteht dann, wenn Begleiterkrankungen wie Diabetes mellitus oder immunsuppressive Begleitumstände bestehen. Allein 35 % der rezidivierenden Pneumokokken-Meningitiden treten nach Felsenbein-Frakturen oder anderen Zuständen mit offenen Liquorfisteln auf, wie z.B. bei einem Dermalsinus oder Spina bifida aperta. Rezidive treten in 13–45 % nach Splenektomie auf. 50 % der Septikämien nach Splenektomien sind allein durch Pneumokokken bedingt (14). Außer diesen können jedoch auch Staphylokokken, Pseudomonas aeruginosa, Meningokokken, Haemophilus influenzae Typ b und B-Streptokokken als Erreger einer Meningitis nach Splenektomie auftreten. Durch Wegfall des retikuloendothelialen Systems (Filterfunktion) ist damit der körpereigenen Abwehr ein Teil der Phagozytose, der Opsonisierung, genommen, und es kommt zu einem Immunglobulinmangel. Nach einer traumatisch bedingten Milzruptur treten in 1–2 % der Fälle Septikämien mit Meningitis auf (sogenanntes OPSI-Syndrom, „overwhelming postsplenectomy infection"). Die Letalität ist hoch. Eine Impfung (Hib und Pneumokokken) ist nach Splenektomie dringend angeraten (14). Auch nach HNO-Erkrankungen mit Mastoiditis und Pansinusitis (hämatogen) kommt es sehr häufig zur Meningitis über den Frontalpolen; die sogenannte Haubenmeningitis. Der Liquor kann dabei unter Behandlung im Lumbalbereich keimfrei und zellarm sein, während er dagegen im frontalen Liquor pathologisch ausfallen würde. Dadurch fehlt oft die Nackensteifigkeit. Bei Splenektomie nach idiopathischer Thrombopenie tritt das OPSI-Syndrom in 10 % und nach Thalassämien sogar in 25 % der Fälle auf.

Im Normalfall allerdings treten Pneumokokken-Meningitiden nach einer Otitis media und/oder Pneumonie auf (19–23 %; 8). Ein Herpes labialis ist häufig. Virale Infektionen sind Wegbereiter.

Der Keimnachweis gelingt in der Blutkultur nur in 56 % der Fälle. Ohne Blutzusatz wachsen Liquor-Pneumokokken in Blutkulturflaschen nur sehr langsam; daher sollten sie besser in Liquorkulturflaschen mit Mops-Zusatz isoliert werden (Fa. Biotest, Dreieichenhain). Da Pneumokokken wie Streptokokken und Haemophilus-Bakterien fakultativ anaerob wachsen, sind sie mitunter auch in anaeroben Blutkulturen nachweisbar. Sie produzieren auch ein hämolytisch wirkendes Exotoxin (Pneumolysin) und eine toxische Neuraminidase. Sollte bereits eine antibiotische Anbehandlung erfolgt sein, empfiehlt es sich, die Blutkultur vor der nächsten Antibiotikagabe abzunehmen. Sollten mehrere Blutkulturen erforderlich werden, sind auch mehrere Punktionsstellen notwendig. Im Liquor findet man hohen Eiweißgehalt und Lactaterhöhung.

Es besteht die Gefahr der Verwechslung mit anderen Diplokokken wie Enterokokken oder vergrünenden Streptokokken, und mit Antiseren gibt es Cross-Reaktionen mit E. coli, Gruppe-B-Streptokokken und Haemophilus influenzae Typ b.

Obwohl die Pneumokokken-Meningitis im Kindesalter lediglich einen Anteil von 10–15 % der Fälle ausmacht (im Erwachsenenalter bis 50 %), entfallen auf sie doch 70 % aller meningealen Todesfälle. Das durchschnittliche Alter der Patienten liegt bei 5,3 Jahren, wobei allein 45,5 % der Fälle im Alter von unter 1 Jahr auftreten. Das klinische Bild ist vor allem durch einen schweren komatösen Verlauf (45 %) charakterisiert, begleitet von oft langanhaltenden Krampfzuständen (24 %; 8). Eine Kreislaufbeeinträchtigung kommt nur selten vor (3 %), schwere Bewußtseinsstörungen bzw. Bewußtlosigkeit dagegen bei 29–45 % der Patienten (8). Hirnabszesse, subdurale Ergüsse und ein hämolytisch-urämisches Syndrom sind möglich.

Für die hohe Mortalität (14; bis 29 %, im Krankengut der Städtischen Kinderklinik Darmstadt 18 %) dürfte die Tatsache verantwortlich sein, daß im Liquor die körpereigenen Abwehrsysteme wie Antikörper und Komplement (Phagozytose) in so geringem Maße vertreten sind, daß sie gegen bekapselte Erreger wirkungslos sind. So erklärte sich auch die hohe Rate von Defektheilungen (laut Literatur zwischen 45 und 56 %). Allein die bleibenden Hörstörungen (ein- und doppelseitige Innenohrschwerhörigkeit) durch die gefürchtete, frühauftretende, hämatogen bedingte Labyrinthitis treten (14) in 31–45 % der Fälle auf.

Als weitere mögliche Komplikation kann durch entzündliche Verklebungen im Ventrikel- und Lumbalbereich ein Liquorstoppsyndrom auftreten, wobei der distal gewonnene Liquor wasserklar ist. Bei der Therapie mit Antibiotika ist eine zunehmende Penicillinresistenz (5–15 %; 14) zu beobachten, auch ist Ceftazidim nicht sehr sensibel, so daß bei einer MIC > 1–2 µg/ml gegen Penicillin eine Therapiekombination von Vancomycin plus Ceftriaxon (laut CDC 1992) oder Vancomycin (60 mg/kg/d) plus Rifampicin (20 mg/kg/d) bzw. Meropenem empfohlen wird (14). Eine Vancomycin-Monotherapie ist allerdings obsolet (CULLMANN 1993, pers. Mitt.).

8.2 Haemophilus-influenzae-Meningitis Typ b
(siehe auch S. 241 Kap. 11.1)

Bei Haemophilus-influenzae-Bakterien handelt es sich um gramnegative, fischzugartig angeordnete Stäbchen, die wie Meningokokken und Pneumokokken nur durch Tröpfcheninfektion übertragen werden. Im Grampräparat werden sie erst ab einer Keimzahl von 10^5 bis 10^6/ml sichtbar. Bei schlechter Gramfärbung sind sie mit Pneumokokken zu verwechseln. Um Haemophilus-influenzae-Bakterien aus dem Liquor isolieren zu können, benötigt man einen „Hebammennährboden", da sie ohne Blutzusatz in Blutkulturflaschen nicht wachsen. Mit einem Staphylococcus-aureus-Strich auf dem Nährboden wird eine Hämolyse in Gang gesetzt. Die aus den Erythrozyten freigesetzten Faktoren V und X benötigen die Keime als Wuchsstoffe. Daher werden Liquorkulturflaschen mit Mops-Zusatz verwendet (Fa. Biotest, Dreieichenhain). Nach BELOHRADSKY erfahren diese Bakterien unter Antibiotikatherapie eine Änderung der Morphologie.

Besonders häufig treten Haemophilus-influenzae-Meningitiden nach oder zusammen mit Erkrankungen im HNO-Bereich wie Mastoiditis, Otitis media, Pneumonien (30 %) oder nach Epiglottis (42 %) und Orbitalphlegmonen (8 %) auf. Eine Anämie infolge Hämolyse ist ein prädisponierender Faktor (50 %). Es handelt sich dabei um eine typische Haubenmeningitis, mit einem geringeren Liquorlactatwert, als dies bei Pneumokokken- oder Meningokokken-Meningitis der Fall ist. Das Krankheitsbild ist durch häufig (7–35 %) auftretendes Krampfen und komatösen Verlauf (16–49 %; 8) charakterisiert. Eine Kreislaufbeeinträchtigung ist in 8 % der Fälle möglich (8).

Häufige Komplikationen sind septische Arthritis (20 %), Sinusvenenthrombose, Hirnabszesse, subdurale Ergüsse und bleibende Hörstörungen (6–20 % der Fälle; 14), die noch nach 2–6 Monaten auftreten können. Weitere Komplikationen sind Osteomyelitis, Perikarditis, Sepsis und Orbitalphlegmone.

Erkrankungen durch Hib haben einen protrahierten Verlauf, die längste Fieberphase, die höchste Zellzahl und sehr niedrigen Liquorzuckergehalt. Zentralnervöse Störungen sind seltener als bei Pneumokokkeninfektionen, und Kreislaufsymptome

sind seltener als bei Meningokokkeninfektionen. Thrombozytenabfall, Verbrauchskoagulopathie oder Hautblutungen mit sehr foudroyantem Verlauf können vorkommen. Das WFS-Syndrom verläuft dramatischer als bei Meningokokken und immer letal.
Ein positiver Blutkulturnachweis gelingt in 79 % der Fälle.

Von einem KLEINSCHMIDT-*Syndrom* wird gesprochen, wenn sich neben der Haemophilus-influenzae-Typ-b-Meningitis auch noch eine Epiglottitis, eine Endokarditis, eine Pleuritis oder eine Zellulitis zeigen, was allerdings sehr selten vorkommt.

Rezidive treten äußerst selten auf (nach SHT und Immunosuppression). Folgende Risikofaktoren spielen bei der Haemophilus-influenzae-Meningitis eine Rolle: immunologisch deprimierte Patienten, Malignome, Sichelzellanämie, anatomische oder funktionelle Asplenie, Komplementdefekte, nephrotisches Syndrom. Rezidive sind nicht nur durch Liquorfisteln bei Schädelhirntraumata bedingt, sondern auch durch die Beobachtung begründet, daß im 3.–18. Lebensmonat im Serum der Kinder keine Antikörper nach überstandenen Hib-Erkrankungen gefunden werden, sowie dadurch, daß die Bakterien intrazellulär überleben können.

Resistenzen gegen Ampicillin und/oder Chloramphenicol nehmen zu und betragen zur Zeit 18–33 %, Betalaktamase-negative Haemophilus-influenzae-Keime bzw. unbekapselte Typen sind ebenfalls resistent gegen Cefadroxil, Erythromycin, Sulfonamide und Penicillin. Rezidive sind auch bekannt bei Kombinationstherapie mit Chloramphenicol + Ampicillin.

Laut CDC produzieren 32 % der Hib-Keime β-Laktamase bzw. β-Acetyltransferase, was die hohe Resistenzquote gegen Ampicillin und Chloramphenicol erklärt (QUAGLIARELLO u. SCHELD, NEJM 1997). Schon 1982 haben wir in 20 % der Fälle Doppelresistenzen beobachtet.

8.3 Meningokokken-Meningitis (epidemische Genickstarre) Typ b

(siehe auch S. 246 Kap. 11.2). Nationales Referenzzentrum: Prof. Dr. med. H.-G. Sonntag, Hygiene-Institut Heidelberg.

Meningokokken werden durch Tröpfcheninfektion übertragen und Erkrankungen treten oft gemeinsam mit Virusinfektionen oder Mykoplasmeninfektionen auf. Dabei besiedelt sich die Schleimhaut des Nasen-Rachen-Raumes. Der Mensch ist ihr alleiniger Wirt. Der Ausbruch einer Meningitis findet häufig bei Frontendurchzug (Wetterwechsel) statt.

Bei den Meningokokken handelt es sich um gramnegative (gramlabil) Diplokokken (Semmelkokken), die vorwiegend intrazellulär, aber auch extrazellulär liegen können und kein Exotoxin produzieren. Ihre pathogene Wirkung beruht auf Endotoxinbildung. Sie sind kälte-, licht- und austrocknungsempfindlich, was ihre mit 33 % geringe Ausbeute in der Blutkultur beweist. Die Antikörperbildung für die Serodiagnostik ist klinisch nicht verwertbar. Auch lassen sich Meningokokken vom Typ b schlecht in der Gegenstromelektrophorese identifizieren. Kreuzimmunität der einzelnen Erreger untereinander (Typ A, B und C) kommt nicht vor.

Trotz eines hohen Liquorlactat- und Liquoreiweißspiegels (meist fibrinfreies Exsudat) und der Möglichkeit des Auftretens eines Hydrocephalus occlusus treten neurologische Langzeitschäden nur in 7 % der Fälle auf (14). In 10,5 % der Fälle registrierte DODGE (zitiert bei 14) bleibende Hörstörungen (Taubheit). Die Letalität beträgt 0–5 % (1,7 % nach GRUBBAUEN; 14). Bei septischem Verlauf beträgt die Letalität (19) wegen des chaotischen inflammatorischen Geschehens mit Erhöhung von TNF (gramnegativer Schock) ca. 50 %. Die meningitische Verlaufsform spricht für bessere Abwehrfunktion und Lokalisierung der Infektion auf das ZNS. Die meningitische Verlaufsform der Meningokokken-Erkrankung ist für das Kind gesundheitlich kein großes Problem, selbst wenn die Therapie verzögert eingeleitet wird.

Rechtzeitiger Therapiebeginn bei septischer Verlaufsform andererseits wird kaum den neurologischen Outcome verbessern (19). Obwohl empfohlen wird, bei Verdacht auf eine Meningokokken-Krankheit beim ersten Arztkontakt parenteral Penicillin G zu verabreichen (England), war doch das Sterblichkeitsrisiko mit 24 % in Dänemark 4–7 mal höher, wenn Penicillin G prästationär appliziert wurde (19). Die Ursache dafür liegt in der Bakteriolyse durch Antibiotika und der weiteren Freisetzung von Zytokinen, die das inflammatorische Geschehen eskalieren lassen.

Im Falle von septischen Verläufen mit Petechien und einer zu erwartenden Transportzeit von mehr als 1/2 Std. in das nächstgelegenste Krankenhaus sollten sofort hochdosiert Glukokortikoide und zeitversetzt 10 Min. später auch ein Betalaktam-Antibiotikum verabreicht werden. Der Wert der Glukokortikoide im Rahmen eines gramnegativen Schocks wird zwar kontrovers diskutiert (30), da Kortikoide unter Umständen die Prognose verschlechtern.

Die septische Verlaufsform – charakterisiert durch die petechialen Blutungen – kann mit und ohne Meningitis einhergehen (30). Bei der klinisch unauffälligen meningitischen Verlaufsform fehlen diese Blutungen meist (30).

In der Kinderklinik des Klinikums Darmstadt verstarben 4 Kinder aufgrund eines WATERHOUSE-FRIDERICHSEN-Syndroms, sonst traten keine weiteren Todesfälle nach Meningokokken-Meningitis auf.

In 87 % der Fälle kommt es zu einer primären Meningitis ohne Vorerkrankung (Pharyngitis und/oder Pneumonie, Angina; 8) nach einer Inkubationszeit von 2–5 Tagen und einem kurzen Prodromalstadium von 1–3 Tagen. Die Hirnbasis-Meningitis beginnt katarrhalisch mit heftigsten Kopfschmerzen, Nackenstarre, Schüttelfrost mit Fieber, Krämpfen und Erbrechen, Rückensteifigkeit (Beteiligung der Rückenmarkshäute mit Reizung der sensiblen und motorischen Nervenzellen). Der Verlauf ist relativ gutartig. Die Lokalisation an der Hirnbasis bevorzugt Kleinhirn, Parietal- und Okzipitallappen. Selten treten Hirnnervenparesen mit Pupillenstörungen und peripheren Augenmuskellähmungen mit Schielen, Doppelbildern und Fazialisparese sowie Neuritis nervi optici mit Stauungspapille, Schwerhörigkeit, spastische und schlaffe Paresen auf. Selten sind ebenfalls flüchtige Blasenlähmungen, Hyperästhesie, Hypästhesie und Druckschmerzhaftigkeit der Waden. Der sehr stark positive Dermographismus (TROUSSEAU-Flecken) ist auf eine Vasomotorenlähmung zurückzuführen. Beweisend sind die über den ganzen Körper verstreuten flohstichartigen, auch größere zackig begrenzten Blutungen und embolischen Nekrosen. In ihnen sind Meningokokken nachweisbar. Sie stoßen sich bei Beherrschung der Infektion ab und granulieren zu. Die Thrombozyten sind normal. Der Liquor ist eitrig.

Die Kinder krampfen auffallend wenig (7 %; 8), und das Bewußtsein ist selten getrübt (10–36 %; 8) – auffallend auch Zähneknirschen, Trismus und plötzliches Aufschreien. Infektionen durch Meningokokken führen häufiger als bei Pneumokokken und Haemophilus influenzae Typ b zu Kreislaufbeeinträchtigungen, Schock (17 %; 8) und Hautblutungen. Wie bei Pneumokokkeninfektionen zeigt sich nach Therapiebeginn eine rasche Normalisierung des Liquorbefundes. Eine Sepsis kann stürmisch verlaufen, ein Waterhouse-Friderichsen-Syndrom häufig zum Tode führen (Kap. 12).

Ein Herpes labialis begleitet häufig die Meningitis nach dem 3. Lebensjahr. Scharlach-, Masern- und Röteln-ähnliche Exantheme und geringe Milzschwellung mit Roseolen kommen vor. Der Nachweis von Petechien (auch an Händen und Füßen) gelingt nur in 30–50 % der Fälle. Falls bei bakterieller Meningitis Petechien nachweisbar sind, handelt es sich zu 85 % um Meningokokken. Abakterielle, seröse und Lenta-Verlaufsformen (Febris maculosa intermittens) sind möglich.

Komplikationen bzw. Begleiterkrankungen sind aseptische Arthritis (sog. Rheumatoide; 7.–10. Erkrankungstag, steriler Erguß, der folgenlos ausheilt, infolge Antigen-Antikörperreaktion), Panophthalmitis, Iridozyklitis, Perikarditis und Endokarditis (3.–5. Erkrankungstag). Bei 10 % der Meningokokken-Erkrankungen treten auch Septikämien ohne Meningitis auf. Bei 1 % kommt gleichzeitiges Auftreten von Meningokokken-Meningitis in Familien vor.

Folgende Verlaufsformen sind demnach möglich:

▶ 5–11 % Carrier-Status,
▶ febrile „Grippeerkrankungen",
▶ selbstlimitierende Bakteriämie,
▶ Meningokokken-Meningitis mit und ohne Sepsis (1–3/100000; Mortalität: Kinder 4 %, Erwachsene 10–15 %),
▶ WATERHOUSE-FRIDERICHSEN-Syndrom (Mortalität: 15–30 %),
▶ lokalisierte komplizierende Organerkrankungen (TEGTMEYER, pers. Mitt. 1987).

8.4 Leptospiren-Meningitis (Zoonose)

Die verschiedenen Leptospiren-Erkrankungen (WEIL-Krankheit, Schweinehüterkrankheit, Kanikolafieber, Schlammfieber, Feldfieber) haben einen typischen, biphasischen Verlauf. Schweinehüter u.ä., Barfußläufer, Erntehelfer, Kanalreiniger oder Kinder, die in Abwässern spielen, sind im Sommer, Frühjahr und Herbst besonders gefährdet; die Übertragung der Krankheit erfolgt durch Kot und Urin von Kleinnagern. Die Inkubationszeit beträgt 8–14 Tage. Der zweigipfelige Fieberverlauf zeigt ein fieberfreies Intervall von 4–8 Tagen.

Die Erkrankung beginnt mit rasenden Kopfschmerzen, Muskel- und Gelenkschmerzen, Benommenheit, Delirien, Somnolenz, Bewußtlosigkeit, Krämpfen und heftigen Nackenschmerzen. Ausgedehnte episkleritische Gefäßinjektionen (Konjunktivitis), Gesichtsröte, Herpes labialis, Mundenanthem, makulopapulöse und hämorrhagische ödematöse Exantheme und hohe septische Fieberzacken treten auf. In der zweiten Fieberperiode kann es neben einer Infektion von Leber, Milz und Nieren (Lymphknotenvergrößerung, Ikterus, Hämaturie, Albuminurie, Oligurie und Anurie) zum Auftreten einer charakteristischen lymphozytären Meningitis mit Zellzahlerhöhung bis 2000/3 Zellen im Liquor kommen. Der Gehalt an Liquorglucose ist leicht erniedrigt, der von Liquoreiweiß normal. In der ersten Krankheitswoche können die Leptospiren aus Blut und Liquor gezüchtet bzw. im Dunkelfeld miskroskopisch und im Tuschepräparat nachgewiesen werden. In der 3. Krankheitswoche kann die Diagnose nur noch serologisch erfolgen, da Blut- und Liquorkulturen negativ ausfallen. Da erhöhte Antikörpertiter jahrelang persistieren können, muß zum Nachweis einer frischen Infektion ein deutlicher Titeranstieg in der zweiten

Serumprobe im Abstand von ca. zwei Wochen festgestellt werden. Die Blutsenkungsgeschwindigkeit ist stark erhöht, im peripheren Blut findet man eine Leukozytose.

Jahrelang persistierende Verläufe mit Arachnitis, rezidivierender Myelitis und Enzephalitis kommen vor. Dabei treten Uveitis, Iridozyklitis und Optikusneuritis mit Stauungspapille neben Adynamie und Haarausfall auf.

Die anikterische Verlaufsform ist gutartig und hinterläßt eine Dauerimmunität. Die ikterische Verlaufsform hat eine dubiöse Prognose und kann infolge Nierenversagens oder kardialer Komplikationen wie Rhythmusstörungen letal enden.

Die Behandlung erfolgt mit Penicillin bzw. Ampicillin in üblichen Dosierungen. Im ikterischen Stadium ist sie wirkungslos. Alternativantibiotika sind Tetrazykline und Erythromycin.

8.5 Lyme-Borreliose

Die Pädiater beobachten die zyklische Infektionskrankheit mit dem Krankheitsbild einer multiplen Organmanifestation (Lyme-Borreliose) zunehmend bei Patienten zwischen 1 und 13 Jahren (Inzidenz 5,8 pro 100000; 4). Die erste europäische Beschreibung einer Meningoradikuloneuritis nach Zeckenstich stammt von GARIN und BUJADOUX aus dem Jahre 1922 (36). Der Erreger Borrelia Burgdorferi (1982 entdeckt) gehört zur Gruppe der Spirochäten und wird durch Zecken (Durchseuchung 13–30 %; 4), Pferdebremsen, Stechmücken und Nagetiere übertragen. Der Erreger kommt ubiquitär dort vor, wo Zecken ihren Lebensraum haben. Umschriebene Naturherde gibt es nicht. Intrauterine Infektionen sind möglich, aber selten treten Embryo-Fetopathien auf. Eine Meldepflicht gibt es nicht. Die Inzidenz beträgt 5,8/ 100000 bei 1–13jährigen. Im Schulalter beträgt die Prävalenz rund 5 %.

Die Serokonversion nach Zeckenstich beträgt nur 10–20 % (Infektionsrate), die Wahrscheinlichkeit der klinischen Manifestation einer Lyme-Borreliose jedoch lediglich 2–4 % (4). Bei frühzeitiger Antibiotikatherapie bleibt die humurale Immunreaktion aus. Damit fallen die Antikörperbefunde (besonders IgG-Antikörper) negativ aus (4).

Bevorzugte Jahreszeit für die Übertragung ist April bis Oktober. Die Inkubationszeit beträgt 7–14 Tage. Die Krankheit verläuft überwiegend in 3 Stadien (Tabelle 8.1). Das führende Symptom für den Pädiater ist die Fazialisparese, meistens auf der Seite des vorangegangenen Zeckenstiches im Kopf-Hals-Bereich, und das Bild einer lymphozytären, chronischen Meningitis (im Erwachsenenalter als Meningoradikuloneuritis-BANNWARTH-Syndrom). Weniger häufig kommen Enzephalitiden mit Chorea, zerebelläre Ataxie oder schwere demyelisierende Enzephalopathie vor. Selten sind auch isolierte Hirnnervenausfälle (Okulomotoriusparese, Trochlearisparese, Abduzensparese), Pseudotumor cerebri, fokale Enzephalitis, Querschnittsmyelitis, GUILLAIN-BARRÉ-Syndrom oder isolierte Kopfschmerzen, Ataxie.

- *Symptome.* Ein Zeckenstich oder ein Erythema migrans ist nur bei 1/3 bis 50 % der Patienten eruierbar (40–60 % nach 36). Der Verlauf ist fieberhaft, ohne hohe Blutsenkung, ohne bedeutende Linksverschiebung und Leukozytose im Blutbild und meist mit normalem CRP-Gehalt. Die Transaminasen und LDH können leicht erhöht sein. Im Liquor findet man eine seröse Komposition mit klarer Liquorflüssig-

Tabelle 8.1. Stadien der Lyme-Borreliose

Stadium I
Lymphadenosis benigna cutis (Lymphozytom); Erythema chronicum migrans (70–80 %), das 1–5 Wochen nach dem Zeckenbiß, vorwiegend im Juni/August auftritt; spezifisches IgM (2–4 Wochen nach der Infektion) nur zu 50 % verläßlich; Auftreten nur zu ca. 20 % 1 Woche nach Zeckenbiß mit raschem Abfall, im Stadium II oft schon nicht mehr nachweisbar

Stadium II
Neurologische, ophthalmologische und kardiale Symptome in etwa 10–15 % der Fälle, ca. 3–12 Wochen (bis zu 1 Jahr) nach Zeckenbiß, selten Leber- und Nierenbeteiligung; lymphozytäre Enzephalomeningitis (25 %) häufiger bei Kindern, Polyradikuloneuritis und Myelitis häufiger bei Erwachsenen; zusätzlich Hirnnervenlähmungen mit Fazialisparese (80 %) und Enzephalitis; die kardiale Symptomatik besteht in Rhythmusstörungen, Myokarditis und Perikarditis; spezifisches IgM fast nicht mehr nachweisbar, allenfalls bis zur 4.–6. Woche; ab 2.–6. Woche nach Beginn der Erkrankung positives IgG; BANNWARTH-Syndrom

Stadium III
Mon- oder Polyarthritis, PCP/MS-ähnliches Bild; 2–6 Monate nach Insektenstich nur noch IgG positiv; systemische Vaskulitis; chronisch-progrediente Enzephalomyelitis

Stadium IV
Akrodermatitis chronica atrophicans (nur bei Erwachsenen im 4.–5. Lebensjahrzehnt nach Insektenstich); periphere Neuropathie

keit, mäßig erhöhter Zellzahl zwischen 3 und 600/µl und je nach Zeitpunkt der Punktion während der Entzündungsphase anfangs, in der akuten Phase, ein Überwiegen der Granulozyten, in der subakuten oder proliferativen Phase ein lymphozytäres Zellbild. Der Liquorglucosegehalt ist normal bis geringfügig erniedrigt, der Liquoreiweißgehalt geringgradig erhöht. Es kommen aber auch periphere Fazialisparesen (meist einseitig) ohne Zellzahl- und Liquoreiweißerhöhung im primär gewonnenen Liquor vor. Die bilaterale Fazialisparese gilt als spezifischer Befund einer Neuroborreliose (4).

In Verbindung mit einer serösen Meningitis ist jede Fazialisparese pathognomonisch für eine Neuroborreliose (Tabelle 8.2). Die monosymptomatische Form der Fazialisparese ist die häufigste und kommt auch ohne Meningitis vor. Die Borrelien-Meningitis ist nach den Enteroviteninfektionen und den Mumpserkrankungen die dritthäufigste Form einer serösen Meningitis (Abb. 8.1 u. 8.2; 4). Jede zweite Fazialisparese im Kindesalter ist durch Borreliose bedingt. Vom EEG ist keine spezifisch-diagnostische Hilfe zu erwarten.

- *Labordiagnostik.* Borrelien sind kulturell sehr schwer, wenn überhaupt, nur in der Frühphase im Liquor und im Dunkelfeld nachweisbar. Die PCR-Untersuchung des Liquors auf Borrelien-DNA ist ein echter Fortschritt. Routinemäßig erfolgt der IgM/IgG-Antikörpernachweis in Blut, Liquor oder Gelenkpunktat mittels der Enzym-Immuno-Assay-Reaktion (ELISA/EIA). Auch ein Antikörpernachweis durch Immunfluoreszenztest ist im Serum und im Liquor möglich. Bewiesen werden kann die Erkrankung durch spezifisches IgM, welches nur bei 50 % in den ersten 2–4 Wochen nach der Infektion verläßlich positiv wird. Beim Auftreten von nur 20 % in der ersten Woche nach Zeckenbiß folgt dann ein rascher Abfall oder eine Persistenz des IgM bis zur 4.–6. Erkrankungswoche (Titer über 1:32). IgG-Titer werden ab der 2.–6. Woche nach Beginn der Erkrankung positiv; eine Erhöhung von 1:128 im Serum ist beweisend. Entsprechende IgG-Titer bleiben jahrelang erhöht.

Tabelle 8.2. Ursachen der Fazialis- und/oder Abduzenzsparesen

- Basale Meningitis
- Borreliose und Arboviruserkrankungen
- Enteroviren (Coxsackie, Echo, Polio)
- Mumpsvirus, Parotistumor
- Zytomegalievirus, Toxoplasmose, Influenzavirus
- Varziella-zoster-Virus (Hunt-Syndrom), Herpes-simplex-Virus
- Tbc, Diphtherie, Scharlach
- Kryptokokkose, Trichinose
- Tetanus, Neurolues, Lepra
- Mononukleose (EPSTEIN-BARR)
- Chorea minor
- M. BOECK, Tumoren, Aneurysmen, SHT, Hirnödem, Osteomyelitis, Abszesse
- Kongenital (MOEBIUS-Syndrom)
- Geburtstraumatisch
- Familiär rezidivierend
- MELKERSON-ROSENTHAL-Syndrom
- Mastoiditis
- Idiopathische Fazialisparese

Therapieversuch: 8–10 Tage 2mg/kg/Tag Prednison (nicht bei Borreliose und nicht bei Virusinfektion: Potenzierung des ZNS)
10–15 % bleibende *Residuen*

Ein Nachweis von IgG-Antikörpern im Serum ohne Nachweis im Liquor schließt allerdings eine aktuelle Erkrankung aus; vielmehr ist dies ein Hinweis auf eine früher durchgemachte Infektion. Andererseits schließt die Seronegativität in Serum *und* Liquor eine akute Erkrankung nicht aus. Eine Nachuntersuchung des Liquors nach Abschluß der Behandlung (insbesondere IgM-/IgG-Antikörper) ist bei Beschwerdefreiheit des Patienten nicht indiziert. Kreuzreaktionen bei akuter EBV-Infektion oder Varizella-zoster-Infektionen können auftreten. Falsch positive IgM-Titer können auch durch Treponemapallidum und Rheumafaktoren, falsch negative IgG-Titer durch kompetitiv hemmende IgG-Antikörper zustande kommen. Als genauerer

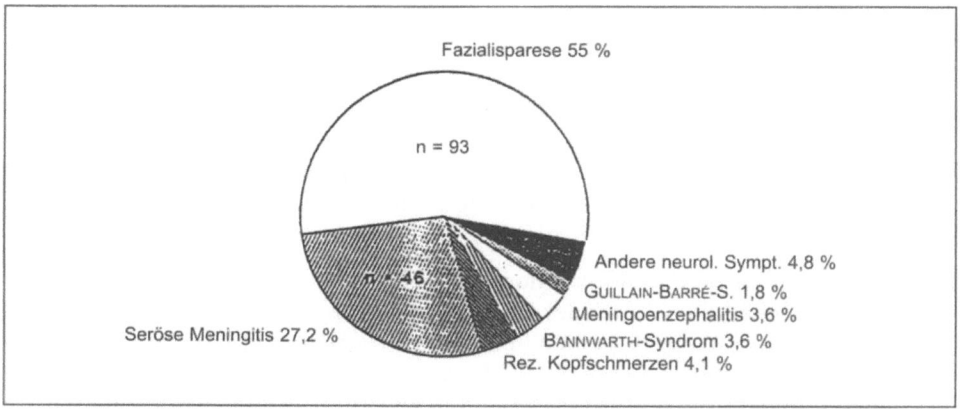

Abb. 8.1. Klinisches Spektrum der Neuroborreliose im Kindesalter (n = 169). (Aus 3)

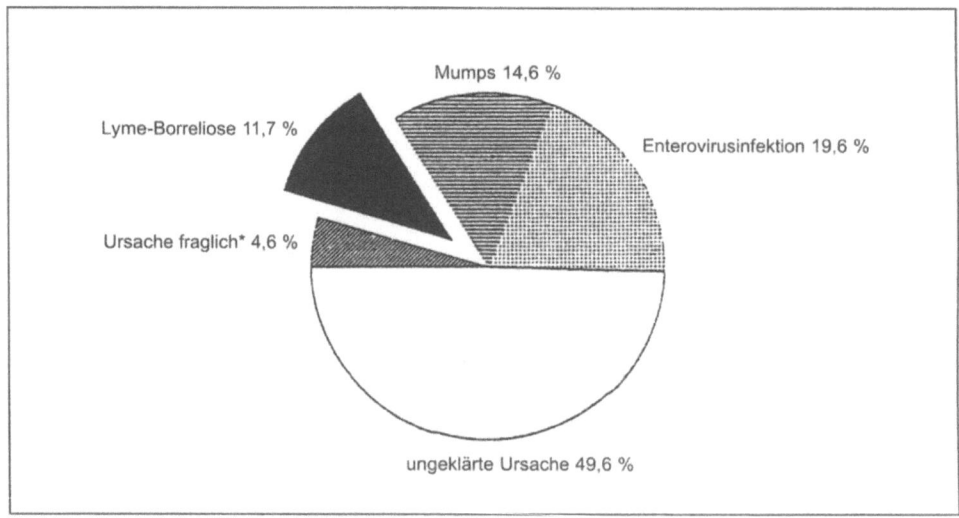

Abb. 8.2. Ursachenspektrum der serösen Meningitis im Kindesalter. (Südniedersachsen, 1987–1989, $n = 240$); *eindeutige ätiologische Zuordnung nicht möglich, da Kreuzreaktionen oder Doppelinfektionen nicht auszuschließen waren. (Aus 3)

Bestätigungstest hat sich der Western-Blot etabliert, durch den auch eine mögliche unspezifische Kreuzreaktion ausgeschlossen wird (siehe Tabelle XI im Anhang).

Von zusätzlichem Nutzen für die Diagnosesicherung ist die erweiterte Serum- und Liquordiagnostik mit Darstellung des Proteinprofils nach REIBER (13) sowie die Bestimmung des spezifischen Antikörper-Index, der die jeweilige Blut-Liquor-Schrankenfunktion berücksichtigt. Letzterer ist der beste serodiagnostische Parameter zum Nachweis einer intrathekalen erregerspezifischen Antikörperbildung. Es muß jedoch betont werden, daß Liquor – wie auch serologische Befunde eine deutliche Abhängigkeit von Stadium und Dauer der Erkrankung aufweisen. Hinzu kommen Verläufe, die klinisch stumm bleiben. Als Nachteil erweist sich die nicht vorhandene Standardisierung der serologischen Untersuchungsverfahren, so daß die Testergebnisse der einzelnen Laboratorien oft differieren. Während die primären Antikörperbestimmungen für die Diagnosestellung notwendig sind, wird der Wert späterer Titerermittlungen relativiert, da die Antikörper oft (auch IGM-AK) über längere Zeit – bis zu 8 Jahren – persistieren, was jedoch nicht unbedingt ein Persistieren der Infektionen bedeuten muß (HOBUSCH, NOACK, pers. Mitt.).

Eine seröse Meningitis erfordert daher mit und ohne Fazialisparese immer auch die Untersuchung auf Borreliose. Wegen der Häufigkeit und der Gefahren der schwerwiegenden Spätkomplikationen in Form einer progressiven Enzephalomyelitis ist die Behandlung einer serösen Meningitis mit Ceftriaxon i.v. auf jeden Fall bis zum Ausschluß der Borreliose erforderlich.

- *Prognose und Therapie.* Die Prognose der behandelten Lyme-Borreliose ist günstig, wenn die Behandlung (auch des Erythema migrans) 10–21 Tage mit Penicillin G (bei Erythema migrans auch Penicillin V), Erythromycin, Tetrazyklin (2–5 mg/kg/KG/d, max. 2 × 100 mg/Tag nach dem 9. Lebensjahr) bzw. mit Cephalosporinen der III. Generation (Ceftriaxon) erfolgt. Dadurch kann der Krankheitsprozeß, der sich sonst über mehrere Monate erstreckt, stark abgekürzt werden. Kortikoide (außer bei chronischer Arthritis – lokale Applikation – und bei Vaskulitis – i.v.-Gabe –) sind nicht erforderlich. Unwirksam sind Gyrasehemmer, Sulfonamide und Aminoglykoside. Jede Fazialisparese mit Liquorpleozytose ohne Ursache muß behandelt werden und bessert sich bei Borreliose nach 14 Tagen bis 3 Wochen. Eine Fazialisparese ohne Liquorbefund muß nicht unbedingt behandelt werden. Die Klinik entscheidet vor den Laborbefunden. Nach dem amerikanischen Red Book wird jede Fazialisparese auch ohne Meningitis behandelt.

Die Dosierung von Penicillin beträgt 300 000–500 000 Einheiten/kg/Tag (maximal 20 Mio/E/d verteilt auf 4–6 Einzeldosen), von Erythromycin 30–50 mg/kg/Tag (verteilt auf 3 Einzeldosen).

Bei Therapieversagen ist eine erneute Cephalosporingabe mit der höchsten angegebenen Dosis über 21–28 Tage empfehlenswert. Eine Behandlung mit Penicillin G wird aus folgenden Gründen als Mittel der zweiten bis dritten Wahl angesehen:

▸ kurze Halbwertszeit und ein damit verbundener ungünstiger Verabfolgungsmodus,
▸ höhere MHK,
▸ schlechtere Liquorgängigkeit, insbesondere bei geringerer oder nicht vorhandener Schrankenstörung.

Diese Auffassung wird, wie die Angabe zur Therapiedauer, jedoch kontrovers diskutiert. Während die Therapie im frühen Stadium der Organmanifestation als weitgehend sicher gilt, werden im Spätstadium Therapieversager beschrieben. Eine längere Nachbeobachtungszeit zur Erfassung von Therpieversagern oder Rezidiven wird deshalb empfohlen (HOBUSCH, NOACK, pers. Mitt.).

Bei Lymeborreliose oder Stadien II und III (Neuroborreliose, BANNWARTH-Syndrom und reaktiver Arthritis) scheint ein Therapieversuch mit einer Kombination aus Roxithromycin und Cotrimoxazol gerechtfertigt, vor allem auch bei erfolglos vorbehandelten Patienten (PFISTER, pers. Mitt.).

Bei ungewöhnlich protrahiertem Verlauf trotz Antibiotikatherapie ist an eine Doppelinfektion mit FSME oder Coxsackie-B-Infektion zu denken.

Zur postexpositionellen Prophylaxe ist auch die Gabe von Doxyzyklin 2 × 100 mg täglich für 10 Tage oder entsprechend dem Alter des Kindes die Verabreichung von Amoxycillin möglich (50 mg/kg/Tag); wird aber nicht generell empfohlen.

Eine bleibende Immunität wird nach Infektion nicht erworben. In naher Zukunft wird es eine Impfung gegen Borreliose geben (zur Zeit in Freiburg in der Erprobungsphase).

8.6 Tuberkulöse Meningitis

Die tuberkulöse Meningitis (Tabelle 8.3) entwickelt sich 1–6 Monate nach der Primärinfektion im Rahmen einer hämatogenen Frühgeneralisation ausgehend von dem Primärkomplex mit Tuberkulomen an der Basis des Gehirns. Ein Durchbruch in den CSF-Raum ist möglich. Tuberkulöse Säuglinge und Kleinkinder im 3.–6. Lebensjahr sind besonders gefährdet.

• Die *klinischen Symptome* beginnen allmählich und uncharakteristisch mit Gereiztheit, Müdigkeit, auffallender Wesensveränderung, Antriebslosigkeit, Fieber, Erbrechen und langanhaltenden Kopfschmerzen (Stadium I). Erst einige Tage bis 2–

Tabelle 8.3. Charakteristika der tuberkulösen Meningitis

- Auftreten im 2.–5. Lebensjahr nach durchgemachter Miliartuberkulose, Dauer der Erkrankung 2–4 Wochen
- Progredient-schleichender Beginn mit zunehmender Bewußtseinstrübung
- Langanhaltende Kopfschmerzen, Erbrechen, Obstipation, mäßig hohes Fieber, Bradykardie
- Motorische Reizerscheinungen mit Zähneknirschen, Kau- und Saugbewegungen, Stereotypien, Gähnen, tiefes Aufseuzen, klonisch-tonische Krämpfe
- Hirnnervenlähmungen mit Abduzens- und Okulomotoriusparese, Ptosis (Basalmeningitis), Fazialisparese, Hemiplegie, Diplegie
- Mäßig hohe Senkung, Linksverschiebung im Blutbild mit geringer Leukozytose und Eosinophilie
- CRP im Serum normal bis erhöht, Chloride erniedrigt
- Liquorzucker stark erniedrigt (unter 30 mg/dl), Liquorlactat erhöht
- Hoher Liquoreiweißgehalt (über 100 mg/dl) mit Spinnwebgerinnsel nach 24 h (nicht Tbc-spezifisch), hoher Fibringehalt
- Niedrige Liquorzellzahl, unter 1000/3 (seröser Liquorzellstatus mit mehr als 50 % Lymphozyten), Liquordruck stark erhöht
- Tbc-Erregernachweis an drei aufeinanderfolgenden Tagen in Liquor, Sputum und Morgenurin
- Aurikularisphänomen nach MENDEL positiv (Druckschmerz an der Hinterwand des äußeren Gehörganges)
- Chorioidale Tuberkel am Augenhintergrund
- Schlechte Prognose
- Häufiges Auftreten in den Frühjahrsmonaten
- Präfinales Lähmungsstadium
- Verkalkungen in der Umgebung der Sella turcica bei Überlebenden (*cave:* Kraniopharyngeom)

3 Wochen später setzen dann die bedrohlichen meningitischen Symptome mit Lähmungen, überschießenden Muskeleigenreflexen, Krämpfen und progredienten Bewußtseinsstörungen bis hin zum Koma ein (Stadium II). Eine Hirnstammlähmung mit Ausfall der Hirnnerven III, VI und VII, Hemi- und Querschnittsparesen sowie andere meningitische Zeichen sind typisch für die basal lokalisierte Meningitis. Ohne Behandlung überleben Kinder mit einer tuberkulösen Meningitis im allgemeinen die 3.–4. Krankheitswoche nicht. Störungen von Atmung, Herz und Kreislauf charakterisieren das präfinale Stadium III.

• Die *Diagnose* wird erleichtert durch eine positive Tuberkulin-Reaktion bei einem nicht BCG-geimpften Kind, evtl. durch das Vorhandensein von Chorioideatuberkeln am Augenhintergrund sowie durch das Bild einer in etwa 50 % der Fälle vorhandenen Miliartuberkulose der Lunge. Die Liquoruntersuchung zeigt bei tuberkulöser Meningitis einen serösen Befund mit klarem Liquor, eine geringe lymphozytäre Zellzahlerhöhung, nur mäßig bis stark erhöhten Eiweißgehalt mit Spinnwebgerinnsel und die charakeristische niedrige Liquor-Glucosekonzentration mit sehr hohem Liquorlactatgehalt. In dem nach 24 Stunden gebildeten nichtpathognomonischen Spinnwebgerinnsel, wie auch im Blut und Magensaft (gefärbter Ausstrich) lassen sich bei unbehandelter Meningitis säurefeste Stäbchen nachweisen. Im Blut findet man einen normalen bis erhöhten CRP-Spiegel, eine geringe Leukozytose mit Linksverschiebung und Eosinophilie sowie eine mäßig hohe Senkung.

Automatisierte radiometrische Verfahren (BACTEC®) erlauben heute im Vergleich zur Anzüchtung auf den klassischen Nährböden und dem Tierversuch (der verlassen wurde) einen schnelleren und spezifischen kulturellen Mykobakteriennachweis mit der gleichzeitigen Möglichkeit der Erregeridentifizierung und Sensibilitätstestung. (Der Nachweis der Tuberkulostearinsäure im Liquor durch Gaschromatographie – Massenspektrometrie – ist ein sehr sensitiver und beweisender Test).

Weitere hochentwickelte Flüssigmedien erlauben in der Routine eine dem radiometrischen Verfahren ebenbürtige Anzüchtungsrate. Zur Identifizierung von Mykobakterien des Tuberkulosekomplexes (Mycobacterium bovis) einerseits und den häufig vorkommenden atypischen Mykobakterien andererseits sind kommerzielle DNA-Sonden gebräuchlich, deren Einsatz eine schnelle kulturelle Bestätigung ermöglicht.

Die Serodiagnostik für Antikörper (IgG und IgM) gegen verschiedene Tuberkelbakterienantigene mit der ELISA-Technik und der Hämagglutinationsreaktion ist wegen der enttäuschend geringen Spezifität und Sensitivität wertlos. Serologische Testverfahren, auch mit multiplen monoklonalen Antikörpern, gegen mykobakterielle Zellwandproteine haben sich bisher nicht bewährt.

Hohe Erwartungen bezüglich einer Verbesserung der Tuberkulosediagnostik richten sich an die molekularbiologischen Verfahren der Polymerasekettenreaktion, deren zukünftige Bedeutung in der schnellen Verfügbarkeit der Ergebnisse bei Erkrankungen wie der tuberkulösen Meningitis oder systemischen Verlaufsformen liegt.

- *Tuberkulose-Therapie.* Die Meningitis erfordert eine Initialtherapie mit Isoniazid, Rifampicin, Pyrazinamid und Streptomycin über 2 Monate, gefolgt von 10 Monaten Isoniacid und Rifampicin (10). Nach SCHMID (26) wird die generalisierte Tbc mit Miliartuberkulose, Meningitis oder Verdacht auf Erregerresistenz mit INH plus Rifampicin plus Streptomycin oder ersatzweise auch Pyrazinamid für 3 Monate und mit INH plus Rifampicin bis zu einem Jahr durchgeführt. Wegen der neurologischen Komplikationen von Isonikotinsäure-Hydracid (Neuritis) kann mit 20–40 mg/Tag (eine Woche lang) Vitamin B_6 kombiniert werden. Therapieschemata und altersentsprechende Dosierung bei den tuberkulösen Erkrankungsformen sind in den Tabellen 8.4 und 8.5 wiedergegeben.

In letzter Zeit wurden mehrfach Stämme von Mykobakterien nachgewiesen, die gegen IHH und RMP resistent sind. Die Vorhersage der Sensibilität der Erreger ist schwieriger und bedeutet ein zunehmendes Risiko (26).

Bei der tuberkulösen Meningitis sollte eine supportive Therapie mit Kortikosteroiden (z.B. Dexamethason $4 \times 0{,}6$ mg/kg/Tag; 10) über 8 Wochen erfolgen, da damit sowohl die Mortalität als auch die bleibenden neurologischen Schäden reduziert werden können. Ein Liquorstopp kann damit verhindert werden. Nach SCHMID (26) erfolgt die Gabe von Prednisolon i.v. 2×25 mg am 1. Tag oder 40–50 mg oral,

Tabelle 8.4. Dosierung von Tuberkulosemedikamenten bei Kindern nach MAGDORF. EMB wird bei Säuglingen nicht gegeben, weil Sehprüfungen nicht ausreichend möglich sind. (Nach 17)

Medikament (Gabe 1mal morgens)	0–2 Jahre [mg/kg/KG/die]	2–5 Jahre [mg/kg/KG/die]	5–10 Jahre [mg/kg/KG/die]	10–15 Jahre [mg/kg/KG/die]
Isoniacid (INH)	10	10	8	6
Rifampizin (RMP)	25	20	20	15
Pyrazinamid (PZA)	40	40	35	30
Ethambutol (EMB)	–	30	25	25

anschließend 2 mg/kg/Tag und Reduzierung der Tagesdosis um jeweils 5 mg alle 3 bis 5 Tage. Gesamt-Kortikoidbehandlung 4 bis 6 Wochen.

Nach SCHMID (26) beträgt

- die mittlere INH-Dosis 10 mg/kg/Tag,
- die INH-Dosis bei schwerer, generalisierter Tbc bis 15 mg/kg/Tag,
- die INH-Dosis zur Prophylaxe 8 mg/kg/Tag,
- die RMP-Dosis 15 mg/kg/Tag ansteigend bis zu 20 mg/kg/Tag,
- die EMB-Dosis 20 mg/kg/Tag, ansteigend bis 25 mg/kg/Tag.

Tabelle 8.5. Dosierung der Tuberkulosemedikamente der ersten Wahl. (Aus 10 nach Empfehlungen der Deutschen Gesellschaft für Pädiatrische Infektiologie)

Medikament	Darreichungs-form[a]	Dosierung täglich (2 × pro Woche)[b]	Unerwünschte Wirkungen[c]
Isoniazid	Tabletten: 50/100/200 mg	200 mg/m² KO oder 10–15 mg/kg KG **max.: 300 mg** (20–30 mg/kg KG) **max.: 900 mg**	Transaminasen-erhöhung und (selten!)[d] akute Hepatitis; periphere Neuritis; allergische Reaktionen
Rifampicin	Tabletten, Kapseln Dragees: 150/300/450/600 mg; Sirup: 100 mg/5 ml	350 mg/m² KO oder 10–20 mg/kg KG (10–20 mg/kg KG) **max.: 600 mg**	Transminasenerhöhung und (selten!) akute Hepatitis; Thrombozyto-penie; Orange-Färbung von Urin und Körper-sekreten; Wechselwirkun-gen mit anderen Medika-menten durch Enzym-induktion (z.B. Antikon-vulsiva, Antikoagulanzien vom Cumarintyp, Digi-toxin, Kontrazeptiva etc.)
Pyrazinamid	Tabletten: 500 mg	20–40 mg/kg KG (50 mg/kg KG) **max.: 1,5 g**	Hepatotoxizität; Hyperurikämie (meist ohne klinische Relevanz)
Ethambutol	Tabletten: 100/250/400/500 mg	850 mg/m² KO oder 15–25 mg/kg KG (50 mg/kg KG) **max.: 1,75 g**	Optikusneuritis, Einsatz möglichst nur unter Kontrolle von Sehschärfe und Rot-Grün-Wahr-nehmung
Streptomycin	Trockensubstanz zur i.m. (i.v.) Injektion: 1 g/5 g	20 (–40) mg/kg KG i.m. (oder i.v.) (20 [–40] mg/kg KG) **max.: 0,75 g** kumulative Gesamtdosis **max., 30 g/m²**	Ototoxizität; Nephrotoxizität

[a] Rifampicin, Isoniazid und Ethambutol sind in Präparationen für die intravenöse Gabe verfügbar.
[b] Dosierung in mg/kg Körpergewicht und für die 2 × wöchentliche Gabe entsprechend den Empfehlungen der American Academy of Pediatrics.
[c] Weitere unerwünschte Wirkungen entsprechend der Angaben des Herstellers.
[d] In Kombination mit Rifampicin erhöht sich die hepatoxische Wirkung bei einer Dosierung von mehr als 10 mg/kg KG.

Für die Therapie der verschiedenen Tuberkuloseformen ergeben sich insgesamt die in Tabelle 8.6 wiedergegebenen Empfehlungen.

Alle Medikamente können leber-, nieren- und ototoxisch sein. Allergien sind möglich. Magen-Darm-Beschwerden treten auf. Rifampicin wird 1 Std. vor der Mahlzeit, Pyrazinamid abends nach der Mahlzeit verabreicht.

Im Koma werden alle Medikamente i.v. gegeben. INH, Rifampicin und Pyrazinamid sind im übrigen sehr gut liquorgängig.

Die INH-Behandlung kann in schwer verlaufenden Meningitisfällen auf 20–30 mg/kg/Tag erhöht werden, sie sollte bei Krämpfen mit Vorsicht eingesetzt werden.

- *Prognose:* Nur bei sehr früher Diagnose und Einsetzen optimaler Therapie kann die tuberkulöse Meningitis ausheilen. In vielen Fällen bleiben neurologische Residualsymptome mit spastischen und schlaffen Lähmungen sowie Anfallsleiden und Intelligenzdefekten zurück (20–40 %). Im Rahmen eines Hydrozephalus kann es häufig zu Fett- und Magersucht, zu Minderwuchs, Pubertas praecox oder Diabetes insipidus kommen. Sehstörungen sind nach tuberkulöser Meningitis relativ häufig, gelegentlich lassen sich basale röntgenologische Verkalkungen nachweisen. Als Ausdruck von Querschnittssymptomen bleiben Harn- und Stuhlinkontinenz zurück. Die Überlebensrate nach tuberkulöser Meningitis beträgt 75–95 % mit einer 50 %igen Defektheilung.

Der chronische Verlauf erinnert auch an Meningitiden, die durch Toxoplasmose, Morbus BANG, BOECK-Sarkoidose oder Pilze hervorgerufen werden.

Tabelle 8.6. Therapie der verschiedenen Tuberkuloseformen. (Nach 5, 10, 24, 25)

▶ Unkomplizierte Lungentuberkulose	INH+RMP+PZA dann INH+RMP insg.	2 Monate, 4 Monate 6 Monate
▶ Komplizierte Lungentuberkulose	INH+RMP	9 Monate
▶ Komplizierte Lungentuberkulose (Endobronch., Pleuritis)	wie oben + Prednison	6–12 Wochen
▶ Schwere Verläufe (Miliartuberkulose, Meningitis tuberkulosa)	INH+RMP+PZA+Streptomycin dann INH+RMP insg. + Prednison	2 Monate, 10 Monate 12 Monate 6–12 Wochen
▶ Asymptomatische Tuberkulinkonversion < 6 Lebensjahre obligat > 6 Lebensjahre fakultativ	INH 6–9 Monate (bei V.a. INH-Resistenz + RMP)	
▶ Expositions-Prophylaxe	INH bis 6 Wochen post expos. + GT 100 negativ oder 3 Monate (bei V.a. INH-Resistenz + RMP)	
▶ „Kongenitale" Tuberkulose (oder mögliche Kontamination)	INH 6 Wochen, dann Tuberkulintest. wenn pos. → INH bis 9 Monate (bei V.a. INH-Resistenz + RMP) wenn GT 100 neg. → BCG-Impfung	

8.7 Weitere Krankheitsbilder

8.7.1 Septische Sinusvenenthrombosen

Sie entwickeln sich ausgehend von Mastoideiterungen, Gesichtsabszessen, Gesichtsfurunkeln und Entzündungen im Nasen-Rachenraum über die Vena angularis, im Sinus cavernosus, Sinus transversus und im Sinus sagittalis superior, oft kombiniert mit Hirnabszessen und eitriger Meningitis. Der Liquor steht unter erhöhtem Druck und ist xanthochrom.

Neben dem septisch-entzündlichen Krankheitsbild sind Lidödeme, Chemosis, Exophthalmus, gestaute Retinagefäße, Stauungspapille, äußere Augenmuskellähmungen und sensible Störungen im ersten Trigeminusast (Ausfall des Kornealreflexes) Hinweise auf den Befall des Sinus cavernosus.

Schwellung über dem Mastoid, Erweiterung der gleichseitigen Schädelvenen, Druckempfindlichkeit der Vena jugularis sowie Paresen des Nervus facialis und der unteren Hirnnerven sind bei der Thrombophlebitis des Sinus transversus anzutreffen.

Man denke besonders an septische Sinusvenenthrombosen, wenn die ZNS-Symptomatik mit heftigen Kopfschmerzen, Erbrechen, Somnolenz, Krämpfen und Jackson-Anfällen mit erhaltenem Bewußtsein, Stauungspapille, Hirndruck, Pyramidenbahnzeichen und Paraplegien der Beine ungeklärt bleibt.

Persistierendes Fieber weist immer auf einen Abszeß, auf eine Sinusvenenthrombose, auf Mastoiditis oder eine nicht korrekt behandelte bakterielle Meningitis hin.

8.7.2 Ventrikulitis

Normalerweise entspricht der Gehalt an Liquorzucker in den Ventrikeln dem des Blutzuckers. Der lumbal gemessene Liquorzucker beträgt ca. 2/3 des Blutzuckers. Umgekehrt verhalten sich Liquoreiweiß und Liquorzellzahl, die von kranial nach kaudal zunehmen: das heißt, im Ventrikelliquor findet sich normalerweise eine geringere Eiweißmenge und eine geringere Zellzahl als im lumbalen Liquor. Der zisternale Liquor entspricht in etwa dem lumbalen Liquor.

Gleich hohe bzw. höhere Zellzahlen und Eiweißwerte im Ventrikel gegenüber dem lumbalen Liquor sowie ein niedriger Liquorglucosespiegel sprechen eindeutig für eine Ventrikulitis.

Die Ventrikulitis (häufig Keimpersistenz) kann zur Verlegung des Aquaeductus führen und Symptome des Hydrocephalus occlusivus bedingen: rasende Kopfschmerzen, vegetative Reizerscheinungen, Hyperpyrexie, Schlafsucht und vasomotorischen Schock.

8.7.3 Hirnabszeß

Hirnabszesse stellen bakterielle Entzündungen lokalisierter Art dar, die direkt fortgeleitet (epidurales/subdurales Empyem) oder hämatogener Ursache sind.

- *Ursachen* eines Hirnabszesses im Kindesalter sind penetrierende Schädelverletzungen, neurochirurgische Eingriffe und fortgeleitete Infektionen vom Ohr

(Mastoid), von den Nasennebenhöhlen über eitrige Thrombophlebitis des Sinus sigmoideus oder Sinus cavernosus (auch lymphogen möglich), hämatologische Metastasen bei eitrigen Infektionen von Zähnen, Haut, Bronchien, Lunge, Knochen, Nabel, Urogenitaltrakt, Endokard sowie bei Orbitalphlegmone und Gesichtsfurunkel über Vena angularis bzw. über Sinus cavernosus. Bei eitriger Meningitis bzw. bei Ventrikelempyem kann es zu einem direkten Einbruch in die Hirnsubstanz kommen. Auch treten Hirnabszesse bei Kindern jenseits des 2. Lebensjahres mit zyanotischen Herzfehlern auf (40 %; 25). Bei 20 % der Patienten bleibt die Ursache unklar.

- Als *Erreger* kommen vorwiegend Listerien, Anaerobier, Nocardia asteroides, Pilze, Toxoplasmen, Fusobakterien, Mykoplasmen, anaerobe/aerobe hämolysierende Streptokokken, Streptococcus faecalis, Staphylococcus aureus, Pneumokokken, Haemophilus influenzae, Pseudomonas, Proteus, Pasteurella, Citrobacter diversus, Mycobakterien und andere gramnegative Keime im Neugeborenenalter in Frage. Die Ätiologie ist bei 20–30 % polymikrobiell (25).

- *Die klinischen Symptome* richten sich nach der Lokalisation und treten grundsätzlich in Kombination mit Hirndruck und Erbrechen, Stauungspapille, Sprengung der Schädelnähte sowie mit allgemeinen Zeichen der Entzündung und der Meningitis auf. Fokale oder multifokale neurologische Symptome mit Ataxie, Dysmetrie, Intensionstremor und Hirnnervenlähmungen weisen auf einen otogen bedingten Hirnabszeß in der hinteren Schädelgrube hin. Hemilaterale Sehstörungen zeigen sich bei einem Hirnabszeß im Okzipitallappen, supraspinale Lähmungen bei Hirnabszessen im zentroparietalen Großhirnbereich sowie Störungen der Sprache und des Sprachverständnisses bei Abszessen im zentrotemporalen Bereich. Bei Position im Stirnhirnbereich findet sich ein psychisches Frontalhirnsyndrom. Krämpfe können halbseitig oder generalisiert auftreten und verlaufen fast nie nach der Art eines streng lokalisierten JACKSON-Anfalles. Typisch ist schleichender Beginn mit Fieber, Kopfschmerzen und reduziertem Allgemeinbefinden.

Im Rahmen von Hirnabszessen können je nach Lokalisation sowie Abkapselung bzw. Ruptur mit und ohne Ventrikulitis/Meningitis völlig normale Liquorrhes mit normalem Liquordruck auftreten. Geringe Zellzahlerhöhungen von Lymphozyten bzw. Granulozyten, leichte Eiweißerhöhung bei normaler Liquorglucose sind möglich. Im Rahmen einer Meningitis oder bei einer Ruptur können Befunde wie bei einer schweren eitrigen Meningitis auftreten. Bei Abkapselung findet man immer eine negative Liquorkultur.

Wiederholte Computertomographie, unter Umständen mit Kontrastmittel, Kernspintomographie zur Abgrenzung von Tumoren und EEG sind deshalb wichtige Untersuchungsmethoden bei Halbseitensymptomatik oder bei persistierendem Fieber bzw. nicht klärbarer neurologischer Symptomatik zur genauen Lokalisation der Abszesse. Im Liquor findet man einen sehr hohen Eiweißgehalt und eine sehr hohe Liquorzellzahl.

- Neben der allgemeinen antibiotischen *Therapie* (Tabelle 8.7) kommt hier auch die neurochirurgische Behandlung zum Einsatz. Bei Hirndruckerhöhung ist eine Therapie mit Dexamethason (2 mg/kg/Tag) unter Antibiotikaschutz erforderlich. Die antikonvulsive Behandlung erfolgt, falls notwendig, im akuten Stadium und muß für Monate bis Jahre fortgesetzt werden, wenn das akute Krankheitsbild durch rezidivierende Krämpfe kompliziert wird. Eine Behandlung der Grundkrankheit wie Korrektur eines Rechts-Links-Shunt-Vitiums bzw. Sanierung von Nasennebenhöhlen ist erforderlich. Bei Staphylokokken kommen alternativ auch Fosfocin + Rifampicin bzw. Meropenem + Rifampicin in Frage. Die Therapiedauer beträgt mindestens 2–3

Tabelle 8.7. Therapie bei Hirnabszeß. (Nach 25)

▶ Intravenöse Antibiotika in Meningitisdosierung:
Flucloxacillin oder Vancomycin
plus
Ceftriaxon oder Cefotaxim
plus
Metronidazol
▶ gemäß CT-Befund:
rein konservativ während 5–6 Wochen
plus Aspiration(en)
nur ausnahmsweise Exzision
▶ nach Isolation des oder der Erreger:
Anpassung der antibiotischen Therapie gemäß Antibiogramm(en)

Wochen. Wegen der Rezidivgefahr ist unter Umständen eine Nachbehandlung über Wochen mit Flugloxacillin notwendig.

• *Differentialdiagnostisch* kommen Hirntumor, Enzephalitis, ZNS-Blutung und Infarzierung in Frage.

• Bei den *Komplikationen* stehen an erster Stelle prolongierte Krämpfe, fulminante Hirndrucksteigerung, massive Hämorrhagie sowie Durchbruch in das Ventrikelsystem. Ausmaß und Lokalisation des durch Infektion, Vaskulopathie und Chirurgie bedingten Untergangs von Hirngewebe bestimmen die möglichen Residuen. Die Letalität liegt unter 10 %.

• *Prognostisch* sehr ungünstig sind schwere zugrundeliegende Grundkrankheiten, ein ausgeprägtes Stadium von Hirndruck und Koma sowie natürlich ausgedehnte Zerstörung von Hirngewebe. Neurologische Residuen finden sich bei 30–40 %; im Vordergrund stehen dabei Anfallsleiden, neurologische Ausfälle und Verhaltensstörungen (25).

8.7.4 Liquorshuntinfektionen

Liquorshunts dienen meist der ventrikuloperitonealen oder ventrikuloatrialen Hydrozephalusentlastung. Mit einer bakteriellen Infektion muß bei 15 % gerechnet werden. Ätiologisch stehen Staphylokokken im Vordergrund, gefolgt von gramnegativen und anaeroben Bakterien (Propionibakterien). Die Letalität liegt unter 5 %.

Es handelt sich bei der Liquorshuntinfektion um eine während der operativen Phase gesetzte Infektion, wobei die Latenz bis zum Auftreten von Symptomen in der Regel Wochen bis Monate und Jahre betragen kann. Begünstigt wird die Adhärenz der Bakterien (vor allem Staphylococcus epidermidis, aber auch Enterokokken) an synthetische Fremdmaterialien durch die bakterielle Freisetzung einer kleberartigen Substanz.

• Die *Symptome* setzen schleichend mit einer leicht erhöhten Temperatur und Zeichen des Hirndrucks (Kopfschmerzen, Übelkeit, Erbrechen) sowie Irritabilität und Lethargie ein. Bei akutem Verschluß des Shunts verläuft die Symptomatologie akuter und schwerer. Selten dominieren Peritonitis bzw. Bakteriämie und Sepsis das klinische Bild.

- *Diagnostisch* wird die perkutane Funktion des Shuntreservoirs mit den adäquaten Liquoruntersuchungen überprüft. Wertvolle Hilfsuntersuchungen sind Blutkultur und Bestimmungen des C-reaktiven Proteins.

- Als *Komplikationen* können intrazerebrale entzündliche ZNS-Läsionen bzw. intraabdominelle Passagestörungen mit Darmperforation auftreten. Eine renale immunkomplexvermittelte Glomerulonephritis ist jedoch selten.

- *Therapie.* Die In-vivo-Sterilisation des Shunts ist nicht immer möglich, darf jedoch vor einer Shuntentfernung versucht werden. Für die antibiotische Therapie kommt in der Regel die Kombination von Vancomycin + Aminoglykosid + Cephalosporine III. Generation i.v. oder Vancomycin i.v. + Rifampicin per os in Frage. Intraventrikulär ist die Gabe von Vancomycin (z.B. bei Staphylokokken- oder Enterokokkeninfektionen 10–20 mg tgl. für 7–14 Tage) und/oder Aminoglykosid (Netilmicin 2–5 [– 10 mg] pro Dosis) erforderlich (Tabelle 8.8). Bei Pseudomonas-Infektionen bevorzugt man Tobramycin (2–10 mg/Dosis) intrathekal. Bei gramnegativen Erregern kann auch die Antibiotikatherapie mit Cephalosporinen der III. Generation + Aminoglykosid i.v. in Frage kommen. Dabei ist dann intraventrikulär lediglich Aminoglykosid zu applizieren. Carbapeneme und Metronidazol sind Alternativen.

8.7.5 Parasitäre Erkrankungen des ZNS

■ **Durch Mykosen (Kryptokokkose, Aspergillose, Kandidose) gefährdet** sind Patienten mit Immunsuppression, Früh- und Neugeborene, kachektische Patienten sowie Patienten mit langdauernder und hochdosierter Antibiotikatherapie. Die Entzündung erfolgt hämatogen oder fortgeleitet von der Umgebung. Pilzquellen können Endokard, Lunge, Magen-Darmtrakt und Genitaltrakt von Müttern bei Neugeborenen sein.

Pilzmeningitiden können isoliert oder als Komplikation einer bakteriellen Meningitis auftreten. Die Haupterreger stellen Cryptococcus neoformans (Torulosis), Coccidioidomykosis, Candida albicans und Blastomykosis dar. Der symptomatische Verlauf kann akut mit polynukleärer erhöhter Zellzahl im Liquor bis 2000/3 Zellen

Tabelle 8.8. Therapie der Liquor-Shunt-Infektionen. (Nach 25)

Erreger	Antibiotika systemisch	intraventrikulär
▶ S. aureus oder S. epidermidis	Vancomycin i.v.[a] plus Aminoglykosid i.v.[a] oder Rifampicin p.o.[b]	Vancomycin 10–20 mg 1mal/d oder/plus Aminoglykosid[c] 1–5 mg 1mal/d –
▶ Gramnegative Bakt.	Cefotaxim i.v.[a] plus Aminoglykosid i.v.[a]	Aminoglykosid 1–5 mg 1mal/d

[a] Dosierungen siehe Tabelle 10.18.
[b] Rifampicin, 10–20 mg/kg/d in 2 ED, maximal 2mal 300 mg/d.
[c] Gentamicin oder Tobramycin: 1–5 mg 1mal/d in Shunt, aufgelöst in 5–10 ml Aqua dest.
    Amikacin: 5–15 mg 1mal/d in Shunt, aufgelöst in 5–10 ml Aqua dest.

beginnen oder häufiger chronisch bis subakut mit erhöhter mononukleärer Zellzahl (Eosinophile) einhergehen. Die sehr indolente meningeale Infektion erinnert an die tuberkulöse Meningitis und kann unbehandelt über Jahre bestehen. Der Liquor erscheint klar bis leicht getrübt, die Liquorzellzahl ist bei chronischem Verlauf mäßig erhöht. Weiterhin sind Liquorlactat- und Liquoreiweißspiegel erhöht, der Liquorglucosespiegel erniedrigt. Der Liquor steht unter Druck. Abszeß- und Granulombildungen treten auf. Hirnnervenlähmungen infolge Basislokalisation sind möglich.

Ebenso treten meningoenzephalitische, herdenzephalitische Verlaufsformen auf. Der Nachweis erfolgt mit KROKOTT-GOMORRA-Kulturen bzw. im Tuschepräparat oder wie bei Protozoen mit MAY-GRÜNWALD-GIEMSAfärbung. Cryptococcus neoformans stellt sich im Tuschepräparat als gramnegatives Stäbchen dar.

■ **Protozoen:** Die konnatale bzw. intrauterin erworbene Toxoplasmose befällt bei Säuglingen vorwiegend periventrikulär das ZNS sowie den Augenhintergrund. Das meningoenzephalitische Bild ist charakterisiert durch ein lymphoplasmazelluläres Liquorbild. Herdenzephalitis, Abszesse, Granulome oder Nekrosen führen zu periventrikulären Verkalkungen, zu Liquorabflußstörungen infolge Verklebungen und somit zu einem Hydrocephalus occlusus internus, Mikrozephalie, Chorioretinitis, Uveitis, Optikusatrophie und Katarakt. Neben Toxoplasma Gondii kommen auch Amöben und Plasmoiden als Erreger in Frage.

■ **Würmer** (Zystizerkose, Echinokokkose) einschließlich *Nematoden* (Trichinose, Askaridose) können ebenfalls Erkrankungen des ZNS hervorrufen.

8.7.6 Pachymeningitis purulenta externa et interna

Eine Entzündung der Dura mater tritt immer bei Fortleitung aus der Umgebung oder hämatogen-metastatisch auf (penetrierende Verletzungen von außen, Schädelosteomyelitis, eitrige Leptomeningitis). Es kommt dabei zu Abszessen bzw. Empyemen im Epidural- bzw. Subduralraum. Die Symptomatik entspricht dem eines septischen Krankheitsbildes mit Temperaturerhöhung, Kopfschmerz, meningitischen Symptomen, die mit und ohne Liquorveränderungen einhergehen können. Die Diagnostik erfolgt mittels Schädel-Computertomographie. Neben den allgemeinen therapeutischen Maßnahmen ist ein chirurgischer Eingriff mit Trepanation erforderlich.

8.7.7 Primär chronisch-lymphozytäre Meningitis

■ Beim **BANNWARTH-Syndrom** handelt es sich nach heutigen Erkenntnissen um eine primär chronische, protrahiert verlaufende Meningoenzephalitis, die durch vielerlei Erreger hervorgerufen werden kann. Als Vorerkrankung kommen in Frage: Toxoplasmose, Lues, Sarkoidose, Pilzinfektionen, Wurminfektionen, Borreliose, FSME, Tbc, Brucellose, lymphozytäre Choriomeningitis, Herpes zoster, Mumps, Listeriose, Leptospirose, Morbus REITER, BEHCET-Syndrom, Tumoren und Subarachnoidalblutung. Weiterhin kommen chronisch-rezidivierende Meningoenzephalitiden bei offenem Hautsinus, bei Cholesteatom, bei Dermoidzysten und bei Multipler Sklerose in Betracht.

Die Entzündungserreger führen zu Reizerscheinungen der weichen Hirn- und Rückenmarkshäute, wobei insbesondere die basalen zisternalen Hirnhäute von

Hirnnervenfunktionsstörungen und Funktionsstörungen der spinalen Wurzeln betroffen sind. So kann je nach Lokalisation das Bild einer basalen Meningoenzephalitis mit Hirnnervenausfällen (N. oculomotorius, N. opticus, N. abducens, N. vestibulocochlearis, N. facialis) auftreten oder das klinische Bild einer Radikulomyelitis im Bereich des Spinalkanales. Sensibilitätsverluste an Stamm und Extremitäten, zentralnervöse vegetative Regulationsstörungen und enzephalitische Begleitsymptomatik vervollständigen das klinische Bild.

Das über Wochen und Jahre verlaufende Krankheitsbild mit hartnäckigen Kopf- und Rückenschmerzen, die sich bei Belastung verstärken und im Liegen abklingen und rezidivierenden meningealen Beschwerden zeigt einen serösen lymphoplasmazellulären Liquorbefund mit Erniedrigung des Liquorglucosegehaltes. Der Verlauf ist meist benigne. Prototyp dieser Verlaufsform ist die Meningoradikulitis nach Zeckenbiß mit Erythema migrans. Prototyp einer malignen Verlaufsform mit basaler Meningitis ist die Tuberkulose- und die Pilzmeningitis.

■ **Basale Meningitiden** mit Hirnnervenparesen und endokrinen Störungen wie Hypophyseninsuffizienz können insbesondere durch Tuberkulose, Pilze, Lues, Borrelien und Sarkoidose hervorgerufen werden.

■ Von einem GARCIN-**Syndrom** spricht man, wenn mehrere Hirnnerven – etwa II, III, VI, VII und VIII – befallen sind. Es handelt sich dabei vorwiegend um granulomatöse Entzündungen der basalen Zisternen, wobei die Hirnnerven durch Gefäßwandentzündungen geschädigt werden.

■ Eine isolierte **Fazialisparese** tritt insbesondere bei idiopathischer rheumatoider Erkrankung, bei Felsenbeinprozessen, bei MS sowie durch Borrelien und Enteroviren auf.

■ Ohne ursächliche Klärung verläuft die chronisch-lymphozytäre **Meningitis** SCHALTENBRAND, die nach wenigen Jahren in 30 % der Fälle tödlich verläuft.

■ Bis heute ungeklärt ist auch das **RASMUSSEN-Syndrom,** bei dem die wohl viral bedingte Enzephalitis aktiv persistiert (SMOLDERING-Enzephalitis).

■ Bei der lymphozytären **Meningitis** MOLLARET handelt es sich um eine benigne Meningitis, die rezidivierend mit akuten Schüben für 2–3 Tage verläuft. Dabei treten anfangs große endotheliale Zellen oder Eosinophile im Liquor auf, die rasch verschwinden und durch Granulozyten und Lymphozyten ersetzt werden. Der Liquorzuckerspiegel ist erniedrigt, der Liquoreiweißgehalt erhöht. Der Verlauf kann sich über 10 Jahre erstrecken.

■ Die bakteriellen Erreger dieser serösen, lymphoplasmazellulären Meningitis müssen behandelt werden. Es handelt sich dabei um Treponema pallidum (Lues), Tuberkelbazillen, Listerien, Leptospiren, Borrelien und Brucellen.

■ **Brucellosen** verlaufen vorwiegend unter dem Bild einer Meningoenzephalitis mit subependymalen Granulomen, die im Bereich des Spinalkanales zu einer Polyradikulomyelitis oder im Hirnbasisbereich zum Hirnnervenausfall führen können.

■ Bei der **Listeriose** handelt es sich um eine typische Neugeboreneninfektion (4–10 %) mit Kontamination von Listeria monozytogenes durch die Mutter (Zystopyelitis im letzten Trimenon), wobei ein Krankheitsbild der Granulomatosis infantiseptica auftritt. Die Listeriose-Meningitis kann aber auch bei Kleinkindern (KALKREUTH, pers. Mitt.) und Erwachsenen (PRANGE, pers. Mitt.), insbesondere bei immunkompetenten Patienten auftreten. Sie wurde 1936 von BURN beschrieben. Der Erreger läßt sich schlecht nachweisen und wird oft mit Corynebakterien und B-Streptokokken verwechselt. Das begeißelte, grampositive Stäbchenbakterium wird oral im Vaginaltrakt aspiriert und führt über zyklisch-hämatogene Aussaat zur Organmanifestation mit disseminierter Granulomatose und Nekrosen der Meningen, Abszessen des Gehirns, der Lunge, der Haut und der Leber.

Das klinische Bild wird von Krämpfen und fokalen neurologischen Defiziten gekennzeichnet und zeigt eine lymphozytäre Meningoenzephalitis mit entsprechenden Hautmilien, Knötchen, Roseolen, Petechien, DIG, Purpura und Leberbeteiligung. Der kaudale Hirnstamm kann mit entsprechender Symptomatik das Bild beherrschen. Die Erkrankung bei Neugeborenen ähnelt dem Bild einer B-Streptokokken-Sepsis mit Early- und Late-onset-Verlauf, mit und ohne Meningitis (94 % bei Late-onset-Verlauf). Bei Kindern und Erwachsenen mit chronischer Verlaufsform treten zu Beginn Ataxie, Hirnnervenlähmungen und Nystagmus auf (TUNKEL, SCHELD, pers. Mitt.).

Vancomycin, Ampicillin, Erythromycin, Chinolone, Rifampicin und Aminoglykoside sind bei Listerien wirksam. TMP/SMZ (Sulfonamide) sind nach der 6. Lebenswoche eine Alternative. Die Therapiedauer beträgt unter Umständen 2-3 Wochen bis zur Normalisierung des Liquor, evtl. sogar 4–6 Wochen. Der Erreger wird bei Neugeborenen aus Urin und Mekonium sowie aus Blut und Liquor isoliert.

- An eine *Inokkulationsmeningitis* muß bei Mastoiditis, NNH-Empyemen, Orbitalphlegmonen, Gesichtsfurunkel, Schädelbasisfraktur, Sinusvenenthrombose, Hirnabszeß und Subduralempyem gedacht werden.
- Zu den differentialdiagnostischen Erkrankungen gehören auch die *Hirntumoren* im Kindesalter. Medulloblastome, Ependymome, Dermoid-Epidermoidzysten sowie Glioblastome können unter dem vielfältigen Bild einer Meningitis verlaufen.

Besonders bei Tumoren in der Nachbarschaft des 3. Ventrikels treten die Bilder einer Basalmeningitis mit vegetativer, endokriner oder psychischer Symptomatik auf. Bei ihnen finden sich im Liquor Tumormarker wie Cholesterin, CK-BB oder CEA (karzinoembryonales Antigen), welches nur bei bösartigen Tumoren nachweisbar ist. Bei Hypophysenadenom, Kraniopharyngeom oder Dermoiden finden sich normale Werte von CEA. Weiterhin finden sich im Liquor Tumorzellen, Monozyten, Granulozyten und Plasmazellen. Die Liquorkultur fällt steril aus, die Zellzahl liegt zwischen 100 und 1000/3 Zellen. Zur Diagnosestellung muß man an die Möglichkeit eines Tumors denken und ein CT mit Kontrastmittel durchführen. Der Normalwert von CK-BB liegt unter 2 ng/ml. Das Enzym ist vermehrt vorhanden bei Hirntumor, Zerebralinfarkt, Krampfanfall und bei bakterieller Meningitis.

8.7.8 Sonstige Krankheitsbilder
(nach SIMON und STILLE, Antibiotikatherapie, 9. Auflage, 1997)

■ **B-Streptokokken-Meningitis.** Bei Neugeborenen und Säuglingen findet man häufig im Liquorausstrich grampositive Diplokokken, die nicht bekapselt sind. Latexagglutinationstests können im Liquor und im Serum sowie im Urin positiv ausfallen. Die Therapie wird im Kapitel „Therapie der Neugeborenensepsis" beschrieben.

■ **Enterokokken-Meningitis.** Eine Enterokokken-Meningitis ist ausgesprochen selten und manchmal Folge einer Enterokokken-Endokarditis. Bei der Therapie (siehe Therapie der Neugeborenensepsis) ist bei Ampicillinresistenz auch Minozyklin i.v. (Erwachsene 0,4 g, Jugendliche 0,2 g, Kinder 4 mg/kg) empfehlenswert. Die Therapie kann unter Umständen 2–4 Wochen oder länger dauern. Eine Nachbehandlung zur Rezidivprophylaxe mit Minozyklin für 2–3 Wochen kann notwendig werden.

■ **Pseudomonas-aeruginosa-Meningitis.** Sie kann durch diagnostische, therapeutische oder operative Eingriffe ausgelöst werden, aber auch hämatogen oder otogen bedingt sein. Die Therapie erfolgt mit Ceftazidim + Aminoglykosid. Eine Behandlung mit Carbapenemen oder Chinolonen ist möglich. Sehr selten muß heute noch zusätzliche eine intrathekale Instillation von Gentamicin (Refobacin L: bei Jugendlichen 5 mg, bei Kindern 0,5–1 mg) für mindestens 2–3 Tage durchgeführt werden. Die Therapiedauer beträgt mindestens 2–3 Wochen nach Sterilwerden des Liquors. Bei Aminoglykosid-Monotherapie sind die Keime resistent (ADAM, BELOHRADSKY, pers. Mitt.).

■ **Salmonellen-Meningitis.** Sie ist insgesamt sehr selten und im Rahmen von Typhus, Paratyphus oder Salmonellenenteritis besonders bei Kindern möglich. Die Behandlung ist die gleiche wie bei Escherichia-coli-Meningitis mit Ceftriaxon oder anderen Cephalosporinen der III. Generation. Eine orale Nachbehandlung wegen Rezidivgefahr ist unter Umständen mit Chinolonen, Sulfonamiden oder Ampicillin-Derivaten möglich. Immer wird eine Kombination mit Aminoglykosiden empfohlen, da Salmonellen-Meningitiden schwer zu beeinflussen sind. Die Therapiedauer beträgt mindestens 3 Wochen, besser länger. Chinolone sind eine Alternative.

■ **Meningitis durch Enterobacter oder Klebsiellen.** In erster Linie kommen Kombinationen aus einem Cephalosporin der III. Generation, Carbapenemen oder Chinolonen mit Aminoglykosiden in Frage.

■ **Proteus-Meningitis.** Die Behandlung erfolgt mit Cephalosporinen + Aminoglykosiden in Kombination. Chinolone sind eine Alternative.

■ **Escherichia-coli-Meningitis.** Bei mikroskopischem Nachweis von gramnegativen plumpen Stäbchen im Direktpräparat des Liquors und vor Kenntnis des Antibiogramms ist in Hinblick auf die lebensgefährliche Erkrankung immer eine kombinierte Therapie eines Cephalosporins der III. Generation mit Aminoglykosiden notwendig. Chloramphenicol oder Ampicillin kommen wegen zunehmender Resistenzen oder wegen erheblicher Nebenwirkungen nicht mehr in Frage. Die Behandlungsdauer beträgt mindestens 10–14 Tage nach Sterilwerden des Liquors, die Gesamtdauer meistens 3–4 Wochen.

■ **Pilzmeningitis (Candida albicans, Cryptococcus neoformans).** Die Liquorkultur ist auf Blutagarplatten mit längerer Bebrütung bis zu 10 Tagen positiv. Ein Antigennachweis im Liquor oder im Serum ist für die genannten Pilze bzw. für Aspergillus möglich. Die Behandlung erfolgt mit Amphotericin B i.v. in Kombination mit Flucytosin (siehe Therapie der Neugeborenensepsis). Außerdem ist eine intrathekale Instillation von Amphotericin B sowie mit Prednison möglich. Eine ZNS-Infektion durch Cryptococcus und Candida albicans wird heute jedoch besser mit Fluconazol, einem gut liquorgängigen Therapeutikum aus der Gruppe der Azole, behandelt. Fluconazol ist jedoch nicht bei Aspergillus und Candida Krusei wirksam.

■ **Amöben-Meningoenzephalitis.** Der mikroskopische Nachweis der beweglichen Amöben im unzentrifugierten, nicht gekühlten, eitrigen Liquor ist, wie auch die Anzüchtung, möglich. Die Therapie erfolgt mit Amphotericin B, evtl. in Kombination mit Rifampicin plus Doxyzyklin oder Fluconazol.

■ **Acanthamoeba-Arten.** Diese Infektionen sind besonders bei immunsupprimierten Patienten hämatogen möglich. Eine granulomatöse Enzephalitis mit geringer lymphozytärer Begleitmeningitis bestimmt das klinische Bild. Die Erreger sind nicht im Liquor nachweisbar, aber im Hirnbiopsat. Ein Therapieversuch mit Sulfonamiden bzw. Flucytosin oder Pentamidin ist möglich.

8.8 Aseptische bzw. abakterielle Meningitis

Die nicht durch Bakterien hervorgerufene Meningitis verläuft mehrheitlich gutartig, ihre Ätiologie ist überwiegend viral und die Abgrenzung zur Enzephalitis oft nicht möglich. Am häufigsten kommen Enteroviren, vor allem Coxsackie B (Typ I–V) und Echoviren (Typ IV, VI, VII, IX, XI, XVII und XXX) als Ursache in Frage. Die Krankheit tritt vorwiegend in den Sommer- und Herbstmonaten auf. Seltener sind Mumps-Viren, Herpes-Viren und Arboviren. Borrelien, Tuberkelbazillen, Pilze, Protozoen, Mykoplasmen, Rickettsien, Listerien und Leptospiren bedingen die sog. serös-bakterielle Meningitis. Die nichtinfektiösen Ursachen sind in Tabelle 3.4 zusammengefaßt (s. S. 27).

● Die virale Meningitis kommt im Krankengut einer Kinderklinik doppelt so häufig vor wie eine bakterielle Hirnhautentzündung. Die Ansteckung erfolgt als Schmier- und/oder Tröpfcheninfektion. Ausmaß und mögliche Schäden der Entzündung sind in der Regel milder als bei der hämatogen entstandenen bakteriellen Meningitis.

● Das *klinische Bild* ist durch Fieber, Meningismus, Kopfschmerzen sowie Erbrechen und Übelkeit bei ungetrübtem Bewußtsein charakterisiert. Seltener sind Exantheme, Enantheme, gastrointestinale oder respiratorische Symptome sowie Konjunktividen zu finden. Ein grippales Prodomalstadium ist in den meisten Fällen eruierbar.

● *Labordiagnostik.* Die typischerweise vorwiegend mononukleäre Pleozytose beträgt in der Regel weniger als 10–1 000 Zellen/µl. Die Konzentrationen von Eiweiß und Glucose sind normal. Kurz nach Auftreten der Symptome wird bei enteroviralen Meningitiden häufig eine Dominanz der polynukleären Zellen bis 90 % gefunden, welche jedoch in 94 % der Fälle nach 12–24 Stunden einer deutlichen Zunahme der mononukleären Zellen Platz macht. Erniedrigte Liquorglucose-Werte finden sich bei Tbc, Pilzen, Mumps und Neoplasien. Die bakteriologische Diagnostik einschließlich Blut- und Liquorkulturen sowie Antigenteste und Grampräparate fallen negativ aus. Die Virusdiagnostik stützt sich auf den Erregernachweis in immunologischen Schnelltests aus Liquor, Blut, Stuhl und Rachen und seltener auf Antikörperbestimmungen im Liquor und im Serum; vor allem auf das spezifische IgM. Der Aufwand solcher Untersuchungen ist bei kurzem und gutartigem Verlauf nicht berechtigt.

● Zu warnen ist im Zusammenhang mit einer serösen Meningitis vor der Differentialdiagnose acetonämisches Erbrechen, weil bei 2/3 der Patienten mit seröser bzw. aseptischer Meningitis auch eine Acetonurie auftritt, die sekundär ausgelöst wurde.

● Eine Impfung oder eine Chemoprophylaxe steht nicht zur Verfügung.

● Nur selten treten *Komplikationen* auf, das Krankheitsbild verläuft milde und hat sich nach spätestens 7–14 Tagen normalisiert. Milde und reversible Gelegenheitskrämpfe sowie neurologische Ausfälle und viraler Multiorganbefall von Herz, Leber und Pankreas sind möglich. Selten zeigt sich eine Hörstörung nach Mumps-Meningitis oder ein Hydrocephalus internus nach viraler Meningitis im Neugeborenenalter.

- Eine kausale *Behandlung* ist nicht möglich. Bis zum Beweis einer Virusmeningitis ist im Zweifelsfalle eine antibiotische Therapie erforderlich. Nur ausnahmsweise kommen Virostatika wie Aciclovir bei Herpes-simplex-Meningoenzephalitis in Frage. Es sollte aber möglichst auf die Gabe von Antibiotika verzichtet werden, wenn Anamnese, Klinik und Laboruntersuchungen keine Hinweise auf eine bakterielle Infektion geben, jedoch eine polymorphkernige Dominanz im initialen Liquor zu finden ist.

- Die *Kontagiosität* ist gering. Im Krankenhaus genügen die üblichen hygienischen Maßnahmen (Waschen der Hände); Isolierungsmaßnahmen sind nicht erforderlich.

- Die Prognose ist gut; die Kinder sollten 7–14 Tage Bettruhe einhalten. Eine Kontroll-Lumbalpunktion ist nicht erforderlich, da sich die Zellzahlen spätestens nach 14 Tagen normalisieren (33). 6 bis 8 Wochen nach Erkrankung sollte auf Baden in öffentlichen Schwimmbädern, auf Fernsehen, Sport und aggressive Sonneneinstrahlung verzichtet werden. Andernfalls ist mit vegetativer Symptomatik wie Konzentrationsstörungen, Müdigkeit und Verhaltensstörungen zu rechnen.

Nach endoviraler Meningitis im Neugeborenen- oder Säuglingsalter jedoch sind Entwicklungsstörungen mit Sprach- und Verhaltensstörungen sowie psychomotorischer Retardierung möglich. Bei 10 bis 20 % der Patienten können über Wochen und Monate andauernde Kopfschmerzen auftreten (25).

LITERATUR

1. Aksu F, Grimm H, Petersen CE (1985) Erythema-migrans-Krankheit. pädiat prax 31: 505–508
2. Brade V, Burmester GR (1989) Klinik und Diagnostik der Lyme-Borreliose. Symposium Erlangen, 18. November 1989
3. Christen HJ, Bartlan N, Hanefeld F, Thomssen R (1989) Lyme-Borreliose – häufigste Ursache der akuten peripheren Fazialisparese im Kindesalter. Monatsschr Kinderheilkd 137: 151–157
4. Christen HJ, Hanefeld F (1993) Die Lyme-Borreliose im Kindesalter. Monatsschr Kinderheilkd 141: 513–526
5. Deutsche Gesellschaft für pädiatrische Infektiologie e.V. (1997) Infektionen bei Kindern und Jugendlichen. Handbuch. Futuramed, München
6. Fiedler U (1987) Differentialdiagnose der Meningitis im Kindesalter. Dissertation, Darmstadt
7. Göckel U, Schneider PM, Beck JD, Brade V (1990) Letale Pneumokokkenmeningitis bei einem 1jährigen Kind mit homozygotem C2-Defekt. Monatsschr Kinderheilkd 138: 399–402
8. Guggenbichler JP (1982) Die eitrige Meningitis im Kindesalter I. Klinische Präsentation und Verlauf bei verschiedenen Keimen. Pädiatr Pädiol 17: 13–41
9. Guggenbichler JP (1982) Die eitrige Meningitis im Kindesalter II. Behandlung und Prognose. Pädiatr Pädiol 17: 43–65
10. Haas WH, Bremer HJ (1995) Tuberkulose bei Kindern und Jugendlichen. Monatsschr Kinderheilkd 143: 69–83
11. Hensel M, Gutjahr P, Kamin W, Schmitt HJ (1992) Meningitis bei 154 Kindern einer Kinderklinik in Deutschland: Klinische und epidemiologische Aspekte. Klin Pädiatr 204: 163–170
12. Herzer P (1989) Lyme-Borreliose, Steinkopff, Darmstadt
13. Hobusch D, Naumann G, Popp K, Schumacher K, Rohmann E (1989) Neurologische Manifestationen bei Lyme-Borreliose. pädiat prax 38: 1–6
14. Isenberg H (1989) Chemoprophylaxe von Meningokokken-, Pneumokokken- und Haemophilus-influenzae-Typ-b-Infektionen im Kindesalter. Sozialpädiatrie 11: 385–389
15. Kalkreuth G von, Staab D, Haverkamp F, Molitor E, Marklein G (1990) Listerien-Meningoenzephalitis bei einem 2jährigen Knaben. Monatsschr Kinderheilkd 138: 351–353

16. Kuczewski E (1977) Eitrige Meningitis durch Mischinfektion mit Pneumokokken- und Tuberkelbazillen nach Splenektomie. Monatsschr Kinderheilkd 125: 800–801
17. Magdorf K (1996) Empfehlungen zur Tuberkulintestung im Kindesalter für die Bundesrepublik Deutschland. der kinderarzt 27: 646–650
18. Millner MM, Spork KD, Mülleger RR (1993/94) Die Neuroborreliose im Kindesalter. pädiat prax 46: 23–36
19. Peltola H (1993) Early meningococcal disease: advising the public and the profession. Lancet 342: 509–510
20. Peuckert W (1990) Lyme-Borreliose: unterdiagnostiziert? -übertherapiert? Monatsschr Kinderheilkd 138: 190–195
21. Pfister HW (1988) Wie wird die neurologisch manifeste Lyme-Borreliose behandelt? Nervenarzt 59: 687–689
22. Pfister HW, Weber K (1990) Lyme-Borreliose. Editiones Roche, Basel, Schweiz
23. Pfister HW, Praec-Mursic V, Wilske B et al. (1991) Randomized Comparison of Ceftriaxone and Cefotoxamine in Lyme Neuroborreliosis. J Infect Dis 163: 311–318
24. Reinhardt D (1993) Therapie der Krankheiten des Kindesalters. Springer, Heidelberg
25. Schaad UB (1997) Pädiatrische Infektiologie. Hans Marseille, München
26. Schmid PCh (1996) Aktuelle Tuberkulose-Probleme. der kinderarzt 27: 351–354
27. Schumacher W (1982) Meningitiden und Bundes-Seuchengesetz. Bundesgesundhbl 25: 225–227
28. Strasser-Vogel B, Belohradsky BH (1988) Asplenismus und Hyposplenismus als Immundefektsyndrom. Monatsschr Kinderheilkd 136: 795–807
29. Stuart JM, Cartwright KAV, Robinson PM, Noah ND (1989) Effect of Smoking on Meningococcal Carriage. Lancet 8665: 723–725
30. Tarlow M, Geddes AM (1992) Meningococcal meningitis or septicaemia: plea for diagnostic clarity. Lancet 340: 1481
31. Terheggen HG (1985) ZNS-Tumoren unter dem klinischen Bild einer Meningitis. Monatsschr Kinderheilkd 133: 13–19
32. Tesoro LJ, Selbst SM (1991) Factors Affecting Outcome in Meningococcal Infections. Am J Dis Child 145: 218–220
33. Töllner U, Onken Ch (1987) Seröse Meningitis. pädiat prax 35: 589–593
34. Welsby PD, Golledge CL (1990) Meningococcal meningitis. Brit Med J 300: 1150–1151
35. Wiebicke W (1996) Die Tuberkulose im Kindesalter. Monatsschr Kinderheilkd 144: 286–293
36. Wobrock Th, Weidauer S, Firnhaber W (1996) Borreliose-Enzephalitis unter dem Bild eines Spannungskopfschmerzes. Georg Thieme, Stuttgart, New York

9 Prognose und Therapie der Meningitis im Kindesalter nach der 6. Lebenswoche

9.1 Prognose

Die bei der Meningitis im Vergleich zu anderen bakteriellen Infektionen deutlich schlechtere Prognose ist hauptsächlich auf die Tatsache zurückzuführen, daß die Infektion in einem Kompartiment mit beeinträchtigter Immunabwehr stattfindet, wobei alle Abwehrsysteme (zellulär, humoral, Komplement) inadäquat funktionieren. Die wesentlichen Charakteristika dieser gefährlichen Krankheit sind in Tabelle 9.1 festgehalten.

80 % der Meningitispatienten sind Kinder im Säuglings- und Kleinkindesalter. Dabei handelt es sich nach dem 3. Lebensmonat stets um Monoinfektionen, die fast immer durch die drei klassischen Meningitiserreger Meningokokken, Haemophilus influenzae Typ b und andere Serotypen sowie unbekapselte Typen und Pneumokokken verursacht werden. Die Häufigkeitsangaben in der Literatur liegen für diese drei Keime bei insgesamt 80–95 % (Haemophilus influenzae Typ b 30–60 %, Neisseria meningitidis 20–32 %, Streptococcus pneumoniae 10–15 %). Von der 6. Woche bis zum vollendeten 3. Lebensmonat ist neben diesen drei Erregern das ganze Keimspektrum der Neonatologie zu berücksichtigen. In seltenen Fällen können auch Mischinfektionen und Enteroviren und Anaerobiern auftreten (persistierendes Fieber bei suffizienter Antibiotikatherapie). Nach dem 12. Lebensjahr findet man bei Jugendlichen und Erwachsenen Streptococcus pneumoniae und Neisseria meningitidis. Haemophilus influenzae (Typ B) ist nur noch extrem selten zu erwarten. Bei 50jährigen und älteren Menschen können regional bis zu 10 % Listerien und gramnegative Bazillen auftreten.

Trotz Fortschritten auf dem Sektor der Intensivmedizin und Antibiotikatherapie bleibt die bakterielle Meningitis immer noch eine lebensbedrohliche Erkrankung, die ihren Schrecken nicht verloren hat. Die Letalität der akuten eitrigen Meningitis wird in der Literatur zwischen 4 und 29 % angegeben. Laut SCHAAD (158) liegt sie im Kindesalter bei 3–7 %, bei Säuglingen und Erwachsenen bei 10–25 %. Neurologische Schäden werden danach zu 10–30 % bei Kindern und Erwachsenen beobachtet (Tabelle 9.2).

In Tabelle 9.3 sind die wesentlichen Einflußgrößen für die Prognose festgehalten. Ein stürmischer Beginn mit schnell einsetzender Bewußtlosigkeit, Koma oder lang-

Tabelle 9.1. Charakteristika der Sepsis/Meningitis

> ▸ *Allgemeine Charakterisierung:* invasiv, gefürchtet, lebensbedrohlich
> ▸ *Beginn/Ausbruch der Krankheit:* akut, Koma oder Krämpfe
> ▸ *Verlauf:* protrahiert, von symptomlos bis Schock
> ▸ *Prognose:* hohe Letalität und neurologische Defektheilung
> ▸ *Diagnosesicherung:* keine spezifischen klinischen und laborchemischen Hinweiszeichen
> ▸ *Disposition:* ausgeprägte immunologische Disposition

anhaltenden Krämpfen sowie eine Zellzahl von über 10000/mm^3 Zellen oder auch unter 1000/mm^3 zu Beginn der Behandlung mit einer Keimzahl von über 10^7/ml im Liquor als Ausdruck einer mangelnden Immunabwehr verringern die Heilungschancen deutlich (Tabelle 9.4, 9.5).

Nach KALLIO, KILPI, PELTOLA und RADETZKY (81, 91, 138) ist die verzögerte Diagnosestellung und der verspätete Therapiebeginn bei fulminantem Verlauf nicht mit einer schlechteren Heilungschance oder einer höheren Letalität verbunden, da die pathophysiologischen Vorgänge sowieso ihren Verlauf genommen haben. Ob nun ein sehr rascher oder ein verzögerter Therapiebeginn stattfindet, spielt ihrer Ansicht nach auch bei prolongierter, uncharakteristischer Symptomatik keine große Rolle. Wenn allerdings die charakteristische Meningitissymptomatik eingesetzt hat (Erbrechen, Nackensteifigkeit, Kopfschmerzen), müssen Diagnostik und Therapie sofort in Gang gesetzt werden (81, 138). Wann letztendlich die meningeale Beteiligung einsetzt, ist unbekannt. Man nimmt eine solche ab 10^3 Keimen pro ml im Liquor an. Ein verspäteter Therapiebeginn korreliert also nicht unbedingt mit einer schlechteren Prognose (138); jedoch ist festzuhalten, daß die Krankheit je länger sie dauert, um so ernster und prognostisch ungünstiger ist (25, SCHAAD, pers. Mitt.)

Trotzdem gilt, daß eine bakterielle Meningitis mit langer und protrahierter Symptomatik eine bessere Prognose hat, als wenn die Krankheit heftig und fulminant einsetzt. Das gilt jedenfalls für Hib, Pneumokokken und Meningokokken. Wenn 50–75 % der Patienten vorausgehend Infekte der oberen und unteren Luftwege haben, weiß niemand genau, wann nun wirklich die Meningitis-Symptomatik beginnt.

Tabelle 9.2. Prognose der Meningitis. (Nach 113, 158)

Letaler Ausgang bei	▶ Säuglingen:	10–25 %
	▶ Kleinkindern:	3– 7 %
	▶ Erwachsene:	10–25 %
Heilung mit neurologischen Schäden bei	▶ Säuglingen:	20–50 %
	▶ Kindern:	15–20 %
	▶ Erwachsenen:	10–30 %

Tabelle 9.3. Einflußgrößen für die Prognose einer Meningitis

- ▶ Art, Virulenz und Keimzahl des Erregers
- ▶ Zuverlässige und rasche Früherkennung
- ▶ Adäquate Antibiotikatherapie
- ▶ Spezifische Substitution humoraler Faktoren
- ▶ Modulation des Entzündungsverlaufes
- ▶ Ausreichende supportive Therapie
- ▶ Adäquate Therapiedauer
- ▶ Wann Therapiekontrolle?

Tabelle 9.4. HERSON-TODD-Score (> 4,5: schlechte Prognose)

Klinische Symptome:
- ▶ Stürmischer Verlauf, Symptome > 3 Tage, Fieber > 5 Tage
- ▶ Koma, fokale Krämpfe, Schock, Hyperexzitation
- ▶ Säuglinge und Kleinkinder < 2 J., Erwachsene > 40 J.
- ▶ Herzkomplikationen, Hypothermie

Labor:
- ▶ Hb < 11 g %, Liquorzellzahl > 10000/µl oder < 1000/µl
- ▶ Liquorglucose < 20 mg/dl, Lactat ↑, Protein über 500 mg/dl, pH < 7,15, Keimzahl > 10^7/ml, GOT ↑

Tabelle 9.5. Prognoseverschlechterung der meningitischen Sepsis/Meningitis bei:

1. Spätem Zeitpunkt der Diagnosestellung bzw. des Therapiebeginns
2. Vorliegen folgender Faktoren:
   ▸ Säuglingsalter
   ▸ Begleiterkrankungen (HNO, Diabetes, Mukoviszidose, Nephrotisches Syndrom)
   ▸ Immunmangel/Suppression (angeboren/erworben)
   ▸ Liquorfisteln (angeboren/erworben)
   ▸ Splenektomie (angeboren/erworben)
   ▸ Hämoglobinopathie/Sichelzellanämie
3. Erkrankungen mit gestörter Hämo-/Liquordynamik
4. Zeitdauer über 24 h bis zur Liquorsterilisation
5. Liquorkomposition:
   ▸ Liquorzucker < 10 mg/dl
   ▸ Liquoreiweiß > 500 mg/dl
   ▸ Liquorzellzahl > 10000/mm^3 Zellen (> 1500/3 Stäbe)
   ▸ Keimzahl > 10^6/ml Liquor
   ▸ Liquor-pH < 7,15 (Liquorlactat ↑ , -CRP ↑)
6. Ausgeprägter klinischer Symptomatik (HERSON-TODD >4,5) mit
   ▸ stürmischem Verlauf, Symptome > 3 Tage, Fieber > 5 Tage
   ▸ Krämpfen, Schock/DIG

Neben der Art und Virulenz der Erreger ist auch das Vorliegen zusätzlicher Krankheiten wie Diabetes und Immunsuppression für die Prognose von Bedeutung. Bei der Behandlung der komatösen Verlaufsform sind bei einem Liquor-pH unter 7,15, einem Liquorzuckergehalt unter 10 mg/dl bzw. einem LZ-BZ-Quotient unter 0,3 und einem Liquoreiweißgehalt über 500 mg/dl Akut- und Langzeitprobleme mit einer schlechten Prognose zu erwarten. Eine verzögerte Liquorsterilisation von über 24–48 h nach Therapiebeginn sowie eine Liquorzellzahl über 150/3 Zellen nach 3 Wochen Behandlung verschlechtern die Prognose. So konnten LEBEL und MCCRACKEN (102, 117) nachweisen, daß bei über 18–36 h verzögerter Liquorsterilisation nach Beginn der Antibiose, besonders bei Haemophilus-influenzae-b-Meningitis, zu 45 % neurologische Schäden bzw. zu 35 % Hörstörungen auftraten. Bei rascher Liquorsterilisation betrugen die Werte dagegen 19 bzw. 15 %.

Laut MARTIN (111, 112, 113) läßt die rasche Sterilisation und die pathologische Liquorkomposition am Ende der Behandlung keine Aussage über die Prognose zu. Es wurden Kinder mit verzögerter Liquorsterilisation beobachtet, die einen guten Heilungsverlauf mit guter Prognose nahmen, wie auch Kinder, die eine rasche Liquorsterilisation und eine normale Liquorkomposition am Ende der Behandlung hatten und trotzdem neurologische Schäden und Hörstörungen zurückbehielten. Die Weichen für diese Entwicklung werden in der Frühphase der Meningitis gestellt, die unter Umständen im prästationären Bereich einsetzen.

Die Prognose der neonatalen Meningitis durch grampositive Mikroorganismen ist bis auf die B-Streptokokken-Meningitis insgesamt günstiger als die Meningitis durch gramnegative Erreger, weil nach Therapiebeginn eine schnellere Liquorsterilisation innerhalb von 12–48 h eintritt. Bei gramnegativen Erregern wird diese erst nach 2–5 Tagen (im Durchschnitt 3,5 Tage) erreicht (153). Das bedeutet eine direkte Korrelation zwischen der Dauer der Bakteriorrhachie und der Häufigkeit von neurologischen Defektheilungen (153, 161).

Die Hoffnung, durch moderne Intensivmedizin Komplikationen während der Komaphase verhüten und die noch immer hohe Letalität der eitrigen Meningitis senken zu können, hat sich nicht im erwünschten Ausmaß erfüllt. Jedoch gelingt es in Einzelfällen, den letalen Ausgang der Krankheit zu verhindern und die Defektheilung weitgehend einzuschränken. Damit ist die bakterielle Meningitis nach wie vor in jedem Lebensalter eine gefürchtete, akut bedrohliche und obligat stationär behandlungsbedürftige Erkrankung.

Entscheidend für den Krankheitsverlauf ist und bleibt – trotz anderer Ansichten – in erster Linie die möglichst frühzeitige Krankheitserkennung mit unverzüglich eingeleiteten Sofortmaßnahmen.

LITERATUR

Siehe Kap. 10, S. 211 unter 10.2

9.2 Allgemeintherapie

Das Leben meningitischer Kinder ist vor allem in den ersten 24 bis 48 h gefährdet, weil sich häufig sehr rasch vital bedrohliche Atem- und Herzkreislaufstörungen neben Nierenversagen und allgemeiner Schocksymptomatik besonders bei Pneumokokken-Meningitis einstellen.

Differentialdiagnostisch muß immer eine nekrotisierende Enzephalitis ausgeschlossen werden. Die Meningitis ist deshalb immer ein diagnostisch-therapeutischer Notfall, der keinen Zeitverzug gestattet. Therapieempfehlungen stellen immer nur Grundregeln dar, die im Einzelfall abwandelbar sein können.

Es sind eine Reihe von unterstützenden Maßnahmen notwendig (Tabelle 9.6). Ob die prästationäre Einleitung einer Antibiotikatherapie erforderlich ist, hängt vom Zustand des Patienten und der Transportzeit ins Krankenhaus ab. Verschlechtert sich der klinische Zustand – Auftreten von Petechien, Koma, Krämpfen und/oder Schock – und beträgt die Einlieferungszeit in das nächstgelegene Krankenhaus länger als 1/2 Std., so ist die Indikation zur i.v.-Antibiose durch den erstkonsultierten Arzt gegeben. Die Liquorkomposition wird diagnostisch für den Krankenhausarzt damit nicht beeinflußt, wohl aber die kulturellen Ergebnisse. Eine supportive Therapie mit Infusion und Gabe von Dexamethason vor Antibiotikagabe ist selbstverständlich.

9.2.1 Schocktherapie, Hirnödemtherapie, Flüssigkeits- und Elektrolyttherapie

• Der *Schock* erfordert Sofortmaßnahmen wie Bilanzierung des Säure-Basen- und Elektrolythaushaltes, Blutzuckerregulierung, Bekämpfung von Hypovolumämie, Ausgleich der Anämie und Anurie sowie Beseitigung einer eventuellen Hypo- oder Hyperthermie. Eine Schocktherapie geht in begründeten Fällen zeitlich einer antimikrobiellen Chemotherapie voraus. Unverzüglich soll eine Volumensubstitution mit dem Ziel, wieder eine gute periphere Mikrozirkulation zu erreichen, durchgeführt werden. Volumengabe: 10–20 ml pro kg Körpergewicht pro Dosis als Stoßinfusion in Form von Serumkonserven (54, 87, 146).

Bei schweren Schockformen ist damit häufig eine frühzeitige Beatmung und der Einsatz von Katecholaminen verbunden (Dopamin 2–3 µg/kg KG/min + Dobutamin

Tabelle 9.6. Supportive Meningitistherapie

1. *Schockbekämpfung*
   ▶ Humanserumkonserve 10–20 ml/kg in 0,2–2 h ZVD <8–30 ml/kg, ggf. wiederholen (Ziel: MAD > 30 Torr)
   ▶ bei Herz-Kreislauf-Nierenversagen:
   Dobutamin 5–20 µg/kg/min
   Dopamin 2–3 µg/kg/min (max. 4 µg/kg/min)
   Bei persistierender Hypotension kann Dopamin auf 20 µg/kg/min erhöht und 0,5 mg/kg/d Dexamethason verabreicht werden. Darüber hinaus sind Adrenalin oder Noradrenalin indiziert.

2. *Acidose-Elektrolyt-Korrektur*
   ▶ Natriumbikarbonat 8,4 % nach Formel

3. *Hirnödembekämpfung*
   ▶ Hyperventilation (pCO$_2$ 30–40 Torr)
   ▶ Dexamethason (3 Tage) 2–20 mg/kg/d evtl. + Furosemid 2–5 mg/kg/d
   ▶ optimale Hydrierung (*cave:* ADH-Erhöhung):
   80–100 ml/kg/d (800–1000 ml/m^2/d) für 2–3 Tage (falls Na < 135 mval/l ohne Dehydratation)
   ▶ Barbiturate oder Phenytoin:
   Phenobarbital 10–30 mg/kg/initial (Folgedosis: 5–10 mg/kg/d)
   Diazepam 0,2–1,0 mg/kg/Dosis, Lorazepam 0,05 mg/kg/Dosis
   Diphenylhydantoin (keine Atemdepression) 5–20 mg/kg/E.D., 5 mg/kg/d Dauertherapie (Spiegel 10–30 µg/ml)
   ▶ Mannit 20 %; 5–10 ml/kg (0,5–2 g/kg) KG alle 4–6 h (30 min Kurzinfusion)

4. *Schmerzbekämpfung*
   ▶ Antihistaminika (Serotoninantagonist)
   ▶ Prostaglandin-E-Antagonisten (Indometacin)
   ▶ Opiate

5. *Behandlung von Störungen im Gerinnungssystem*
   (in der Frühphase einer Verbrauchskoagulopathie 250–1000 Einheiten Heparin/kg KG/d; At-III-Substitution bei Plasmaspiegeln < 70 % der Norm; über mehrere Tage fortsetzen) keine fibrinolytische Therapie, Frischplasma 30 ml/kg KG + 100–150 E Heparin/kg/d (4–6 ED)

6. *Antikonvulsiva*
   Clonazepam; 1/2 bis 1 bis 2 Ampullen à 1 mg langsam i.v. bis zum Anfallsstillstand

7. *Ruhe, Geräuschdämpfung, Raumlichtreduktion, Besuchseinschränkung (Hyperästhesie)*

8. *Antipyretika, Antimykotika* (Fluconazol 0,2–0,4 ml/kg/d)

9. *Erhöhte Kopfmittellage (30 %), Essen und Trinken erst nach Bewußtseinsaufhellung (Aspirationsgefahr)*

10. Bei Neugeborenen und jungen Säuglingen frühzeitige *Austauschtransfusion* mit ACD-Blut (160–180 ml/kg) oder Gabe von *Erythrozytenkonzentrat* (10–15 ml/kg)

11. *Granulozytentransfusion* (zelluläre Abwehr)

12. IgM-angereichertes, intravenöses *Immunglobulinpräparat* (Pentaglobin) 3–5 ml/kg/d, 1,7 ml/kg/h (Kinder 0,4 ml/kg/h) bzw. *Fresh-frozen-Plasma* (FFP)

13. *Vitamin-K-Gaben* bei Säuglingen (1 mg/kg)

14. *Thrombopenie* unter 25000/cmm: Gabe von *Thrombozytenkonzentrat* als 10 ml/kg-Einzeldosis; Wiederholung bei Thrombozytenwerten unter 100000/cmm

5–15 μg/kg KG/min über einen gesonderten venösen Zugang; am besten zentral, da sonst mit peripheren Nekrosen zu rechnen ist). Die weitere Volumenzufuhr sollte unter Kontrolle des zentralen Venendrucks erfolgen. Eine initiale, hochdosierte Kortikoidtherapie von 30–50 mg/kg Körpergewicht intravenös ist zu erwägen (146). Im septischen Schock gelten andere Verhältnisse.

• Der Einsatz von Kortikosteroiden (1–2 mg/kg/Tag Dexamethason oder 0,4 mg/kg KG initial; 0,1 mg/kg Dosis alle 4–6 h) ist beim begleitenden *Hirnödem* für 24 bis 72 h neben Mannit, Glyzerin oral (4,5 g/kg/d) und Phenobarbitalgaben erlaubt (siehe auch Kap. 9.4). In schweren Fällen kann auch die Gabe kleiner Dosen Furosemid von 2–3 mg/kg/Tag versucht werden. Die Osmotherapie erfolgt zum Beispiel mit 20 %igem Mannit – 3–4mal 100 ml täglich – oder Glyzerin oral 85 % (3–4mal 40 ml täglich). Die Phenobarbital-Behandlung beginnt man mit 20–30 mg/kg, danach gibt man 10–20 mg/kg/Tag.

• Bei *Atemstörungen* (Glasgow-coma-scale unter 8, Enzephalitis, erhöhter Hirndruck, Status epilepticus) kommt eine maschinelle, kontrollierte Überdruckbeatmung in Frage.

• Bei der *Rehydrierung* (zunächst kaliumfreie Halbelektrolytlösung mit 5 %iger Glucose) von exsikkierten Patienten ist Vorsicht geboten, da es z.B. durch die angefeuchtete Atemluft oder im Rahmen eines Nierenversagens zu einer Überwässerung kommen kann, die wiederum die Entwicklung eines Hirnödems mit Krampfanfällen begünstigt. So liegt die Flüssigkeitsbeschränkung bei Serumwerten von Natrium unter 135 mval/l und Normalgewicht (nicht bei Schock oder Dehydratation) je nach Alter des Kindes bei 60–100 ml/kg/Tag (ca. 60–70 % des kalkulierten Erhaltungsbedarfes oder 800–1 000 ml pro m^2 Körperoberfläche pro 24 h: bei Serum-Natriumwerten über 135 mval/l 1 500–1 700 ml pro m^2 Körperoberfläche pro 24 h über 3 Tage); (54, 87, 146). Beginnt man mit einer Flüssigkeitsreduktion, so steigert man bei normalisiertem Natrium pro 6 Std. um 200 ml/m^2 bis zum Erhaltungsbedarf von 1 500–1 700 ml/m^2/Tag. Dieses Flüssigkeitsregime hat keinen Einfluß auf das Hirnödem.

Dies sollte deshalb geschehen, weil bei Meningitis eine pathologisch gesteigerte ADH-Ausschüttung mit begleitender Hyponatriämie stattfinden kann, was allerdings selten vorkommt. Eine unangemessene Flüssigkeitsreduktion senkt den arteriellen Perfusionsdruck, der bei Verlust der Autoregulation der Hirndurchblutung erforderlich ist. Eine verminderte Hirndurchblutung bei Exsikkose steigert die ADH-Ausschüttung (dies ist nicht etwa Folge einer Hypophysendysfunktion!), um die zerebrale Hirndurchblutung über Hirn- bzw. Perfusionsdruck zu sichern. Andernfalls kommt es bei verminderter Hirndurchblutung zur Ischämie und in Folge zum anaeroben Hirnstoffwechsel mit konsekutiver Lactaterhöhung und Glucoseabfall im CSF. Beim SCHWARTZ-BARTTER-Syndrom führt also die Deckung von *Erhaltungsbedarf + Ersatzbedarf* zur Normalisierung von ADH. Der Ersatzbedarf sollte isoton + Natriumdefizit sein, während der Erhaltungsbedarf halbisoton bei Dehydratation ist. Eine Flüssigkeitsreduktion ist deshalb lediglich beim Vollbild des SIADH (secretion of inappropriate anti-diuretic hormon) mit Hyponatriämie, Ödemen und verminderter Diurese erforderlich (HKT-Abfall, Kaliumabfall, hohes spezifisches Uringewicht mit erhöhtem Natrium); (Tabellen 9.7, 9.8). Heute weiß man also, daß die ADH-Sekretion bei Meningitis durch die oft begleitende Dehydratation verursacht ist (Steuerung des ADH durch Natrium- und Volumenrezeptoren!) und somit oft nicht Flüssigkeitsrestriktion, sondern Flüssigkeitsauffüllung angezeigt wäre (SCHAAD, pers. Mitt.). Übermäßige ADH-Produktion kann durch Diphenylhydantoin gemindert werden (Dosierung 5–20 mg/kg/Tag).

Um den Stoffwechsel des in Entwicklung befindlichen Gehirns weitgehend ungestört aufrechtzuerhalten, muß eine genügende Zufuhr von sauerstoffhaltigem Blut und Glucose gewährleistet sein. In 10–15 % der Fälle ist mit Stoffwechselkomplikationen wie Hypoglykämie, Hypokalziämie, Hypo-/Hyperthermie und Hypo-/Hyperosmolarität zu rechnen, weshalb Routinekontrollen von Blutdruck, Hämatokrit, Säurebasenhaushalt, Elektrolytbestimmungen u.a. notwendig sind.

Bei einer sauren Stoffwechsellage erfolgt die Gabe von einmolarem Natriumbicarbonat, und zwar 1 ml/kg verdünnt mit 1 ml/kg Aqua dest. als Einzeldosis.

9.2.2 Antikonvulsive Therapie

Treten fokale oder allgemeine Krämpfe auf, die auch durch die neurotoxische Wirkung von Betalaktam-Antibiotika begünstigt werden, sind im Anfall 5–10 mg Diazepam langsam i.v. oder als Rektiole geeignet. Bei Säuglingen bieten sich unter anderem auch Chloralhydrat-Rektiolen an. Phenytoin oder Phenobarbital können danach in einer Dosierung von 5–20 mg/kg/Tag i.v. über mehrere Tage verabfolgt werden. Wenn generalisierte Krämpfe nur in der Anfangsphase bestanden, ist es zu verantworten, daß die Antikonvulsiva abgesetzt werden.

Tabelle 9.7. SCHWARTZ-BARTTER-Syndrom (ADH-Erhöhung)

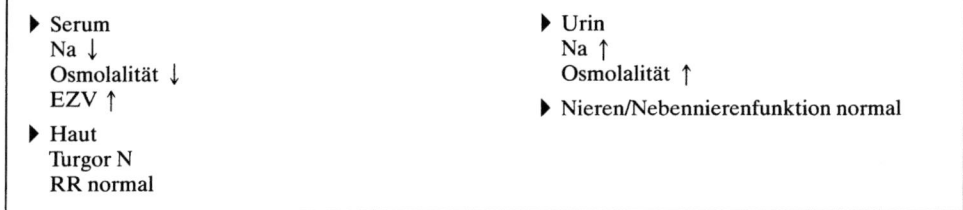

▸ Serum	▸ Urin
Na ↓	Na ↑
Osmolalität ↓	Osmolalität ↑
EZV ↑	▸ Nieren/Nebennierenfunktion normal
▸ Haut	
Turgor N	
RR normal	

Tabelle 9.8. Adjuvante Behandlung der bakteriellen Meningitis. (Nach 4)

Computer-Tomographie, Kernspin-Tomographie	Hirndruck normal	Hirndruck erhöht
▸ normal	–	Hyperventilation 48 h (Hirndurchblutung vermindern)
▸ Ödem	Flüssigkeitsreduktion	Flüssigkeitsreduktion, Furosemid, Kortikoide, Mannitol. Keine Hyperventilation
▸ Hydrozephalus (internus/externus)	–	CSF-Produktion reduzieren, Diamox, Digoxin, Kortikoide (CSF-Reabsorption verbessern), Ventrikel-Drainage, Lumbalpunktionen
▸ Infarkt	Zerebrale Durchblutung verbessern, Plasmaexpander, RR anheben, positive Inotropika, Kortikoide zur Verminderung der Vaskulitis	Hirnödemminderung, Diuretika(?), Kortikoide, Barbiturate, Hypothermie, keine Hyperventilation

Bleibt die Anfallsbereitschaft über die akute Phase hinaus bestehen oder lagen von Anfang an fokale Krämpfe vor oder treten die Krämpfe erst im weiteren Krankheitsgeschehen auf, ist eine antikonvulsive Langzeittherapie für mindestens 3 Monate einzuleiten. Die prophylaktische primäre Barbituratgabe in den ersten Behandlungstagen auch ohne Hinweis auf Krämpfe hat sich zur Senkung der Hirndurchblutung in der hyperämischen, dilatatorischen Gefäßphase bewährt.

9.2.3 Therapie mit Antikoagulanzien

Der Wert einer prophylaktischen Heparintherapie bei purulenter Meningitis wird unterschiedlich beurteilt. Das Therapieregime ist abhängig von den Gerinnungsparametern.

Indiziert ist eine Heparinbehandlung in der Frühphase einer Verbrauchskoagulopathie. Die Dosierung beträgt 200–300 (maximal 400) i.E. Heparin pro kg Körpergewicht pro Tag i.v., aufgeteilt in 6 Dauerinfusionsgaben über Bypass. Während der Behandlung muß eine stete Kontrolle des Gerinnungsstatus erfolgen (die partielle Thromboplastinzeit sollte das 3–4fache der Norm betragen), (146).

Die Dauer der Heparinisierung entspricht etwa der Dauer der antibakteriellen Chemotherapie (kein abruptes Absetzen!). Zu beachten ist bei der Heparintherapie die Abhängigkeit der Wirkung vom Antithrombin-III-Gehalt des Plasmas. Sinkt der AT-III-Gehalt unter 70 %, ist eine Substitution mit AT-III-Konzentrat erforderlich (1 Einheit Antithrombin III pro kg Körpergewicht erhöht den Spiegel um 1 %). Möglich ist auch eine Substitution mit gerinnungsaktivem Frischplasma in einer Dosierung von 15–30 ml/kg Körpergewicht als Einzeldosis. Eine Wiederholung kann bei Indikation nach 12 h erfolgen (146, siehe auch Kap. 12).

LITERATUR

Siehe Kap. 10, S. 211 unter 10.2

9.3 Therapie mit Immunglobulinen

Bereits 1890 wurde von Emil VON BEHRING erstmals das Therapieprinzip der passiven Übertragung antitoxischer Seren mit Erfolg bei septischen Infektionen beschrieben. 1963 berichtete KOCH über erste Erfahrungen mit der intravenösen Gabe von Gammaglobulin bei eitriger Meningitis im Kindesalter. 1968 wurde von MARGET bei der Behandlung der eitrigen Meningitis Gammavenin gegeben. FEIGIN und DODGE 1976 nennen als prädisponierende Faktoren für eine Meningitis unter anderem verminderte Bakterizidie und Immunglobulinverminderungen.

Jede bakterielle und virale Infektion geht mit einem Verbrauch von Immunglobulinen und Komplement einher. Unter physiologischen Bedingungen sind die Antikörperkonzentrationen im Liquor sehr niedrig, steigen aber infolge der Störung der Blut-Liquor-Schranke bei Erkrankungen des ZNS rasch an. Eine problemlos verlaufende virale oder bakterielle Meningitis bedarf keiner zusätzlichen Immunglobulintherapie. Bei schweren, komplizierten Verläufen mit Affektionen des zentralen Nervensystems liegt jedoch ein passagerer Antikörpermangel vor, der den Einsatz intravenöser Immunglobuline begründet. Dabei gilt es insbesondere bei eitriger Meningitis, das Zeitintervall zwischen Infektionsbeginn und Antikörperproduktion zu überbrücken.

Die Substitution mit Immunglobulin G bei einem Antikörper-Mangelsyndrom, sei es angeboren, erworben oder transitorisch – wie z.B. bei Neugeborenen – ist heute unumstritten. Primäre Immundefekte liegen indessen den Meningitiden nur zu einem kleinen Teil zugrunde. Bei 53 % aller Kinder mit eitriger Meningitis werden dagegen Störungen der Antikörperbildung gegen bakterielle Antigene und bei 88 % Störungen der Bakterizidie beobachtet (33). Eine bekannte Tatsache ist auch, daß bei eitriger Meningitis hochdosierte Antibiotikagaben immunsuppressiv wirken können.

Aus tierexperimentellen Untersuchungen ist der synergistische Effekt von Immunglobulinen in Kombination mit Antibiotika bekannt. Beim Menschen konnte durch solche Kombinationstherapie mit hochdosiertem Immunglobulin G bei der eitrigen Meningitis eine deutlich bessere Prognose und Defektheilungsrate sowie eine Verkürzung der Dauer des stationären Aufenthaltes erzielt werden (33). Allerdings finden sich in der Literatur auch Publikationen, die den wirksamen Effekt einer Therapie mit Immunglobulin G bei septischen Infektionen nicht belegen konnten.

Es ist wichtig, darauf hinzuweisen, daß in den normalen 7-S-Antikörperpräparaten vom IgG-Typ kaum Antikörper gegen grampositive Erreger nachweisbar sind. Deshalb haben diese Präparate in der Prophylaxe und Therapie der Neugeborenensepsis keinen Erfolg gezeigt. Aus diesem Grund wird deshalb die Prophylaxe mit Gamma-Globulinen weiterhin kontrovers diskutiert.

Erst der Einsatz eines IgM-angereicherten Immunglobulinpräparates (Pentaglobin) brachte einen deutlich sichtbaren Fortschritt. Dieses Präparat enthält 76 % Immunglobulin G, 12 % IgM und 12 % IgA und weist bei klinischen Problemkeimen, wie Staphylococcus aureus, Streptococcus viridans, Streptococcus pyogenes, Streptokokken der Gruppe D, Pseudomonas aeruginosa und E. coli, 8–32fach höhere Antikörpertiter auf als vergleichbare IgG-Präparate (192). In Pentaglobin sind ebenfalls Antikörper von gramnegativen Bakterien gegen Endotoxin (Lipid A) nachgewiesen, welches für krankmachende Effekte, besonders Sepsis, verantwortlich gemacht wird (193). Insbesondere der Endotoxin-neutralisierende Effekt bei gramnegativen Keimen führt dazu, daß der letale Endotoxinschock verhindert werden kann. Zu beachten ist, daß gerade durch den Einsatz von Antibiotika verstärkt Endotoxine aus gramnegativen Bakterien freigesetzt werden können.

Von zentraler Bedeutung ist dabei die C3-Komponente des Komplementsystems, die nach Aktivierung Anaphylatoxine, chemotaktische Faktoren und Opsonine freisetzt. Anaphylatoxine sorgen dafür, daß das Gewebe für Antikörper und Antibiotika durchlässig wird, so daß sich am Ort der Infektion deren Konzentration erhöhen kann. Die chemotaktischen Faktoren locken Leukozyten und Makrophagen an den Ort der Infektion (126).

Ein Antikörper(IgG)-Molekül hat zwei Antigen-Bindungsstellen, auch F_{ab}-Teil genannt, und den sogenannten F_c-Teil. Der F_{ab}-Teil erkennt und bindet das Antigen spezifisch; der F_c-Teil sorgt dafür, daß die körpereigenen Abwehrsysteme in Gang gesetzt werden.

Wenn man die unterschiedlichen Immunglobulintypen betrachtet, so zeichnet sich das IgM-Molekül (Abb. 9.1) dadurch aus, daß es aus fünf gleichartigen Unter-

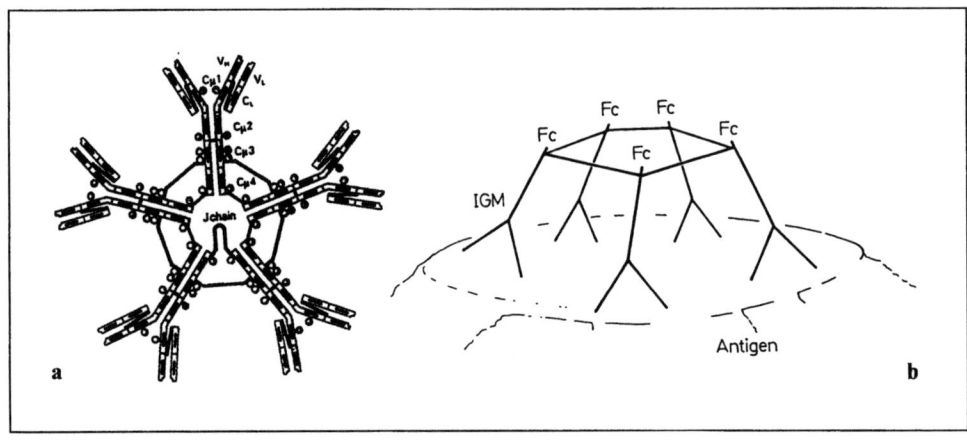

Abb. 9.1. IgM besitzt eine pentamere, ringförmige Struktur. Die Antigen-bindenden Teile des Moleküls weisen nach außen: **a** Aufsicht, **b** dreidimensionale Ansicht. (Nach 193)

einheiten besteht, die über ihre F_c-Teile miteinander verknüpft sind. Dadurch erhöht sich die Fähigkeit zur Phagozytosesteigerung um das 1000fache und die der Komplementaktivierung um das 100- bis 400fache gegenüber dem IgG-Molekül.

Eine weitere wichtige Aktivierung eines körpereigenen Zellsystems ist die sogenannte Antikörper-vermittelte Zytotoxizität. Eine Zielzelle (Bakterium) reagiert mit den F_{ab}-Teilen des Antikörpers. Der F_c-Teil wird aktiviert und erkennt besondere Rezeptoren auf den sogenannten Killer-Lymphozyten. Diese richten sich gegen die Zielzelle und zerstören sie. Insgesamt folgen einer Antikörper-Antigen-Reaktion drei Vorgänge, in denen körpereigene immunologisch wirksame Systeme aktiviert werden (Tabelle 9.9).

Neben den Antigen-Bindungsstellen ist deshalb der F_c-Teil des Antikörpermoleküls besonders wichtig, da er sich an Makrophagen und Killer-Lymphozyten anheften kann und eine große Rolle bei der Komplementaktivierung spielt. Der Komplex aus Krankheitserreger und Antikörper wird phagozytiert und eliminiert.

Aufgrund der hohen Antikörpertiter gegen gramnegative und grampositive Bakterien, die vorwiegend in der IgM-Fraktion vorliegen, kann das mit IgM angereicherte Immunglobulinpräparat Pentaglobin über Komplementaktivierung eine verstärkte Lyse der Bakterien hervorrufen.

Klassische Indikationen sind daher die Therapie schwerer bakterieller Infektionen mit septisch-toxischen Komplikationen, auch insbesondere in der Neonatologie und

Tabelle 9.9. Wichtige immunbiologische Leistungen von IgG- und IgM-Antikörpern

Molekülteile	Leistungen
F_{ab}	▶ Antigenerkennung und -fixierung: Agglutination
F_c	▶ Phagozytose ▶ Komplementaktivierung ▶ antikörpervermittelte Zytotoxizität

Pädiatrie. Aufgrund der altersbedingten immunologischen Abwehrschwäche bei Früh- und Neugeborenen unterliegt der zelluläre und humorale Immunstatus noch einer gewissen Reifung, so daß speziell in dieser Gruppe nach wie vor ein erhöhtes Risiko für septische Infektionen besteht.

Zur Therapie der bakteriellen Sepsis erhalten Neugeborene und Säuglinge Pentaglobin in einer Dosierung von 5 ml/kg Körpergewicht pro Tag an drei aufeinanderfolgenden Tagen (Tabelle 9.10). Zur Vermeidung von unerwünschten Wirkungen, die auftreten können, wenn Immunglobulinpräparate zu kalt und zu schnell infundiert werden, ist es notwendig, stets eine klare, auf Körpertemperatur erwärmte Lösung zu verabreichen.

Unter Beachtung dieser Kautelen sind niemals schwere Unverträglichkeitsreaktionen beobachtet worden. Beschrieben wurden als Nebenwirkungen neben vorübergehender Temperaturerhöhung gelegentlich auch Schmerzen im Beckenbereich, Beklemmungsgefühle und Juckreiz, was meist auf zu schnelle Infusionen zurückzuführen ist (193).

Inzwischen liegen die Ergebnisse zahlreicher kontrollierter Studien mit Pentaglobin vor, die die klinische Wirksamkeit und gute Verträglichkeit dieses Präparates dokumentieren (58–59). HAQUE konnte so die Letalität von 20 % in der Kontrollgruppe auf 3,3 % in der Therapiegruppe reduzieren. SCHEDEL (165, 166) konnte die Sepsisletalität bei gramnegativem Schock bei Erwachsenen dadurch von 32 % auf 4 % senken. Die Arbeitsgruppe von BELOHRADSKY berichtet über einen nebenwirkungsfreien, erfolgreichen klinischen Einsatz von Pentaglobin bei der Behandlung von Pseudomonas-aeruginosa-induzierter Sepsis bei leukämischen Kindern.

Die spezifische Agglutinationswirkung, die effektive Komplementaktivierung, Förderung der Opsonisierung und Phagozytose sowie Zytolyse nach IgM-Gabe sind wahrscheinlich mit einem temporären Anstieg zirkulierender Immunkomplexe verbunden. Kollagenosen, bei denen eine verminderte Clearance zirkulierender Immunkomplexe besteht, wie Lupus erythematodes oder rheumatoide Arthritis, sind daher weniger gut für die Immuntherapie mit Pentaglobin geeignet. Eine Kontraindikation stellt der kongenitale IgA-Mangel dar (LOUIS-BARR-Syndrom). In den ersten drei Monaten nach Gabe von Pentaglobin sollte keine Lebendimpfungen durchgeführt werden.

Tabelle 9.10. Pentaglobin-Therapie

- IgM-haltiges Immunglobulin (12 % IgM, 12 % IgA, 76 % IgG)
- Hoher Antikörpergehalt gegen grampositive und gramnegative Erreger
- Endotoxinbindend (antitoxisch, neutralisierend)
- Steigerung der Phagozytose durch verbesserte Opsonisierung
- Komplementaktivierend
- Synergistische Bakterizidie-Steigerung mit Antibiotika
- Dosierung 5 ml/kg pro Tag (3 Tage)
- Infusionsgeschwindigkeit 1,7 ml/kg KG pro Stunde bei Neugeborenen und Säuglingen, 0,4 ml/kg KG pro Stunde bei Kindern und Erwachsenen

LITERATUR

Siehe Kap. 10, S. 211 unter 10.2

9.4 Therapie mit Kortikosteroiden

Die physiologische Bedeutung des Kortikoids wurde erstmalig 1855 von ADDISON beschrieben. Die erste klinische Anwendung bei rheumatischer Arthritis erfolgte 1949 durch HENSCH (pers. Mitt. 1964).

Die vor 10 bis 30 Jahren gesammelten klinischen Erfahrungen mit Kortikosteroiden waren kontrovers und nicht konklusiv. Die zusätzliche Gabe von Steroiden führte zu vermehrten subduralen Ergüssen und reduzierte auch nicht die Zahl der neurologischen Defektheilungen, so daß diese Therapie im letzten Jahrzehnt nicht mehr routinemäßig durchgeführt werden (4, 5).

Der Einsatz der Kortikosteroide (2–20 mg/kg/Tag Dexamethason) zur Behandlung des vasogenen Hirnödems ist jedoch unumstritten. Durch das die Meningitis oft begleitende Hirnödem und die Hirndrucksteigerung wird die Hirndurchblutung reduziert, weshalb es zur zerebralen Hypoxie und zum anaeroben Stoffwechsel mit erhöhtem Glucoseverbrauch kommt. Folge ist eine Glucosereduzierung und ein Lactatanstieg im Liquor cerebrospinalis.

Neuere, doppelblinde, placebokontrollierte Studien (7, 8, 13, 24–28, 31, 37, 38, 44, 45, 47) ergaben folgende, in der Regel statistisch signifikante Befunde für die zusätzlich mit Dexamethason behandelten pädiatrischen Patienten mit Haemophilus-influenzae-Typ-b-Meningitis:

▸ raschere Normalisierung der Entzündungsgrößen im Liquor (Granulozyten, Protein, Glucose, Lactat, Tumornekrosefaktor, Interleukin-1β, Prostaglandin, Druck),
▸ kürzere Fieberdauer,
▸ Reduktion von persistierenden Hörschäden,
▸ Reduktion neurologischer Residuen.

Die auf pathophysiologischen Überlegungen basierende Forderung, die erste Dexamethason-Dosis 10–30 min vor der Antibiotikagabe zu verabreichen, wird durch experimentelle und klinische Befunde unterstützt.

Hörstörungen bei Meningitis treten unabhängig von Alter, Frühdiagnostik und Therapie sowie der Dauer der Erkrankung sehr früh und unabhängig von den sonstigen neurologischen Schäden auf (ca. 36 h nach Erkrankungsbeginn; 13); (Tabelle 9.11). Der Hörverlust ist immer irreversibel und betrifft die höheren Frequenzen, während Gleichgewichtsstörungen reversibel sind.

Tabelle 9.11. Inzidenzraten zur bakteriellen Meningitis

	Letalität	Signifik. neurologische Defekte	Hörstörungen
HAVENS 1989 (10) (9 Studien)	1– 8 %	10–30 %	5–31 %
AAP 1994 (1) (Hib)	5–10 %	20–30 %	5–20 %
SCHAAD 1993 (44)	3– 7 %	10–30 %	

Die *Hörschädigung* bei der Bakterienmeningitis beruht in den meisten Fällen auf einer sehr früh einsetzenden Labyrinthitis, wobei die Bakterien (oder der Eiter) sowie Bakterienprodukte das Innenohr per continuitatem (Kochlearaquädukt und innerer Gehörgang) oder hämatogen erreichen. Seltener ist die postmeningitische Hörstörung auf eine Läsion des VIII. Hirnnerves oder auf eine kortikale Läsion zurückzuführen (44, 45).

DODGE et al. (13) stellten fest, daß es eine signifikante Korrelation zwischen einem erniedrigten Liquorzuckergehalt unter 20 mg/dl und einer Taubheit mit meist einseitiger Innenohrschwerhörigkeit oder anderen neurologischen Ausfällen gibt. Doppelseitige Hörverluste sind etwas seltener. Die Hörschädigung (laut Literatur 6–14 % bei Hib und 40 % bei Pneumokokken) korreliert auf jeden Fall mit dem Schweregrad der Meningitis und korreliert invers mit der früh einsetzenden Antibiotika- und adjuvanter inflammatorischer Therapie.

Allerdings spielen für die Häufigkeit der postmeningitischen Taubheit auch noch andere Faktoren eine Rolle, wie Art und Dosierung der antibiotischen Behandlung (Ceftriaxon [4 %] besser als Cefuroxim [17 %]; 44, 45) sowie Typ und Virulenz des Meningitiserregers; denkbar ist zudem eine negative Beeinflussung durch erworbene (z.B. gleichzeitige Virusinfekte) oder vorbestehende Immunschwäche.

Die häufig bei Pneumokokken-Meningitiden beschriebenen Hörstörungen werden darauf zurückgeführt, daß in diesen Fällen oft Schädel-Hirn-Traumata mit Frakturen der Schädelbasis vorliegen. Die früher unter Gabe von Ampicillin beschriebenen Hörstörungen (GAMPSTORP, KLOCKHOFF 1974, zitiert nach Literatur) sind wohl mit Sicherheit nicht auf das Antibiotikum zurückzuführen.

Wenn Patienten mit bakterieller Meningitis ihre erste Antibiotikagabe erhalten, kommt es nach Bakteriolyse im Subarachnoidalraum zur Freisetzung von Endotoxinen (durch gramnegative Keime), Teichoinsäure und Peptidoglykanen (von grampositiven Keimen) um das 40–60fache (37, 38), welche aus den aktivierten Makrophagen, Monozyten. Endothelzellen und Astrozyten über Ausschüttung der Zytokine 45 min bis 6 h später den inflammatorischen Prozeß und die entzündlichen Veränderungen im Liquor in Gang setzen.

Infolge der Zytokinerhöhung, die ihrerseits die genannten Zellen aktiviert und zur weiteren Zytokinproduktion anregt (Interleukin-1β sehr spät, Tumornekrosefaktor sehr früh, Plättchenaktivierungsfaktor) kommt es nun zum Endothelschaden und zu vermehrter Adhärenz der aktivierten Leukozyten an den Endothelzellen. Dies führt zu einer Erhöhung der Blutliquorschranken-Durchlässigkeit, der Plexus choroidis zeigt gesteigerte Permeabilität, und zur Bluthirnschrankenstörung an den zerebralen Kapillaren. Weiterhin kommt es zu Störungen bzw. zum Verlust der zerebralen Autoregulation, zur Störung der Liquordynamik in Form von Abflußbehinderung infolge Viskositätserhöhung des eitrigen Liquors. Dabei korreliert die Höhe des Zytokinspiegels im Liquor mit dem klinischen Bild, mit der Höhe des Lactats im Liquor, mit den neurologischen Folgeschäden und umgekehrt mit dem erniedrigten Liquorzuckerspiegel.

Weiterhin bewirken die Endotoxine eine Eisen- und Zinkabsenkung, eine Herabsetzung der Chemotaxis, und sie blockieren das retikuloendotheliale System. Aus den Granulozyten werden zudem noch O_2-Radikale, Arachidone und Endorphine freigesetzt.

Diese durch Antibiotika induzierten initialen Verschlechterungen können für einen kritisch kranken Patienten verhängnisvoll und lebensbedrohlich sein.

Erst die Arbeiten von LEBEL, MCCRACKEN, ODIO, GIRGIS und SCHAAD (7, 8, 24–28, 31, 37, 38, 44, 45) erzielen eindeutig positive Resultate, so daß die Dexamethason-Therapie empfohlen werden kann, und zwar nicht nur bei der Haemophilus-influenzae-Typ-b-bedingten Meningitis, sondern auch bei Pneumokokken- und Meningokokken-Meningitiden, obwohl hier die Fallzahlen klein waren und das WATERHOUSE-FRIDERICHSEN-Syndrom keine repräsentativen Zahlen zuließ. In den

Tabellen 9.12–9.14 sind die Ergebnisse dieser Arbeiten dargestellt, die zeigen, daß die Dexamethason-Therapie bei bakterieller Meningitis eindeutig eine Senkung der neurologischen Schäden und der Hörstörungen auf ein Drittel bewirkt.

Die erste Dexamethason-Gabe erfolgt 10–30 min vor der ersten Antibiotikagabe. Nach LEBEL und MCCRACKEN wird Dexamethason an vier aufeinanderfolgenden Tagen mit 0,6 mg/kg/Tag (aufgeteilt in 4 Einzeldosen à 0,15 mg/kg) dosiert. In der Multizenterstudie der Schweiz (44, 45) erfolgte die Gabe von 2 × 0,4 mg/kg/Tag Dexamethason an zwei aufeinanderfolgenden Tagen (siehe Tabelle 9.14).

Die *Wirkung von Dexamethason* ist darin begründet, daß es antiinflammatorisch und antitoxisch wirkt, in dem es die Aktivität der Phospholipase hemmt. Dadurch kommt es zur Verminderung der weißen, akti-

Tabelle 9.12. Klinische Symptome einer Doppelblindstudie: zusammenfassende Daten 3.–12. Monat nach Entlassung. (Nach 24–28, 31)

	Dexamethason-Gruppe	Placebogruppe
Fieber	1,5 Tage ± 0,8	5 Tage ± 4,5
Sekundäres Fieber	77/133 (58,0%)	48/127 (39,0%)
Krämpfe	10/133 (8,0%)	21/127 (17,0%)
CT-Veränderungen	7/ 51 (14,0%)	14/ 48 (29,0%)
Hemiparesen	3/133 (2,0%)	11/127 (9,0%)
Reaktive Arthritis	2/133 (2,0%)	7/127 (6,0%)
Krankenhausaufenthalt	11,9 ± 6,7 Tage	12,1 ± 6,9 Tage
Moderate oder größere bilaterale Hörstörungen		
> 30 – 50 db	4/122 (3,0%)	15/113 (13,0%)
Hörhilfen	1/122 (1,0%)	12/113 (11,0%)
Neurologische Schäden		
▶ bei Entlassung	22/133 (17,0%)	31/127 (24,0%)
▶ mit 6 Wochen	18/123 (15,0%)	23/114 (20,0%)
▶ 1–2 Jahre später	3/ 81 (4,0%)	9/ 75 (12,0%)

Tabelle 9.13. Dexamethason-Therapie bei Hib-Meningitis; Nachuntersuchungen 5 bis 24 Monate

	Dexamethason-Gruppe	Placebogruppe
Nach ODIO (37, 38)		
Neurologische Schäden	5/51 (10%)	15/48 (31%)
Hörstörungen	3/50 (6%)	7/44 (16%)
Total	7/51 (14%)	18/48 (38%)
Nach SCHAAD (44, 45)	n = 60	n = 55
Neurologische Schäden (mittel/schwer)	3 (5%) 2/1	5 (9%) 2/3
Hörstörungen (mäßig/schwer)	3 (5%) 1/2	8 (15%) 4/4
Haemoccult positiv	10	3
Total	3 (5%)	9 (16%)

Tabelle 9.14. Einsatz von Kortikoiden bei Meningitis. (Nach 13)

▸ Hirnödem und WFS	2–20 mg/kg/d (4–6 Dosen)	3–4 Tage (Dexamethason)
▸ Alle (schwere und leichte Formen) bakteriellen Meningitiden	0,6 mg/kg/d (4 Dosen) oder 0,8 mg/kg/d (2 Dosen)	4 Tage (Dexamethason) 2 Tage (Dexamethason)

vierten Blutkörperchen im Liquor, zur Blockade der Zytokine, zur Bindung der Endotoxine und zum Abtransport von Immunkomplexen aus dem Liquorraum (TÄUBER, pers. Mitt. ICC 1991). Der durch Phospholipase A gesteigerte Metabolismus von Membranphospholipiden und die Arachidonsäurekaskaden wird gehemmt. Die Produktion von TNFα, PAF, IL-1β und IL-6 wird gebremst und die Synthese von O_2-Radikalen, Leukotrienen und PGE_2 reduziert. Die Adhäsion von Bakterien und Leukozyten an den Kapillaren wird blockiert.

Die Wirkung hält jeweils 6 h an, weshalb die viermalige tägliche Gabe empfehlenswert ist. Die Empfehlung der Therapiedauer von 4 Tagen beruht darauf, daß ab 4. Krankheitstag kein Hirnödem mehr auftritt (VOLPE, pers. Mitt.).

Dexamethason wirkt bei leichten und mittelschweren Meningitisfällen besser als bei denen, die bei der Krankenhausaufnahme einen schweren klinischen Verlauf mit einem HERSON-TODD-Index > 4,5 zeigen.

Dexamethason senkt das vasogene Hirnödem, wozu Methylprednisolon nicht in der Lage ist (TÄUBER, 1985). Letzteres senkt jedoch den Widerstand im Liquorabflußsystem, was damit indirekt zur Reduktion des Hirndruckes beiträgt. Eine Kombination von Dexamethason und Methylprednisolon ist möglich. TUOMANEN (55) berichtet, daß 1994 bereits 78 % aller Behandlungszentren in den USA Dexamethason anwenden.

Es konnte weiter festgestellt werden, daß Dexamethason die schnelle Sterilisation des Liquors nicht verzögerte und hoch eiweißgebundene Antibiotika weiterhin eine gute Liquorgängigkeit trotz Vasokonstriktion und Gefäßabdichtung besaßen. Liquorspiegelbestimmungen zeigten mit und ohne Dexamethason-Behandlung einen gleich hohen Ceftriaxonspiegel. Der Vancomycinspiegel wird im Liquor allerdings abgesenkt, der Rifampicinspiegel dagegen nicht. Nach TUOMANEN 1987 (53–55) wird die Leukozytenphagozytose und -chemotaxis durch Dexamethason nicht beeinflußt (NOLAN 1978, SCHELD 1980).

Sämtliche Blut- und Liquorkulturen waren nach 24–48 h steril.

Die Liquorpunktionen erfolgten 30–60 min nach der Antibiotikagabe. Unter Dexamethason wurde auch eine Verringerung von subduralen Ergüssen beobachtet (24–28).

Die Gabe von Dexamethason beeinflußte in 12–24 h folgende Variablen signifikant:

▸ Abfall von Tumornekrosefaktor α um 84 %
▸ Abfall von Interleukin-1β um 90 %
▸ Abfall des Hirndrucks um 40 % (und Reduktion des vasogenen Hirnödems)
▸ Anstieg der Hirnperfusion um 22 %
▸ Abfall des Liquorlactats um 55 %
▸ Abfall der Liquorleukozyten um 43 %
▸ Abfall des Liquoreiweißes um 54 %
▸ Anstieg der Liquorglucose um 126 %
▸ Abfall des Plättchenaktivierungsfaktor um 70 %.

Die mit Placebo und Antibiotika behandelten Patienten zeigten diese Beeinflussung der Parameter nicht bzw. es kam sogar zu einem geringen Anstieg des Hirndrucks um 9 %. Dexamethason senkt damit das vasogene Hirnödem und den Hirndruck.

Nebenwirkungen von Dexamethason

Keinen signifikanten Einfluß hatte Dexamethason auf die Letalität und die Leukozyten im peripheren Blut. Eine immunsuppressive Wirkung war bei der Kürze der Behandlung nicht nachweisbar. Auch eine Verschleierung des klinischen Bildes trat nicht auf.

Die bekannten Nebenwirkungen auf den Wasser-Elektrolyt-Haushalt, den Blutdruck und den Magen-Darm-Trakt mit möglichen Blutungen müssen aber berücksichtigt werden (unter 1 %). Bei Auftreten von gastrointestinalen Blutungen bzw. positiven mikroskopischen Blutnachweisen im Stuhl muß Dexamethason abgesetzt werden. Die Zahl der sekundären Fiebertage lag mit 62 % gegenüber 35 % in der Placebo-Gruppe bei insgesamt weniger Fiebertagen doppelt so hoch. Nach PROBER (40) werden gastrointestinale Blutungen in 13 von 262 Fällen (5 %) von Dexamethason-Behandlung beschrieben. Ein perforiertes Duodenalulkus nach Kortison wird von KING (20) berichtet.

Dexamethason kann unter Umständen bei gramnegativem Schock und entsprechender fulminanter Symptomatik fatale Folgen induzieren, weswegen es von vielen Autoren bei gramnegativem Endotoxinschock nicht empfohlen wird (WATERHOUSE-FRIDERICHSEN-Syndrom).

Dexamethason scheint den Verlauf aseptischer (viraler) Meningitiden (auch Herpes-Enzephalitis) nicht negativ zu beeinflussen. An weiteren Nebenwirkungen treten auf: Hyperglykämie, Hypertension und Leukozytose. Sekundäre Infektionen oder nekrotisierende Enterokolitis wurden nicht bekannt (57).

Empfehlung zur Dexamethason-Therapie

Die „American Academy of Pediatrics" (AAP 1994) empfiehlt deshalb aufgrund der vorliegenden Arbeiten (Metaanalyse: Tabelle 9.15), alle Haemophilus-influenzae-Typ-b-Meningitiden (77 %) im Säuglings- und Kleinkindesalter (nach der 6. Lebenswoche) in den ersten 4 Hospitaltagen mit Dexamethason zu behandeln. Auch bei

Tabelle 9.15. Dexamethason in der Meningitis-Therapie (Metaanalyse)

Land	Placebo	%	Dexamethason	%
USA	9/ 46	20	3/ 49	6
USA	10/ 74	14	6/ 68	9
Schweiz	9/ 55	16	3/ 60	5
Costa Rica	18/ 48	38	7/ 51	14
Total	46/223	21	19/228	8

den Pneumokokken- und Meningokokken-Meningitiden bestehen keine Einwände gegen eine Dexamethason-Therapie. GIRGIS und MCCRACKEN (7, 8, 18) konnten aufgrund ihrer Arbeiten feststellen, daß nicht nur die Hörstörungen, sondern auch die Letalität bei Pneumokokken-Meningitis durch Dexamethason abgesenkt werden konnte (Tabelle 9.16). KANRA (15) sah ebenfalls eine Besserung der Hörstörungen unter Dexamethason-Behandlung der Pneumokokken-Meningitis.

Die Meningitis-Sektion in der Paul-Ehrlich-Gesellschaft sowie der ZNS-Ausschuß der Deutschen Gesellschaft für Pädiatrische Infektiologie (DGPI) haben sich im Frühjahr 1993 ebenfalls dieser Kann-Empfehlung angeschlossen (11), wobei für die Bundesrepublik Deutschland die Dosierung von SCHAAD mit 2 × 0,4 mg/kg/Tag für 48 h empfohlen wird (4 Dosen à 0,4 mg/kg). Eine generelle Richtlinie für oder gegen Dexamethason kann es juristischerseits durch diese Gremien nicht geben. Es kann auch (trotz Empfehlung) aufgrund der vorliegenden Daten weder aus dem Einsatz noch aus dem Nichteinsatz von Dexamethason dem behandelnden Arzt im Einzelfall ein Vorwurf gemacht werden.

Dexamethason kann auch nur unter der Voraussetzung empfohlen werden, daß alle Patienten routinemäßig und sorgfältig auf Zeichen gastrointestinaler Blutungen und mögliche andere Nebenwirkungen untersucht werden. Bei nachweisbarem Blut im Stuhl sollte Dexamethason abgesetzt und die Gabe von Histaminblockern (H_2-Blocker) empfohlen werden.

Die Gabe von Dexamethason erfolgt bei Kindern nach der 6. Lebenswoche 10–30 min vor der Antibiotikagabe. Mehr als 12 Std. danach ist sie wirkungslos (1). Anbehandelte bakterielle Meningitiden sind keine Indikation für die Dexamethason-Behandlung.

WALD und Mitarbeiter (58) konnten in einer prospektiven Multicenter-Studie allerdings keinen Einfluß von Dexamethason auf Hörstörungen, neurologische Schäden oder Entwicklungsstörungen von Kindern mit bakterieller Meningitis feststellen. Die Hörstörungen sind Folge eines frühen Insultes und unabhängig von der Symptomendauer, der Schwere der Erkrankung und dem Beginn der Therapie (40, 58). Evozierte Hirnstammpotentiale weisen Hörstörungen in der Frühphase der Erkrankung (24 Std. nach Krankenhausaufnahme) nach oder nicht. In der Folge der Erkrankung treten dann meist keine Hörstörungen mehr auf, unabhängig davon, ob mit oder ohne Dexamethason therapiert wird (58).

Für die Hib-Meningitis scheint die Dexamethasonbehandlung signifikant bessere Ergebnisse zu haben. Für die Pneumokokken- und Meningokokken-Meningitis ist der Erfolg nicht signifikant bewiesen (40). Die Inzidenz der Hib-Meningitis ist nach Einführung der Impfung stark gesunken, so daß das Problem der Dexamethasontherapie bei Meningokokken und Pneumokokken keine große Rolle spielt (40).

Tabelle 9.16. Dexamethason bei Pneumokokken-Meningitis in den Jahren 1984–1991 (n = 86)

Schäden	Dexamethason	Placebo
Neurolog. Defekte > 6 Mon.[1]	2/35 (6,0 %)	7/43 (16,0 %)
Hörstörungen[1]	3/35 (9,0 %)	10/47 (21,0 %)
Letalität[2]	7/52 (13,5 %)	22/54 (40,7 %)
Hörstörungen[2]	0/45 (0 %)	4/32 (12,5 %)

[1] Nach 18
[2] Nach 8

Empfehlung zur Kombinationstherapie Dexamethason plus Glycerol oral (19)

Zur Hirndrucksenkung setzt eine finnische Arbeitsgruppe (19) neben Dexamethason (1,5 mg/kg/Tag, maximal 60 mg 3 Tage in 3 Einzeldosen) auch Glycerol oral ein. Glycerol dient dabei als Energiequelle für die Hirnzellen, verbessert die oxidative Phosphorylierung und vermindert Plättchen- und Erythrozytenaggregation. Damit wird eine Senkung des Hirndrucks und ein vermindertes Thromboembolie-Risiko erreicht. Die Durchblutung wird gefördert.

Hörstörungen (3,5 % – 37,2 %) und neurologische Störungen können damit von 19 auf 7 % gesenkt werden. PELTOLA (19) hält Glycerol für effektiver als Dexamethason. Allerdings kann es am 2./3. Tag zum Erbrechen kommen, weswegen Glycerol zusammen mit Orangensaft verabreicht werden sollte. Ein Rebound-Effekt oder ein Einfluß auf die Psyche ist nicht bekannt; bei i.v.-Gabe kann es allerdings zur Hämolyse kommen. KILPI und PELTOLA (19) geben als Antibiotikum 100 mg/kg/Tag Ceftriaxon 4 Tage i.v. und 3 Tage i.m., also insgesamt 7 Tage bei der unkomplizierten eitrigen bakteriellen Meningitis, hervorgerufen durch Meningokokken, Pneumokokken und Haemophilus influenzae.

Immunmodulierende Therapie bzw. Mediatorenblockade mit monoklonalen Antikörpern

Polyklonale Antikörper gegen LPS finden sich im Immunglobulin M (Pentaglobin). Die Therapie mit monoklonalen Antikörpern gegen Endotoxin war allerdings nicht erfolgreich, weswegen das Präparat „Centoxin" seit Februar 1993 außer Handel ist. Auch der Einsatz von IL-1-Rezeptorantagonisten und monoklonalen Antikörpern gegen TNF war nicht sehr erfolgreich. Zwei Antiendotoxin-monoklonale Antikörper (HA-1A und HA 17 und E-5) sind in der Erprobungsphase, scheinen bisher jedoch auch keinen großen therapeutischen Fortschritt zu bringen (60). Sie sollen die Permeabilitäts-Bindungsproteine blockieren.

Im Tierversuch haben sich allerdings der Einsatz von nichtsteroidalen antiinflammatorischen Substanzen, die Gabe von monoklonalen Antikörpern und die Blockierung der aktivierten Leukozyten durch Pentoxiphyllin und Antikörper gegen CD 18 bewährt. Die CD-18-Moleküle sind Andockstellen der Leukozyten, mit denen sie sich am Endothel anheften und zwischen den Zellen hindurch penetrieren.

Die antiinflammatorischen Substanzen *Oxindanac, Indomethacin* und *Diclofenac* haben sich dabei als dem Dexamethason überlegen erwiesen. Im besonderen Maße vermag Oxindanac die Cyclooxygenase im Arachidonsäure-Metabolismus zu hemmen, so daß kein Prostaglandin E entsteht. Die Gabe von IB-4-Antikörpern gegen CD 18 (Leukozyten-Adhäsionsmolekül) kann die Adhäsion der Leukozyten am Gefäßendothel – als Voraussetzung für die Wanderung zum Infektionsherd – blockieren. Polymyxin B ist in der Lage, Bakterienzellwandbruchstücke oder Endotoxin zu binden, wodurch der inflammatorische Prozeß gar nicht erst in Gang gesetzt wird. Auch die Gabe von Antizytokin-Antikörpern gegen Interleukin und Tumornekrosefaktor hat sich im Tierversuch bewährt.

Pentoxifylline haben eine fibrinolytische Aktivität und können die Plättchenaggregation hemmen. Weiterhin

- blockieren sie als Phosphodiesterasehemmer die Adhärenz der aktivierten Leukozyten an den Endothelien,
- senken sie die Produktion von O_2-Radikalen (Superoxide) in den Neurophilen,
- blockieren die Freisetzung weiterer Zytokine in den Leukozyten,
- inhibieren die durch Lipopolysaccharide induzierte Freisetzung von TNF_α in den Monozyten, nicht jedoch die Bildung von Interleukinen.

Die Dosierung von Pentoxifyllin (Trental) beträgt 20 mg/kg Körpergewicht initial und weiter 6 mg/kg/Std. über 6–12 Stunden.

Auch *Calciumantagonisten* können die Cyclooxigenase hemmen.

Die *O_2-Radikalenfänger* (Superoxid-Dismutase und Katalase) vermindern die Hirndurchblutung, senken den Hirndruck und führen damit zu einer Besserung des Hirnödems. IL-10 ist ein antiinflammatorisches Zytokin, welches in der Lage ist, die Freisetzung von TNF zu blockieren.

Diese neueren Erkenntnisse haben jedoch auch ihre Kehrseite. Polymyxin B und Antizytokin-Antikörper können nur intrazisternal verabreicht werden. Bei i.v.-Gabe penetrieren sie nicht in den Liquor – im Gegensatz zu Pentoxifyllin und Anti-CD-18-Antikörper, die beide i.v. verabreicht werden können. Pentoxifyllin ist zudem toxisch und bei Senkung des Zytokinspiegels dem Dexamethason unterlegen. Die Anti-CD-18-Antikörper (IB 4) haben den Nachteil, daß die blockierten Leukozyten nicht phagozytieren oder die gelösten Bakterienbestandteile neutralisieren können.

Weiterhin ist keine Substanz in der Lage, alle Bakterienprodukte von grampositiven oder gramnegativen Bakterien gleichermaßen zu neutralisieren. Hinzu kommt, daß verschiedene Gewebe auch einen verschiedenen Arachidonsäure-Metabolismus haben, so daß die Wirkungsweise von Oxindanac, Indomethacin und Diclofenac an verschiedenen Geweben unterschiedlich ist. Die Anti-Leukozyten-Antikörper (IB 4) haben sich besonders bei der Pneumokokken-Meningitis effektiver als Dexamethason erwiesen. Jedoch steht ihre Blockade am Ende des inflammatorischen Geschehens, während Dexamethason den Anfang der inflammatorischen Kaskade blockiert (53–56).

Die Wirkungsweise der antiinflammatorischen Substanzen als adjuvante Therapie zur Behandlung der bakteriellen Meningitis ist in Tabellen 9.17 und 9.18 zusammengestellt.

Die schmerzvollen Erfahrungen mit der Einführung der Antiendotoxin-monoklonalen Antikörper in den letzten Jahren haben zu der Erkenntnis geführt, daß die Sepsis mit ihrer biochemischen Kaskade komplexer ist, als man vorausschauen konnte. Wenn die Immuntherapie überhaupt effektiv sein soll, dann muß sie frühzeitig im Krankheitsgeschehen bzw. prophylaktisch bei Patienten eingesetzt werden, die ein hohes Risiko für einen septischen Schock haben (60).

9.5 Bettruhe und pflegerische Maßnahmen
(Tabelle 9.19)

Die Pflege erfolge mit viel Ruhe, größter Vorsicht und Umsicht in abgedunkelter Umgebung. Direkter Lichteinfall, Lärm und ruckartige Bewegungen sind zu vermeiden.

Bei der rein *viralen Meningitis* ohne Komplikation wird unabhängig von der Normalisierung der Zellzahlen eine Bettruhe von wenigen Tagen empfohlen, bei Auftreten von Komplikationen eine Bettruhe von 2–3 Wochen. Eine Entlassung aus dem Krankenhaus ist bei Beschwerdefreiheit und nach dreitägiger Entfieberung möglich. Eine Nachpunktion ist bei klinisch eindeutiger Restitution nicht notwendig. Schul- oder Kindergartenbesuch ist 14 Tage nach Gesundung, Schulsport nach sechs Wochen wieder möglich.

Sollten 4–8 Wochen nach Erkrankung noch Kopfschmerzen, Übelkeit, Erbrechen oder sonstige Symptome auftreten, ist eine Nachpunktion zum Ausschluß einer chronisch verlaufenden Meningitis notwendig.

Anders verhält es sich bei *bakterieller Meningitis*. Bettruhe ist unbedingt so lange einzuhalten, wie die antibiotische Therapie intravenös erfolgt bzw. bis drei Tage nach Entfieberung; frühestens jedoch ist das Aufstehen ab einer Liquor-Zellzahl von 20–30/μl erlaubt. Eine Entlassung ist wegen der vielen laborchemischen und sonstigen Kontrollen frühestens in der 3. bis 4. Krankheitswoche, bei Auftreten von Komplikationen meist erst nach der 6. Krankheitswoche möglich. Erst dann läßt sich ein möglicher subduraler Erguß einigermaßen ausschließen (bei Haemophilus-influenzae- oder Pneumokokken-Meningitis). Bei Entlassung sollte die Zellzahl im Liquor unter 30/μl, das Liquoreiweiß unter 50 mg/dl und die Liquorglucose über 50 mg/dl betragen. Die komplette Normalisierung der Zellzahl muß nicht abgewartet werden; 10–12 Zellen/μl können noch über Wochen nachweisbar sein. Eine Ausnahme stellt die tuberkulöse Meningitis dar.

Die *Überwachungsperiode* im Krankenhaus nach Absetzen der Therapie richtet sich ausschließlich nach dem klinischen Befund, d.h. vor allem nach dem Stand der Mobilisierung. Eine mehrtägige stationäre Überwachung zur Erfassung unerwarte-

Tabelle 9.17. Antiinflammatorische Möglichkeiten adjuvanter Therapie bei bakterieller Meningitis. (Nach 53–56)

Adjuvante Therapie	Leukozyten	Protein	Lactat	Zytokine	PGE_2	Gehirnödem	Hirndruck
▶ *Antibakterielle Antikörper oder Droge*							
Pneumokokken-Zellwand-Antikörper	+	+					
H.-influenzae-Antikörper	0	0					
Lipid-A-Antikörper	+	+				+	
Polymyxin B	+	+	+			+	+
▶ *Steroide*							
Dexamethason	+	+	+	+	d	+	+
Methylprednisolon	+	+	0			+	0
▶ *Nichtsteroidale Drogen*							
Indomethacin	d	0	0		+	+	0
Diclofenac	d				+		
Oxindanac	+	d			+		
▶ *Antizytokin-Antikörper*							
IL-1	+	+		+			
TNF	d	d		+			
▶ *Leukozyten-blockierende Substanzen*							
Anti-CD-18-Adhäsionsmoleküle	+	+	+			+	+
Pentoxifyllin	+	+	+	+			
▶ *Andere*							
PAF-Rezeptorantagonist	0	+				+	
NMDA-Rezeptorantagonist							+

+ Reduzierung anormal hoher Werte, *0* keine Änderung, *d* verzögerte Reduzierung erhöhter Werte

Tabelle 9.18. Neue und experimentelle Aspekte der adjuvanten Sepsistherapie unter Berücksichtigung des Mediatorprinzips

Mediator	Therapeutikum
Endotoxin (Lipid-A-Hülle)	Endotoxinbindende Proteine, Lipid-A-Antikörper, synthetische Hydroxaminsäure (blockiert den Aufbau der Lipid-A-Hülle)
Zytokinblockade	Immunglobuline (IgM), Polymyxin B, Dexamethason, Indomethacin, Diclofenac, Oxindanac
TNF	Anti-TNF-Antikörper
IL-1	IL-1-Rezeptorantagonisten
IL-2	IL-2-Rezeptorantagonisten
PAF	PAF-Antagonisten
Eicosanoide (Arachidonsäure und Leukotriene)	Prostaglandinsynthesehemmer, Oxindanac, Diclofenac, Indomethacin
Prostaglandine (PGI)	Leukotrienantagonisten bzw. -synthesehemmer
Leukozyten-Adhäsionsmolekül	Anti-CD^{18}-Antikörper
Aktivierte Leukozyten	Blockierung durch Pentoxyfyllin
Komplementfaktoren	Antiproteasen
LPS/CD14 Bindung	Anti-CD14-Antikörper
O_2 Radikale	Stickstoffmonoxid-Synthasehemmer (freie Radikalenfänger)

Tabelle 9.19. Pflegerische Maßnahmen bei bakterieller Meningitis

▸ Isolierung:	24–72 Std. nach Beginn der Antibiotikagabe je nach Erreger
▸ Schmerzen und Berührungsempfindlichkeit:	Einzelunterbringung, abgedunkelte Räume, Ruhe, vorsichtiges Handling, auf Lagerung achten, Rückenrolle, Seitenlage
▸ Medikation:	bei Bedarf Atosil 1–2 Tropf./kg/Tag, großzügig Paracetamol 3–4 ×
▸ Bettruhe:	mindestens 4–7 Tage, solange Lumbalpunktionen erfolgen und eine i.v.-Medikation stattfindet
▸ Ernährung:	viele kleine Mahlzeiten, Diät
▸ Beobachtung:	Ein- und Ausfuhr messen, Bauchumfang, wegen Blähbauch evtl. offene Magensonde, mehrfach Darmrohr, feucht-warme Wickel, auf Ödeme achten, häufig wiegen, auf Petechien und sonstige Hauterscheinungen achten
▸ Nach Lumbalpunktion:	möglichst 24 Std. flach auf den Bauch legen (Dornfortsätze!); Liquorfistel, postpunktionelle Schmerzen
▸ Allgemeine Maßnahmen:	Kittelpflege, Händedesinfektion

ter Rückfälle ist nicht berechtigt. Die meist auf persistierenden Infektionsherden in der Nähe der Meningen beruhenden Rückfälle manifestieren sich gleichmäßig verteilt während 2 Wochen nach Absetzen der Therapie, und ihre Häufigkeit beträgt etwa 0,8 % (SCHAAD, pers. Mitt.).

Nachuntersuchungen sollten 6 Wochen nach Entlassung nach 3, 6, 12, 18 und 36 Monaten mit Hörprüfungen, augenärztlicher Untersuchung, EEG und psychoneurologischen Tests erfolgen.

Kindergarten- bzw. Schulbesuch ist vier Wochen nach Krankenhaus-Entlassung, Schulsport bzw. extreme Sonneneinstrahlung und Schwimmbadbesuch frühestens nach einem halben Jahr wieder erlaubt.

Besteht 6–8 Wochen nach Abschluß der Behandlung weiterhin eine vegetative Symptomatik mit Kopfschmerzen, Erbrechen und anderen Symptomen, so ist an die Möglichkeit einer *Arachnitis* infolge von Adhäsionen der Hirnhäute mit Liquorzirkulationsstörungen zu denken. Die Zellzahl liegt im Bereich von weniger als 100/3 Zellen. Eine orale Behandlung mit 1–2 mg Prednisolonäquivalent/kg Körpergewicht für 14 Tage bessert meist die Symptomatik und führt zu einem Abfall der Zellzahl.

9.6 Isolierung und Meldepflicht

Bei Meningkokokken und Pneumokokken mit guter Ansprechbarkeit auf Penicillin ist eine Isolierung für 24 h erforderlich, bei Haemophilus-influenzae-Infektionen eine Isolierung über 2–3 Tage bzw. bis die Liquores steril sind. Je nach isoliertem Erreger muß gewährleistet sein, daß andere Kinder sich nicht durch Körpersekrete bzw. Exkremente wie Kot und Urin infizieren können.

Jede bakterielle Meningitis, insbesondere die Meningokokken-Meningitis, ist meldepflichtig.

Auch Erkrankte mit Virusmeningitis sollten (obwohl die Kontagiosität gering ist) nach Möglichkeit isoliert werden. Ein Bettabstand von etwa 1 m bzw. das Aufstellen von Paravents oder die Unterbringung in Inkubatoren bei Säuglingen stellen unter Berücksichtigung aller hygienischen Maßnahmen eine sichere Isolierung dar. Eine Kohortenisolierung bei verschiedenen viralen Meningitiden ist möglich. Lediglich bei Windpocken und Masern ist wegen der fliegenden Infektionen eine Einzelunterbringung empfehlenswert. Bei Röteln- und Zytomegalie-Infektionen sind lediglich schwangere Schwestern oder Mütter zu schützen.

Auch wenn nicht alle Viruserkrankungen meldepflichtig sind, ist eine lückenlose Meldung besonders zur Erkennung epidemiologischer Faktoren empfehlenswert (insbesondere bei Frühsommer-Meningoenzephalitis).

LITERATUR

1. American Academy of Pediatrics (1994) Report of the Committee on infectious diseases A. Dexamethasone therapy for bacterial meningitis in infants and children. Red Book, pp 558–559
2. Arditi M, Ables L, Yogev R (1989) Cerebrospinal Fluid Endotoxin Levels in Children with H. influenzae Meningitis before and after Administration of Intravenous Ceftriaxone. The Journal of infectious diseases. Vol 160, No 6, December 1989, pp 1005–11
3. Arguedas AG, Marks MI (1991) Recent advances in the treatment of meningitis, including steroids. Curr Opinion Infect Dis, No 4: 491–499
4. Belsey MA, Hoffpanir CW, Smith MH (1969) Dexamethasone in the treatment of acute bacterial meningitis: The effect of study design on the interpretation of results. Pediatrics 44: 503–512
5. De Lemos RA, Haggerty RJ (1969) Corticosteroids as an adjunct to treatment in bacterial meningitis. Pediatrics 44: 30–34
6. Gaillard J-L, Abadie V, Cheron G et al. (1994) Concentrations of Ceftriaxone in Cerebrospinal Fluid of Children with Meningitis Receiving Dexamethasone Therapy. Antimicrob Agents Chemother 38: 1209–1210
7. Girgis NI, Farid Z, Mikhail IA et al. (1989) Dexamethasone treatment for bacterial meningitis in children and adults. Pediatr Infect Dis J 8 12: 848–851
8. Girgis NI, Farid Z, Kilpatrick ME, Bishai E (1990) Dexamethasone for the treatment of children and adults with bacterial meningitis. Rev Infect Dis 12: 963–964
9. Harvey DR, Stevens J (1995) What is the Role of Corticosteroids in Meningitis? Drugs 50: 945–950
10. Havens PL, Wendelberger KJ, Hoffmann GM et al. (1989) Corticosteroids as adjunctive therapy in bacterial meningitis. American Journal of Diseases of Children 143: 1051–1055
11. Helwig H, Noack R (1993) Dexamethason bei bakterieller Meningitis. Chemotherapie J 2: 78
12. Hockaday JM, Smith HMV (1966) Corticosteroids as an adjuvant to the chemotherapy of tuberculous meningitis. Tubercle 47: 75–91
13. Isenberg H (1992) Corticoid-Therapie der bakteriellen Meningitis. Sozialpädiatrie 14: 534–537
14. Jafari HS, McCracken GH (1994) Dexamethasone Therapy in Bacterial Meningitis. Ped Ann 23: 82–88
15. Kanra GY, Özen H, Seçmeer G et al. (1955) Beneficial effects of dexamethasone in children with pneumococcal meningitis. Pediatr Infect Dis J 14: 490–4
16. Kaplan SL (1989) Dexamethasone for children with bacterial meningitis. Amer J Dis Child 143: 290–292
17. Kaplan SL (1990) Corticosteroids and bacterial meningitis. Scand J Infect Dis 73: 43–54
17a. Kaplan SL (1997) Prevention of hearing loss from meningitis. The Lancet 350: 158–159
18. Kennedy WA, Hoyt MJ, McCracken GH (1991) The role of corticosteroid therapy in children with pneumococcal meningitis. Amer J Dis Child 145: 1374–1378
19. Kilpi T, Peltola H, Jauhiainen T, Kallio MJT and The Finnish Study Group (1995) Oral glycerol and intravenous dexamethasone in preventing neurologic and audiologic sequelae of childhood bacterial meningitis. Pediatr Infect Dis J 14: 270–8
20. King SM, Law B, Langley JM et al. (1994) Dexamethasone therapy for bacterial meningitis: Better never than late? Can J Infect Dis 5: 210–215
21. Klass PE, Klein JO (1992) Therapy of bacterial sepsis, meningitis and otitis media in infants and children: 1992 poll of directors of programs in pediatric infectious diseases. Pediatr Infect Dis J 11: 702–705

22. Kornberg AE, Welliver RC, Duffy LC et al. (1991) Should corticosteroids be used in the treatment of bacterial meningitis? Pro and con. Pediatric Emergency Care 7: 234–241
23. Kornelisse RF, de Groot R, Neijens HJ (1995) Bacterial meningitis: mechanisms of disease and therapy. Eur J Pediatr 154: 85–96
24. Lebel MH (1992) Dexamethasone therapy of bacterial meningitis. In: Schönfeld H, Helwig H (eds): Bacterial meningitis. Antibiot Chemother Basel, Karger, Vol 45, pp 169–183
25. Lebel MH (1992) Adverse outcome of bacterial meningitis due to delayed sterilization of cerebrospinal fluid. In: Schönfeld H, Helwig H (eds): Bacterial meningitis. Antibiot Chemother Basel, Karger, Vol 45, pp 226–238
26. Lebel MH, Hoyt MJ, Waagner DC et al. (1989) Magnetic resonance imaging and dexamethasone therapy for bacterial meningitis. Amer J Dis Child 143: 301–306
27. Lebel MH, Freij BJ, Syrogiannopoulos GA, Chrane DF, Hoyt MJ, Stewart SM, Kennard BD, Olsen KD, McCracken GH (1988) Dexamethasone therapy for bacterial meningitis. New Engl J Med 319 No 15: 964–971
28. Lebel MH, Hoyt MJ, McCracken jr GH (1989) Comparative efficacy of ceftriaxone and cefuroxime for treatment of bacterial meningitis. J Pediatrics 114: 1049–1054
29. Lepper MH, Spies HW (1957–1958) The use of intravenous hydrocortisone as supplemental treatment in acute bacterial meningitis. Antibiotics Annual 336–349
30. Marget W (1989) Dexamethason-Therapie bei „bakterieller" Meningitis? Fortschr Med 107: 510–511
31. McCracken GH, Lebel MH (1989) Dexamethasone therapy for bacterial meningitis in infants and children. Amer J Dis Child 143: 287–289
32. McGowan jr JE, Chesney PJ, Crossley KB, LaForce FM (1992) Guidelines for the Use of Systemic Glucocorticosteroids in the Management of Selected Infections. J Infect Dis 165: 1–13
33. Mertsola J, Ramilo O, Mustafa MM et al. (1989) Release of endotoxin after antibiotic treatment of gramnegative bacterial meningitis. Pediatr Infect Dis J 8: 904–906
34. Mustafa MM, Ramilo O, Mertsola J, Risser RC et al. (1989) Modulation of inflammation and cachectin activity in relation to treatment of experimental hemophilus influenzae type b meningitis. J Infectious Diseases 160: 818–825
35. Mustafa MM, Lebel MH, Ramilo O, Olson KD et al. (1989) Correlation of interleukin-1-beta and cachectin concentrations in cerebrospinal fluid and outcome from bacterial meningitis. J Pediat 115: 208–213
36. Mustafa MM, Ramilo O, Sáez-Llorens X et al. (1990) Cerebrospinal fluid prostaglandins, interleukin 1 beta, and tumor necrosis factor in bacterial meningitis. Amer J Dis Child 144: 883–887
37. Odio CM, Faingezicht I, Salas JL, Guevara J, Mohs E, McCracken GH (1986) Cefotaxime vs. conventional therapy for the treatment of bacterial meningitis of infants and children. Pediatr Infect Dis 5: 402–407
38. Odio CM, McCracken GH (1991) The beneficial effects of early dexamethasone administration in infants and children with bacterial meningitis. N Engl J Med 324: 1525–1531
39. París MM, Hickey SM, Uscher MI et al. (1994) Effect of Dexamethasone on Therapy of Experimental Penicillin- and Cephalosporin-Resistant Pneumococcal Meningitis. Antimicrob Agents Chemother 38: 1320–1324
40. Prober CG (1995) The Role of Steroids in the Management of Children with Bacterial Meningitis. Pediatrics 95: 29–31
41. Roos KL (1990) Dexamethasone and nonsteroidal anti-inflammatory agents in the treatment of bacterial meningitis. Clinical Therapeutics 12: 290–296
42. Ruf B, Pohle HD (1982) Adjuvante Steroid-Therapie der bakteriellen Meningitis. Münch Med Wschr 124: 332
43. Sàez-Llorens X, Ramilo O, Mustafa MM, Mertsola J et al. (1989) Modulation of meningeal inflammation treatment with pentoxifylline. Pediatr Infect Dis J 8: 922–923
44. Schaad UB, Lips U, Gnehm HE (1993) Dexamethasone therapy for bacterial meningitis in children. The Lancet, August 21, pp 457–461
45. Schaad UB, Kaplan SL, McCracken Jr GH (1995) Steroid Therapy for Bacterial Meningitis. Clin Infect Dis 20: 685–90
46. Syrogiannopoulos GA, Olsen KD, Reisch JS, McCracken GH jr (1987) Dexamethasone in the treatment of experimental haemophilus influenzae type b meningitis. J Infectious Diseases 155: 213–219
47. Syrogiannopoulos GA, Lourida AN, Theodoridou MC et al. (1994) Dexamethasone Therapy for Bacterial Meningitis in Children: 2- versus 4-Day Regimen. J Infect Dis 169: 853–8
48. Tarlow MJ, McCracken GH (1989) Steroids in meningitis. Brit J Hosp Med 42: 358
49. Täuber MG, Shibl AM, Hackbarth CJ, Larrick JW, Sande MA (1987) Antibiotic therapy, endotoxin concentration in cerebrospinal fluid and brain edema in experimental escherichia coli meningitis in rabbits. The Journal of Infectious Diseases 156: 456–462

50. Täuber MG, Sande MA (1989) Dexamethasone in bacterial meningitis: increasing evidence for a beneficial effect. Pediatr Infect Dis J 8: 842–845
51. The Meningitis Working Party of the British Pediatric Immunology and Infectious Diseases Group (1992) Should we use dexamethasone in meningitis? Archieves of Disease in Childhood 67: 1398–1401
52. Townsend GC, Scheld WM (1993) Adjunctive Therapy for Bacterial Meningitis: Rationale for Use, Current Status, and Prospects for the Future. Clin Infect Dis 17 (Suppl 2): 537–49
53. Tuomanen E (1992) Adjunctive therapy of experimental meningitis: Agents other than steroids. In: Schönfeld H, Helwig H (eds): Bacterial meningitis. Antibiot Chemother, Basel, Karger, vol 45, pp 184–191
54. Tuomanen E, Hengstler B, Rich R, Bray MA, Zak O, Tomasz A (1987) Nonsteroidal anti-inflammatory agents in the therapy for experimental pneumococcal meningitis. J Infectious Diseases 155: 985–990
55. Tuomanen E, Saukkonouk A, Sande S et al. (1989) Reduction of inflammation, tissue damage and mortality in bacterial meningitis in rabbits treated with monoclonal antibodies against adhesion-promoting receptors of leukocytes. J Exp Med 170: 959–969
56. Tuomanen E (1994) Modulation of inflammation in bacterial meningitis. Isr J Med Sci 30: 339–341
57. Waagner DC, Kennedy WA, Hoyt MJ, McCracken GH (1990) Lack of adverse effects of dexamethasone therapy in aseptic meningitis. Pediatr Infect Dis J 9: 922–923
58. Wald EK, Kaplan SL, Mason jr EO et al. (1995) Dexamethasone Therapy for Children With Bacterial Meningitis. Pediatric 95: 21–31
59. Wees J v, Tegtmeyer KFC (1993) Stellenwert der Dexamethasontherapie bei der bakteriellen Meningitis. Monatsschr Kinderheilk 141: 732–735
60. Wenzel RP, Pinsky MR, Ulevitch RJ, Young L (1996) Current Understanding of Sepsis. Clin Infec Dis 22: 407–13
61. Zabel P, Schade FU, Schlaak M (1992) Pentoxifyllin – ein Synthesehemmer für Tumor-Nekrose-Faktor-alpha. Immun Infekt 20: 80–83

10 Antibiotische Therapie der bakteriellen Meningitis

Der Liquor cerebrospinalis ist pharmakologisch ein tiefes Kompartiment, in dem Wirkstoffe verspätet und mit geringerer Konzentration als im Blutplasma auftreten. Die Schwankungen der Liquorgängigkeit und Konzentration handelsüblicher Antibiotika sind dadurch bedingt, daß die Penetration in den Liquorraum vom Entzündungsgrad der Meningen abhängig ist und daß die Wirkstoffe sich innerhalb des Liquorraumes ungleichmäßig verteilen. Selbst die intrathekale Applikationsweise führt nicht zu einer gleichmäßigen Konzentrationsverteilung der Antibiotika.

Lediglich das nicht an Eiweiß gebundene Antibiotikum penetriert in den Liquor. Die schlechte Penetration ist dadurch bedingt, daß Antibiotika nur wenig fettlösliche organische Säuren sind.

Bei Neugeborenen ist der Unterschied in der Penetrierbarkeit zwischen entzündeten und gesunden Meningen weniger stark ausgeprägt, da ihre Blut-Liquor-Schranke weniger gut entwickelt ist als bei älteren Kindern, d.h. sie ist bis zum 12. Lebensmonat durchlässiger. Man wird hier also mit höheren Liquorkonzentrationen von Antibiotika rechnen müssen als bei älteren Kindern. Drei bis vier Wochen nach einer durchgemachten Meningitis hat die Blut-Liquor-Schranke wieder ihre normale Funktionsfähigkeit, da ihre Durchlässigkeit mit zunehmender Heilung abnimmt.

10.1 Allgemeine Antibiotika

Frühere Antibiotikakombinationen bestanden aus Sulfonamiden, Penicillin, Chloramphenicol, Aminoglykosiden und Ampicillin (Tabelle 10.1). Sie wiesen jedoch folgende Schwächen auf:

- Antagonismus (Bakteriostatika hemmen bakterizide Medikamente),
- z.T. schlechte Liquorgängigkeit,
- hohe Nebenwirkungsrate,
- geringe therapeutische Breite,
- zunehmende Resistenzen (Selektionsdruck durch Ampicillin),
- bakteriostatische Wirkung im Liquor,
- Interferenzen.

Bei der Auswahl der Antibiotika spielen deshalb die in Tabelle 10.2 aufgeführten Forderungen eine Rolle.

Von Haemophilus influenzae, dem häufigsten Meningitiserreger im Kleinkindesalter, gibt es in unterschiedlicher Häufigkeit resistente Stämme gegen Ampicillin (laut Literatur 1,6–57 %) und Chloramphenicol (18 %). Immer wieder treten auch Resistenzen gegen beide Antibiotika auf (74, 75, 132).

• Die Behandlung mit **Chloramphenicol** beinhaltet die Gefahr von Knochenmarksschädigungen. Dabei müssen zwei offenbar völlig verschiedene Formen streng voneinander getrennt werden:

Tabelle 10.1. Antibiotika in der Therapie der schweren bakteriellen Infektionen: Eigenschaften und Indikationen

Meropenem (Carbapenem)	
Eigenschaften:	bakterizid, Betalaktamase-stabil, Halbwertszeit 60 min, Serum-Eiweiß-Bindung 2 %, schwacher Induktor für β-Laktamase-Produktion
Indikation:	grampositive Erreger: Listerien, Penicillin/Cephalosporin III-resistente Pneumokokken
	gramnegative Erreger: multiresistente Pseudomonas aeroginosa, Acinetobacter, Enterobacter cloacae, Klebsiellen, E. coli
	Anaerobier: Bacteroides fragilis, Clostridien (sehr breites Spektrum)
Nicht wirksam bei:	Pseudomonas maltophilia, methicillin resistente Staphylokokken, Enterococcus faecium
Nachteile/Nebenwirkungen:	gastrointestinale Reaktionen
Letzte Möglichkeit bei:	Resistenzen von β-Laktamantibiotika
Chloramphenicol	
Eigenschaften:	bakteriostatisch (außer bei Hib, Meningokokken und Pneumokokken), lipophil, dadurch 50 % gut liquorgängig, gut gewebsgängig
Resistenzentwicklung gegen:	Hib, Enterobakterien, Pneumokokken, Pseudomonas, Mykobakterien
Nachteile/Nebenwirkungen:	geringe therapeutische Breite, toxische Serumspiegel ab 25–30 μg/ml, toxische Liquorspiegel ab 15 μg/ml, Gray-Syndrom, aplastische Anämie (1:11000–1:75000), Ileus, Neuritis des Nervus opticus, periphere Neuritis, kardiogener Schock, Lebererkrankungen, Ikterus, subtherapeutischer Spiegel unter 10 μg/ml
	Interferenzen: Phenobarbital → Chlorospiegel ↓ (Enzymreifung)
	Phenhydan → Chlorospiegel ↑ (Albuminverdrängung)
	Rifa → Chlorospiegel ↓
	Tolbutamid → Chlorospiegel ↑
	Dicumarol → Chlorospiegel ↑
	Paracetamol → Chlorospiegel ↑
	Chlorpromazid → Chlorospiegel ↑
Letzte Möglichkeit bei:	Penicillin-Allergie, Salmonellen, Anaerobiern, E. coli
Penicillin	
Eigenschaften:	Betalaktamase-labil, bakterizid
Resistenzentwicklung gegen:	Pneumokokken (5–15 %)
Indikation:	Meningokokken-Meningitis, B-Streptokokken-Meningitis, Borreliose
Nachteile/Nebenwirkungen:	HOIGNÉ-Syndrom (Procain-Penicillin G i.v.), NIKOLAU-Syndrom (Procain-Penicillin intraarteriell), Allergien 2 %, anaphylaktische Schockreaktionen bei hohen Dosen, bei hohen Dosen neurotoxisch, Krämpfe, HERXHEIMERsche Reaktion, Natrium- und Kaliumerhöhungen
Ampicillin	
Eigenschaften:	Betalaktamase-labil, bakterizid im Serum, bakteriostatisch im Liquor
Resistenzentwicklung gegen:	Hib bis max. 57 % seit 1974 (BRD 1,6–2,4 %), Enterobakterien 40 %, zunehmend Listerien, Enterokokken, Klebsiellen, Serratia und Pseudomonas
Indikation:	Enterokokken/Listeriensepsis
Nachteile/Nebenwirkungen:	blinde Monotherapie ist obsolet, verzögerte Liquorsterilisation, 3mal längere Therapiedauer, 3 mal höhere Defektheilung, bei hohen Dosierungen (200–400 mg/kg/Tag) Eagle-Effekt möglich; Nierenversagen, häufig kombinierte Resistenz mit Chloramphenicol gegen Hib und Enterobakterien, Versager auch ohne Betalaktamase-Produktion möglich, Selektionsdruck
Letzte Möglichkeit bei:	Listerien, Enterokokken, Salmonellen

Fortsetzung Tabelle 10.1

Ceftazidim	
Eigenschaften:	bakterizid, Betalaktamase-stabil, Halbwertszeit 1–2 h
Indikation:	Salmonellen, Pseudomonas, Enterobacter cloacae, Acinetobacter, Proteus vulgaris
Kontraindikation:	Allergie gegen Cephalosporine
Nicht wirksam bei:	Pneumokokken, Staphylokokken (siehe bei Cefotaxim)
Letzte Möglichkeit bei:	Mukoviszidose, nosokomiale Infektionen mit Leukopenie
Cefotaxim (CTX)	
Eigenschaften:	bakterizid, Betalaktamase-stabil, metabolisiert in 40 % zu Desacetyl-Cefotaxim (DCTX); beide wirken synergistisch; DCTX hat längere Halbwertszeit und 8mal geringere Wirksamkeit; CTX-Halbwertszeit 1 h; 5–10 % biliäre Ausscheidung, 30 % Eiweißbindung
Nicht wirksam bei:	Pseudomonas, Acinetobacter, Enterobacter cloacae, Oxacillin-resistente Staphylokokken, Bacteroides fragilis, Enterokokken, Listerien, Campylobacter, Clostridium difficile, Legionellen, Mykoplasmen, Chlamydien
Kontraindikation:	Allergie gegen Cephalosporine
Nachteile/Nebenwirkungen:	Tagestherapiekosten 50–75 % höher als mit Ceftriaxon, 36 h längere Therapie als mit Ceftriaxon, hohe Dosierung (200–300 mg/kg/Tag) in 2–4 Einzeldosen

1. Eine dosisabhängige und reversible Knochenmarksdepression, die vorwiegend die Erythropoese betrifft. Diese Form kann durch Retikulozyten- und Serumeisenkontrollen frühzeitig erkannt werden und ist nach Absetzen des Medikamentes voll reversibel.
2. Die viel seltenere aplastische Anämie und die eventuell nachfolgende Entwicklung einer Leukämie dagegen ist nicht dosisabhängig. Sie zieht eine Letalität von 50 % nach sich und scheint nach neuesten Berechnungen bei einem von 11 000 bis 75 000 der mit Chloramphenicol Behandelten vorzukommen. Man nimmt an, daß genetische Faktoren diese Komplikationen begünstigen. Diese aplastische Anämie mit Thrombopenie und Leukopenie (Panmyelopathie) ist nach Absetzen von Chlor-

Tabelle 10.2. Forderungen an eine Antibiotikakombination

- Bakterizidie mit Betalaktamase-Stabilität
- Verbreiterung des Spektrums
  → „kalkulierte" Initialtherapie
- Verstärkung der bakteriziden Wirkung
  → Kompensation verminderter Immunabwehr
- Vermeidung von Resistenzentwicklung
  → multiresistente Hospitalkeime ↓
- Gute Liquorpenetration, geringe Neurotoxizität
  → hohe Wirkspiegel (> 10–20fache der MIC/MBC)
  → schnelle Sterilisation (in 12–24 h)
- Ausgewogenes Kosten-Nutzen-Verhältnis
- Gute Verträglichkeit bei hoher Dosierung

amphenicol nicht reversibel und wurde sogar bei sehr geringen Dosen von wenigen Milligramm beschrieben.

Nach wie vor muß auf den Antagonismus zwischen bakteriostatischen und bakteriziden Mitteln hingewiesen werden, was nicht der Tatsache widerspricht, daß bakteriostatische Substanzen in sehr hohen Dosierungen auch im Serum bakterizide Eigenschaften gegen die häufigsten Erreger haben können (27, 52–54).

Wegen sehr guter Hirngewebsspiegel (35–90 % des Serumspiegels) empfiehlt GUGGENBICHLER (pers. Mitt. 1995) die zeitversetzte Gabe von Chloramphenicol 4 Std. nach Gabe des Betalaktamantibiotikums (2 mal Gabe von Ceftriaxon à 50 mg/kg/Tag), besonders bei fokaler Beteiligung der bakteriellen Meningitis (Hirnabszeß). Seine Wirkung ist bakterizid und auch synergistisch mit Betalaktamantibiotika (54). Es blockiert die ribosomale Proteinsynthese. Nach der Glukuronisierung ist die Substanz inaktiv und atoxisch. Die Halbwertszeit beträgt bei Frühgeborenen 10–48 Std., in der ersten Lebenswoche 24 Std. und danach 14 Std.

Die limtierte therapeutische Breite macht Serumspiegelkontrollen bei Aminoglykosiden und Vancomycin wünschenswert und bei Chloramphenicol ab dem 3. Behandlungstag obligatorisch.

Die potentielle gravierende Toxizität, die nur bakteriostatische Wirkung gegenüber den meisten Enterobakterien und die zunehmende Resistenzentwicklung gegen Beta-Acetyltransferase-produzierende Bakterien limitieren den Einsatz von Chloramphenicol in der Neonatologie. Resistenzen sind auch durch plasmidvermittelte R-Faktoren und infolge mangelnder Permeabilität durch die äußere Membran der Bakterienhülle möglich. Auch wenn Chloramphenicol bei nichtentzündeten Meningen gut liquorgängig ist, ist es das Mittel der letzten Wahl (Tabelle 10.3) bei Allergien, multiresistenten Staphylokokken, Anaerobiern, Salmonellen oder zur

Tabelle 10.3. Therapie bei Problemkeimen bzw. nicht eintretendem Therapieerfolg

Chloramphenicol (74)
1. für 14 Tage – 4 Wochen (u.U. in Kombination mit Penicillin G und Netilmicin; Chloramphenicolgabe 6 h nach Penicillin G/Netilmicingabe). (74)

   Dosierung:
   ▶ *Frühgeborene und Neugeborene bis 14. Lebenstag*
   50 mg/kg Bolus i.v., dann
   25 mg/kg/Tag, 1 Dosis i.v.
   ▶ *3. und 4. Lebenswoche*
   50 mg/kg Bolus i.v., dann
   50 mg/kg/Tag, 2 Dosen i.v.
   ▶ *Säuglinge über 4 Wochen und Kleinkinder bis zum 6. Lebensjahr*
   100 mg/kg Bolus i.v., dann
   50–100 mg/kg/Tag, 4 Dosen i.v./oral
   ▶ *Schulkinder 7–12 J.*
   100 mg/kg Bolus i.v., dann
   50–80 mg/kg/Tag, 3 Dosen i.v./oral
   ▶ *Jugendliche*
   100 mg/kg Bolus i.v., dann
   40(–80) mg/kg/Tag, 3 Dosen i.v./oral (max. 4 × 1,5 g TD)
   Dosisspiegel: 10–20 mg/l
2. TMP/SMZ 5–7 mg TMP/kg/Tag, 2 Dosen oral,
   nach der 6. Lebenswoche für 2–4 Wochen

oralen Nachbehandlung bei protrahierten Verläufen im Säuglings- und Kleinkindesalter. An Nebenwirkungen sind das Gray-Syndrom und Hämatotoxizität bei einem Serumspiegel von über 70 µg/ml bekannt, weil nicht nur die Eiweißsynthese in der Bakterienzelle, sondern auch die in der menschlichen Zelle blockiert wird (44). Das *Gray-Syndrom* tritt bei Glucuronyl-Transferasemangel auf und geht mit Kreislaufkollaps, Erbrechen, metabolischer Azidose, Magen-Darm-Problemen sowie Atemnotproblemen (RDS) einher. Hörstörungen, Anaphylaxie und Retrobulbärneuritis sind möglich.

Der anzustrebende therapeutisch wirksame Serumspiegel von Chloramphenicol liegt zwischen 10 und 30 µg/ml. Toxische Reaktionen treten ab 35 µg/ml im Serum auf. Eine Spiegelbeeinflussung im Sinne einer Erhöhung ist durch Kombination mit Penicillin und Sulfonamiden, Phenotoin bzw. eine Spiegelreduzierung durch Kombination mit Antikonvulsiva (Barbiturate), Rifampicin sowie eine Halbwertszeitverlängerung durch Paracetamol möglich (45). Der Liquorspiegel sollte zwischen 8 und 15 µg/ml liegen.

- Die Monotherapie mit *Ampicillin* ist obsolet (ADAM, pers. Mitt. 1992). Wenn überhaupt Ampicillin verwendet wird, dann nur in Kombination mit Betalaktamasehemmern (Clavulansäure, Sulbaktam oder Tazobaktam). Die Bakterizidie wird durch die Betalaktamasehemmer allerdings nicht gesteigert; es wird lediglich die Resistenz vermieden.

- *Piperacillin* ist ebenfalls nicht Betalaktamase-stabil, wirkt aber synergistisch mit Aminoglykosiden bei gramnegativen Stäbchen, Enterokokken, Enterobakterien und Pseudomonas aeruginosa. Piperacillin sollte immer zusammen mit dem Betalaktamasehemmer Tazobaktam (Tazobac) angewendet werden. Resistenzen sind die gleichen wie bei Ampicillin und Penicillin (Staphylokokken, Haemophilus influenzae Typ b, Bacteroides). Die Halbwertszeit beträgt 1 Std. Die Eiweißbindung wird mit 20–30 % angegeben. Die biliäre Ausscheidung erfolgt zu 20–30 %. 60–70 % werden über den Urin ausgeschieden. Trotz seiner guten Gewebsgängigkeit ist die Liquorgängigkeit schlecht, obgleich sie von RISTUCCIA/SCHÖNFELD (140) mit 30 % angegeben wird. Piperacillin besitzt besonders bei Anaerobiern eine gute Zellwandpenetration.

Ersatzpräparate für Piperacillin können *Mezlocillin* oder *Azlocillin* sein (Baypen, Securopen).

- *Clindamycin* blockiert die Peptidyltransferase und wirkt in den Ribosomen bakteriostatisch. Die Halbwertszeit beträgt bei Frühgeborenen 8,7 Std. und bei Reifgeborenen 3,6 Std. (93). Die Dosierung beträgt bei Früh- und Reifgeborenen 15–20 mg/kg/d in 3–4 Einzeldosen (149). Clindamycin ist schlecht liquorgängig. Bei Neonaten kann es in 50 % zur pseudomembranösen Enterokolitis durch Clostridium difficile kommen. Clindamycin-Resistenzen sind oft mit Erythromycin-Resistenten kombiniert.

LITERATUR

Siehe S. 211 unter 10.2

10.2 Cephalosporine und Aminoglykoside

Die neuen, *modernen Cephalosporine* brachten aus der Sicht des Arztes enorme Vorteile mit 10–60fach höherer antibakterieller Aktivität und besserer Liquorgängigkeit. Diese ausgezeichnet verträglichen Wirkstoffe konnten nun an die Stelle der potentiell toxischen Aminoglykoside und des Chloramphenicols mit ihrer geringen therapeutischen Breite treten. Sowohl bei der initialen Monotherapie als auch bei der Kombinationstherapie haben sie ihre Wirksamkeit erwiesen. Es ist heute nicht mehr die Frage ob, sondern mit welchem Cephalosporin der III. Generation behandelt werden soll.

Die Kombinationsbehandlung von Betalaktam-Antibiotika untereinander (Carbapeneme, Monobaktame und Cephalosporine der III. Generation) ist möglich, wird aber von ADAM abgelehnt (6. Bicon-Kongreß, Leipzig, 2.–4. Mai 1996). Die Kombination von zwei Betalaktam-Antibiotika, die zu einem synergistischen Effekt führen, wird von MANDELL (108) dagegen empfohlen.

Eine Umfrage 1992 in den USA (92) zeigte, daß 92 % der amerikanischen Zentren Cephalosporine einsetzen und nur noch 2 % die Kombination Ampicillin und Chloramphenicol verwenden.

Im Hinblick auf die Nebenwirkungen ist daran zu denken, daß Kreuzreaktionen zwischen Penicillinen und Cephalosporinen auftreten können. Bei anamnestischer Penicillin-Allergie ist der Einsatz von Cephalosporinen erlaubt, bei stattgehabtem Penicillinschock allerdings nicht.

- **Cefotaxim** mit seiner sehr kurzen Halbwertszeit (1 Stunde) infolge seiner raschen Metabolisierung sowie seiner geringen antibakteriellen Aktivität hat sich in der Neonatologie bewährt. Es muß in 4–6stündigen Abständen appliziert werden, womit die Therapiekosten mehr als 50 % über denen von Ceftriaxon liegen. Die metabolisierte Substanz Desacetyl-Cefotaxim ist synergistisch wirksam und sehr gut liquorgängig. Ceftazidim, Cefotaxim und Ceftriaxon sind gut gegen B-Streptokokken wirksam. Alle sind jedoch unwirksam gegen Listeria monozytogenes und Enterokokken.

- Die erhöhte Durchfallquote (2–7,2 %) unter **Ceftriaxon**-Therapie hängt mit der biliären Exkretion zusammen, die bei Neugeborenen nur 20–30 % beträgt. Eine diätetische Therapie reicht dabei aus. Die physiologische anaerobe Darmflora inaktiviert das Ceftriaxon, unterdrückt aber nicht das Neuauftreten von Enterokokken, Candida albicans, Pseudomonas und Klebsiellen im Darm.

Von der Galle in den Darm ausgeschiedenes Ceftriaxon ist aber nicht im Darm wirksam. Eine Selektion tritt damit nicht auf, so daß ein Absetzen von Ceftriaxon nicht erforderlich ist. Dies geschieht bei allen Cephalosporinen, wenn sie dann bei eingeschränkter Nierenfunktion vermehrt biliär ausgeschieden werden (GUGGENBICHLER, pers. Mitt.). Bis auf wenige Ausnahmen kann dies unberücksichtigt bleiben, da die Darmschleimhaut sich 24–48 h nach Absetzen der Antibiotika wieder erholt (*cave:* angeborene Immunmangelerkrankungen).

Der bei Kleinkindern selten auftretende, meist symptomlose Gallengrieß-Sludge unter Ceftriaxon wurde von uns bei Neugeborenen nie beobachtet und auch in der Weltliteratur nicht mitgeteilt.

Ein Sludge-Phänomen wurde von SCHAAD und Mitarbeitern (162, 163) meist bei Kindern mit 4 Jahren zwischen dem 5. und 11. Behandlungstag zu 43 % per Ultraschall nachgewiesen. 19 % der beschriebenen Kinder hatten Symptome (3 von 16). Im wesentlichen trat das Sludge-Phänomen bei Bolusinjektion und bei sehr hohen Ceftriaxondosierungen auf. Ein Absetzen des Ceftriaxon ist lediglich bei Nieren- und Gallensteinanamnese empfehlenswert. Das Sludge-Phänomen verschwand 2–62 Tage nach Absetzen von Ceftriaxon (BASSETTI). Eine Cholezystektomie ist also nicht erforderlich, es handelt sich hier vielmehr um eine unbedeutende Kuriosität.

Eine mögliche Bilirubin-Enzephalopathie durch Verdrängung des Bilirubins durch Ceftriaxon aus der Albuminbindung ist nur hypothetisch und nie beschrieben worden. Eine solche wurde auch nach 9jähriger Anwendung von Ceftriaxon auf unserer Neugeborenen-Intensivstation nie beobachtet. In der Tat verdrängt Ceftriaxon Bilirubin aus seiner Albuminbindung, was aber nur bei Bilirubinwerten im Austauschbereich eine Rolle spielt. Bei Werten darunter kommt es unter Ceftriaxon-Therapie zum Abfall des Gesamtbilirubinwertes und zum Anstieg des ungebundenen „freien Bilirubins". Jedoch lag der höchste von uns gemessene Wert bei 12 nmol/l, wohingegen der hinsichtlich einer Bilirubinenzephalopathie kritische Wert für freies Bilirubin bei 20–50 nmol/l liegt (eigene Daten).

In letzter Zeit hat sich Ceftriaxon wegen seiner langen Halbwertszeit, seiner guten Verträglichkeit, seiner guten Liquorgängigkeit und der damit verbundenen Einmalinjektion pro Tag gut bewährt und die früher übliche intrathekale Behandlung mit Gentamycin L abgelöst. Auch die Behandlung mit Chloramphenicol ist dadurch überflüssig geworden. Vielfältige Studien zur Pharmakokinetik und zur Empfindlichkeit der Erreger der Neugeborenensepsis/-meningitis gegenüber Ceftriaxon belegen dessen prinzipielle Eignung zur Behandlung, weil es 96 % aller Erreger abzutöten vermag. Nur in 3 % der Fälle treten primäre Resistenzen auf. Sekundäre Resistenzen sind bis heute nicht bekannt geworden. Nephrotoxische, hepatotoxische und neurotoxische Nebenwirkungen sind ebenso wie allergische Reaktionen bei den genannten Cephalosporinen der 3. Generation nicht nachweisbar.

▸ Der Liquorspiegel von Ceftriaxon korreliert invers mit dem der Liquorglucose.
▸ Der Ceftriaxon-Liquorspiegel korreliert mit dem des Liquoreiweiß, d.h. bei hohem Eiweißgehalt über 100 mg/dl sind höhere Ceftriaxon-Spiegel zu erwarten als bei niedrigem Liquoreiweißgehalt.
▸ Keine Korrelation besteht zwischen Ceftriaxon-Spiegel und Liquorleukozyten.

Angeblich wurden auch Koagulopathien oder Blutungen unter Ceftriaxon-Therapie beschrieben; dies kann jedoch nicht auf das Ceftriaxon zurückzuführen sein, weil es keinen N-Methylthiotetrazolring besitzt. Blutungen – aufgrund des N-Methylthiotetrazolringes – wurden bei Latamoxef (Moxalactam) beschrieben, weswegen das Präparat aus dem Handel gezogen wurde.

Laut Literatur hat Ceftriaxon keinen Einfluß auf die Phagozytose. Bei der Beeinflussung der Chemotaxis sind die Ansichten kontrovers.

Herzinsuffizienz und EKG-Überleitungsstörungen sind eine Kontraindikation für Ceftriaxon i.m.

Ceftriaxon geht zu 4 % in Muttermilch über, daher sollte es nicht in der Stillzeit gegeben werden. Es besitzt eine 50 %ige Plazentagängigkeit.

Ceftriaxon wird nur in geringem Maße dialysiert, so daß die Dosierung bei Dialysepatienten nicht verändert werden muß.

Nach SCHAAD (pers. Mitt. 1992) ist Ceftriaxon das am wenigsten neurotoxische Cephalosporin der III. Generation und nach McCracken (pers. Mitt. 1991) im Liquor aktiver als Cefotaxim. Die Neurotoxizität ist abhängig vom Hirngewebsspiegel und korreliert nicht mit dem Liquorspiegel. Serum- und Liquorspiegel sind bei Frühgeborenen grundsätzlich höher als bei reifen Neugeborenen (93).

Ceftriaxon sollte nach SCHAAD (pers. Mitt. 1995) nach dem 2.–3. Behandlungstag nicht reduziert werden.

▶ *Halbwertszeiten:* Cefotaxim 1,6 Std., Ceftazidim 1,8 Std., Ceftriaxon 8 Std.
▶ *Eiweißbindung:* Cefotaxim 30–35 %, Ceftazidim 17 %, Ceftriaxon 90 %.
▶ Schnellere Resistenzentwicklungen gegen Cefotaxim als gegen Ceftriaxon (93, 149).

Trotz seiner hohen Eiweißbindung (die altersabhängig bei Neugeborenen 72 % und bei Kleinkindern unter 2 Jahren 84 % beträgt (57); ist Ceftriaxon deshalb nicht weniger wirksam als Cephalosporine mit niedrigerer Eiweißbindung (93, 149).

- **Ceftazidim** hat neben Ceftriaxon die höchste bakterizide Aktivität mit dementsprechend hohen Spiegeln im Liquor. Es besteht eine Schwäche bei Pneumokokken. Seine absolute Stärke liegt in der Behandlung von Pseudomonaskeimen (Mukoviszidose), Salmonellosen, Acinetobacter, neutropenischen Patienten und von nosokomialen Infektionen.

Für die Meningitis im Kindesalter jenseits der Neugeborenenperiode (nach dem 3. Lebensmonat) mit unbekanntem Erreger erwies sich eine initiale *Monotherapie* mit Cefotaxim, Ceftazidim oder Ceftriaxon häufig als erfolgreich, was mit zahlreichen Studien belegt werden konnte.

Die ungezielte Sepsistherapie erfordert bei aeroben und anaeroben Mischinfektionen mit weniger empfindlichen Keimen im grampositiven und gramnegativen Bereich und bei sehr kompliziert verlaufenden, u.U. anbehandelten Krankheitsfällen mit langer Vorgeschichte *die Kombinationsbehandlung von Cephalosporinen und Aminoglykosiden* (Tabelle 10.4). Eine Monotherapie bleibt ein Wunschtraum. Diese aktivste bakterizide Kombination erweitert das Wirkungsspektrum beider Antibiotika auf 97 % aller Keime. Damit ist eine geringere Resistenzentwicklung, insbe-

Tabelle 10.4. Merkmale einer Kombinationstherapie von einem Cephalosporin und einem Aminoglykosid am Beispiel von Ceftriaxon und Netilmicin

- Die Kombination besitzt additive und synergistische Wirkung mit relativer und absoluter Bakterizidie und unterschiedlichen Angriffspunkten: Cephalosporine hemmen die Zellwandsynthese, Aminoglykoside schädigen die Zytoplasmamembran bzw. hemmen die Proteinsynthese in den Ribosomen.
- Cephalosporine wirken auf die proliferierenden Keime, Aminoglykoside auch bei ruhenden Keimen.
- Die Bakterizidie der Betalaktam-Antibiotika wird durch Aminoglykoside gesteigert, wobei ein breiteres Keimspektrum abgedeckt wird, als bei der Summierung beider Mittel rechnerisch zu erwarten wäre (Wirkungssteigerung um das Vierfache der Effektivität).
- Die Penetration in den Liquor erfolgt bei Ceftriaxon ca. zu 20–25 %, bei Aminoglykosiden zu 20–40 %.
- Beide Antibiotika passieren nur passiv die Blut-Liquor-Schranke. (Penicillin und Cephalosporin werden aktiv rückresorbiert, während Aminoglykoside passiv rückresorbiert werden.)
- Durch die Kombinationstherapie wird einer Keimselektionierung bzw. Resistenzentwicklung der Keime vorgebeugt. Die Toxizität der Präparate wird nicht gesteigert, es besteht sogar eine teilweise protektive Wechselwirkung.
- Es werden auch Mischinfektionen mit Anaerobiern und selteneren Keimen sowie weniger sensible Keime in verschiedenen Geweben erfaßt.
- Bei Einmalgabe sind die Spitzenspiegel doppelt so hoch wie bei zweimaliger Gabe.
- Die schnellste Sterilisationsrate beträgt 12–24 h.
- Keine simultane Gabe, sondern die zeitversetzte Gabe beider Antibiotika innerhalb von 1–4 h ist empfehlenswert (sonst Netilmicin durch Betalaktam-Antibiotikum inaktiviert): 1. Gabe von Netilmicin, 2. Gabe von Ceftriaxon (in Notfällen auch umgekehrt).

sondere gegen das Cephalosporin, zu erwarten. Die Bakterizidie der Betalaktam-Antibiotika wird durch die konzentrationsabhängige Bakterizidie (Hemmung der Betalaktamase-Produktion) der Aminoglykoside beschleunigt (additive bzw. synergistische Wirkung) und damit eine Steigerung der Effektivität erreicht.

Die Betalaktam-Antibiotika hemmen den Aufbau der Bakterienzellwand, indem sie durch Bindung an bestimmte Proteine das Enzym Transpeptidase hemmen, welches für den Aufbau der Peptidoglykanschicht verantwortlich ist. Damit verbessern sie die Permeabilität der Aminoglykoside. Einzelresistenzen werden durch diesen synergistischen Effekt u.U. aufgehoben, weshalb Enterokokken aufgrund ihrer verminderten Betalaktam-Empfindlichkeit (Ampicillin) immer kombiniert mit Aminoglykosiden behandelt werden sollten (93, 149). Sehr hohe Ceftriaxonspiegel kombiniert mit Aminoglykosiden können den gleichen Effekt haben.

Auch der Eagle-Effekt (zu hohe Dosen Ampicillin wirken in der Monotherapie bei Enterokokken paradox) läßt sich durch Kombination der Betalaktanantibiotika mit Aminoglykosiden verhindern.

Die minimale Hemmkonzentration (MIC) sinkt um das Vierfache. Cephalosporine wirken nur auf proliferierende Keime, Aminoglykoside auf ruhende Keime. So können die gefürchteten Rezidive bei B-Streptokokken, Staphylokokken, Pneumokokken, Enterobakterien, Enterokokken, Haemophilus influenzae b und Kolibakterien vermieden werden (Tabelle 10.5).

Cephalosporine und Aminoglykoside passieren nur passiv die Blut-Liquor-Schranke, während die Elimination des Aminoglykosids aus dem Liquor cerebrospinalis passiv und für Penicilline und Cephalosporine aktiv über den Plexuschoroideus-Transport (mit Probenecid, Salizylaten und durch Lactat hemmbar) erfolgt (156). Cephalosporine beeinflussen nicht die Chemotaxis und die Phagozytose.

Da im Liquor keine Antikörper und keine Komplementfaktoren vorhanden sind, sind hier bakteriostatisch wirksame Medikamente kaum wirksam. (Das gilt auch für das mit 5–15 % schlecht penetrierende Ampicillin.) Deshalb müssen bakterizide Medikamente eingesetzt werden, deren Konzentration (MBK) bzw. Liquorspiegel 10–20(30)fach höher liegt als die minimale Hemm-Konzentration des jeweiligen Keimes, der MBC-Titer beträgt im CSF 1:10 für Cephalosporine und 1:4 für Aminoglykoside (156, 167). Grund dafür ist, daß im eitrigen Liquor eine langsamere Replikation der Bakterien stattfindet, weswegen so hohe Konzentrationen notwendig sind. Eine weitere Erhöhung der Konzentration ist nicht mit einer höheren Killingrate verbunden. Bei sehr stark bakterizid wirkenden Antbiotika gibt es zwischen MHK (bakteriostatische Wirkung) und MBC keinen Unterschied. Im sauren Milieu ist insbesondere gegen bekapselte Bakterien wie Pneumokokken ein Wirkungsverlust des Aminoglykosids zu beobachten.

Unter den Cephalosporinen der III. Generation ist *Ceftriaxon* (Tabelle 10.6) nach Ansicht vieler Autoren dasjenige, das die ausgeprägteste Aktivität gegen die Haupterreger bakterieller Infektionen bei Kindern aufweist (Tabelle 10.7). Durch die

Tabelle 10.5. Indikationen für eine Kombinationstherapie aus Ceftriaxon und Netilmicin

▸ Lebensbedrohliche Erkrankungen (z.B. Sepsis/Meningitis, neutropenische Patienten)
▸ Komplizierte Verläufe, septischer Schock
▸ Invasive Infektionen mit geschwächter Abwehrlage
▸ Unbekannte Erreger bis zur Identifizierung (*cave:* Listerien)
▸ Mischinfektionen mit multiresistenten Hospitalkeimen
▸ Initialtherapie bis zur Liquorsterilisation
▸ Behandlung von Rezidiven und Superinfektionen

lange Eliminationshalbwertszeit ist gewährleistet, daß in den relevanten Geweben und Körperflüssigkeiten hohe Wirkstoffspiegel aufgebaut werden können und Ceftriaxon mit seiner bakteriziden Konzentration zehn- bis tausendmal über der minimalen Hemmkonzentration der üblichen Meningitiserreger liegt. Auffallend ist auch die Geschwindigkeit der Sterilisierung des Liquor cerebrospinalis (Tabelle 10.8) schon wenige Stunden nach Verabreichung einer einzigen intravenösen oder intramuskulären Gabe in einer relativ geringen Dosis, was in der Pädiatrie einen sehr großen Vorteil darstellt. Dadurch wird das Kind weniger stark psychisch traumatisiert,

Tabelle 10.6. Pharmakologische Daten zur Behandlungg einer Sepsis/Meningitis mit Ceftriaxon

▸ Serumspiegel (μg/ml) bei Säuglingen[1]:	Spitzenspiegel	170–308
	Talspiegel	4–46
▸ Liquorspiegel (μg/ml) bei Säuglingen[1]:	Spitzenspiegel nach 4 h	18,3 (5,0–31,6)
	nach 12 h	8,5
	Talspiegel (24 h)	2,8 (1,4–8,5)
Aseptische Meningitis:	Talspiegel (24 h)	1,8 (0,5–3,2)
▸ Liquortiter (Konz./MHK H. influenzae)[2]:	nach 12 h	1113
	nach 24 h	617
▸ Liquorsterilität (nach 24–48 h):	94–97 % aller Keime	
▸ Halbwertszeit (h)[1]:	Alter < 7 Lebenstage	16,2
	Alter 7–28 Lebenstage	9,2
	Säuglinge	7,1
	Erwachsene	6,5–8,6
▸ Liquoreiweißbindung:		
a) bis 200 mg/dl	nur freies Ceftriaxon	
b) bei 500 mg/dl	40 % freie Fraktion	

[1] Nach 113
[2] Nach 135

Tabelle 10.7. Pharmakokinetische Daten von Cephalosporinen der 3. Generation. (Nach 183–187)

	Halbwertszeit (h)		Eiweiß-bindung (%)	Max. Serum-konzentrationen (mg/l)	Liquor-bakterizidietiter
	Neuge-borene	Säuglinge und Kinder			
Ceftriaxon	6,1	5,8	83–96 %	230	> 1 : 1 000
Cefotaxim	3,4	1,4	13–38 %	124	1 : 50

Tabelle 10.8. Liquorsterilität nach 12 h. (Nach KISSLING, pers. Mitt. 1988, bzw. 188)

Ceftriaxon	80–85 %
Chloramphenicol	45 %
Cefotaxim	40–60 %
Ampicillin/Chloramphenicol	60 %

und die hohe bakterielle Aktivität führt u. U. auch zu kürzerer Therapiedauer und damit kürzerem Krankenhausaufenthalt (Tabelle 10.9).

Laut Literatur zeigt Ceftriaxon eine Penetration von 15–25 % des Serumspiegels in den Liquor, während der Plasma-Liquor-Quotient bei allen anderen Cephalosporinen niedriger liegt (Tabellen 10.10 – 10.12; 30, 161).

Das Betalaktamase-stabile Ceftriaxon wird nicht metabolisiert (Metabolisierte Substanzen sind i. a. wirkungslos, was allerdings nicht für Cefotaxim gilt). Somit können keine Inaktivitäten des Antibiotikums bzw. toxizitätssteigernde Nebenwirkungen auftreten. Ceftriaxon wird zu 50–70 % glomerulär und zu 40 % biliär ausgeschieden (bei Niereninsuffizienz keine Reduktion der Dosis notwendig) und ist durch eine hohe, konzentrationsabhängige Eiweißbindung charakterisiert, was die tägliche Einmalgabe ermöglicht. Die Eiweißbindung nimmt mit steigender Konzentration prozentual ab, und dementsprechend nimmt der freie Anteil zu. Damit treten höhere Serum- und Liquorspiegel auf. So sinkt die ohnehin niedrigere Eiweißbindung von 84 % bei Kindern – bei Neugeborenen beträgt die Eiweißbindung ca. 70 % – durch hohe Therapiedosen auf 58 % ab.

Selbst bei einer 90 %igen Eiweißbindung von Ceftriaxon sind bei Serumspiegeln von 200–400 μg/ml nach 8 Std. wegen der langen Halbwertszeit noch 100–200 μg/ml

Tabelle 10.9. Vorteile der täglichen Einmalgabe von Ceftriaxon und Netilmicin

- Kürzere Behandlungszeiten, weniger personalaufwendig
- Weniger patiententraumatisierend, Compliance besser
- Wirtschaftlicher als andere Kombinationen
- Kein Drug-Monitoring notwendig
- Höhere Effektivität und geringere Toxizität (keine Selektion oder Allergie)

Tabelle 10.10. Antibiotika Liquorspiegel. (Nach Literaturüberblick)

Ceftriaxon	3–25 %
Übrige Cephalosporine	ca. 10–20 %
Netilmicin	ca. 20–40 %
Chloramphenicol	ca. 50–67 %
Sulfonamide	ca. 50 %
Penicillin	1–15 %
Ampicillin	5–18 %
Fosfomycin	20–40 %
Tetrazyklin	10 %
Metronidazol	10–20 %
Cefotaxim	7–17 %
Clindamycin	bis 40 %
Vancomycin	7–36 %
Piperacillin	5–30 %
Meropenem	15–27 %
Gyrasehemmer	20–50 %
Rifampicin, Minocyclin	17–20 %
INH	90 %
Pyrazinamid	90 %
Fluconazol	80 %
5 Fluorocytosin	74 %
Amphothericin	10 %

Spiegel vorhanden, wovon 10–20 μg/ml freier Anteil sind. Bei Substanzen mit kurzer Halbwertszeit liegen selbst bei einer Eiweißbindung von 20–40 % und einem freien Anteil der Wirksubstanz von 60–80 % nur 0,5 μg/ml als freier Anteil vor. Gleiches gilt für die Liquorspiegel.

Bei einer Eiweißbindung handelt es sich nicht um ein statisches Geschehen, also um eine feste Bindung, vielmehr befinden sich freies und gebundenes Antibiotikum immer in einem Fließgleichgewicht (Steady state). Es findet eine Assoziation und Dissoziation im Sinne des Massenwirkungsgesetzes statt.

Die Diffusion von Ceftriaxon durch die Meningen hängt vom Grad der Entzündung sowie von der Plasmakonzentration der nicht an Proteine gebundenen Dosisfraktion ab. Bei ausgeprägter Entzündung und zunehmender Konzentration des freien Antibiotikums im Plasma durch höhere Dosierung sind auch im Liquor 15–25 % der Serumkonzentration sehr bald mit Spitzenspiegeln zwischen 5 und 34 μg/ml (135) und Talspiegeln von 2,8 μg/ml nach 24 h nachweisbar (113, 135) (nach PRADO 3,4–4,39 μg/ml). Bei weniger entzündeten Meningen, bei Borrelien-Meningitis und

Tabelle 10.11. Faktoren, die die Liquorpenetration und die Höhe des Liquorspiegels beeinflussen (pharmakokinetische Eigenschaften)

- *Grad der Eiweißbindung:* Je geringer die Eiweißbindung, um so besser ist die Penetration. Es penetriert das nicht an Eiweiß gebundene freie Antibiotikum.
- *Fettlöslichkeit:* Je lipophiler eine Substanz ist, um so höher ist die Liquorpenetrationsrate. Bei Aminoglykosiden und Betalaktam-Antibiotika handelt es sich um organische Säuren, die gering lipophil sind. Chloramphenicol, Sulfonamide und Rifampicin sind wegen ihrer guten Fettlöslichkeit gut penetrierbar.
- *Grad der Ionisation:* Je höhergradiger die Ionisation, um so schlechter die Liquorpenetration. Betalaktam-Antibiotika haben normalerweise einen hohen Ionisationsgrad. Lipophile Substanzen besitzen einen geringen Ionisationsgrad.
- *pH-Wert des Blutes bzw. des Liquors:* Bei saurem pH-Wert ist die Liquorpenetration besser, die Wirkung von Aminoglykosiden aber geringer, die Toleranz von Penicillin nimmt zu.
- *Grad der Metabolisierung:* Metabolisierte Antibiotika penetrieren gut in den Liquor, ihr Wirkungsverlust ist durch die kurze Halbwertszeit bedingt.
- *Entzündungsgrad der Hirnhäute:* Die Penetration und Permeabilität ist bei höherem Entzündungsgrad mit niedrigerem Eiweißgehalt besser.
- *Beeinflussung durch Synergismus bzw. Antagonismus.*
- *Molekulargewicht:* Die Penetration ist besser bei niedrigem Molekulargewicht.
- Im eitrigen Liquor findet vermindertes Bakterienwachstum und damit Wirkungsverlust von Antibiotika und Phagozytoseminderung statt.

Tabelle 10.12. Antibakterielle Aktivität eines Antibiotikums

- Bei grampositiven Erregern höhere Liquorspiegel nachweisbar
- Bei gramnegativen Erregern niedrigere Liquorspiegel nachweisbar
- Geringere Blut- und Liquorspiegel bei größerem Extrazellulärraum (Neugeborene und Säuglinge)
- Im Liquor verlangsamter Anstieg und geringerer Spiegel sowie langsamerer Abfall als im Blut
- Bei gestörter Liquordynamik (subdurale Ergüsse, Abszesse, Empyeme, Hydrozephalus) unzureichende Antibiotika-Wirkung
- Keine Liquorgängigkeit bei Cefamandol, Flucloxacillin, Cefoperazon, Miconazol, Amphokenan

Virusmeningitiden treten ca. 4 % des Plasmaspiegels in den Liquor über (111–113, 152–167). Die Spiegel betragen hierbei am 4. bis 7. Tag etwa 1,4 μg/ml. Im allgemeinen korreliert die Halbwertszeit invers mit dem Lebensalter.

Die Proteinkonzentration im Liquor cerebrospinalis von Kindern schwankt zwischen 0,5 und 5 g/l und beträgt damit etwa 1/10–1/100 der im Plasma gemessenen Werte. Solange die Proteinkonzentration im Liquor 200 mg/dl nicht überschreitet, ist Ceftriaxon zu 100 % ungebunden; erst bei sehr hohen Werten um 500 mg/dl (es kann unterstellt werden, daß die Zusammensetzung der des Plasmas entspricht) ist anzunehmen, daß ca. 60 % der totalen Ceftriaxon-Liquorkonzentration gebunden ist (113). Mit anderen Worten: Ceftriaxon liegt im Liquor normalerweise in freier, pharmakoaktiver Form vor. Die verminderten Liquorpenetrationsraten gegenüber dem Serumspiegel sind im übrigen dafür verantwortlich, daß Antibiotika bei Meningitis höher dosiert werden müssen als bei Sepsis.

Wegen der langen Halbwertszeit von Ceftriaxon (6–8 h, Neugeborene 16–19 h (111–113, 161), nach McCracken 5,2–8,4 h (118) und der dadurch möglichen Einmalgabe kommt es in Kombination mit einmal täglicher Netilmicin-Gabe (Tabelle 10.13) zur schnellen Sterilisation (12–24 h) der meisten Keime im Liquor (synergistische Wirkung). Im übrigen wirkt auch die Kombination von Cephalosporinen mit Fosfocin und Vancomycin synergistisch. Eine Kombination von Cephalosporinen mit Rifampicin wirkt dagegen nur additiv. Rifampicin wirkt synergistisch mit Vancomycin bei Staphylokokken und Pneumokokken. Dagegen wirkt die Kombination aus Aminoglykosiden und Clindamycin nur additiv.

Neuere tierexperimentelle und klinische Untersuchungen haben gezeigt, daß mit einer einmal täglichen Applikation der Tagesdosis von Netilmicin eine bessere antibakterielle Aktivität bei gleicher oder sogar geringerer Toxizität zu erwarten ist.

Aminoglykoside sind in der Regel nicht als Antibiotikum der ersten Wahl anzusehen, weil ihr therapeutischer und ihr toxischer Bereich eng beieinander liegen (Tabelle 10.14). Unter Netilmicin treten von allen Aminoglykosiden aber die gering-

Tabelle 10.13. Netilmicin: Einmalgabe täglich

1. Dosierung:
  ▶ Neugeborene bis zu 6 Tagen[1]:   6 mg/kg/Tag
  ▶ Säuglinge bis 2 Jahre: 6–9 mg/kg/Tag
  ▶ Kleinkinder und Jugendliche: 4–7 mg/kg/Tag

2. Vorteile der Einmalgabe:
  ▶ Verbesserung des postantibiotischen Effektes
  ▶ konzentrationsabhängige Bakterizidie
  ▶ weniger Nebenwirkungen (Erwachsene):
      kochleär 2,4 % irreversibel (80)
      vestibulär 1,4 % reversibel (80)
      renal 4 % reversibel (114)

3. Ursache für weniger Nebenwirkungen:
  ▶ sättigbare Aufnahme in die Tubuluszelle
  ▶ Kontaktzeit an den Geweberezeptoren (Tubuluszellen) ↓

4. Liquorgängigkeit (Gentamicin):
  7,4–57,6 % des Serumspiegels, Mittel 25,8 % (17)

5. Serumspiegel:
  5,1–14,1 μg/ml Spitzenspiegel 0,1–1,5 μg/ml Talspiegel (15)

[1] unter 1000 g: 6 mg/kg/36–48 h

Tabelle 10.14. Aminoglykosid-Konzentrationen (14)

	Konzentrationen	(μg/ml)
▶ 3 Gaben:	Spitzenspiegel:	5–8
	Talspiegel:	2
▶ 2 Gaben:	Spitzenspiegel:	5,1–14,1
	Talspiegel:	0,1–1,5

sten Nebenwirkungen auf: in 4 % der Fälle reversible Tubulus-Zellschäden, in 0,5 % – 3 % der Fälle vestibuläre und kochleäre Schäden. Die vestibulären Symptome mit Ataxie, Schwindel und Nystagmus können sich teilweise zurückbilden, die kochleären Symptome mit Tinitus, Druckgefühl im Ohr und Hörverlust bei hohen Frequenzen sind irreversibel (80, 114). Nach KAHLMETER (80) treten in 1,4 % der Fälle vestibuläre und in 2,4 % kochleäre Nebenwirkungen auf. Die neurotoxischen Nebenwirkungen sind durch neuromuskuläre Blockade (Curare-ähnlich) mit Verminderung der Acetylcholinfreisetzung an der motorischen Endplatte bedingt. Sie sind jedoch nur bei Kalziummangel und Magnesiumerhöhung oder bei gleichzeitiger Gabe von Muskelrelaxanzien und Narkotika zu erwarten. Kalzium- bzw. Neostigmingaben beseitigen die Blockade. Prophylaktische Ca^{2+}-Gaben sind nutzlos (93, 149). Nach Untersuchungen von TULKENS (204) treten ototoxische und (häufiger) nephrotoxische Nebenwirkungen von Netilmicin erst nach einer Behandlungsdauer von 21 Tagen auf.

In der Neonatologie handelt es sich um Patienten mit eingeschränkter Nierenfunktion, bei denen bei Kombinationstherapie mit Cephalosporinen, Aminoglykosiden, Vancomycin, Furosemid und Indomethacin die Gefahr einer Nierenschädigung besteht. Da die Aminoglykoside ausschließlich renal eliminiert werden, ist es trotz einfach scheinender pharmakokinetischer Eigenschaften notwendig, Spiegelbestimmungen durchzuführen, um ggf. subtherapeutische oder toxische Spitzenspiegel bzw. toxische oder subtherapeutische Talspiegel korrigieren zu können. Obwohl zwischen Serumspiegel und auf das Körpergewicht bezogener Einzeldosis ein Zusammenhang besteht, lassen sich die zu erreichenden Serumspiegel erfahrungsgemäß schlecht vorhersagen. Experimentell wurde wiederholt nachgewiesen, daß sie inter- und intraindividuell stark variieren (114). Aminoglykoside haben im übrigen bei Früh- und Neugeborenen weniger Nebenwirkungen. Allergien treten kaum auf. Aminoglykoside werden nicht durch Eiweiß gebunden und auch nicht metabolisiert und nur glomerulär ausgeschieden. Eine Dosisreduktion der Einzelantibiotika ist normalerweise nicht erforderlich. Erst bei Kreatininwerten über 1,5 mg/dl sollte die Aminoglykosiddosierung reduziert werden.

Aminoglykoside haben zwar eine gute relative Liquorgängigkeit von 20–40 % (149), das Problem ist jedoch, daß wegen der limitierten Serumspiegel nur geringe absolute Mengen an Antibiotikum in den Liquor gelangen, welche wegen der recht hohen MHK- und MBK-Werte nur bescheidene antibakterielle Wirksamkeit besitzen (SCHAAD, pers. Mitt. 1988). Durch die enge therapeutische Breite der Aminoglykoside ist auch eine Dosissteigerung nicht möglich. Doch liegen die Liquorspiegel noch ausreichend hoch über der minimalen Hemmkonzentration der meisten Keime (164). Eine intrathekale Gabe kann nicht empfohlen werden (164).

Am 29.–30. 10. 1987 wurde in Sorrent von SCHWARZ, CRAIG, JACKSON, HIPPEL, VELUTI, HOLLENDER und TULKENS mitgeteilt, daß der postantibiotische Effekt des

Aminoglykosids konzentrationsabhängig ist und damit ein längeres Applikationsintervall rechtfertigt und daß bei gleichzeitiger Betalaktam-Antibiotikagabe die therapeutische Wirksamkeit über 24 h gesichert ist, so daß eine einmal tägliche Applikation sinnvoll erscheint. Dabei verhindert das gegebene Betalaktam-Antibiotikum „regrowth" der Erreger. Auch wurden unter täglicher Einmalgabe der Gesamtdosis im Vergleich zur Aufteilung der Tagesdosis in drei Gaben weniger ototoxische und nephrotoxische Nebenwirkungen beobachtet.

Im übrigen haben auch Chinolone (s. S. 220) einen postantibiotischen Effekt, was für die Glykopeptid-Antibiotika nicht gilt. Nach FEIGIN und MCCRACKEN 1992 (40) sollten die Talspiegel von Netilmicin und Gentamycin unter 2–3 μg/ml liegen. Die Talspiegel von Kanamycin und Amikacin liegen unter 8–10 μg/ml, der Serumspiegel beider Wirkstoffe beträgt 15–30 μg/ml. Amikacin wird gegen multiresistente E. Coli und Serratia marcescens eingesetzt bzw. bei zweiter oder dritter Aminoglykosidrunde gegeben.

Von Bedeutung für die Toxizität sind weniger erhöhte Spitzenspiegel als vielmehr erhöhte Talspiegel – insbesondere bei Patienten mit eingeschränkter Nierenfunktion – und die Fläche unter der Zeitkonzentrationskurve (AUC). Bei der Einmalgabe hat die Tubuluszelle eine längere Erholungsphase, da die AUC geringer ist.

Die mittlere Serumspitzenkonzentration von Netilmicin war damit etwa doppelt so hoch wie bei dreimaliger täglicher Gabe. Diese hohen Spitzenspiegel in Relation zur minimalen Hemmkonzentration der Erreger ist entscheidend für das positive klinische Ergebnis, da die erhöhten Spitzenkonzentrationen bei Aminoglykosiden mit einer vollständigeren und schnelleren Abtötung der Bakterien einhergehen. Diese Ergebnisse sowie die Möglichkeit der Verringerung der Krankenhauskosten, der Verringerung der Belastung der Patienten und des Arbeitsaufwandes des Personals veranlaßte uns zur Einführung des therapeutischen Konzeptes einer täglichen Einmalgabe von Netilmicin in Kombination mit einer Einmalgabe von Ceftriaxon.

Nach BODINO (14) sollten die Spitzenspiegel, die 5–15 min nach Infusionsende erreicht werden, zwischen 4 und 16 mg/l, die Talspiegel zwischen 0,1 und 1,5 mg/l liegen. Nach REMINGTON u. KLEIN (149) darf der Talspiegel von Netilmicin bei Frühgeborenen unter 2000 g weniger als 3 μg/ml betragen, wenn die gesamte Therapiedauer nicht länger als 6–10 Tage beträgt (93, 149). Bei einer Konzentration von $\leq$ 1 mg/l werden ca. 78–88 % aller Keime, bei einer Konzentration von $\leq$ 4 mg/l über 90 % aller Keime durch das semisynthetische Netilmicin gehemmt (14).

Damit hat es sich sowohl im gramnegativen als auch im grampositiven Bereich als ein aktives Aminoglykosid mit den geringsten Nebenwirkungen bewährt, insbesondere auch bei Enterokokken und Listerien. B-Streptokokken, Pseudomonas maltophilia und Anaerobier sind resistent, bei Staphylokokken ist es nicht gut wirksam. Es wird aber bei B-Streptokokken und Staphylokokken in der Kombinationstherapie empfohlen. Da auch resistente Enterokokken beobachtet wurden, wird bei diesen immer eine Kombinationstherapie durchgeführt.

Aminoglykoside brauchen nicht mehr intrathekal gegeben zu werden, wo sie durch mangelhafte Verteilung toxisch wirken, zum Atemstillstand und zu Blutungen führen können.

Während der Therapie sind Dehydratationen, Magnesium- und Kalziummangel zu vermeiden. Kalziumreiche Kost mindert u.U. die Aminoglykosidaktivität und den Grad der renalen Schädigung (114).

Die von uns durchgeführten Spiegelbestimmungen bestätigen die in der Literatur mitgeteilten Spitzenspiegel im Bereich zwischen 5 und 14 mg/l und die Talspiegel zwischen 1 und 4 mg/l (Abb. 10.1).

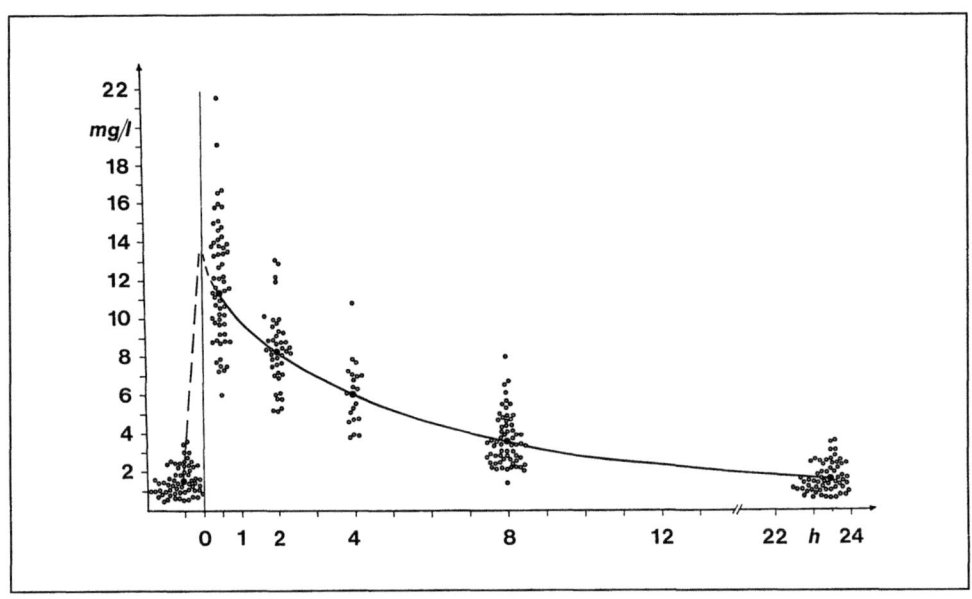

Abb. 10.1. Verlauf der Netilmicin-Serumkonzentration und -Halbwertszeiten: Mittelwertkurve von 14 Früh- und Neugeborenen (1–11 Tage, durchschnittliches Gewicht 3064 g), Meßwerte für 1/2, 2, 4, 8 und 24 h nach Netilmicin-Infusion (5,62–7,73 mg/kg KG/die).

Nach MAYER (114) hat Netilmicin eine Halbwertszeit von 2,5 h. Die von uns ermittelten Halbwertszeiten und Serumkonzentrationen sind aus Tabelle 10.15 ersichtlich. Die geringeren nephrotoxischen Nebenwirkungen bei Einmalgabe lassen sich folgendermaßen erklären: Die Aufnahme von Netilmicin in das Nierengewebe verläuft nach einer Sättigungskinetik, d.h. unabhängig von der Serumkonzentration wird pro Zeiteinheit immer die gleiche Menge an Netilmicin in die Tubuluszellen aufgenommen. Eine direkte Proportionalität zwischen besonders hohen Spitzenspiegel und der Toxizität ist daher nicht anzunehmen. Das heißt, daß die Gewebskonzentration als Maß für die toxische Wirkung im Tagesverlauf immer um den gleichen Betrag zunimmt und unabhängig von kurzfristig bestehenden hohen Spitzenkonzentratio-

Tabelle 10.15. Verlauf der Netilmicin-Serumkonzentrationen und -Halbwertszeiten[1]

Serumkonzentrationen (mg/l) nach Infusionsbeginn		Eliminationshalbwertszeiten (h) in Abhängigkeit von der Zeit	
vor Infusionsbeginn:	1,57	▶ Reifgeborene	
nach 1/2 h:	11,99	nach 1/2–8 h:	4,55±1,35
nach 2 h:	8,40	▶ Frühgeborene	
nach 4 h:	6,11	nach 1/2–8 h:	6,73±1,74
nach 8 h:	3,63	▶ Reif- und Frühgeborene	
		nach 8–24 h:	11,97±3,56

1 Mittelwerte von 14 Früh- und Neugeborenen (1–11 Tage, 3064 g) nach Netilmicin-Infusion von 5,62–7,73 mg/kg/KG/d

nen ist. Diese Feststellung rechtfertigt es, auf routinemäßige Spiegelbestimmungen zu verzichten (76).

Die Einmalapplikation mit den entsprechend hohen maximalen Konzentrationen erscheint am effektivsten und mindert Störfaktoren und Kontinuitätsmängel in der Patientenversorgung, wie sie bei dreimal täglicher Applikation des Aminoglykosids auftreten können (Schichtdienst von Ärzten und Schwestern).

Die Aussagekraft von Spiegelbestimmungen und die Richtigkeit daran orientierter Dosiskorrekturen wird bestimmt durch die regulären Abnahme- und Infusionszeiten (114). Die dabei auftretenden Fehlerquellen sind in Tabelle 10.16 zusammengefaßt.

Aminoglykosidbestimmungen sollten nur dann durchgeführt werden, wenn die Blutproben sorgfältig und rechtzeitig gewonnen und analysiert werden können und die therapierenden Ärzte aus den ermittelten Daten die richtigen Konsequenzen ableiten können.

Prädisponierende Faktoren, Nierenunreife und Schwere der Grundkrankheit führen zudem unter Furosemid- und Indomethacin-Gaben bei Flüssigkeitsbeschränkungen zu nicht mehr interpretierbaren Spitzen- und Talspiegeln. Nach REMINGTON u. KLEIN (93, 149) entsprechen 3 mg Netilmicin, 1,5 mg Gentamicin, so daß diese Autoren in der 1. Lebenswoche 5 mg/kg KG/d und danach 7,5 mg/kg KG/d empfehlen. Die Halbwertszeit wird bei Frühgeborenen in der 1. Lebenswoche mit 14 h und bei Reifgeborenen mit 4,5 h angegeben, weswegen das Dosierungsintervall vor der 35. SSW 18 h und bei Säuglingen unter 1000 g 24 h beträgt. Nach dem 14. Lebenstag wird die Halbwertszeit bei Frühgeborenen mit 3 h gemessen.

Monotherapeutisch kommen Aminoglykoside bei Streptokokken und Staphylokokken nicht in Frage. Lücken bestehen auch bei Anaerobiern, Providentia und Serratia marcescens. Bei letzterem empfiehlt sich Amicacin in einer Dosierung von 10–15 mg/kg KG/d.

Wir empfehlen die Kombination von einmal täglich Netilmicin und einmal täglich Ceftriaxon bei gramnegativen und grampositiven septischen Infektionen mit unbekanntem Erreger bis zur *Erregeridentifizierung;* bis zur *Keimsterilisation* bei komplizierten Verläufen, bei Mischinfektionen, bei selteneren und weniger sensiblen Keimen, insbesondere auch bei immunsuppressiven und leukopenischen Patienten und nosokomialen Infektionen (Krankheiten wie Endokarditis lenta, Listerien-Sepsis, B-Streptokokken-Sepsis und Enterokokken-Sepsis werden dadurch behandelbar). Die Behandlungszeiten sind, wie auch internationale Erfahrungswerte zeigen, unter

Tabelle 10.16. Ursachen für unerwünscht niedrige oder zu hohe Aminoglykosid-Serumspiegel bei adäquater Dosierung

	Spitzenspiegel	Talspiegel
▶ Wirkstoffverlust Zubereitung, Zuführung	zu niedrig	zu niedrig
▶ zu kurze Infusionszeit (< 30 min)	zu hoch	zu niedrig
▶ zu lange Infusionszeit (> 30 min)	zu niedrig	zu hoch
▶ Infusionsbeginn zu früh	zu niedrig	vorang. Spiegel zu hoch, nachf. zu niedrig
▶ Infusionsbeginn zu spät	zu hoch	vorang. Spiegel zu niedrig, nachf. zu hoch
▶ zu frühe Abnahme	zu hoch	zu hoch
▶ zu späte Abnahme (> 1/2 h nach Infusionsende)	zu niedrig	zu niedrig

diesem Therapieregime kürzer, wirtschaftlicher und weniger personalaufwendig. Zudem wird der Patient in geringerem Maße körperlich und psychisch traumatisiert.

Wie in Tabelle 10.4 schon ausgeführt, erfolgt die Gabe der Antibiotika nicht simultan, sondern um 1–4 h zeitversetzt, damit Netilmicin durch die hohen Dosen Ceftriaxon nicht inaktiviert wird (3); Reihenfolge: 1. Netilmicin, 2. Ceftriaxon, im Notfall auch umgekehrt). Die antibakterielle Aktivität ist damit am größten. Die Vorbehandlung mit Netilmicin blockiert die Betalaktamaseproduktion und macht die Keime sensibler gegen Betalaktam-Antibiotika. Beide Antibiotika werden über 30 min infundiert, damit zu hohe Spitzenspiegel vermieden werden. Damit läßt sich auch die Wahrscheinlichkeit des Auftretens reversibler und meist symptomloser Präzipitationen in der Gallenblase durch Ceftriaxon herabsetzen. Sonografische Kontrollen sollten nur bei Patienten mit entsprechender Grundkrankheit durchgeführt werden (162, 163).

Eine Dosisreduktion der Antibiotika bei gebesserter Liquorkomposition um 50%, wie manchmal empfohlen wird, *ist nicht richtig*. Die Liquorgängigkeit der Antibiotika und damit auch der Liquorspiegel sinkt bei heilenden Meningen. Bei Ceftriaxon z.B. beträgt der Talspiegel am 4.–7. Behandlungstag 1,4 μg/ml (135).

Die Dosierung von Netilmicin beträgt 6–9 mg/kg KG/Tag; bei Ceftriaxon ist eine initiale Gabe von 100 mg/kg KG/Tag und eine Weiterbehandlung nach 1–3 Tagen mit 60–80 mg/kg KG/Tag ausreichend (63, 101, 112).

Die Reduktion von 100 mg auf 60–80 mg/kg KG/Tag nach 2 Tagen wird nach MARTIN und SCHAAD (pers. Mitt. 1995) nicht mehr empfohlen.

Die Dosierung von Ceftriaxon wird von MCCRACKEN 1992 (116) folgendermaßen empfohlen: initial 80 mg/kg, nach 12, 24, 48 und 72 Std. usw. folgen die nächsten Gaben von 80 mg/kg KG/Tag.

Tabelle 10.17. Cephalosporine und Resistenzen

- Penicillin-resistente Pneumokokken
- Methicillin-resistente Staphylokokken (aureus, albus), (= MRSA/MRSE)
- Enterococcus faecalis
- Listeria monozytogenes
- Legionella pneumophilia
- Clostridium difficile
- Pseudomonas maltophilia
- Pseudomonas putida
- Bacteroides fragilis
- Campylobacter jejuni
- Candida albicans
- Mycoplasmen/Ureaplasmen
- Citrobacter diversus
- Acinetobacter
- Enterobacter cloacae (außer Ceftazidim)
- Serratia marcescens
- Propionibakterien
- Bordetella pertussis
- Mycobakterien
- Yersinien
- Fusobakterien
- Chlamydien
- Proteus vulgaris
- Providentia
- Pseudomonas aeruginosa (außer Ceftazidim)
- Nocardia

Bei der Wahl des Cephalosporins ist zu beachten, daß bei einzelnen Erregern nur geringe oder keine Wirksamkeit besteht (Tabelle 10.17). So ist Ceftriaxon nicht bei Pseudomonas wirksam, sehr gut jedoch bei Staphylococcus aureus, während Ceftazidim nicht bei Staphylokokken und Pneumokokken und Vancomycin nicht bei Escherichia coli, Haemophilus influenza Typ b oder Pseudomonas eingesetzt werden sollte. Zur Entwicklung von Resistenzen gegenüber Cephalosporinen siehe S. 210 und Tabelle 10.20, Abb. 10.2.

Die Weiterführung der Therapie bei Kenntnis empfindlicher Erreger sollte dann in jedem Fall mit der erfolgreich eingesetzten Substanz als Monotherapie durchgeführt werden. Eine Kombination zweier Betalaktam-Antibiotika (synergistischer Effekt) ist nicht sinnvoll (ADAM, pers. Mitt.).

Cefepim (Maxipim) ist ein Cephalosporin der IV. Generation, welches gegenüber der Drittgeneration jedoch keinen Fortschritt bringt (BELOHRADSKY, 6. Bicon-Kongreß, Leipzig, 2.–4. Mai 1996). Es entspricht etwa dem Ceftazidim und ist besonders gut bei Pseudomonas aeruginosa, Enterobacteriaceae, Staphylokokken und Streptokokken wirksam. Für die Pädiatrie gibt es jedoch keine Zulassung. Es ist nicht wirksam gegen Enterococcus faecalis, Listerien, Clostridium difficile und Bacteroides fragilis.

Auch das neue Cephalosporin *Cefpirom* entspricht in seinem Wirkungsspektrum dem Cefepime bzw. Ceftazidim und bietet damit keinerlei Vorteile gegenüber den Cephalosporinen der 3. Generation. Es ist zudem wirksam gegen Enterobacter cloacae, Acinetobacter und Citrobacter-Arten sowie gegen Staphylokokken. Gegen Pseudomonas aeruginosa wirkt Cefpirome schwächer als Ceftazidim. Resistent sind Methicillin-resistente Staphylokokken und ein Teil der Enterokokken, Xanctomonas maltophilea und Bacteroides fragilis.

Die *primäre Meningitis bei Kindern nach dem vollendeten 5. Lebensjahr und im Erwachsenenalter,* hauptsächlich durch Meningokokken und Pneumokokken bedingt, kann nicht mehr initial grundsätzlich mit Penicillin G behandelt werden. Besteht die Möglichkeit, daß weniger empfindliche Pneumokokken (siehe auch Kap. 10.8) oder Haemophilus influenzae b ursächlich in Frage kommen, so sollte auch hier der *Therapie mit einem Cephalosporin der 3. Generation in Kombination mit einem Aminoglykosid oder Vancomycin initial* der Vorzug gegeben werden. Chloramphenicol ist nur als Mittel der 2. oder 3. Wahl – insbesondere bei Allergien – zu betrachten (63).

Bei der *sekundären Meningitis durch ungewöhnliche Erreger oder auch bei fehlendem Erregernachweis* hat sich die prinzipielle initiale *Therapie mit Ceftriaxon + Netilmicin* bis zur Besserung der Liquorbefunde bewährt (Liquorzellzahl unter $30/\mu l$, Liquoreiweiß unter 50 mg/dl). Die Applikation der Antibiotika erfolgt in der Regel getrennt in Kurzinfusionen über 30 min, um hohe toxische Serumspiegel zu vermeiden, und zeitversetzt um 1–4 h, um Inaktivierungen zu verhindern.

Die neuesten Dosierungsempfehlungen von DGPI und PEG von 1997 sind in Tabelle 10.18 zusammengestellt. Alternative Medikamente mit Dosierungen finden sich im Anhang Tabelle XII. In Tabelle 10.19 finden sich die Empfehlungen von SCHAAD 1997 (164).

Ceftriaxon wird in einer täglichen Einmaldosis verabreicht, während andere Cephalosporine in 6–8stündigen Abständen wiederholt gegeben werden und damit sehr unwirtschaftlich sind. Bei Anwendung von Chloramphenicol und Aminoglykosiden sind regelmäßige Blut- und, soweit möglich, auch Liquorspiegelkontrollen zu empfehlen (45). Da der Liquorspiegel nur 10–20 % des Serumspiegels beträgt, ist erfahrungsgemäß bei Meningitis die hohe angegebene Dosierung empfehlenswert (155).

In Regionen mit fehlender oder seltener Penicillinresistenz der Pneumokokken kann initial mit Penicillin G oder Ampicillin behandelt werden. Als gleichwertig ist jedoch die Therapie mit Cefotaxim oder Ceftriaxon, ggf. in Kombination mit Ampicillin, anzusehen.

Tabelle 10.18. Therapie der bakteriellen Meningitis (Nach DGPI 1997)

Antibiotikadosierungen			
Antibiotikum	Kinder > 6. LW – 12 J.	Jugendliche und Erwachsene	Bemerkungen
Amikacin	10–15 mg/kg KG/Tag Tag in 3 Dosen 20–30 mg/kg KG	750–1000 mg in 1–3 Dosen max. 1,2–1,5 g/Tag	Blutspiegel (Spitzen- und Talspiegel)
Cefotaxim	200 mg/kg/Tag 300 mg/kg/Tag	3–4 × tgl. 2–3 g	
Ceftazidim	200 mg/kg/Tag	3–4 × tgl. 2–3 g	
Ceftriaxon	100 mg/kg am 1. Tag 75 mg/kg ab 2. Tag (max. 4 g/Tag)	1 × 2 (–4) g/Tag	
Gentamicin, Tobramycin	6 mg/kg/Tag (in 3 Dosen)	240–320 mg/Tag (in 1–3 Dosen)	Blutspiegel- kontrollen (Spitzen- und Talspiegel)
Netilmicin	6–9 mg/kg/Tag	max. 300–400 mg/Tag	
Penicillin G	0,3–0,5 Mio IE/kg KG Tag in 4–6 Dosen	20–30 Mio IE/Tag (in 3–4 Dosen)	
Vancomycin	40–60 mg/kg/Tag (in 2–4 Dosen)	4 × 0,5 – 1 g/Tag	
Chloramphenicol	3–4 × 25 mg/kg/Tag	4 × 0,5–0,75 g/Tag max. 4–6 g/Tag	Blutspiegel- kontrollen in der Mitte des Appli- kationsintervalls
Ampicillin	200–400 mg/kg KG Tag in 4 Dosen	4 × 2 g max. 12–16 g/Tag	

Säuglinge und Kinder > 6 Wochen bis 12 Jahre

- Häufigste *Erreger:*
N. meningitidis, S. pneumoniae und H. influenzae Typ b (ausnahmsweise auch bei Geimpften möglich)
- *Therapie der Wahl* ist hier die initiale Monotherapie mit *Cefotaxim* oder *Ceftriaxon* (Risiken beachten!).
Beim Nachweis von Meningokokken oder Penicillin-sensiblen Pneumokokken kann auch Penicillin G als Monotherapie angewandt werden.
Eine Kombinationstherapie ist nur bei begründetem Verdacht auf Listerien (bei Erwachsenen regional bis 10 %) erforderlich.
- Die *Mindestbehandlungsdauer* sollte bei unbekanntem Erreger, H. influenzae oder S. pneumoniae nicht weniger als 7 Tage, bei Meningokokken nicht weniger als 4 Tage betragen. Fieber oder Pleozytosen im keimfreien Liquor sind allein kein Grund für eine Therapieverlängerung.

Bakterielle Meningitis bei Kindern > 12 Jahre, Jugendlichen und Erwachsenen

- Häufigste *Erreger:*
S. pneumoniae und N. meningitidis. H. influenzae (Typ b) nur noch extrem selten zu erwarten, Listerien regional bis 10 %.
- *Therapie:* Bei begründetem Verdacht auf verminderte Penicillin-Empfindlichkeit der Pneumokokken sollte initial in jedem Fall *Cefotaxim* oder *Ceftriaxon* eingesetzt werden und auf die Cephalosporin-Behandlung umgestellt werden, sobald die Empfindlichkeit des Erregers als ausreichend (MHK < 0,5 mg/l) nachgewiesen ist.
- Die Behandlungsdauer ist dieselbe wie bei Säuglingen und Kindern bis 12 Jahren.

Tabelle 10.19. Antibiotische Therapie der bakteriellen Meningitis im Kindesalter. (Nach 164)

Patienten	Ätiologie	Standard	Alternativen
▶ Neugeborene (0–3 Wochen)	unbekannt B-Streptokokken Escherichia coli Staphylococcus aureus S. epidermidis Pseudomonas aeruginosa Listeria monocytogenes	Cefotaxim + Ampicillin Penicillin G + Aminoglykosid Cefotaxim Flucloxacillin Vancomycin Ceftazidim + Aminoglykosid Ampicillin + Aminoglykosid	Ampicillin + Aminoglykosid Penicillin G Cefotaxim + Ampicillin Vancomycin gemäß Resistenz gemäß Resistenz Co-trimoxazol
▶ junge Säuglinge (4–12 Wochen)	unbekannt	Ceftriaxon + Ampicillin oder Cefotaxim + Ampicillin	–
▶ Kleinkinder und Kinder (>3 Monate)	unbekannt Haemophilus influenzae Neisseria meningitidis Streptococcus pneumoniae	Ceftriaxon oder Cefotaxim Ceftriaxon oder Cefotaxim Penicillin G Penicillin G	Chloramphenicol + Ampicillin Chloramphenicol Ceftriaxon oder Cefotaxim Ceftriaxon oder Cefotaxim (Chloramphenicol, Vancomycin)

Der bakteriologische Therapieerfolg sollte möglichst, mit Ausnahme der Meningokokken-Meningitis, durch eine Kontrollpunktion nach 24 (bis 48) Stunden belegt werden. Eine Abschlußpunktion am oder nach Ende der Behandlung ist bei komplikationslosem Verlauf nicht erforderlich (67).

Die Antibiotika sollten in der Regel als intravenöse Kurzinfusionen appliziert werden. Bei Anwendung von Vancomycin und Aminoglykosiden sowie Chloramphenicol sind regelmäßige Blut- und soweit möglich, auch Liquorspiegelkontrollen zu empfehlen (67).

Der Autor empfiehlt bei unbekanntem Erreger die Kombination Ceftriaxon plus Netilmicin in jedem Lebensalter sowie die Ceftriaxon-Monotherapie bei nachgewiesenen empfindlichen Pneumokokken oder Haemophilus influenzae. Je nach Alter beträgt die Dosierung von Netilmicin 6–9 mg/kg/KG einmal täglich.

Mit einer über 48 h verlängerten Eliminationszeit der Keime ist bei einer Monotherapie zu rechnen, die zu kurz und zu niedrig dosiert wurde, insbesondere, wenn anfänglich eine hohe Keimzahl, Mischinfektionen oder in der Folge Persister vorliegen. Mit einer verzögerten Liquorsterilisation ist auch bei angeborenen Liquorfisteln bzw. bei Schädel-Hirn-Traumata mit erworbenen Liquorfisteln sowie Hirnabszeß, Endokarditis, Hydrozephalus oder subduralem Erguß mit Liquordynamikstörungen zu rechnen.

Weitere Ursachen der verzögerten Liquorsterilisation sind anfangs hohe minimale Hemmkonzentrationen der Erreger (Verdoppelung, wenn die Keimzahl von 10^5 auf 10^7 ml ansteigt) mit niedrigen Antibiotikatitern im Liquor, insbesondere bei gramnegativen Keimen und bei bekapselten Keimen.

Rezidive oder Erregerpersistenz mit Selektion kommen unter Ampicillintherapie vor und können besonders bei chronischer Pansinusitis oder Mastoiditis auftreten.

Bei *Neugeborenensepsis,* bei sekundärer Meningitis oder insbesondere bei komplizierten Verläufen mit Abszeßbildung oder bei ungewöhnlichen Erregern ist deshalb meist eine längerdauernde Therapie erforderlich. Eine Liquoruntersuchung bei Therapieende ist *in der Regel zu* empfehlen, um den Abfall der Zellzahl unter 30/μl und die Normalisierung von Liquoreiweiß und Liquorzucker zu dokumentieren; bei unkomplizierten Meningokokken-Infektionen ist sie oft nicht erforderlich. Bei Behandlungsbeginn ist jedoch im allgemeinen eine tägliche Liquorkontrolle bis zur Keimfreiheit des Liquors am zweiten bis fünften Tag notwendig. 24–36 h nach Therapiebeginn kann die Zellzahl höher sein als zu Anfang; am 3.–5. Tag nach Therapiebeginn sinkt sie unter 1000/3 Zellen.

Von einem guten therapeutischen Erfolg kann gesprochen werden, wenn der Liquor nach 24 h steril ist, der Liquorglucosewert nach 3 Tagen Therapie über 40 mg/dl beträgt und sich nach 5 Tagen – wie auch das Liquoreiweiß – normalisiert hat. Nach 5 Tagen sollte Fieberfreiheit bestehen und die Liquorzellzahl unter 30/µl liegen.

Nach STILLE und HELM beträgt die Pleozytose am 2. Behandlungstag 50 % und am 4. Behandlungstag 20 % des Ausgangswertes (pers. Mitt.). Die Granulozyten im Liquor sinken am 2. Tag von 80–90 % auf 50–60 % bzw. am 5. Tag auf 20–30 % des Ausgangswertes ab.

Bei Pneumokokken, Staphylococcus aureus, Listeria monozytogenes, betahämolysierenden Streptokokken der Gruppe B, Haemophilus influenzae b, E. coli und Enterokokken muß man mit gefürchteten Rezidiven rechnen. Hierbei empfiehlt es sich deshalb, bis zur Konsolidierung des Krankheitsbildes eine Kombinationsbehandlung durchzuführen.

Nach Untersuchungen von Strohmaier und Helwig (195) 1985 hat sich mehr als die Hälfte der deutschen Kinderärzte dem Trend der neuen Therapie mit Cephalosporinen bereits angeschlossen. Hier spielt das Bestreben eine Rolle, die immer noch akut bedrohliche bakterielle Meningitis im Kindesalter weiter von ihren Gefahren und Risiken zu befreien. Laut dieser Umfrage setzen nur noch 22 % der Kinderärzte

Tabelle 10.20. Wege der Resistenzentwicklung. Betalaktam-Antibiotika

- Die Zellwandsynthese der Bakterien (Muraminsäuresynthese) wird durch Enzyme gefördert, die von Betalaktam-Antibiotika blockiert werden können. Diese Enzyme (Transpeptidasen) sind penicillinbindende Proteine (PBP), die vor allem für den Aufbau der Peptidoglykanschicht in der Zellwand zuständig sind. Bei mangelnder Affinität von Antibiotika zu PBP kommt es zur Resistenz.
- Cephalosporine sind auch in der Lage, die Proteinsynthese im Zytoplasma der Zelle zu hemmen, indem sie Inhibitoren von Autolysin blockieren, und es kommt zur Lyse der Bakterienzelle. Falls jedoch kein Autolysin vorhanden ist, tritt lediglich ein bakteriostatischer Effekt ein, was zur Toleranz führt, d.h. immer höhere Dosen sind notwendig, um eine Bakteriolyse zu erzielen. Bei der Toleranz sind einfach die Wirkunterschiede zwischen bakteriostatischem Effekt und bakterizider Wirkung zu groß.
- Eine dritte Form der Resistenzen tritt auf, wenn keine Zellwandpassage mehr durch die Porine möglich ist (Pseudomonas, Enterobacter cloacae).
- Eine Resistenz kann aber auch durch Betalaktamasen auftreten.
Die Betalaktamasen, deren Produktion durch Bakterien, Plasmide und chromosomal vermittelt werden, führen zur Hydrolyse der Cephalosporine und damit zu Resistenz.

Aminoglykoside, Makrolide, Chloramphenicol, Clindamycin
▸ Verminderte Ribosomenbindung.
▸ Verminderte Permeabilität.
▸ Inaktivierende Enzyme.

Rifampicin
▸ Verminderte DNS-Polymerasebindung.

Gyrasehemmer
▸ DNS-Gyrase-Resistenz durch Mutation.
▸ Verminderte Permeabilität.
▸ Aktiver Efflux.

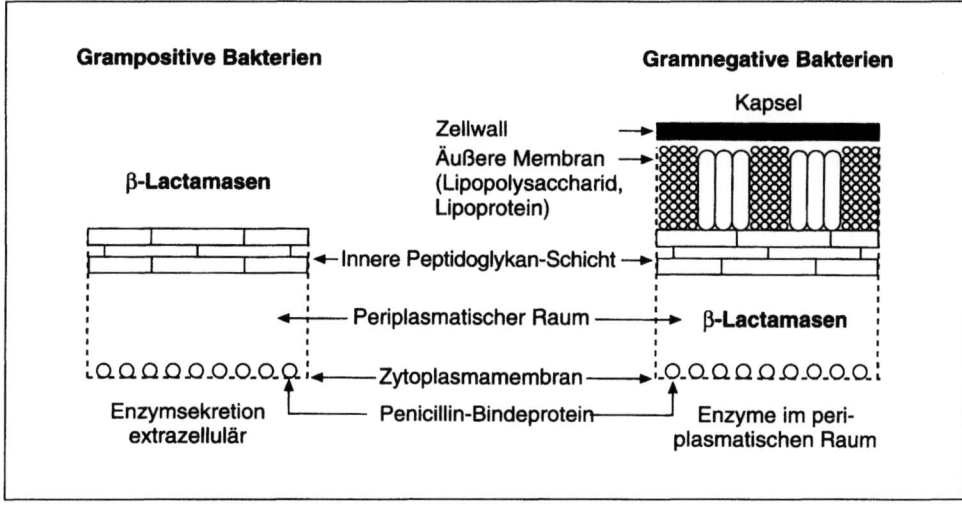

Abb. 10.2. Struktur von Kapsel, Zellwand und Zellmembran grampositiver und gramnegativer Bakterien. (Aus 177)

Chloramphenicol ein. Bemerkenswert bleibt auch die Tatsache, daß fast zwei Drittel der Kliniken noch eine orale Anschlußbehandlung mit Chloramphenicol bzw. Trimethoprim-Sulfamethoxazol durchführen, während intrathekale Antibiotikagaben (lumbal oder subokzipital) generell von 70 % abgelehnt werden. Sehr erfreulich ist die geringe Zahl der Todesfälle mit ca. 3,6 % und die sicher schwer abschätzbaren Folgeschäden mit knapp 3,9–6,1 %. Von 60 % aller Kinderärzte wird der Einsatz der Cephalosporine als Fortschritt und von 30 % als der bisherigen Standardtherapie gleichwertig bezeichnet (195).

In unserem Krankengut betrug die Letalität der bakteriellen Meningitis in den Jahren 1975–1987 5,85 %. Seitdem wir die oben beschriebene Therapie durchführen, betrug die Letalität im Neugeborenenalter nur noch 1,9 %, seit 1993 0 %. Nach dem 3. Lebensmonat sind uns seit 1988 keine Kinder mehr an eitriger Meningitis verstorben.

LITERATUR

1. Adam D (1988) Eitrige Meningitis, Pharmakotherapie im Kindesalter. Hans Marseille, München, S 632–638
2. Adam D (1989) Use of Quinolones in Pediatric Patients. Rev Infect Dis 11 (Suppl 5): 1113–16
3. Allerberger FJ, Guggenbichler JP, Schaffenrath M (1987) Kill kinetics of organisms under the influence of Netilmicin alone and in various combinations. The impact of novel dosing regimens on the safety and efficacy of aminoglycosides. Int Symposium Sorrent/Italien (29.–30. 10. 1987)
4. Ashwal S, Tomasi L, Schneider S et al. (1992) Bacterial meningitis in children: Pathophysiology and treatment. Neurology 42: 739–748
5. Ashwal S, Perkin RM, Thompson JR et al. (1994) Bacterial Meningitis in Children: Current Concepts of Neurologic Management. Current Problems Pediatrics, September 1994: 267–284
6. Asmar BI, Prainito M, Dajani AS (1988) Antagonistic Effect of Chloramphenicol in Combination with Cefotaxime or Ceftriaxone. Antimicrob Agents Chemother 32: 1375–1378
7. Bartter FC, Schwartz WB (1967) The Syndrome of Inappropriate Secretion of Antidiuretic Hormone. Amer J Med 42: 790–806

8. Becker EW, Berg PA, Bischof M, Palitzsch D (1990/91) Cefotaxim- und Ceftriaxon-induzierter anaphylaktischer Schock mit nachfolgender allergischer Agranulozytose. pädiat prax 41: 665–670
9. Bell W (1981) Treatment of Bacterial Infections of the Central Nervous System. Ann Neurol 9: 313–327
10. Billstein SA, Sudol TE (1988) Ceftriaxone and biliary pseudolithiasis. Pediat Infect Dis J 7: 818–820
11. Belohradsky BH, Gabler-Sandberger E, Handrick W (1993) Drittgenerations-Cephalosporine: klinisch-infektiologische Bilanz nach zehn Jahren. Med Klinik 88: 155–159
12. Belohradsky BH (1992) Ein Jahrzehnt Cephalosporine der dritten Generation. Infektionsklinik 5: 2–4
13. Bodey GP (1993) Empirical Antibiotic Therapy for Fever in Neutropenic Patients. Clin Infect Dis 17 (Suppl 2): S378–84
14. Bodino J, Lopez E, Rivas A (1988) Twice daily netilmicin therapy in pediatric patients with systemic infections. J Int Med Res 16: 134–142
15. Bonadio WA, Smith D (1990) Cerebrospinal Fluid Changes after 48 Hours of Effective Therapy for Hemophilus Influenzae Type B Meningitis. Am J Clin Pathol 94: 426–428
16. Brückner O, Alexander M, Martens F (1980) Gentamicin-Konzentrationen im Liquorraum bei Patienten mit entzündeten und nicht entzündeten Meningen. Infection 2: 86–89
17. Brückner O, Trautmann M (1987) Rationale Parameter zur Behandlung der bakteriellen Meningitis mit modernen Cephalosporinen. Infection 15: 214–219
18. Brückner O, Trautmann M, Kolodziejczyk D, Alexander M, Collmann H (1983) Netilmicin in human CSF after parenteral administration in patients with slightly and severely impaired blood CSF barrier. J Antimicrobial Chemotherapy 11: 565–571
19. Chadwick EG, Connor EM, Shulman ST, Yoger R (1983) Efficacy of ceftriaxone in treatment of serious childhood infections. J Pediatrics 103: 141
20. Chemtob S, Reece ER, Mills EL (1995) Syndrome of Inappropriate Secretion of Antidiuretic Hormone in Enteroviral Meningitis. Amer J Dis Child 139: 292–94
21. Chirico G, Rondini G, Plebani A et al. (1987) Intravenous gammaglobulin therapy for prophylaxis of infection in high-risk neonates. J Pediat 110: 437–442
22. Cometta A, Gallot-Lavallée-Villars S, Iten A, Cantoni L, Anderegg A, Gonvers JJ, Glauser MP (1990) Incidence of gallbladder lithiasis after ceftriaxone treatment. J Antimicr Chemotherapy 25: 689–695
23. Congeni BL (1984) Comparison of ceftriaxone and traditional therapy of bacterial meningitis. Antimicrobial Agents and Chemotherapy 25: 40–44
24. Connolly KD (1979) Lumbar punctures, meningitis, and persisting pleocytosis. Arch Dis Child 54: 792–93
25. Cotton MF, Donald PR, Schoeman JF (1991) Plasma arginine vasopression and the syndrome of inappropriate antidiuretic hormone secretion in tuberculous meningitis. Prediatr Infect Dis J 10: 837–42
26. Cullmann W, Schlunegger H (1993) Empfindlichkeit Penicillin-resistenter Pneumokokken. Immunität u. Infektion 21: 7–10
27. Dagbjartsson A, Ludvigsson P (1987) Bacterial meningitis: diagnosis and initial antibiotic therapy. Pediatric Clinics of North America 34: 219–230
28. Dajani AS, Pokowski LH (1990) Delayed cerebrospinal fluid sterilization, in vitro bactericidal activities, and side effects of selected beta-lactams. Scand J Infect Dis 73: 31–42
29. Dankner WM, Connor JD, Sawyer M, Straube R, Spector SA (1988) Treatment of bacterial meningitis with once daily ceftriaxone therapy. Journal of Antimicrobial Chemotherapy 21: 637–645
30. del Rio M, Chrane D, Shelton S, McCracken GH, Nelson JD (1983) Ceftriaxone versus ampicillin and chloramphenicol for treatment of bacterial meningitis in children. Lancet I (8336): 1241–1244
31. Dodge PR, Davis H, Feigin RD, Homes SJ, Kaplan SL, Jubelirer DP, Stechenberg BW, Hirsh SK (1984) Prospective evaluation of hearing impairment as a sequela of acute bacterial meningitis. New Engl J Med 311: 869–874
32. Donowitz GR, Mandell GL (1988) Beta-lactam antibiotics. New Engl J Med 8: 490–500
33. Eibl M, Weippl G, Harasek G, Unger F, Sitko C (1974) Bakterielle Meningitis und Defekte der humoralen Immunität. Dtsch med Wschr 99: 2635–2638
34. Eichenwald HF (1987) Bacterial meningitis: is there a „best" antimicrobial therapy? Eur J Pediatr 146: 216–220
35. Eichenwald HF, Schmitt HJ (1986) The cephalosporin antibiotics in pediatric therapy. Eur J Pediatr 144: 532–538
36. Emmerson AM, Lamport PA, Reeves DS, Bywater MJ, Holt HA, Wise R, Andrews J, Hall MJ (1985) The in vitro antibacterial activity of ceftriaxone in comparison with nine other antibiotics. Curr Med Res Opinion 7: 480–493

37. Enders E (1985) Liquorzucker und Verlauf bzw. Prognose bei bakterieller Meningitis. pädiat prax 31: 663–666
38. Fajardo JE, Stafford EM, Bass JW (1989) Inappropriate Antidiuretic Hormone in Children with Viral Meningitis. Pediat Neurol 5: 37–40
39. Feigin RD, Kaplan S (1977) Inappropriate secretion of antidiuretic hormone in children with bacterial meningitis. Am J Clin Nutr 30: 1482–1484
40. Feigin RD, McCracken GH, Klein JO (1992) Diagnosis and management of meningitis. Pediatr Infect Dis J 11: 785–814
41. Feigin RD, Kaplan SL (1992) Commentary. Pediatr Infect Dis J 11: 698–700
42. Fischer GW, Weisman LE (1990) Therapeutic intervention of clinical sepsis with intravenous immunoglobulin, white blood cells and antibiotics. Scand J Infect (Suppl 73): 17–21
43. Focht J, Nösner K, Kraus H (1994) Empfindlichkeitsspektrum von Ceftriaxon und anderen Antibiotika. Retrospektive Untersuchungen zu den Jahren 1985–1993. Krankenhauspharmazie 15: 683–685
44. Forster J, Hufschmidt C, Niederhoff H, Künzer W (1985) Die Notwendigkeit von Chloramphenicol-Spiegelbestimmungen während der Behandlung bakterieller, eitriger Meningitiden bei Säuglingen und Kleinkindern mit Chloramphenicol-Succinat. Mschr Kinderheilk 133: 209–213
45. Franek A (1986) Orale Chloramphenicolbehandlung bei Säuglingen und Kleinkindern. pädiat prax 33: 93–100
46. Frenkel LD (1988) Once-daily administration of ceftriaxone for the treatment of selected serious bacterial infections in children. Pediatrics 82: 486–491
47. Garbett ND, Munro CS, Cole PJ (1989) Opsonic activity of a new intravenous immunoglobulin preparation: pentaglobin compared with Sandoglobin. Clin exp Immunol 76: 8–12
48. Gasser C, Rossi E, Pichler H (1947) Die Therapie der eitrigen Meningitiden im Kindesalter. Helv Paediat Acta 5: 405–442
49. Granati B, Assael BM, Chung M et al. (1985) Clinical pharmacology of netilmicin in preterm and term newborn infants. J Pediatr 106: 664–669
50. Grubbauer HM (1982) Risikofaktoren bei eitriger Meningitis im Kindesalter. Klin Pädiat 194: 11–13
51. Grubbauer HM, Dornbusch HJ, Dittrich P et al. (1990) Ceftriaxone monotherapy for bacterial meningitis in children. Chemotherapy 36: 441–447
52. Guggenbichler JP (1982) Die eitrige Meningitis im Kindesalter. I. Klinische Präsentation und Verlauf bei verschiedenen Keimen. Pädiatrie Pädiologie 17: 13–41
53. Guggenbichler JP (1982) Die eitrige Meningitis im Kindesalter. II. Behandlung und Prognose. Pädiatrie Pädiologie 17: 43–65
54. Guggenbichler JP, Allerberger F, Dietze O, Klima G (1989) Die Behandlung der eitrigen Meningitis im Kindesalter. Pädiatrie Pädiologie 24: 3–19
55. Guggenbichler JP, Kofler J, Allerberger F (1985) The influence of third-generation cephalosporins on the aerobic intestinal flora. Infection 13 (Suppl 1): 137–139
56. Haggerty RJ, Ziai M (1960) Acute bacterial meningitis in children. Pediatrics 25: 742–747
57. Handrick W, Roos R, Braun W (1990) Fetale und neonatale Infektionen. Hippokrates, Stuttgart
58. Haque KN (1989) „Pentaglobin" in the treatment of neonatal sepsis. J Obstetr Gynaecol 10 (Suppl 1): 525–526
59. Haque KN, Zaidi MH, Bahakim H (1988) IgM-enriched intravenous immunoglobulin therapy in neonatal sepsis. American Journal of Diseases of Children 142: 1293–1296
60. Heim-Duthoy KL, Caperton EM, Pollock R et al. (1990) Apparent biliary pseudolithiasis during ceftriaxone therapy. Antimicrobial Agents and Chemotherapy 34: 1146–1149
61. Hell K (1989) Worldwide clinical experience with ceftriaxone. Chemotherapy 35: 228–235
62. Helwig H (1983) Therapie der Meningitis bei Kindern. FAC (Fortschritte der antimikrobiellen und antineoplastischen Chemotherapie) 1–2: 151–164
63. Helwig H (1992) Therapie der bakteriellen Meningitis im Kindesalter 1991. der kinderarzt 23: 103–104
64. Helwig H (1987) Cephalosporine bei bakterieller Meningitis. FAC 6–7: 1125–1138
65. Helwig H (1991) Therapie der bakteriellen Meningitis im Kindesalter. Dtsch med Wschr 116: 1293–1294
66. Helwig H, Tosberg P, Peller P et al. (1990) Ceftriaxon im Vergleich zu konventioneller Therapie bei der bakteriellen Meningitis im Kindesalter. Zeitschrift für antimikrobielle antineoplastische Chemotherapie 8: 43–49
67. Helwig H, Noack R (1997) Diagnostik und antimikrobielle Therapie der bakteriellen Meningitis. Empfehlungen der PEG und DGPI. der kinderarzt 28: 465–467
68. Helwig H, Noack R (1996) Diagnostik und antimikrobielle Therapie der bakteriellen Meningitis. Monatsschr Kinderheilk 144: 675–677
69. Herson VC, Todd JK (1977) Prediction of Morbidity in Hemophilus influenzae Meningitis. Pediatrics 59: 35–39

70. Hippe E (1987) A controlled study of efficacy, toxicity and pharmacokinetics of netilmicin comparing once vs. thrice-daily injections in septicemic patients. Int Symposium Sorrent/Italien (29.–30. 10. 87)
71. Hollender LF, Lau WY, Fan ST, Hermansyur K et al. (1987) A multicentric study of the efficacy and safety of netilmicin in abdominal infections comparing a once daily versus thrice daily dosage schedule. Int Symposium Sorrent/Italien (29.–30. 10. 87)
72. Hollender LF, Bahnini J, DeManzini N et al. (1989) A multicentric study of netilmicin once daily versus thrice daily in patients with appendicitis and other intra-abdominal infections. J Antimicrobial Chemotherapy 23: 1–10
73. Hooton TM, Blair AD, Turck M, Counts GW (1984) Synergism at clinically attainable concentrations of aminoglycoside and β-lactam antibiotics. Antimicrobial Agents and Chemotherapy 26: 535–538
74. Isenberg H (1991) Besonderheiten der Sepsis/Meningitis-Therapie im Kindesalter. Sozialpädiatrie 13: 700–704
75. Isenberg H (1991) Moderne Aspekte der Antibiotika-Therapie bei bakterieller Meningitis im Kindesalter. Sozialpädiatrie 13: 162–168
76. Isenberg H, Murmann K, Wemmer U, Mathias D (1993) Zur Pharmakokinetik von Netilmicin-Einmaldosierung bei Neugeborenen. Sozialpädiatrie in Praxis und Klinik 15, Nr. 1, 18–25
77. Jacobs RF (1988) Ceftriaxone-associated cholecystitis. Pediat Infect Dis J 7: 434–436
78. Jacobs RF, Tabor DR (1990) The immunology of sepsis and meningitis – cytokine biology. Scand J Infect Dis 73: 7–15
79. Jacomina AA, Hoogkamp-Korstanje (1985) Activity of cefotaxime and ceftriaxone alone and in combination with penicillin, ampicillin and piperacillin against neonatal meningitis pathogens. J Antimicrobial Chemotherapy 16: 327–334
80. Kahlmeter G, Dahlager J (1984) Aminoglykosidnebenwirkungen. J Antimicrobial Chemotherapy 13 (Suppl A): 9–22
81. Kallio MJT, Kilpi T, Anttila M, Peltola H (1994) The Effect of a Recent Previous Visit to a Physician on Outcome After Childhood Bacterial Meningitis. JAMA 272: 787–791
82. Kanakriyeh M, Carvajal HF, Vallone AM (1987) Initial Fluid Therapy for Children with Meningitis with Consideration of the Syndrome of Inappropriate Anti-diuretic Hormone. Clin Pediatr 26: 126–130
83. Kaplan SL, Feigin RD (1978) The syndrome of inappropriate secretion of antidiuretic hormone in children with bacterial meningitis. Pediatrics 92: 758–61
84. Kaplan SL, Feigin RD (1980) Syndromes of Inappropriate Secretion of Antidiuretic Hormone in Children. Adv Ped 27: 247–74
85. Kaplan SL (1989) Recent advances in bacterial meningitis. Adv Pdiat Infect Dis 4: 83–110
86. Kaplan SL, Catlin FI, Weaver T, Feigin RD (1984) Onset of hearing loss in children with bacterial meningitis. Pediatrics 73: 575–578
87. Kaplan SL, Fishman MA (1987) Supportive therapy for bacterial meningitis. Pediatric Infectious Disease 6: 670–677
88. Kaplan SL, Fishman MA (1988) Update on bacterial meningitis. J Child Neurology 3: 82–93
89. Kemmerich B (1986) Pharmakokinetische Eigenschaften moderner Cephalosporine. IXth International Congress of Infectious an Parasitic Diseases München (20.–26. 7. 1986)
90. Kienitz M (1962) Die eitrige Meningitis des Kindes. Hippokrates 33: 792–801
91. Kilpi T, Anttila M, Kallio MJT, Peltola H (1991) Severity of childhood bacterial meningitis and duration of illness before diagnosis. Lancet 1991: 406–409
92. Klass PE, Klein JO (1992) Therapy of bacterial sepsis, meningitis and otitis media in infants and children: 1992 poll of directors of programs in pediatric infectious diseases. Pediatr Infect Dis J 11: 702–705
93. Klein JO, Marcy SM (1995) Bacterial Sepsis and Meningitis: In: Remington JS, Klein JO (eds) Infectious Diseases of the Fetus and Newborn Infant, 4 ed., Saunders Philadelphia London Toronto Sydney Tokyo pp 835–878
94. Kline MW (1989) Review of recurrent bacterial meningitis. Pediatr Infect Dis J 8: 630–634
95. Klingemann HG, Barnett MJ, Reece DE et al. (1990) Use of an immunoglobulin preparation enriched for IgM (Pentaglobin) for the treatment of acute graft-versus-host disease. Bone Marrow Transplantation: 199–202
96. Klugman KP (1996) Neue therapeutische Strategien in der Behandlung von Meningitis. Chemother J 5 (Suppl 9): 23–24
97. Knopp U, Evers G (1980) Die akute bakterielle Meningitis bei Kindern. Notfallmedizin 6: 489–497
98. Krasinski K, Kusmiesz H, Nelson JD (1982) Pharmacologic interactions among chloramphenicol, phenytoin and phenobarbital. Pediatric Infectious Disease 1: 232–235
99. Lang E (1982) Probleme der Antibiotikakombinationen. päd prax 26: 183–188

100. Lanser K, Balikcioglu S (1988) Continuous intravenous infusion of immunoglobulin M in septic shock. In: Deicher H, Schoeppe W (Hrsg) Klinisch angewandte Immunologie. Sepsistherapie mit IgM-angereichertem Immunglobulin. Springer, Berlin Heidelberg New York, S 3–7
101. Lebel MH, Hoyt MJ, McCracken jr GH (1989) Comparative efficacy of ceftriaxone and cefuroxime for treatment of bacterial meningitis. J Pediatrics 114: 1049–1054
102. Lebel MH, McCracken GH (1989) Delayed cerebrospinal fluid sterilization and adverse outcome of bacterial meningitis in infants and children. J Pediatrics 83: 161–167
103. Lee SP, Lipsky BA, Teefey SA (1990) Gallbladder sludge and antibiotics. Pediatr Infect Dis J 9: 422–423
104. Levy J (1990) Antibiotic resistance in Europe and the current use of antibiotics in severe pediatric infections. Scand J Infect Dis 73: 23–29
105. Lieb G, Schrod L, Kreth HW (1992) Besonderheiten der eitrigen Meningitis bei älteren Kindern. pädiat prax 44: 461–467
106. Lode H (1989) Pharmacokinetics and Clinical Results of Parenterally Administered New Quinolones in Humans. Rev Infect Dis 11 (Suppl 5): 996–1004
107. Mandell LA, Bergeron MG, Ronald AR, Vega C et al. (1989) Once-daily therapy with ceftriaxone compared with daily multiple-dose therapy with cefotaxime for serious bacterial infections: a randomized, double-blind study. J Infectious Diseases 160: 433–441
108. Mandell GL, Douglas RG, Bennett JE (1990) Principles and practice of infectious diseases, 3rd ed. Churchill Livingstone, New York Edinburgh London Melbourne, pp 246–257
109. Marget W (1965) Behandlungsrichtlinien der eitrigen Meningitis. Dtsch Med Wschr 90: 1960–1963
110. Marget W, Belohradsky BH, Roos R (1982) Bakterielle Meningitiden im Kindesalter und Bakterielle Meningitiden im Erwachsenenalter. Bundesgesundheitsbl 25: 8–114 und 205–227
111. Martin E (1983) Once-daily administration of ceftriaxone in the treatment of meningitis and others serious infection in children. Eur J Clin Microbiol: 509–515
112. Martin E, Hohl P, Guggi T, Kayser FH, Ferney M (1990) Short course single daily ceftriaxone monotherapy for acute bacterial meningitis in children: results of a Swiss multicenter study. Infection 18: 70–75
113. Martin E, Koup JR, Paravicini U, Stoeckel K (1984) Pharmacokinetics of ceftriaxone in neonates and infants with meningitis. J Pediatrics 105: 475–481
114. Mayer U (1987) Erfahrungen mit der Messung von Aminoglykosidblutspiegeln an der Universitätsklinik Ulm. Dissertation Ulm 1987
115. McCracken GH (1987) Novel approaches to therapy of meningitis. Bull NY Acad Med 63: 500–506
116. McCracken GH (1992) Current management of bacterial meningitis in infants and children. Pediat Infect Dis J 11: 169–174
117. McCracken GH, Lebel MH (1989) Dexamethasone therapy for bacterial meningitis in infants and children. Amer J Dis Child 143: 287–289
118. McCracken GH, Nelson JD, Kaplan SL, Overturf GD, Rodriguez WJ, Steele RW (1987) Consensus report: antimicrobial therapy for bacterial meningitis in infants and children. Pediatr Infect Dis J 6: 501–505
119. Meadow WL, Lantos J, Tanz RR et al. (1993) Ought ‚Standard Care' Be the ‚Standard of Care'? Amer J Dis Child 147: 40–44
120. Mendelman PM, Campos J, Chaffin DO et al. (1988) Relative Penicillin G Resistance in Neisseria meningitidis and Reduced Affinity of Penicillin-Binding Protein 3. Antimicrob Agents Chemother 32: 706–709
121. Muijsken MA, Vreede RW, Haverkorn MJ, van Dijke WC (1987) A randomized cinical study of efficacy and safety of netilmicin once daily versus conventional dosing in patients with severe infections. Int Symposium Sorrent/Italien (29.–30. 10. 87)
122. Neu HC (1990) Third Generation Cephalosporins: Safety Profiles After 10 Years of Clinical Use. J Clin Pharmacol 30: 396–403
123. Neu I (1985) Meningitis. In: Lutz H, Rother K (Hrsg) Plasmatherapie. Behring, Marburg, S 157–165
124. Niemöller UM, Täuber MG (1989) Brain edema and increased intracranial pressure in the pathophysiology of bacterial meningitis. Eur J Clin Microbiol Infect Dis, February, pp 109–117
125. Odio CM, Faingezicht I, Salas JL, Guevara J, Mohs E, McCracken GH (1986) Cefotaxime vs. conventional therapy for the treatment of bacterial meningitis of infants and children. Pediatr Infect Dis 5: 402–407
126. Opferkuch W (1985) Immunglobulin M – physiologische Mechanismen und Wirkungsweise. In: Ungeheuer E, Heinrich D (Hrsg) Bakterien, Endotoxin, Sepsis-Immunglobulin M. Springer, Berlin Heidelberg, S 55–59
127. Overkamp H, Berg M, Bunun P, Harris D (1982) Hörstörungen nach Meningitis purulenta. Klin Pädiat 194: 31–34

128. Owens NJ, Nightingale CH, Quintiliani R, Pyrtek LJ (1987) Concentrations of ceftriaxone in gallbladder wall, bile, and serum in patients undergoing cholecystectomy. Clinical Pharmacy 6: 967–968
129. Paul-Ehrlich-Gesellschaft für Chemotherapie e.V. (1994) Cephalosporine zur parenteralen Applikation. Chemother J 3: 101–115
130. Peltola H, Anttila M, Renkonen OV (1989) Randomised comparison of chloramphenicol, ampicillin, cefotaxime, and ceftriaxone for childhood bacterial meningitis. Lancet 8650: 1281–1287
131. Peltola H, Vaarala M, Renkonen OV (1992) Pharmacokinetics of Single-Dose Oral Ciprofloxacin in Infants and Small Children. Antimicrob Agents Chemother 36: 1086–1090
132. Peter G (1987) Treatment and prevention of Haemophilus influenzae type b meningitis. Pediat Infect Dis J 6: 787–790
133. Pomeroy SL, Holmes SJ, Dodge PR, Feigin RD (1990) Seizures and other neurologic sequelae of bacterial Meningitis in children
134. Powell KR, Sugarman L, Eskenazi AE (1990) Normalization of plasma arginine vasopressin concentrations when children with meningitis are given maintenance plus replacement fluid therapy. J Pediatrics 117: 515–522
135. Prado V, Cohen J, Banfi A, Cordero J, Ledermann W, Cofré J, Reyes L (1986) Ceftriaxone in the treatment of bacterial meningitis in children. Chemotherapy 32: 383–390
136. Prober CG (1985) Effect of rifampicin on chloramphenicol levels. New Engl J Med 312: 788–789
137. Quagliarello VJ, Scheld WM (1993) New Perspectives on Bacterial Meningitis. Clin Infect Dis 17: 603–608
137a. Quagliarello VJ, Scheld WM (1997) Treatment of Bacterial Meningitis. N Engl J Med 336: 708–716
138. Radetsky M (1992) Duration of symptoms and outcome in bacterial meningitis: an analysis of causation and the implications of a delay in diagnosis. Pediatr Infect Dis 11: 694–8
139. Rettwitz W, Schlicker H, Arnold D (1986/87) Meninitis durch chloramphenicolresistente Haemophilus influenzae, Typ B. pädiat prax 34: 663–665
140. Reynolds DW, Dweck HS, Cassady G (1972) Inappropriate Antidiuretic Hormone Secretion in a Neonate With Meningitis. Amer J Dis Child 123: 251
141. Richards DM, Heel RC, Brogden RN, Speight TM, Avery GS (1984) Ceftriaxone, a review of its antibacterial activity, pharmacological properties and therapeutic use. Drugs 27: 469–527
142. Riedl M, Allerberger F, Guggenbichler JP, Semenitz E, Dierich MP (1991) Behandlung von Sepsiserkrankungen im Kindesalter mit zeitlich versetzter Gabe von Antibiotikakombinationen. WMW 8: 172–176
143. Ring A, Novak R, Schmitz F-J, Heinz H-P (1996) Klassische und aktuelle Aspekte zur Meningitis purulenta. Nervenarzt 67: 630–638
144. Ristuccia AM, Le Frock JL (1992) Cerebrospinal Fluid Penetration of Antimicrobials. In: Schönfeld H, Helwig H (eds) Bacterial Meningitis, Karger, Basel: pp 118–152
145. Rockowitz J, Tunkel AR (1995) Bacterial Meningitis. Practical Guidelines for Management. Drugs 50: 838–853
146. Rohmann W, Külz J, Hobusch D, Popp K, Unger K (1990) Zur Diagnostik und Therapie der bakteriellen Meningitis. Wiss Z Uni Rostock. N-Reihe 39: 73–76
147. Roos R, Marget W, Trujillo H, Kafetzis DA, Papadatos, v. Hattingberg HM, Belohradsky BH, Bruch K (1980) Multizentrische Studie über Cefotaxim bei Meningitis und Sepsis im Kindesalter. Klinische Ergebnisse, Serum-Pharmakokinetik und Liquorspiegel. Infection 8: 501–505
148. Rudkowski Z, Szenborn L (1989) Enhancement of cytological normalisation of CSF by intravenous and intrathecal injections of Pentaglobin in infants with purulent meningitis (Abstract) Biennal Conference of chemotherapy of infectious diseases and malignances
149. Saez-Llorens X, McCracken GH (1995) Clinical Pharmacology of Antibacterial Agents. In: Remington JS, Klein JO (eds) Infectious Diseases of the Fetus and Newborn Infant. Saunders, Philadelphia London Toronto Montreal Sydney Tokyo, pp: 1287–1326
150. Sande MA, Smith AL, Root RK (1985) Bacterial meningitis. Churchill Livingstone New York Edinburgh London Melbourne, pp: 11–21
151. Sande MA, Täuber MG, Scheld WM, McCracken GH (1989) Report of a second workshop: pathophysiology of bacterial meningitis. Pediat Infect Dis J 8: 899–933
152. Schaad UB (1981) Pharmakokinetische Untersuchungen mit Ceftriaxon beim Kind. Hahnenklee-Symposion 8.–10. 9. 1981. Editiones Roche, S 155–160
153. Schaad UB (1983) Meningitis und Sepsis im Neugeborenenalter, Therapiekonzepte und Antibiotikatherapie. Schweiz Rundschau Med Praxis 72: 300–305
154. Schaad UB (1983) Indikationen für die Cephalosporine in der Pädiatrie? Pädiat Fortbild K Praxis 58: 89–101
155. Schaad UB (1984) Antibiotikatherapie der bakteriellen Meningitis. Therapeutische Umschau 41: 335–341
156. Schaad UB (1986) Treatment of bacterial meningitis. Eur J Clin Microbiol 5: 492–497

157. Schaad UB (1995) Use of quinolones in pediatrics. Eur J Clin Microbiol Infect Dis 10, pp 355–360
158. Schaad UB (1991) Bakterielle Meningitis: Pathophysiologie und Therapie. Schweiz Med Wschr 121: 1217–1222
159. Schaad UB (1992) Current Concepts of Bacterial Meningitis. In: Tice AD, Waldvogel F (eds) Research forum International, Preceedings of an Intern. Meeting Held on 14–15 September 1992, Vienna, Austria
160. Schaad UB, Suter S, Gianella-Borradovi A et al. (1990) A comparison of ceftriaxone and cefuroxime for the treatment of bacterial meningitis in children. N Engl J Med 322: 141–147
161. Schaad UB, Stoeckel K (1982) Single-dose pharmacokinetics of ceftriaxone in infants and young children. Antimicrobial Agents and Chemotherapy 2: 248–253
162. Schaad UB, Tschaeppeler H, Lentze MJ (1986) Transient formation of precipitations in the gallbladder associated with ceftriaxone therapy. Pediatr Infect Dis J 5: 508–710
163. Schaad UB, Wedgwood-Krucko J, Tschaeppeler H (1988) Reversible ceftriaxone-associated biliary pseudolithiasis in children. The Lancet Dec, 17: 1411–1413
164. Schaad UB (1997) Pädiatrische Infektiologie. Hans Marseille, München
165. Schedel I (1988) New aspects in the treatment of gram-negative bacteremia and septic shock. Infection 16: 8–11
166. Schedel I, Dreikhausen U, Nentwig B et al. (1991) Treatment of gram-negative septic shock with an immunoglobulin preparation: a prospective, randomized clinical trial. Crit Care Med 19: 1104–1113
167. Scheld WM (1985) Theoretical and practical considerations of antibiotic therapy for bacterial meningitis. Pediatric Infectious Disease 4: 74–83
168. Scheld WM (1989) Third-generation cephalosporins in the treatment of severe infections: Introduction to a workshop. Worksh 16th ICC, Jerusalem, Chemotherapy 35 (Suppl 2): 1–4
169. Scherberich JE (1985) Klinische Effizienz einer IgA-, IgM-reichen i.v. applizierbaren Gammaglobulinfraktion (Pentaglobin) bei Antibiotika-resistenter Sepsis. In: Ungeheuer E, Heinrich D (Hrsg) Bakterien, Endotoxin, Sepsis-Immunglobulin M. Springer, Berlin Heidelberg, S 91–103
170. Schulte FJ (1990) Bakterielle Meningitiden und Meningoencephalitiden. In: Bachmann (Hrsg) Pädiatrie in Praxis und Klinik in 3 Bänden: Band III, 801–809
171. Seifert J, Nitsche D (1987) Immunglobulin M – Eigenschaften, Wirksamkeit und klinischer Nutzen. Dtsch med Wschr 112: 1267–1271
172. Semenitz E (1989) Grundzüge des Innsbrucker Chemotherapieschemas bakterieller Infektionen. Wien Klin Wschr 101: 214–219
173. Shah PP, Robson HG (1978) Cerebrospinal fluid penetration of netilmicin. Current Chemotherapy 2: 981–982
174. Shapiro ED, Aaron NH, Wald ER, Chiponis D (1986) Risk factors for development of bacterial meningitis among children with occult bacteremia. J Pediat 109, Nr. 1: 15–19
175. Shiffman ML, Keith FB, Moore EW (1990) Pathogenesis of ceftriaxone-associated biliary sludge. Gastroenterology 99: 1772–1778
176. Simon C (1991) Fortschritte der Antibiotikatherapie in der Pädiatrie. Infection 19 (Suppl 1): 61–64
177. Simon C, Stille W (1997) Antibiotika-Therapie in Klinik und Praxis. Schattauer, Stuttgart New York
178. Smith AL (1988) Neurologic sequelae of meningitis. New Engl J Med 319: 1012–1014
179. Smith DH (1973) Bacterial meningitis. Pediatrics 52: 586–600
180. Spitzky KH (1991) Nutzen der antibakteriellen Chemotherapie, ein historischer Vergleich. Infection 19 (Suppl 1): 52–56
181. Stabile A, Ferrara P, Marietti G, Maresca G (1995) Ceftriaxone-associated gallbladder lithiasis in children. Eur J Pediatrics 154: 590
182. Steele RW (1986) Cost considerations in the treatment of pediatric infectious diseases. Proc of the 14th Int Congr of Chemother. University of Tokyo Press, Kyoto/Jp. 1985: pp 31–36
183. Steele RW (1985) Ceftriaxone: increasing the half-life and activity of third generation cephalosporins. Pediatr Infect Dis J 4: 188–191
184. Steele RW, Bradsher RW (1983) Ceftriaxone for the treatment of serious infections. Am J Dis Child 137: 1044–1047
185. Steele RW, Bradsher RW (1983) Comparison of ceftriaxone with standard therapy for bacterial meningitis. Journal of Pediatrics 103: 138–141
186. Steele RW, Eyre LB, Bradsher RW, Weinfeld RE, Patel IH, Spicehandler J (1983) Pharmacokinetics of ceftriaxone in pediatric patients with meningitis. Antimicrobial Agents and Chemotherapy 23: 191–194
187. Steele RW (1989) Cephalosporins for bacterial meningitis: which one is best? J Pediatrics 114, 6: 991–992
188. Steele RW, Steele AJ, Gelzine AL (1992) Ceftriaxone and bacterial meningitis. In: Schönfeld H, Helwig H (eds): Bacterial Meningitis. Antibiot Chemother, Basel, Karger, vol 45, pp 161–168
189. Steele RW, Marmer DJ, O'Brien MD et al. (1986) Leukocyte Survival in Cerebrospinal Fluid. J Clin Microb 23: 965–966

190. Stein LK, Boyer KM (1994) Progress in the Prevention of Hearing Loss in Infants. Ear & Hearing 15: 116–125
191. Stephan W (1988) Antikörper als Arzneimittel. Krankenhauspharmazie 9: 53–56
192. Stephan W (1988) Untersuchungen zum Nachweis der antibakteriellen und antitoxischen Wirksamkeit von Pentaglobin. In: Deicher H, Schoeppe W (Hrsg) Klinisch angewandte Immunologie. Springer, Berlin Heidelberg, S 1–15
193. Stephan W, Dichtelmüller H, Schedel I (1985) Eigenschaften und Wirksamkeit eines humanen Immunglobulin M-Präparates für die intravenöse Anwendung. Arzneim-Forsch/Drug Res 35 (I): 933–936
194. Stoppe G, Rüther E (1991) Zentralnervöse Nebenwirkungen verschiedener antibakterieller Substanzen. Infection 19 (Suppl 1): 29–32
195. Strohmaier H, Helwig H (1987) Therapie der bakteriellen Meningitis. pädiat prax 35: 235–242
196. Sturm AW (1989) Netilmicin-Therapie der gramnegativen Sepsis – Einmaldosierung wirksam und verträglich. J Infect Dis 159: 931–937
197. Syed SA, Taylor RH, Grean PM, Stewart RJ (1992) Successful use of monoclonal anti-lipid-AlgM in infant with meningococcal sepsis. The Lancet 339: 496
198. Täuber MG (1986) Therapie der bakteriellen Meningitis. DMW 111: 745–748
199. Täuber MG, Sande ME (1991) Pharmacodynamics of antibiotics in experimental bacterial meningitis – two sides to rapid bacterial killing in the cerebrospinal fluid. Scand J Infectious Diseases (Suppl 74): 173–178
200. Taylor RH (1992) Successful use of monoclonal anti-lipid-A IgM in infant with meningococcal sepsis. Lancet 339: 496
201. Townsend GC, Scheld WM (1993) Adjunctive Therapy for Bacterial Meningitis: Rationale for Use, Current Status, and Prospects for the Future. Clin Infect Dis 17 (Suppl 2): S537–49
202. Truckenbrodt H (1977) Septische Infektionen im Kindesalter. Med Klin 72: 779–787
203. Tschaeppeler JH, Schaad UB (1988) Reversible biliäre und renale Ausfällungen unter Ceftriaxon. Behandlung. Schweiz Med Wschr 118 (Suppl 24): 7
204. Tulkens PM (1987) Safety and efficacy of aminoglycosides once a day: experimental data and randomized, controlled evaluation in patients suffering from pelvic inflammatory disease. In: The impact of novel dosing regiments on the safety and efficacy of aminoglycosides. Int Symposium Sorrent/Italien (29.–30. 10. 87)
205. Tulkens PM (1991) Efficacy and safety of aminoglycosides once-a-day: experimental and clinical data. Scand J Infectious Diseases (Suppl 74): 249–257
206. Tunkel AR, Scheld WM et al. (1990) Bacterial meningitis: recent advances in pathophysiology and treatment. Ann Int Med 112: 610–623
207. Tunkel AR, Scheld WM (1995) Acute bacterial meningitis. Lancet 346: 1675–80
208. Tympner KD (1985) Klinische Bedeutung von Immunglobulin M und A in der Kinderheilkunde. In: Ungeheuer E, Heinrich D (Hrsg) Bakterien, Endotoxin, Sepsis-Immunglobulin M. Springer, Berlin Heidelberg New York, S 67–75
209. Tympner KD, Stephan W, Linderkamp O (1976) Intravenöse IgM-Applikation. Monatsschr Kinderheilk 123: 400–401
210. Überall MA, Storr U, Zant M et al. (1994) Eitrige Meningitiden im Kindesalter. Spielt Chloramphenicol bei der Behandlung noch eine Rolle? pädiat prax 47: 245–251
211. Valmari P, Peltola H, Ruuskanen O, Lorvenranta H (1987) Childhood bacterial meningitis: initial symptoms and signs related to age, and reasons for consulting a physician. Eur J Peditr 146: 515–518
212. Van der Auwera P (1987) Serum bactericidal activity and post-antibiotic effects in the serum of patients receiving once- or thrice-daily aminoglycoside therapy. Int Symposium Sorrent/Italien (29.–30. 10. 1987)
213. Vogelman B, Craig WA (1986) Kinetics of antimicrobial activity. J Pediatrics 5: 835–840
214. Wasserman RL (1986) Intravenous gamma globulin prophylaxis for newborn infants. Pediatr Infect Dis 5: 620–621
215. Wenzel RP, Pinsky MR, Ulevitch RJ, Young L (1995) Current Understanding of Sepsis. Clin Infect Dis 22: 407–13
216. Wehrle PF, Mathies AW, Leedom JM (1969) The critically ill child: management of acute bacterial meningitis. Pediatrics 44: 991–998
217. Weippl G (1977) Therapie der eitrigen Meningitis mit Immunglobulin. Pädiatrie Pädiologie 12: 309–312
218. Weippl G, Eibl M, Harasek G, Kucera H, Unger F (1976) Bedeutung von Immundefekten für die Prognose der eitrigen Meningitis. Münch Med Wschr 118: 1595–1596
219. Weisman LE, Fischer GW, Marinelli P et al. (1989) Pharmacokinetics of intravenous immunglobulin in neonates. Vox Saug 57: 243–248

220. Weisman LE, Stoll BJ, Kueser TJ et al. (1992) Intravenous immune globulin therapy for early-onset sepsis in premature neonates. J Pediatr 121: 434–443
221. Word BM, Klein JO (1989) Therapy of bacterial sepsis and meningitis in infants and children: 1989 poll of directors of programs in pediatric infectious diseases. Pediat Infect Dis J 8: 635–637
222. Yoder MC, Polin RA (1986) Immunotherapy of neonatal septicemia. Pediatric Clinics of North America 33: 481–501
223. Yogev R, Shulman ST, Chadwick EG et al. (1986) Once daily ceftriaxone for central nervous system infections and other serious pediatric infections. Pediatr Infect Dis 5: 298–303
224. Ziegler EJ, Fischer CJ, Srung CL, Straube RC et al. (1991) Treatment of gram-negative bacteremia and septic shock with HA-1A human monoclonal antibody against endotoxin. New Engl J Med 324: 429–436

10.3 Carbapeneme

Werden gegenwärtig verfügbare Antibiotika auf mikrobiologischer, pharmakokinetischer und pharmakodynamischer Basis miteinander verglichen, sind Carbapeneme als Monotherapie für die Therapie von schweren Infektionen im Kindesalter gut geeignet. Sie stellen eine neue Gruppe von Betalaktam-Antibiotika dar, die sowohl die Eigenschaften von Breitband-Penicillinen als auch die von Breitspektrum-Cephalosporinen aufweisen. Als Betalaktam-Antibiotika zeichnen sich die Carbapeneme im allgemeinen durch ein gutes Verträglichkeitsprofil aus; ernsthafte Nebenwirkungen sind selten.

Bisher stand für die klinische Anwendung nur *Imipenem* zur Verfügung, das wegen seines nephrotoxischen Potentials nur in einer Kombination mit dem Dehydropeptidase-Inhibitor Cilastatin angewendet wird. Unter Imipenem/Cilastatin sind Nebenwirkungen am zentralen Nervensystem, wie Krampfanfälle (33–39 % nach 6, 15–27 % nach 7), häufiger. Aus diesem Grund ist diese Kombination für die Behandlung der Meningitis kontraindiziert und auch dafür nicht offiziell zugelassen (7).

Meropenem ist ein neues Carbapenem-Antibiotikum, das ausreichend stabil gegen die renale Dehydropeptidase ist und somit als Monosubstanz verabreicht werden kann. Die Serum- und Gewebsspiegel sind gut, und durch seine bakterizide Wirkung hemmt es die Eiweißsynthese der Bakterienzellwand. Die Affinität zu essentiellen Penicillin-Bindeproteinen (PBP) ist hoch.

Die antibiotische Potenz von Imipenem und Meropenem ist ähnlich, in der klinischen Verträglichkeit bestehen jedoch Unterschiede. Medikamentenbedingte Krampfanfälle (5 %) und Nephrotoxizität sind bisher mit Meropenem nicht beobachtet worden. Im Vergleich zu Imipenem/Cilastatin ist die gastrointestinale Verträglichkeit von Meropenem bei schneller Infusion (15–30 min) bzw. bei 5minütiger i.v.-Bolusinjektion besser. Die Inzidenz von Übelkeit und Erbrechen ist niedrig.

Da Meropenem neben den klassischen Meningitiserregern auch gegen Listerien (7) wirksam ist, könnte es in Zukunft die Cephalosporine in der Therapie von Meningitiden ablösen. Das Wirkungsspektrum entspricht etwa den Drittgenerations-Cephalosporinen. Meropenem erfaßt auch Erreger wie multiresistente Pseudomonas aeruginosa, Acinetobacter, Enterobacter cloacae (Saliazalin), Klebsiellen, E. coli und Bacteroides fragilis (Anaerobier). Damit hat Meropenem das breiteste Spektrum, die höchste antibakterielle Aktivität und die höchste Betalaktamase-Stabilität (TEM-Betalaktamase) gegen grampositive und gramnegative Aerobier und Anaerobier. Resistenzen sind bisher nicht bekannt. Eine Kombination mit Aminoglykosiden oder Metronidazol ist deshalb nicht erforderlich.

Nicht empfindlich sind Pseudomonas maltophilia, Stenotrophomonas, Enterokokken (E. faecium) und methicillin-resistente Staphylokokken (MRSA).

Meropenem ist relativ gut liquorgängig und penetriert zu 22,5 % (± 15,5 %) in den CSF-Raum (5,6–41,7 %; 7). Damit liegen die Liquorspiegel ausreichend hoch über der MHK der relevanten Erreger bei Kindern und Erwachsenen. Ein postantibiotischer Effekt ist bekannt (5).

Nach ADAM und ANDRASSY (1, 2) erfolgt die Therapie bei septischen Kindern mit 30–60 mg/kg/Tag in 3 Einzelgaben bzw. bei Meningitis mit 120 mg/kg/Tag in 3 Einzelgaben. Die Dosierung wird bei Sepsis bis maximal 3 g, bei Meningitis bis 6 g/Tag gesteigert (Erwachsenendosis). Bei vorhandenen Nierenerkrankungen muß die Dosis angepaßt werden; bei Lebererkrankungen ist dies nicht notwendig (ADAM, 6. Bicon-Kongreß, Leipzig 1996).

Nierenfunktionsstörungen oder plasmatische Gerinnungsstörungen sind nicht bekannt. Allerdings ist die Enzymerhöhung der Leberwerte höher als bei Imipenem. Nach ANDRASSY (2) liegt die minimale

Hemmkonzentration gegen Hib, Meningokokken und Pneumokokken bei Meropenem sogar niedriger als bei Ceftazidim. Meropenem ist zugelassen für Kinder nach dem vollendeten 3. Lebensmonat. Eine gewisse Kreuzallergie mit anderen Betalaktam-Antibiotika ist jedoch möglich. Laut ADAM (1) ist eine Meropenem-Monotherapie äquivalent einer Therapie mit Cefotaxim + Aminoglykosiden oder Metronidazol, denn 99 % der Erreger lassen sich eliminieren. Die 2-3mal längere Halbwertszeit (normal 1 Std.) bei Neu- und Frühgeborenen ist bei gleicher Dosierung zu berücksichtigen. Die Plasmaproteinbindung beträgt 2 %, die Ausscheidung erfolgt ausschließlich renal. Der Synergismus mit Glykopeptidantibiotika und Aminoglykosiden ist bekannt. Meropenem wird deshalb bei Cephalosporinen-III-Versagern bei Pneumokokken-Meningitis mit Aminoglykosid intrathekal empfohlen.

Vergleichsstudien mit nahezu 300 Patienten in Europa, Südafrika und Südamerika (7) zwischen Meropenem und Cephalosporin-III-Monotherapie bei bakterieller Meningitis durch Hib, Pneumokokken und Meningokokken nach dem 3. Lebensmonat zeigten eine bakterielle Heilung von 100 % für Meropenem und von 99 % für Cephalosporine der III. Generation. Die klinische Heilung betrug 98 % versus 92 %.

Die Dosierungen betrugen dabei:
- Meropenem: 120 mg/kg/Tag (3 Einzeldosen)
- Cefotaxim: 225-300 mg/kg/Tag (3 Einzeldosen)
- Ceftriaxon: 80-100 mg/kg/Tag (1 Dosis).

Die Therapiedauer schwankte zwischen 7 und 14 Tagen mit einem Maximum von 28 Tagen. Alle Medikamente wurden ohne Nebenwirkungen gut vertragen.

Damit erweist sich Meropenem als gute Alternative zu den Cephalosporinen der III. Generation, auch in Kombination, insbesondere angesichts der Zunahme von Penicillin-resistenten Pneumokokken.

LITERATUR

1. Adam D (1996) Carbapeneme bei pädiatrischen Infektionen. Chemother J 5 (Suppl 9): 19-23
2. Andrassy K (1996) Verträglichkeitsprofil von Carbapenemen. Chemother J 5 (Suppl 9): 28-30
3. Dagan R, Velghe L, Rodda JL, Klugman KP (1994) Penetration of meropenem into the cerebrospinal fluid of patients with inflamed meninges. Journal of Antimicrobial Chemotherapy 34: 175-179
4. Del Favero A (1994) Clinically important aspects of carbapenem safety. Curr Opinion Infect Dis 7 (Suppl 1): 38-42
5. Klugman KP, Dagan R, The Meropenem Meningitis Study Group (1995) Antimicrob Agents Chemother 39: 1140-1146
6. Klugman KP, Dagan R (1995) Carbapenem Treatment of Meningitis. Scand J Infect Dis (Suppl) 96: 45-48
7. Scheld W (1994) Is there a place for carbapenems in the therapy of meningitis? Curr Opinion Infect Dis 7 (Suppl 1): 33-37
8. Schmutzhard E, Williams KJ, Vukmirovits G et al. (1995) A randomised comparison of meropenem with cefotaxime or ceftriaxone for the treatment of bacterial meningitis in adults. J Antimicrob Chemother 36 (Suppl A): 85-97

10.4 Chinolone

Chinolone (Ciprofloxacin) sind sehr gut liquorgängig (20-50 %), haben eine niedrige Eiweißbindung, sind lipophil und kommen zur Behandlung therapieresistenter gramnegativer Meningitiskeime in Frage (nicht Blindtherapie) (2, 106, 157). Ihre Halbwertszeit ist lang, sie gewinnen zunehmend an Bedeutung, sind aber neurotoxisch und phototoxisch.

Chinolone sind Betalaktamase-stabil, bakterizid, sie haben wenig Nebenwirkungen, ein breites Erregerspektrum, eine *lange* Halbwertszeit und einen postantibiotischen Effekt. Die *Fluorochinolone* sind in der Lage, gramnegative Bakterien aus dem Liquor zu eradizieren. Sie sind deshalb geeignet als Mittel der 2. und 3. Wahl bei multiresistenten gramnegativen Organismen wie Pseudomonas aeruginosa oder wenn die Infektionsantwort auf die konventionelle Betalaktam-Antibiotikatherapie verzögert ist (z.B. bei Salmonellen-Meningitis). Fluorochinolone sind bei Kindern und Säuglingen wegen der Knorpelschäden normalerweise kontraindiziert – obgleich solche Schäden nach neueren Ansichten nicht auftreten. Deshalb sollten diese Antibiotika nicht als Mittel der 1. Wahl bei Patienten mit Meningitis und unbekanntem Erreger eingesetzt werden, insbesondere auch wegen ihrer geringen Aktivität gegen Listeria monocytogenes. Nicht etabliert sind sie z.Zt. auch bei Neugeborenen-Sepsis (157). Standardmäßig empfohlen sind sie lediglich indiziert bei Pneumokokken-Meningitis und zur Prophylaxe von Hib- und Meningokokken-Infektionen. Weitere Indikationsgebiete sind shuntbedingte Staphylokokken-Meningitis, Shigelleninfektionen, Pseudomonasinfektionen, Branhamella-, Escherichia coli- und Gonokokkeninfektionen. Die tägliche Einmalgabe ist möglich.

Nicht gut ist die Wirkung bei Streptokokken, Enterokokken und Anaerobiern. Wegen der Krampfneigung in 1–4 % sind sie bei bakteriellen Meningitiden mit Krämpfen nicht indiziert.

10.5 Glykopeptid-Antibiotika

Vancomycin und Teicoplanin sind die beiden Präparate dieser Substanzgruppe, wobei letzteres nicht liquorgängig ist. Die Liquorgängigkeit von Vancomycin liegt nach SIMON und STILLE bei Meningitis bei etwa 10–20 % (177).

Der Vancomycinspiegel im Serum sollte 15–40 μg/ml (Talspiegel < 10 μg/ml) betragen.

Indikationsspektrum sind Anaerobier, Enterokokken, Diphtheriebakterien, Listerien, Staphylokokken – insbesondere hospital erworbene Staphylococcus epidermidis – und Pneumokokken. Vancomycin wird bei nosokomialen Infektionen eingesetzt, insbesondere bei zentralen Kathetern. Auch bei der febrilen Neutropenie kommt es in Kombination mit Cephalosporinen und Aminoglykosiden zum Einsatz. Nicht so gut wirksam ist Vancomycin bei Haemophilus influenzae Typ b, Meningokokken, Pseudomonas aeruginosa und Escherichia coli.

Versager sind bei Pneumokokken-Meningitis des Erwachsenen und auch bei Meningitis durch Enterokokken berichtet worden (8 % Resistenzen; GRAUBNER, 6. Bicon-Kongreß, Leipzig 4.–6. Mai 1996). Bei letzterem wirkt es im übrigen auch nur bakteriostatisch. In Japan wurden jetzt erstmals therapieresistente Staphylokokken (Staph. aureus) mit einer MHK von 8 mg/l gegen Vancomycin isoliert (K. Hiramatsu et al., I Anti microb Chemother 1997, in press).

Vancomycin hemmt den Aufbau der Bakterienzellwand und ist damit bakterizid. Es sollte über 60 min infundiert werden. Bei zu rascher Infusion (unter 30 min) und bei Serumspiegeln über *80–100* μg/ml kommt es zum Redman-Syndrom (auch Redneck-Syndrom) mit arterieller Hypotonie infolge Histaminausschüttung.

Die Halbwertszeit bei Frühgeborenen beträgt 10 Std, bei Neugeborenen unter 2 Lebensmonaten 3–5 Std. Entsprechend beträgt die Dosierung (93) bei Reifgeborenen vor dem 7. Lebenstag 20–30 mg/kg KG/d, nach dem 7. Lebenstag 30–45 mg/kg KG/d jeweils in 2 Einzeldosen und nach dem 28. Lebenstag 40–60 mg/kg KG/d in 3 Einzeldosen. Die höhere Dosierung gilt dabei für ZNS-Infektionen.

In Kombination mit Aminoglykosiden kann Vancomycin potentiell ototoxisch und nephrotoxisch wirken. Bei nekrotisierender Enterokolitis kann Vancomycin wie auch Aminoglykoside oral verabreicht werden. Die gesamte i.v.-Therapiedauer sollte 10–12 Tage nicht überschreiten.

LITERATUR

Siehe S. 211 unter 10.2

10.6 Behandlungsdauer

48 Stunden nach Einleitung einer adäquaten parenteralen Antibiotikatherapie verändern sich die Laborwerte. Voraussetzung ist allerdings, daß die Liquorkultur nach dieser Zeit negativ ist. Folgende Trends werden laut Literatur beobachtet:

- 80 % der untersuchten Kinder haben weiterhin eine persistierende Liquorpleozytose, wobei sich aber bei wiederum 80 % die totale Menge reduziert hat;
- 14 % haben weiterhin eine Linksverschiebung der Neutrophilen von über 50 % im Differentialblutbild, so daß in den meisten Fällen ein Umschlag zu einer relativen Lymphozytose aufgetreten ist.
- 89 % der Kinder haben persistierende, abnorm hohe Liquoreiweißwerte, wobei wiederum 84 % eine verminderte Proteinkonzentration gegenüber dem Aufnahmebefund aufweisen.
- Bei 71 % hat sich die Hypoglykorrhachia deutlich gebessert bzw. normalisiert.
- 89 % vorher grampositiver Befunde haben sich normalisiert.

Insgesamt ist ein Trend zur Normalisierung in den ersten 24 Std. der Therapie zu erwarten, wobei mit einer Senkung von Liquorzellzahl, Liquoreiweiß, Liquorlaktat und Liquordruck und einer Erhöhung der Liquorglucose zu rechnen ist. Die Wiederholung der Liquorpunktion – einschließlich des Anlegens einer Liquorkultur – innerhalb von 24–36 Std. nach Einleitung einer angemessenen Antibiotikatherapie ist deshalb gerechtfertigt und zeigt in 90–100 % auch die Sterilität an.

Die individuelle Dauer der antibiotischen Therapie ist allerdings vom Verlauf abhängig. Entscheidungshilfen können in solchen Fällen Latexagglutinationen von Liquor, Urin und Blut bringen, wobei bakterielles Antigen auch bei negativer Kultur nachweisbar bleibt.

Bis heute existieren aber keine sakrosankten Regeln für die Dauer einer sicheren und erfolgreichen Therapie der bakteriellen Meningitis. In Deutschland wurde die bakterielle Meningitis im Kindesalter früher generell über 2–4 Wochen parenteral (abhängig von den Wehrle-Kriterien: Zellzahl unter $30/\mu l$, Liquoreiweiß unter 50 mg/dl, Liquorzucker über 50 mg/dl, Fieberfreiheit 5–7 Tage, Liquorsterilität, keine meningitischen Symptome) behandelt. Es folgte dann eine 2–3wöchige orale Nachbehandlung mit Sulfonamiden oder Chloramphenicol (13, 27).

1984 empfahl die Arbeitsgemeinschaft Meningitis in der PAUL-EHRLICH-Gesellschaft (7), Meningokokken bis 4 Tage nach Entfieberung (insgesamt minimal 8–10 Tage), Pneumokokken bis 5 Tage nach Entfieberung (minimal 10–14 Tage) und Haemophilus influenzae Typ b bis 7 Tage nach Entfieberung (insgesamt minimal 10–14 Tage) zu behandeln, bei jeweils normalisierter Liquorzusammensetzung (WEHRLE-Kriterien), (27).

Laut einer Umfrage bei deutschen Kinderärzten im Jahr 1986 (26) betrug die Therapiedauer bei Meningokokkeninfektion 7–17,5 Tage (im Durchschnitt 12 Tage), bei Pneumokokkeninfektion 7–21 Tage (im Durchschnitt 14 Tage) und bei einer Haemophilus-influenzae-Typ-b-Meningitis 7–24 Tage (im Durchschnitt 14 Tage). Bei gramnegativer Sepsismeningitis bei Neugeborenen lag die Behandlungsdauer bei 9–28 Tagen (im Durchschnitt 18 Tage). Laut dieser Umfrage betrug die Letalität 3,3–3,6 % und die neurologische Defektheilung 3,9–6,1 %. Die eigenen Erfahrungen aus den 60er und 70er Jahren deckten sich mit den Angaben der Literatur, daß trotz der Behandlungskombination von Sulfonamiden, Chloramphenicol und Penicillin/Ampicillin die Komplikationsrate, die Letalitätsrate und die Rückfallquote bei Pneumokokken-, Hib-, Koli- und Staphylococcus-aureus-Meningitis hoch war. Eine Behandlungsdauer von 3–4 Wochen war erforderlich, und meistens wurde eine orale Nachbehandlung mit Cotrimoxazol oder Chloramphenicol für weitere 14 Tage notwendig.

Die Behandlungsdauer richtet sich im wesentlichen nach dem Ansprechen auf die Therapie und nach der Erregerart sowie nach den auftretenden Komplikationen. Jenseits der 6. Lebenswoche betrug sie in der Regel länger als 14 Tage; bei Komplikationen, z.B. Hirnabszeß oder Osteomyelitis sowie bei ungewöhnlichen Erregern sogar 3–6 Wochen. Jedenfalls mußte der Patient immer 4–7 Tage fieberfrei sein, und die blutchemischen Parameter wie Blutbild, Differentialblutbild, CRP oder Blutsenkung mußten sich normalisiert haben, damit die Behandlung beendet werden konnte.

Genereller Konsens herrscht darüber, daß eine Meningokokken-Meningitis kürzer behandelt wird als eine durch Haemophilus influenzae Typ b oder Pneumokokken verursachte Meningitis. Einen Überblick über die Angaben der Therapiedauer in der US-Literatur gibt Tabelle 10.21.

RADETZKY (19) widerlegt auf Grund von Metaanalysen, daß es eine Korrelation zwischen neurologischem Outcome und langer prästationärer Symptomatik bzw. langer Diagnosfindung und verspätetem Therapiebeginn gibt. FEIGIN und KAPLAN (4) stimmen ebenfalls darin überein, daß der neurologische Outcome und die sensorineuralen Hörstörungen einzig vom frühen Insult abhängen (in der Frühphase der Meningitis) und unabhängig von der Symptomdauer, der Schwere der Erkrankung und dem Therapiebeginn sind. Es wird auch von den Autoren in Zweifel gezogen, daß die frühe Liquorsterilisation zum besseren Outcome führt bzw. eine späte Sterilisation zwangsläufig mit neurologischen Schäden einhergehen muß. Die Zeitdauer der Bakterieninvasion in den Liquorraum läßt sich aus der vorangegangenen Symptomatik nicht ableiten. Der Zeitpunkt des Beginns der Meningitis ist unbekannt.

Die frühe Diagnostik (Liquorkomposition) und der frühe Therapiebeginn (selbstverständlich) sagen also nichts über den Meningitisbeginn aus und verhindern auch keine Hörstörungen. Bei komatösem, fulminantem Verlauf mit sehr niedrigem

Liquorzucker (korreliert mit Hörstörungen) wird auch Dexamethason keinen Einfluß mehr auf Arteriitis, Thombose, Thrombophlebitis und Infarkt haben, die letztendlich für den neurologischen Outcome verantwortlich sind. Es bleibt, daß bei einem kurzen und fulminanten Verlauf (siehe Kap. 12) Antibiotika und Dexamethason nur noch einen begrenzten Einfluß auf den neurologischen Outcome haben und

Tabelle 10.21. Empfehlungen der US-Literatur für die Behandlungsdauer der komplikationslosen bakteriellen Meningitis. (Nach 18)

Meningokokken

RUDOLPH 1987:	7 Tage
Committee Infect. Dis., AAP 1988:	normalerweise 7 Tage
WYNGAARDEN und SMITH 1988:	mindestens 5–7 Tage nach Entfieberung
MANDELL 1985:	10–14 Tage
BEHRMAN und VAUGHAN 1987:	mindestens 10 Tage, mindestens 3 Tage Fieberfreiheit
FEIGIN und CHERRY 1987:	mindestens 7–10 Tage und 5 Tage Fieberfreiheit
KRUGMAN 1985:	klinische Besserung und 5–7 Tage Fieberfreiheit
HOEPRICH 1988:	mindestens 1 Woche nach Entfieberung mit sterilem Liquor
BRAUNWALD 1987:	gewöhnlich nicht länger als 10 Tage
BRAUNWALD 1987:	Minimum 7 Tage und 5 Tage Fieberfreiheit
ADAM 1988:	7 Tage
SIMON und STILLE 1989:	7–10 Tage
SCHULTE 1991:	3 Tage Fieberfreiheit und normale Liquorkomposition (gewöhnlich 8–12 Tage)

Pneumokokken

RUDOLPH 1987:	14 Tage
Committee Infect. Dis., AAP 1988:	Minimum 10 Tage
WYNGAARDEN und SMITH 1988:	10–14 Tage bis zur Normalisierung der Liquotkomposition
MANDELL 1985:	keine Behandlungsempfehlung
BEHRMAN und VAUGHAN 1987:	Minimum 10 Tage, mindestens 3 Tage Fieberfreiheit
FEIGIN und CHERRY 1987:	mindestens 7–10 Tage und 5 Tage Fieberfreiheit
KRUGMAN 1985:	klinische Besserung und 5–7 Tage Fieberfreiheit
HOEPRICH 1988:	mindestens 1 Woche nach Entfieberung mit sterilem Liquor
BRAUNWALD 1987:	gewöhnlich nicht länger als 10 Tage
ADAM 1988:	3–5 Tage Fieberfreiheit und Zellzahl unter 100/μl
SIMON und STILLE 1989:	10–14 Tage
SCHULTE 1991:	3 Tage Fieberfreiheit und normale Liquorkomposition (gewöhnlich 8–12 Tage)

Haemophilus influenzae Typ b

RUDOLPH 1987:	10 Tage
Committee Infect. Dis., AAP 1988:	7–10 Tage
WYNGAARDEN und SMITH 1988:	Minimum 10 Tage; mindestens 7 Tage Fieberfreiheit
MANDELL 1985:	steriler Liquor, Fieberfreiheit, über 3–5 Tage kein Hinweis mehr für aktive Infektion
BEHRMAN und VAUGHAN 1987:	Minimum 10 Tage, mindestens 3 Tage Fieberfreiheit
FEIGIN und CHERRY 1987:	Minimum 7 Tage, 5 Tage Fieberfreiheit
KRUGMAN 1985:	klinische Besserung, 5–7 Tage Fieberfreiheit
HOEPRICH 1988:	mindestens 1 Woche nach Entfieberung mit sterilem Liquor
BRAUNWALD 1987:	gewöhnlich nicht länger als 10 Tage
BRAUNWALD 1987:	Fieberfreiheit über mindestens 3–5 Tage, kein laborchemischer Nachweis einer aktiven Infektion
ADAM 1988:	3–5 Tage Fieberfreiheit und Liquorzellzahl unter 100/μl
SIMON und STILLE 1989:	10–14 Tage
SCHULTE 1991:	3 Tage Fieberfreiheit und normale Liquorkomposition (gewöhnlich 8–12 Tage)

eine Verzögerung des Therapiebeginns unbedeutend ist. Wie PELTOLA und RADETZKY (10, 19) ist der Autor der Meinung, daß 3–5 Tage unspezifische Symptomatik prästationär u.U. eine gute Prognose haben und ein verzögerter Therapiebeginn dann keinen Einfluß auf die neurologische Folgesymptomatik hat (10). Der Grad der neurologischen Symptomatik bei Beginn der Therapie läßt also keine sichere Aussage über den Grad des neurologischen Outcome zu. Auch wird bei längerer prästationärer Symptomatik die diagnostische, für eine bakterielle Meningitis charakteristische Ausbeute besser sein (Blutkultur positiv, Liquorkultur und -komposition sowie CRP; 10). Unter diesen Gesichtspunkten betrachtet, hat die Abschluß-Lumbalpunktion mit entsprechender Komposition keinen Aussagewert. Für Patienten mit einer klassischen Meningitis-Anamnese kann allerdings die verzögerte und unangemessene Antibiotikatherapie mit einer erhöhten Rate von bleibenden neurologischen Schäden und Hörstörungen einhergehen.

Vergleichende Studien (Tabelle 10.22) mit unterschiedlicher Behandlungsdauer zeigten keinen Unterschied im Hinblick auf das Endergebnis, die Fieberdauer, die Komplikationsrate oder neurologische Langzeitschädigungen (14). Die Resultate einer von MARTIN 1990 veröffentlichten Studie zeigen, daß eine Kurzzeitbehandlung der komplikationslosen akuten bakteriellen Meningitis (Meningokokken-Meningitis 4 Tage, Haemophilus-influenzae-b-Meningitis 6 Tage, Pneumokokken-Meningitis 7 Tage) bei Säuglingen und Kleinkindern mit einer einmal täglichen Dosis von Ceftriaxon gleich effizient und sicher wirkt wie eine Therapie von üblicher (meist doppelt so langer) Dauer mit dem gleichen Präparat (Meningokokken-Meningitis 8 Tage, Haemophilus-influenzae-b-Meningitis 12 Tage, Pneumokokken-Meningitis 14 Tage), (14). Dabei braucht die Entfieberung oder Besserung der klinischen Symptomatik des Patienten nicht abgewartet zu werden, wenn der Liquor nach 24 Std. steril war. Auch die Normalisierung der Liquorkomposition ist keine Vorausset-

Tabelle 10.22. Ceftriaxon-Therapie der bakteriellen Meningitis. (Nach HELWIG, pers. Mitt.: publizierte Studien nach Literaturangaben)

Autoren	Zahl	Behandlungsdauer (Tage)	Behandlungsergebnisse ++	+	(+)	–
DEL RIO et al. 1983*	39	7–10	26	12	1	–
STEELE et al. 1983*	15	7–21	13	2		
ARONOFF et al. 1984*	10	10–14	8	2	–	–
BARSON et al. 1985*	27	10–14	23	3	1	–
CONGENI et al. 1986	57	5–28				
MARTIN et al. 1986	169	4–7	148	18		3
NGU et al. 1986*	30	3	28			2
PRADO et al. 1986	15	21	4	5	1	
YOGEV et al. 1986	31	5–42	29	1	1	
GIRGIS et al. 1987 + 1988	50	6	43			7
DANKNER et al. 1988	22	10–14	16	6	–	–
GRUBBAUER et al. 1988*	19	14	17	2		
FRENKEL et al. 1988*	26	11	26			
LEBEL et al. 1988*	100	7–10	53	47		4
KAVALIOTIS et al. 1989	52	4–14	49	3		
HELWIG et al. 1990*	42	7	41	1		
SCHAAD et al. 1990*	57	10	47	10	–	–

++ Heilung, + Heilung mit Folgeschäden, (+) Verbesserung, – Todesfälle
* Ceftriaxon im Vergleich mit konventioneller Therapie

zung zur Beendigung der Therapie. Kein Grund zur Fortführung der Therapie ist auch eine verzögerte Liquorsterilisation bis zu 48 Std. (14), da über neurologische Schäden, die in der Frühphase einsetzen, ohnehin keine Aussage möglich ist.

Es gibt aber auch Literaturhinweise darauf, daß prolongiertes Fieber zur höheren Defektheilung führt (20). Dies ist besonders bei Hib-Meningitis mit der längsten Fieberphase anzunehmen, bei der 80–90 % aller Liquores am Ende der Behandlung noch nicht saniert sind.

Die erforderliche Behandlungsdauer der bakteriellen Meningitis ist unter Ceftriaxon mit langer Halbwertszeit und täglicher Einmalgabe kürzer und erfolgreicher als die konventionelle Kombinationstherapie von Ampicillin oder Penicillin mit Chloramphenicol.

Die Vorteile einer Behandlung mit Ceftriaxon gegenüber anderen Antibiotika liegen daher zum einen in einer kürzeren Behandlungszeit, die weniger personalaufwendig und weniger patiententraumatisierend ist, zum anderen ist sie (15) auch 50–75 % kostengünstiger und wirtschaftlicher.

In einer von HELWIG (8) durchgeführten prospektiven Multicenter-Studie ergab die Ceftriaxon-Monotherapie bei allen Meningitiden im Durchschnitt mit 7,8 Tagen Behandlungsdauer gegenüber 10 Tagen Cefotaxim-Therapie und 11,4 Tagen Standardtherapie deutliche Vorteile, da nach Beendigung der Therapie Ceftriaxon noch 36 h im Liquor nachgewiesen werden kann. Nach Ceftriaxon waren die Patienten schneller fieberfrei.

Heute, nach Einführung der Cephalosporine der dritten Generation, gelten prolongiertes Fieber, persistierendes oder sekundäres Fieber (siehe Kap. 3) nicht mehr als Indikation zur Fortsetzung der Antibiotikatherapie, wenn der Liquor mindestens 4–10 Tage keimfrei ist.

Weder erhöht persistierende Liquorzellzahlen noch ein erhöhter Liquoreiweißgehalt oder persistierendes Fieber bedeuten ein Versagen der Therapie, wenn der Liquor mindestens 12–48 h nach Therapiebeginn steril ist (21). Rezidive sind mit 0,8 % bei den genannten Kriterien äußerst selten (23). Auch die neurologische Defektheilung ist unabhängig von diesen Kriterien (14). Selbst bei rascher Liquorsterilisation sind Defektheilungen möglich, während auch bei verzögerter Liquorsterilisation völlige Gesundung eintreten kann (14). Erfahrungsgemäß hat aber eine Sterilisationszeit, die mehr als 48 h lang ist, eine höhere Rate an Defektheilungen zu Folge (21). Die routinemäßige Lumbalpunktion am Ende – vor oder nach Absetzen der antibiotischen Behandlung – einer klinisch komplikationslos abgelaufenen eitrigen Meningitis (z.B. Meningokokken-Meningitis) ist weder medizinisch noch ethisch berechtigt. Dieses „Ritual" sollte nach SCHAAD (pers. Mitt. 1992) unbedingt aus den deutschen Empfehlungen und Lehrbüchern verschwinden.

Die Empfehlungen der Arbeitsgemeinschaft „Meningitis" der PAUL-EHRLICH-Gesellschaft für Chemotherapie e.V. zur Diagnostik und Therapie der bakteriellen Meningitis aus dem Jahr 1991 (17) gelten auch noch 1996. Die unkompliziert verlaufende Hib-Meningitis und die Pneumokokken-Meningitis werden 7 Tage, die Meningokokken-Meningitis 4 Tage behandelt. Nach MCCRACKEN 1992 beträgt die Behandlungsdauer bei Meningokokken 7 Tage, bei Hib-Meningitis 7–10 Tage und bei Pneumokokken-Meningitis 10 Tage (15, 16).

76 % der Liquorkulturen waren in der Multicenterstudie der Schweiz bei der Kontroll-LP nach 6–24 Std. vor der 2. Ceftriaxon-Gabe steril. Positive Liquorkulturen nach 24 Std. Therapie wurden zu 29 % bei Patienten mit neurologischen Schäden im 6monatigen Follow-up gefunden; bei 24 % waren die Kulturen positiv, ohne daß die Patienten neurologische Schäden hatten (14). Die so gefundenen Liquorbefunde sind damit prognostisch bedeutungslos. Nur bei der Neugeborenen-Meningitis dient die abschließende Lum-

balpunktion zur Feststellung der individuellen Therapiedauer. Die Abschluß-LP kann aber aus juristischen und psychoemotionellen Gründen notwendig sein.

Bleibt die Blutkultur länger als 48 h positiv, liegen insbesondere immunologische Risikofaktoren vor, wird die Behandlung länger als 10 Tage durchgeführt. Das gleiche gilt auch für einen komplikationsreichen Verlauf nach Aufnahme eines Kindes mit einem HERSON-TODD-Index über 4,5, bei Entwicklung von Hirnabszessen oder Wiederauftreten von Bakterien unter der Behandlung.
Die Behandlungsdauer bei eitriger Meningitis *mit Komplikationen* beträgt:

- Neisseria meningitidis: 10–14 Tage (bis 4 Tage nach Entfieberung),
- Streptococcus pneumoniae: 2–4 Wochen (bis 5 Tage nach Entfieberung),
- Haemophilus influenzae b: 2–3 Wochen (bis 7 Tage nach Entfieberung),
- Listeria monozytogenes: 3 Wochen (bei Neugeborenen),
- Escherichia coli: 4 Wochen (bei Neugeborenen).

Patienten mit bestimmten Risikofaktoren haben meist Meningitiden mit ungewöhnlichen Erregern, die auch eine individuelle Behandlungsdauer erforderlich machen. Diese kann unter Umständen 3–6 Wochen betragen. Neuroborreliose kann erfolgreich in 14 Tagen mit Cephalosporinen der III. Generation behandelt werden.

Neonatale Meningitis

Die neonatale, komplikationslos verlaufende Meningitis, die meist durch gramnegative Enterobakterien, B-Streptokokken oder Listeria monozytogenes hervorgerufen wird, bedarf einer längeren Behandlungsdauer, mindestens aber 10 Tage bei Neugeborenen und 14 Tage bei Frühgeborenen mit Meningitis durch grampositive Erreger und 3 Wochen bei solcher durch gramnegative Erreger (siehe Kap. 13). Die Liquorsterilisationszeit ist besonders bei gramnegativen Enterobakterien (E. coli) verzögert und die Rate an neurologischer Defektheilung und Rezidiven mit 30–50 % höher als bei Kindern nach dem 3. Lebensmonat. Die Letalität beträgt immer noch 10–25 % (22).

Bakteriämie

Eine durch Meningkokokken, Haemophilus influenzae Typ b, Pneumokokken oder A-Streptokokken verursachte okkulte Bakteriämie ohne klinische Symptome sollte bei immunologisch gesunden Kindern bei Vorliegen entsprechender Risikofaktoren 5 Tage behandelt werden (100000 Einheiten Penicillin V pro kg Körpergewicht pro Tag). Besser und sicherer sind allerdings orale Cephalosporine der II. Generation, wie Cefaclor oder Cefuroximaxetil. Bei einer manifesten Primärerkrankung, wie Otitis media, Angina follicularis oder Pneumonie, ist eine 10tägige Behandlung erforderlich. Ein Alternativpräparat zu den Cephalosporinen der II. Generation ist Amoxicillin plus Clavulansäure (Betalaktamase-Stabilität) bzw. Ampicillin plus Sulbactam. Sulfonamide, Tetrazyklin und Erythromycin kommen nicht in Frage. Neuerdings empfehlen sich die oralen Cephalosporine der III. Generation mit einer Behandlungszeit von 5 Tagen (max. 7 Tage).

LITERATUR

1. Bhutta ZA, Teele DW (1992) Short course therapy in paediatrics. Proceedings of an International Meeting Held on 14–15 September, 1992, Vienna, Austria
2. Committee on Infectious Diseases (CID), American Academy of Pediatrics (AAP) (1994) Report of the CID, ed 23, AAP, Elk Grove Village (Red Book)
3. Feigin RD, Cherry JD (eds) (1987) Textbook of Pediatric Infectious Diseases, ed 2. Saunders, Philadelphia
4. Feigin RD, Kaplan SL (1992) Commentary. Pediatr Infect Dis J 11: 698–700
5. Goodman JM (1992) Commentary: Legal aspects of bacterial meningitis. Pediatr Infect Dis J 11: 700–701
6. Helwig H (1983) Therapie der Meningitis bei Kindern. FAC (Fortschritte der antimikrobiellen, antineoplastischen Chemotherapie) 2–1: 151–164
7. Helwig H (1984) Empfehlungen der Arbeitsgemeinschaft „Meningitis" der Paul-Ehrlich-Gesellschaft für Chemotherapie e.V. zur Diagnostik und Therapie der bakteriellen Meningitis. ZAC (Zeitschrift für antimikrobielle antineoplastische Chemotherapie) 2: 209–213
8. Helwig H, Tosberg P, Peller P, Ludwig H, Götze H, Schindera F (1990) Ceftriaxon im Vergleich zu konventioneller Therapie bei der bakteriellen Meningitis im Kindesalter. ZAC 8, 43–49
9. Kienitz M (1979/80) Behandlung der bakteriell bedingten Meningitis im Kindesalter. pädiat prax (Suppl) 22: 79–84
10. Kilp T, Anttila M, Kallio MJT, Peltola H (1991) Severity of childhood bacterial meningitis and duration of illness before diagnosis. Lancet 338: 406–409
11. Lin TY, Chrane DF, Nelson JD, McCracken GH Jr (1985) Seven days of ceftriaxone therapy is as effective as ten days' treatment for bacterial meningitis. J Am Med Assoc 253: 3559–3563
12. Mandell GL, Douglas RG Jr, Bennett JE (eds) (1985) Principles and Practice of Infectious Diseases, ed 2, Wiley, New York
13. Marget W (1965) Behandlungsrichtlinien der eitrigen Meningitis. Dtsch Med Wochenschr 90: 1960–1963
14. Martin E, Hohl P, Guggi T, Kayser FH, Fernex M, and Members of the Swiss Multicenter Meningitis Study Group (1990) Short-course, single daily dose ceftriaxone monotherapy for acute bacterial meningitis in children. 1. Clinical results. Infection 18: 70–77
15. McCracken GH (1987) Novel approaches to therapy of meningitis. Bull NY Acad Med 63: 500–506
16. McCracken GH (1989) Current management of bacterial meningitis. Pediat Infect Dis J 8: 919–921
17. Meningitis-Arbeitsgemeinschaft der Paul-Ehrlich-Gesellschaft e.V. (1990) Therapie der bakteriellen Meningitis im Kindesalter 1991. ZAC 8: X–XI
18. Radetsky M (1990) Duration of treatment in bacterial meningitis: A historical inquiry. Pediatr Infect Dis J 9: 2–9
19. Radetsky M (1992) Duration of symptoms and outcome in bacterial meningitis: an analysis of causation and the implications of a delay in diagnosis. Pediatr Infect Dis J 11: 694–698
20. Rutman DL, Wald ER (1981) Fever in Haemophilus influenzae Type B Meningitis. Clin Pediat 20: 192–195
21. Schaad UB (1991) Bakterielle Meningitis: Pathophysiologie und Therapie 1991. Schweiz med Wschr 121: 1217–1222
22. Schaad UB (1983) Meningitis und Sepsis im Neugeborenenalter Therapiekonzept und Antibiotikatherapie. Schweiz Rundschau Med 72: 300–305
23. Schaad U, Nelson JD (1981) Recrudescence and relapse in bacterial meningitis of childhood. Pediatrics 67: 188–195
24. Schönfeld H, Helwig H (1992) Bacterial Meningitis. Karger, Basel
25. Schulte FJ (1991) Entzündliche Erkrankungen des Nervensystems. In: Reinhardt D, von Harnack GA (Hrsg) Therapie der Krankheiten des Kindesalters. Springer, Heidelberg, S 806–811
26. Strohmaier H, Helwig H (1986) Therapie der bakteriellen Meningitis. pädiat prax 35: 235–242
27. Wehrle PF (1969) Bacterial meningitis. Pediatrics 44: 991–998

10.7 Versagen der Antibiotikatherapie

Eine ausbleibende Sterilisierung des Liquors nach 24–48 Std., anhaltendes Fieber sowie starker Anstieg der Zellzahl kann verschiedene Ursachen haben (Tabelle 10.23). Trotz Sterilisierung des Liquors und des Blutes kann bei Haemophilus-influenzae- und bei Pneumokokken-Meningitis langanhaltendes Fieber auftreten, was allerdings kein Umsetzen des Antibiotikums bzw. eine Fortführung der Therapie über 7–10 Tage hinaus notwendig macht. Häufige Ursache für Temperatursteigerung und Erbrechen kann bei Säuglingen ein postmeningitischer Hydrozephalus sein. Vor Ausweitung der Therapie oder oraler Nachbehandlung sind zunächst bildgebende diagnostische Verfahren zur Eingrenzung der Ursache erforderlich.

Penicillinversager sind bei Meningokokken bekannt, wie es auch Vancomycinversager bei Enterokokken, Ampicillinversager bei Listerien und Haemophilus influenzae, Ceftazidimversager bei Pneumokokken und Chloramphenicolversager bei Hib gibt. Die häufigste Ursache eines Versagens ist jedoch die Fehldiagnose. Antacida hemmen die Resorption von Antibiotika.

Auch an den protrahierten Verlauf ohne bakterielle Erreger im Liquor bei besonderen Infektionen, wie HIV, Tbc, Lues, Borreliose und Cryptoccose ist zu denken.

> Es gibt daher gute Gründe, bei der kalkulierten Therapie der eitrigen Meningitis auf Therapieformen auszuweichen, bei denen Resistenzprobleme keine Rolle spielen.

Eine akut auftretende, nicht antibiotisch anbehandelte Meningitis ohne Hinweis auf eine otorhinogene Entstehung, bei der keine Erreger nachgewiesen worden sind, ist bei jüngeren Erwachsenen oder Kindern mit großer Wahrscheinlichkeit durch Meningokokken verursacht. Meningokokken sind ausgesprochen kälteempfindlich und sterben bei dem Transport des Liquors leicht ab. Es empfiehlt sich auch in diesem Fall, mit der intensivierten Kombinationstherapie eines Cephalosporins mit einem Aminoglykosid zu beginnen, und dann eine entsprechende Deeskalationstherapie (s. S. 236) folgen zu lassen.

Tabelle 10.23. Gründe für das Versagen einer Antibiotikatherapie bei bakterieller Meningitis

- Falsche Antibiotika-Wahl, zu niedrig oder zu kurze Dosierung, nichtindizierte Monotherapie
- Erregerwechsel oder Resistenzzunahme der Bakterien
- Fisteln, Abszesse, Subduralempyeme, Schädelosteomyelitis, Mastoiditis, Sinusitis
- Auftreten von Hydrozephalus mit gestörter Liquordynamik (u.a. bei Abszeß, Empyem, Subduralerguß)
- Zirkumskripte Meningitis (Pneumokokken)
- Septische Absiedelungen in andere Organe (z.B. Hirnabszesse, Endokarditis)
- Rezidivierendes Fieber durch Medikamentenallergie mit Eosinophilie
- echtes Rezidiv nach vorzeitigem Absetzen des Antibiotikums

10.8 Antibiotikatherapie der Meningitis durch Penicillin-resistente Pneumokokken

Streptococcus pneumoniae, 1881 von PASTEUR und STERNBERG identifiziert und 1886 von Weichselbaum als Pneumonie-Erreger charakterisiert, ist weltweit unverändert einer der häufigsten Erreger der Pneumonien, Otitiden (Kinder 50 %) und Meningitiden. Eine Pneumokokken-Meningitis tritt bei Kindern lediglich in 10–20 % aller bakteriellen Meningitiden ursächlich auf, während beim Erwachsenen der Anteil 20–50 % beträgt. Bisher sind anhand der Polysaccharidkapsel des Erregers mindestens 83 verschiedene Serotypen identifiziert worden, wobei die Serotypen 6, 9, 14, 18, 19 und 23 80 % aller Pneumokokken-Meningitiserreger ausmachen. Die Übertragung erfolgt als Tröpfcheninfektion, und nach Besiedlung des Oropharynx kann es durch Aspiration der Erreger zur Infektionen der Lunge kommen. Ein Drittel aller gesunden Kinder sind mit Pneumokokken besiedelt (12). Die Pneumokokken-Pneumonie verläuft in 20–35 % bakteriämisch (12). Im Säuglingsalter können Bakteriämien auch ohne Fokus auftreten. Auch eine Ausbreitung über den inneren Gehörgang kann zu einer Otitis media führen. Sowohl aus einer bakteriämisch verlaufenden Pneumokokken-Pneumonie als auch als Komplikation einer Otitis media mit Mastoiditis kann sich eine Meningitis entwickeln. Funktionell intakte, lokale, systemische Abwehrmechanismen sind deshalb notwendig, um bei Gesunden eine derartige Infektion zu verhindern.

Disposition

Disponiert für eine Pneumokokkeninfektion sind daher Patienten mit einer Dysfunktion der lokalen oder systemischen Abwehr (Aspleniesyndrom, angeborene und erworbene Immundefekte, angeborene und erworbene Liquorfisteln, Hämoglobinopathien [Sichelzellanämie], Nephrose, Mukoviszidose, Tumorpatienten). Auch Patienten mit einer Schädigung der mechanischem Abwehr im Trachealbronchialsystem (Raucher mit Lähmung des Flimmerepithels), bei Virusinfektionen, Patienten mit pulmonaler Stauung im Rahmen einer Herzinsuffizienz oder auch HIV-Patienten bzw. Komplementdefekte sind belastende Risikofaktoren.

Epidemiologie

1945 wurden bereits Penicilin-resistente Stämme beschrieben. Über intermediär resistente Pneumokokkenstämme wurde erstmalig 1967 in Australien berichtet (13). 1978 folgten Daten über die ersten hochresistenten Pneumokokkenstämme aus Südafrika. In den USA wurden erstmals 1974 intermediär penicillinresistente Pneumokokken isoliert (13). In der Zwischenzeit liegt die Rate der relativ penicillinresistenten Pneumokokken in den USA zwischen 5 und 15 % (11, 19). In Europa sind von dem Problem insbesondere Spanien, Ungarn und Rumänien betroffen mit Resistenzen zwischen 40 und 70 %. Aus der Bundesrepublik liegen zur Zeit nur wenige Daten vor. 7,6 % verminderte Penicillin-Empfindlichkeit bei Pneumokokken wird von REINERT und LÜTTICKEN angegeben (16).

Eine Sulfonamidresistenz bei Pneumokokken ist bereits seit 1943 bekannt, eine Tetrazyklinresistenz seit 1960/62 (1, 13).

Weltweit wird also eine deutliche Zunahme der Antibiotikaresistenz von Streptococcus pneumoniae beobachtet. Im wesentlichen sind hiervon Penicilline und andere Betalaktam-Antibiotika betroffen. Auch gegen Cephalosporine der III. Generation wurden Resistenzen beschrieben (2, 6, 9, 13, 18). FRIEDLAND (11) nennt Raten von 4,5 % resistenten Pneumokokken gegen Cefotaxim und 11,6 % intermediär-resistenten Isolaten gegen Penicillin.

Definition der Penicillin-Resistenz
(Tabelle 10.24)

Bei der Definition von Penicillin-resistenten Streptococcus-pneumoniae-Stämmen ist zu beachten, daß zwischen intermediärer und kompletter Resistenz unterschieden werden muß. Von einer Empfindlichkeit spricht man, wenn die Stämme eine minimale Hemmkonzentration (MHK) von unter 0,12 µg/ml zeigen. Intermediär resistente Stämme zeigen eine minimale Hemmkonzentration von 0,12–1 µg/ml, wohingegen komplett resistente Stämme eine minimale Hemmkonzentration von über 2 µg/ml aufweisen (9, 11). SLOAS (19) definiert resistente Pneumokokkenkeime bereits über einer minimalen Hemmkonzentration von 1 µg/ml, was auch von FRIEDLAND (6) und vielen anderen Autoren so angegeben wird. Cephalosporine der III. Generation und andere Betalaktam-Antibiotika gelten dann potentiell als resistent.

Es besteht also eine Korrelation zwischen diesen beiden Antibiotika, wobei die minimale Hemmkonzentration für Cephalosporine aufgrund der höheren Serum- und Liquorspiegel und ihrer unterschiedlichen Affinität zu Penicillin-bindenden Proteinen höher liegt.

Diese Unterscheidung ist bedeutsam, da eine intermediäre Penicillin-Resistenz durch eine entsprechende Hochdosistherapie der Meningitis von 300–500 000 Einheiten pro kg Körpergewicht Penicillin G pro Tag überwunden werden kann. Bei der kompletten Penicillin-Resistenz hingegen bietet die Dosiserhöhung wegen der niedrigen Liquorspiegel von 5–10 % des Serumspiegels keine Alternative. Außerdem ist bekannt, daß bei hochresistenten Keimen eine Mehrfachresistenz gegenüber Makroliden, Tetrazyklinen, Chloramphenicol, Clindamycin und Sulfonamiden auftritt. Wenn die minimale Hemmkonzentration gegen Penicillin unter 0,12 µg/ml liegt,

Tabelle 10.24. Therapie Penicillin-resistenter Pneumokokken. (Nach 5–11, 13, 14, 19)

	MIC	Therapie
Penicillin		
▶ sensibel	MIC < 0,1 µg/ml	Penicillin G
▶ intermediär resistent	MIC 0,1–1 µg/ml	Cephalosporin III
▶ resistent	MIC > 2 µg/ml	Meropenem, Chinolone, Vancomycin + Rifampicin, Cephalosporin III + Vancomycin/Rifampicin
Cephalosphorine III		
▶ hochempfindlich	MIC < 0,25 µg/ml	} Cephalosporin-III-monotherapie
▶ sensibel moderat	MIC 0,5 – < 1 µg/ml	
▶ intermediär resistent	MIC 1–2 µg/ml	Cephalosporin III + Vancomycin/Rifampicin
▶ resistent	MIC > 2–8 µg/ml	Meropenem, Chinolone, Vancomycin + Rifampicin

besteht auch noch eine gute Sensibilität gegenüber Amino- und Ureidopenicillinen. Auch Makrolide und Lincomycin sowie Chloramphenicol kommen bei der Therapie noch in Frage. Nur mit Einschränkung sind Tetrazykline, Sulfonamide und die als überwiegend resistent geltenden Monobaktame und Aminoglykoside wirksam. Chloramphenicol-resistente Pneumokokken wurden insbesondere von FRIEDLAND und KLUGMAN (8) beschrieben.

Die im Serum durch Penicillin und andere Betalaktam-Antibiotika erreichbaren Konzentrationen bei einer intravenösen Gabe der Substanzen liegen um ein Vielfaches oberhalb der minimalen Hemmkonzentration von Pneumokokken mit intermediärer Penicillin-Resistenz und zum Teil auch noch von Stämmen mit kompletter Penicillin-Resistenz. Daher kann davon ausgegangen werden, daß auch bei einer Sepsis oder Pneumonie mit resistenten Pneumokokken eine Betalaktam-Antibiotikatherapie bei parenteraler Verabreichung mit hohen Dosen Penicillin oder auch Clindamycin (9) erfolgreich sein kann.

Laut neueren Definitionen des National Committee for Clinical Laboratories Standards (9, 20) sollte die bakterizide Konzentration (Liquorspiegel) der Cephalosporine zur Eradikation von Meningitis-verursachenden Pneumokokken mindestens 8–10mal, besser 10–30mal über der minimalen Hemmkonzentration bzw. der minimalen bakteriziden Konzentration der Cephalosporine liegen (Titer über 1:8; 14). Pneumokokkenkeime mit einer minimalen Hemmkonzentration für Cephalosporine der III. Generation von 2 μg/ml und mehr gelten danach als hochresistent, während Keime mit einer minimalen Hemmkonzentration unter 0,25 μg/ml (seit 1995 unter 0,5 μg/ml) als voll sensibel bezeichnet werden. Keime mit einer minimalen Hemmkonzentration von mehr als 1 μg/ml (seit 1995) werden als intermediär resistent bezeichnet und somit als resistent gegenüber Chephalosporinen der III. Generation angesehen (14); insbesondere, wenn der Liquorspiegel unter 5 μg/ml gemessen wird. Bei mehr als 5 μg/ml sind sie allerdings effektiv. Pneumokokken mit einer minimalen Hemmkonzentration gegenüber Cephalosporinen III von unter 1 μg/ml können mit einer Cephalosporin-Monotherapie behandelt werden (20; siehe Tabelle 10.24). Bei intermediärer Cephalosporin-III-Resistenz wären Liquorspiegel von 40 μg/ml Cephalosporin, 5 μg/ml Vancomycin und 1,2 μg/ml Rifampicin erforderlich, bei kompletter Cephalosporin-III-Resistenz entsprechend 80 μg/ml, 10 μg/ml und 2,5 μg/ml (14).

Es entspricht eine MHK von 2 μg/ml gegenüber Penicillin G einer MHK von 4 μg/ml gegenüber Cephalosporinen der III. Generation (11). Der Breakpoint der MHK für Hib- und Pneumokokken-Keime liegt somit bei Cephalosporinen der III. Generation bei 2 μg/ml und mehr (hochresistent); eine MHK über 1 μg/ml muß als relativ resistent bezeichnet werden und erfordert immer eine Kombinationstherapie der Cephalosporine der III. Generation mit anderen Antibiotika (siehe Tabelle 10.24).

Laut der British Society for Antimicrobial Chemotherapy liegt der Breakpoint der minimalen Hemmkonzentration bei Therapie der Pneumokokken-Meningitis mit einem Cephalosporin der III. Generation bei 1 μg/ml (11).

Mechanismen der Penicillin-Resistenz von Streptococcus pneumoniae

Die Penicillin-Resistenz von Streptococcus pneumoniae beruht auf einer übertragbaren Veränderung der Penicillin-bindenden Proteine (PBP).

PBP sind bakterielle Proteine bzw. Enzyme, die aus der bakteriellen Zytoplasmamembran stammen und selektiv kovalente Bindungen mit Penicillin und anderen Betalaktam-Antibiotika eingehen. Ihre Affinität zu Betalaktam-Antibiotika variiert dabei von Spezies zu Spezies. Nach der Bindung des Penicillins an das PBP kommt es zu einer Blockierung der bakteriellen Enzyme und damit zu einer Inhibition der Verknüpfung von Peptidsträngen bei der Produktion der Peptidoglykanmoleküle in der Bakterienwand. Damit wird der Aufbau der inneren Bakterienkapsel blockiert (bakterizide Wirkung).

Eine mangelnde Affinität der PBP zu Betalaktam-Antibiotika bedeutet somit Resistenz, auch als verminderte Toleranz bezeichnet. Betalaktamasen spielen bei der Penicillin-G-Resistenz von Pneumokokken keine Rolle.

Als Screening-Methode kann zur Diagnose Penicillin- oder multiresistenter Pneumokokken der Plättcheninfusionstest mit Oxacillin oder Methicillin eingesetzt werden. Es gibt aber auch andere Tests (E-Test). Die Untersuchung dauert mindestens 2 Tage.

Bei einer intermediären Resistenz gegen Penicillin sollte auch immer die MHK der Cephalosporine der III. Generation mitgetestet werden (6, 19). (Referenzlabor: Institut für Medizinische Mikrobiologie, Pauwelsstraße 30, 52057 Aachen.)

Behandlungsstrategien resistenter Pneumokokken
(Tabelle 10.25)

Als Initialtherapie einer Meningitis durch Penicillin-resistente Pneumokokken (PRP) gilt zur Zeit die Gabe von *Cefotaxim* oder *Ceftriaxon*. Allerdings sind unter einer Therapie mit diesen beiden Substanzen auch Therapieversager beschrieben worden, und zwar nicht nur bei Hochresistenz, sondern auch bei minimalen Hemmkonzentrationen mit Werten von weniger als 2 µg/ml gegen Penicillin G.

Tabelle 10.25. Antibiotika-Therapie bei Pneumokokken-Infektion in Abhängigkeit vom Grad der Penicillin-Resistenz. (Nach 7)

Erkrankung	Intermediäre Resistenz (Penicillin MHK 0,1–1,0 µg/ml)		Hohe Resistenz (Penicillin MHK ≥ 2 µg/ml)	
	Mittel der Wahl	Alternativen	Mittel der Wahl	Alternativen
Meningitis[1]	Cefotaxim,[2] Ceftriaxon[2]	Vancomycin, Chloramphenicol, Meropenem	Vancomycin (+ Rifampicin)	Meropenem
Pneumonie oder Septikämie	hochdosiert Penicillin G	Ceftriaxon, Cefotaxim, Chloramphenicol, Vancomycin	Vancomycin	Cefotaxim,[3] Ceftriaxon,[3] Chloramphenicol,[3] Meropenem
Otitis media	Erythromycin	Thrimethoprim-Sulfamethoxazol, Clindamycin		

[1] Bei der Meningitis sollte die zusätzliche Gabe von Rifampin überlegt werden
[2] Wenn MHK von Cefotaxim/Ceftriaxon ≥ 1,0 µg/ml, Alternative oder Kombinationstherapie überlegen
[3] Resistenzanstieg dieser Substanzen möglich

Bei einer Pneumokokkenpneumonie durch intermediär resistente Stämme kann durch eine entsprechend hohe Dosierung von 150–200000 Einheiten/kg/Tag (12–18 Mega/die) von i.v. verabreichtem Penicillin G oder hochdosiertem Amoxycillin die intermediäre Resistenz überwunden werden (19). Für die Meningitis gilt das nicht mehr. Daher sollte bei Verdacht auf Meningitis mit Penicillin-resistenten Pneumokokken nicht mit einem Cephalosporin allein behandelt werden (11). Auch Chinolone sind nicht Mittel der ersten Wahl (17). Resistenzen gegen Fluorochinolone sind bekannt (13), weshalb sie für die kalkulierte Blindtherapie von Sepsis und Meningitis nicht in Frage kommen.

Ist die minimale Hemmkonzentration gegen Penicillin bekannt und liegt sie unter 0,12 µg/ml, wäre noch eine *Penicillin*-Behandlung der Meningitis mit 250000 Einheiten/kg KG/Tag i.v. möglich. Die intermediäre Resistenz kann nur durch extrem hohe Dosen von 500000 Einheiten/kg/Tag Penicillin überwunden werden (19). Bei einer intermediären Resistenz von 0,12–1 µg/ml ist auch die Monotherapie mit *Cephalosporinen der III. Generation* zu verantworten (8, 19). Bei Werten über 1–2 µg/ml minimale Hemmkonzentration für Penicillin ist immer eine *Kombinationstherapie aus Cephalosporinen III plus Rifampicin oder Vancomycin* angezeigt (19). Oberhalb einer minimalen Hemmkonzentration von 2 µg/ml wäre nur noch eine Therapie mit *Vancomycin plus Rifampicin* empfehlenswert (9, 19). Laut FRIEDLAND (6, 11) ist auch eine Monotherapie mit *Chinolonen* (Clinafloxacin) mit 20 mg/kg KG/Tag möglich (besser als 30 mg/kg/Tag Ciprofloxacin).

Die Behandlung mit *Imipenem* (400 mg/kg/Tag) als Monotherapie oder auch in einer Kombination ist möglich, wird aber wegen der zerebralen Krämpfe als Nebenwirkung der Therapie (30 %) nicht mehr empfohlen. Im übrigen ist Imipenem zur Meningitisbehandlung nicht mehr zugelassen. Resistenzen werden bei Dosierungen unter 400 mg/kg/Tag beschrieben.

Obwohl nach neuerer Literatur (13, 19) *Meropenem* sehr empfohlen wird, ist nach FRIEDLAND (6) Meropenem als Monotherapie bei resistenten Pneumokokken ineffektiv, weil Pneumokokken eine relativ hohe MHK für Carbapeneme haben sollen (11). Das gilt nicht für *Meropenem + Ceftriaxon* (11).

Solange eine *kalkulierte Blindtherapie* mit Verdacht auf Penicillin-resistente Pneumokokken-Meningitis durchgeführt wird, ist immer folgende Kombination zu empfehlen:

▶ Cephalosporine der III. Generation (Ceftriaxon) + Vancomycin oder
▶ Cephalosporine der III. Generation (Ceftriaxon) + Rifampicin und Dexamethason (Tabelle 10.26; 6, 9–11, 14).

Tabelle 10.26. Kalkulierte Blindtherapie bei Penicillin-resistenter Pneumokokken-Meningitis.

▶ Ceftriaxon + Vancomycin	SCHWARTZ 1992
	MCCRACKEN 1994
▶ Ceftriaxon + Rifampicin + Dexamethason	MCCRACKEN 1994
▶ Ceftriaxon + Rifampicin	CULLMANN 1993
▶ Ceftriaxon + Rifampicin o. Vancomycin	FRIEDLAND 1993
▶ Vancomycin + Rifampicin + Penicillin G	BRADLEY 1991
▶ *Alternativ:* Meropenem, Chinolone und Cefotaxim	

Dies ist besonders dann anzuraten, wenn Kinder in den Wochen prophylaktisch zuvor Penicillin G oder andere Betalaktam-Antibiotika erhalten haben, weil dies sehr stark selektierend wirkt. Dexamethason senkt über die Gefäßabdichtung die Spiegel von Vancomycin im Liquor. Die synergistische Kombination von Cephalosporinen III und Vancomycin wird dadurch vermindert, was zu einer verzögerten Liquorsterilisation führt. Anstelle von Vancomycin wird deshalb Rifampicin empfohlen (14). Rifampicin-Spiegel werden durch Dexamethason nicht beeinflußt (14, 15).

Teicoplanin ist zwar gegenüber Pneumokokken 4mal aktiver als Vancomycin, aber praktisch nicht liquorgängig. Resistenzen gegenüber Glykopeptiden wurden bisher nicht beobachtet (17). Eine Vancomycin-Monotherapie wird dennoch von SLOAS und CULLMANN (4, 19) nicht empfohlen. Ceftazidim ist bei Pneumokokken-Meningitis obsolet (6).

Dosierung der Medikamente

Laut FRIEDLAND 1993 (10) wird Ceftriaxon in einer Dosierung von 125 mg/kg/Tag, Meropenem 125 mg/kg/Tag, Cefotaxim 200–300 mg/kg/Tag und Cefpirom 100 mg/kg/Tag gegeben. Letzteres soll eine 2 Stufen niedrigere MHK als Ceftriaxon und damit bei gleichen Liquorspiegeln eine höhere Killingrate haben.

Andere Behandlungsschemata

BRADLEY (2) schlägt bei Meningitis mit Penicillin-resistenten Pneumokokken die Gabe von Vancomycin (60 mg/kg/Tag) + Rifampicin (20 mg/kg/Tag) + Penicillin G (300000 Einheiten/kg/Tag) für 14 Tage vor. Nach SLOAS und FRIEDLAND (6, 10, 11, 19) ist auch die Kombination von Ceftriaxon + Aminoglykoside + Fosfocin möglich, weil ein synergistischer Effekt vorhanden ist.

Vorschläge, die Pneumokokken-Meningitis mit Ceftazidim + Erythromycin zu behandeln, entbehren jeder Grundlage. Ceftazidim wirkt bei Pneumokokken kaum, Erythromycin wirkt nur bakteriostatisch und ist damit antagonistisch zu Cephalosporinen der III. Generation.

Nach Untersuchungen von CATALAN (3) und Mitarbeitern steht bei therapeutischem Mißerfolg der Meningitisbehandlung in der zusätzlichen intrathekalen Vancomycin-Gabe über 14 Tage eine wirksame Alternative zur Verfügung.

In jedem Fall sollte bei der Behandlung einer Meningitis durch Penicillin-resistente Pneumokokken nach 1–2 Tagen eine erneute Liquorpunktion erfolgen, um den therapeutischen Effekt besser abschätzen zu können.

LITERATUR

1. Appelbaum PC (1987) World-wide development of antibiotic resistance in pneumococci. Eur J Microbiol 6: 367–377
2. Bradley JS, Connor JD (1991) Ceftriaxone failure in meningitis caused by streptococcus pneumoniae with reduced susceptibility to beta-lactam antibiotics. Pediatr Infect Dis J 10: 871–873
3. Catalán MJ, Fernández JM, Vazquez A et al. (1994) Failure of Cefotaxime in the Treatment of Meningitis Due to Relatively Resistant Streptococcus pneumoniae. Clin Infect Dis 18: 766–769

4. Cullmann W, Schlunegger H (1993) Empfindlichkeit Penicillin-resistenter Pneumokokken. Immunität u. Infektion 21: 7–10
5. Friedland IR (1991) Recurrent penicillin-resistant pneumococcal meningitis after chloramphenicol therapy. Pediatr Infect Dis J 10: 705–707
6. Friedland IR (1993) Therapy of Penicillin- and Cephalosporin-resistant Pneumococcal Infections. Ann Med 25: 451–455
7. Friedland IR, Istre GR (1992) Management of penicillin-resistant pneumococcal infections. Pediatric Infectious Disease Journal 11: 433–435
8. Friedland IR, Klugman KP (1992) Failure of chloramphenicol therapy in penicillin-resistant pneumococcal meningitis. Lancet 339: 405–408
9. Friedland IR, McCracken GH Jr (1994) Management of infections caused by antibiotic-resistant streptococcus pneumonae. New Engl J Med 331: 377–382
10. Friedland IR, Paris M, Ehrett S et al. (1993) Evaluation of Antimicrobial Regimens for Treatment of Experimental Penicillin- and Cephalosporin-Resistant Pneumococcal Meningitis. Antimicrob Agents Chemother 37: 1630–1636
11. Friedland IR, Shelton S, Paris M et al. (1993) Dilemmas in diagnosis and management of cephalosporin-resistant Streptococcus pneumoniae meningitis. Pediat Infect Dis J 12: 196–200
12. Hoppe JE (1995) Antibiotikaresistenz bei Pneumokokken (Streptococcus pneumoniae). Monatsschr Kinderheilkd 143: 108–113
13. Klugman KP (1995) Antibiotic-Resistant Pneumococci: Epidemiology and Treatment of Pneumonia. Chemother J 4: 19–22
14. Klugman KP, Friedland IR, Bradley JS (1995) Bactericidal Activity against Cephalosporin-Resistant Streptococcus pneumoniae in Cerebrospinal Fluid of Children with Acute Bacterial Meningitis. Antimicrob Agents Chemother 39: 1988–1992
15. Paris MM, Hickey SM, Uscher MI et al. (1994) Effect of Dexamethasone on Therapy of Experimental Penicillin- and Cephalosporin-Resistant Pneumococcal Meningitis. Antimicrob Agents Chemother 38: 1320–1324
16. Reinert RR, Lütticken R, Kaufhold A (1993) Aktuelle Daten zur Antibiotikaempfindlichkeit von Streptococcus pneumoniae (Pneumokokken). Med Klinik 88: 357–361
17. Reinert RR, Kaufhold A, Lütticken R (1995) Pneumokokken-Infektionen. Die gelben Hefte 35: 1–12
18. Schwartz B (1992) The Epidemiology of pneumococcal beta Lactam Resistance. In: Tice AD, Waldvogel F (eds) Research forum International Proceedings of an Intern. Meeting Held on 14–15 September, 1992, Vienna, Austria
19. Sloas MM, Barrett FF, Chesney PJ et al. (1992) Cephalosporin treatment failure in penicillin- and cephalosporin-resistant Streptococcus pneumoniae meningitis. Pediatr Infect Dis 11: 662–66
20. Tam TO, Schutze GE, Mason Jr EO, Kaplan S (1994) Anitbiotic Therapy and Acute Outcome of Meningitis Due to Streptococcus pneumoniae Considered Intermediately Susceptible to Broad-Spectrum Cephalosporins. Antimicrob Agents Chemother 38: 918

10.9 Pharmakoökonomische Aspekte der Antibiotikatherapie
unter Berücksichtigung des Gesundheitsstrukturgesetzes

Die geringen Ressourcen im Gesundheitswesen und die Budgetdeckelung führen zu ökonomischen Bedingungen, die uns das therapeutische Vorgehen in Zukunft diktieren. Wichtige Regelungen sind seit Anfang 1996

- Fallpauschalen,
- Sonderentgelte,
- Abteilungspflegesätze,
- prästationäre Diagnostik,
- poststationäre Therapie,
- ambulante Operationen.

10.9 Pharmakoökonomische Aspekte der Antibiotikatherapie

Die Folgen der Budgetierung führen dazu, daß alle Abteilungen für ihre Kosten voll verantwortlich sind. Fremdleistungen müssen in vollem Umfang verrechnet werden. Die Budgetierung erfordert daher eine erhebliche innerbetriebliche Bürokratie, die ihrerseits Kosten verursacht.

Die damit verbundenen Konsequenzen können mit einer verringerten Qualität des therapeutischen Vorgehens einhergehen und damit zur Billigmedizin führen. Die Gesamttherapiekosten setzen sich aus direkten Kosten für Medikamente, Diagnostik und Personal, aus indirekten Kosten für Krankenhausaufenthalt, Arbeitsunfähigkeit und Nebenwirkungen sowie intangible Kosten zusammen, die die Lebensqualität, die verzögerte Heilung und die damit verbundenen Schmerzen berücksichtigen.

Um letzteres zu vermeiden, macht das GSG eine Revidierung herkömmlicher Antibiotikastrategien unter Berücksichtigung des Kosten-Nutzen-Aspektes erforderlich.

Positive Aspekte der Budgetierung sind deshalb

- Verzicht auf unkritische, übertriebene Diagnostik, wie Bakteriologie,
- Verzicht auf fragwürdige Therapien,
- Verbesserung von Qualität und Leistungsfähigkeit,
- Revision veralteter Therapiestrategien.

Mit falschem Sparen in der Klinik ist die Rückkehr zu Antibiotika der 60er und 70er Jahre gemeint – wie Ampicilline, Oxacilline, Cotrimoxazol und Tetrazykline – sowie ein verzögerter Beginn der Therapie mit ungeeigneten Antibiotika – wie Chloramphenicol in der Primärtherapie.

Man soll nicht an kurativer Therapie sparen, denn Antibiotika wirken kurativ und sind potentiell lebensrettend. Die Sparpotentiale bestehen vielmehr in der Begrenzung ausufernder Diagnostik und unnötiger Begleittherapie, wie z.B. Expektoranzien.

Eine unsinnige mikrobiologische Diagnostik ist die sogenannte Viruslatte, Kenntnis der Stuhl- und Sputumflora sowie ausufernde Bakterien- und Pilzserologie mit der Bestimmung unsinniger Antibiogramme und PCR-Reaktionen. Allenfalls kann die mikrobiologische Diagnostik zur schnellen Individualdiagnostik in besonderen Fällen (Sepsis, Meningitis), zur Therapieüberwachung im Rahmen eines Monitorings bzw. einer gezielten Diagnostik brauchbar und auch bei Therapieversagern und bei Beratung zur Therapie bzw. Diagnostik nützlich sein. Im Rahmen epidemiologischer Fragen oder bei Berücksichtigung hygienischer Prinzipien ist selbstverständlich die mikrobiologische Diagnostik angezeigt.

Eine Antibiotikatherapie mit einem billigen, weniger wirksamen Präparat führt unweigerlich zu einer geringeren Effektivität mit verzögerter bzw. ausbleibender Heilung. Eine Zweitdiagnostik bzw. Zweittherapie mit längerer Liegezeit und höheren Folgekosten sind das Ergebnis: insgesamt also zu hohe Behandlungskosten.

Die Strategie der Antibiotikatherapie beinhaltet deshalb neben der persönlichen Erfahrung und der Kenntnis der nosokomialen Keimsituation eine medizinische Indikation sowie die Kenntnis der Pharmakologie üblicher Antibiotika und berücksichtigt dabei eine ökonomische Indikation. Es soll deshalb nicht an Antibiotika, sondern mit Antibiotika gespart werden, damit keine Verminderung der klinischen Effektivität die Folge ist. Es bleibt: die Antibiotikatherapie ist eine potentielle kurative Therapie und verhindert – richtig eingesetzt – unnötige Folgekosten.

Pharmakoökonomische Therapieempfehlungen können das persönliche Risiko für Patient und Arzt erhöhen. Sie dürfen nicht zu Lasten des Patienten gehen. Die alleinige Betrachtung der Tagestherapiekosten ist wenig relevant. Wichtiger sind die pharmakoökonomischen Gesamtkosten unter Berücksichtigung von Arzt- und Diagnostikkosten sowie Effizienz. (Unter Effizienz versteht man die Effektivität einer Substanz unter Berücksichtigung ihrer Wirtschaftlichkeit.)

Unter diesen Gesichtspunkten kann die Erregerdiagnostik nicht mehr Wegweiser, sondern nur noch Korrektiv der Therapie sein. Anstelle breiter Routinediagnostik sollte die Mikrobiologie lediglich eine gezielte Diagnostik im Problemfall anbieten.

Qualitätskontrollen im Krankenhaus durch Hygieneuntersuchungen und Resistenzstatistiken sind dabei die Basis für *kalkulierte Blindtherapie*. Nichtsdestotrotz muß vor Einleitung einer solchen Therapie die Basisdiagnostik durchgeführt werden, die aber keine Entscheidungshilfe für die Initialtherapie sein kann, sondern die vermutete Diagnose später bestätigen kann und dokumentarischen Wert hat. Dies bedeutet, daß die Wahl des Antibiotikums nach den Gesichtspunkten von klinischer Effektivität und Effizienz erfolgt. Eine insuffiziente, aber kostengünstige Therapie kann letztendlich dem Patienten schaden und volkswirtschaftlich teuer kommen. Folgekosten einer solchen unqualifizierten Therapie sind dann zusätzliche Kosten für weitere Diagnostik, Änderung der Antibiose oder Kombinationstherapie und damit verlängerter stationärer Aufenthalt.

Bei schweren Infektionen wie Sepsis, Meningitis, schwerer Pneumonie, Osteomyelitis oder Phlegmonen sowie auch bei Fieber mit Leukopenie ist deshalb bei unterschiedlich empfindlichen Erregern, die zu diesem Zeitpunkt nicht bekannt sind, die *Interventionstherapie* mit hochwirksamen Medikamenten (Cephalosporine der III. Generation, Chinolone, Carbapeneme) in entsprechender Kombination (Abb. 10.3) oder als Monotherapie (Meropenem, Chinolone) erforderlich. Eine *Eskalationstherapie*, wie früher

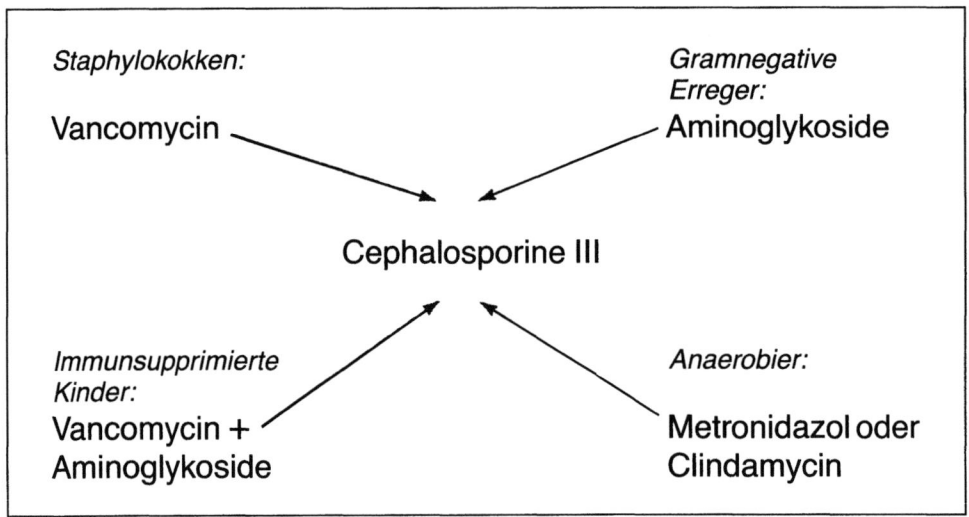

Abb. 10.3. Kombinationstherapie bei verschiedenen Indikationen

durchgeführt, ist in diesen Fällen obsolet. Sie ist allenfalls noch bei chronischen Harnwegsinfektionen, leichter Pneumonie, Bronchitis, Otitis, Sinusitis oder Zahninfektionen indiziert. Sie ist bei schweren Infektionen nicht nur unwirtschaftlich, sondern läuft nur der Problematik hinterher, was zu Lasten des Patienten geht.

Vor Beginn der potenten und breitwirksamen Therapie ist deshalb die Entnahme von Material zur Basisdiagnostik notwendig (Trachealsekret, Blutkultur, Liquorkultur, Urikult nach Blasenpunktion und Blutchemie). Im Verlaufe einer Interventionstherapie kann nach 3–5 Tagen je nach diagnostischen Ergebnissen die *Deeskalationstherapie* folgen.

Charakteristika der Deeskalationstherapie sind:

▸ ganz breite Antibiotika gehören an den Anfang der Therapie,
▸ riskante Situationen müssen schnell erkannt werden,
▸ die Therapie muß umgehend begonnen werden,
▸ die Mikrobiologie ist mit neuen Aufgaben konfrontiert.

In der Folge einer Deeskalationstherapie kann von einer Kombinationstherapie auf Monotherapie mit Dosisreduktion umgestellt werden. Auch eine Änderung der antibiotischen Therapie ist je nach Erreger und Resistenz von einem Breitband- zu einem Schmalspektrum-Antibiotikum möglich. Bei schweren Infektionen erfolgt die Behandlung parenteral.

Bei leichteren und mittelschweren Infektionen ist auch nach 5–7 Tagen i.v.-Antibiose eine *Sequentialtherapie* mit oraler Folgetherapie möglich. Das dabei oral applizierte Antibiotikum muß nicht identisch mit dem parenteral applizierten Antibiotikum sein, was jedoch bei Meningitis, Sepsis, Endokarditis, nosokomialen Infektionen, Infektionen neutropenischer Patienten oder Infektionen bei Patienten mit schweren Grundkrankheiten nicht empfehlenswert ist.

Bei Verwendung von Ampicillin-Präparaten ist auch bei Kenntnis der Keime, wie Listerien und Enterokokken, die Kombination mit Betalaktamase-Hemmern empfehlenswert, weil erste Resistenzen beobachtet wurden.

Im Rahmen der *Interventionstherapie* sind Medikamente, die die tägliche Einmalgabe ermöglichen, denen mit 2–4maligen Gaben täglich vorzuziehen (Ceftriaxon, Netilmicin, Teicoplanin). Die Vorteile sind:

▸ die Medikamente sind weniger toxisch,
▸ sie erreichen höhere Serum- oder Liquorkonzentrationen (Teicoplanin ist nicht liquorgängig) und damit höhere Killingraten,
▸ Effektivität und Effizienz sind gesteigert,
▸ sie fördern die Compliance von Patienten und Personal,
▸ ein Drug-Monitoring ist meistens nicht notwendig.

Vor allem sind diese Medikamente ökonomischer, was Personalbelastung, Bevorratung und Abfälle anbelangt.

Fazit:
1. Bei schweren Infektionen kann nicht an Antibiotika gespart werden, aber die Gesamtkosten einer Therapie können durch rationalen Einsatz von Antibiotika drastisch reduziert werden.
2. Die Verkürzung der Liegedauer im Krankenhaus ist möglich bei

    ▶ vermehrt eingesetzter oraler Therapie (Sequentialtherapie),
    ▶ bei Einsatz breiter Interventionstherapie bei schweren Infektionen,
    ▶ bei i.v.-Therapie im Rahmen der poststationären Behandlung,
    ▶ bei Therapie in einer Tagesambulanzklinik,
    ▶ durch Vermeidung unnötig langer Antibiotikagaben.

LITERATUR

1. Adam D, Görtz G, Helwig H et al. (1993) Rationaler Einsatz oraler Antibiotika in der Praxis. Empfehlungen einer Expertenkommission der Paul-Ehrlich-Gesellschaft für Chemotherapie e.V. MMW 135: 591–598
2. Isenberg H (1997) Ökonomische Aspekte bei der Antibiotikatherapie unter Berücksichtigung des Gesundheitsstrukturgesetzes. pädiat prax 52: 371–375
3. Vogel F (1996) Strategien der Antibiotikatherapie unter pharmakoökonomischen Gesichtspunkten. Chemother J 5 (Suppl 11): 45–48
4. Vogel F, Stille W, Tauchnitz C, Stolpmann R (1996) Positionspapier zur Antibiotikatherapie in der Klinik. Consensus-Konferenz der Paul-Ehrlich-Gesellschaft für Chemotherapie e.V., Frankfurt am Main, 24. bis 25. November 1995. Chemother J 5: 23–27

11 Immun- und Chemoprophylaxe

„Vorbeugen ist besser als heilen." (THOMAS ADAMS 1829)

Haemophilus influenzae, Streptococcus pneumoniae und Neisseria meningitidis sind die drei häufigsten Erreger der systemischen bakteriellen Infektionskrankheiten im Säuglings- und Kindesalter. Gefährdete Kontaktpersonen und Personen mit spezifischer Disposition für solche Infektionen bedürfen der Chemoprophylaxe. Darunter versteht man den Einsatz antimikrobieller Substanzen zur Verhütung bakterieller Infektionen. Für eine prophylaktische Verabreichung kommen nur antimikrobielle Substanzen mit schmalem Wirkungsspektrum für diese potentiellen Erreger in Frage, welche wenige Nebenwirkungen haben und geringe Kosten verursachen (13).

Die Gefahr von Zweiterkrankungen ist abhängig vom Ausmaß des Kontaktes, der Tröpfcheninfektion, der Immunität der Kontaktpersonen und der Virulenz der Erreger. Eine wiederholte Passage führt zu erhöhter Erregervirulenz bei der Kontaktperson. In der Mehrzahl der Fälle, etwa zu 50 %, treten Zweiterkrankungen bei den Kontaktpersonen innerhalb weniger Tage auf, bei den übrigen Patienten manifestiert sich die Krankheit dann innerhalb von 15–30 Tagen. Gefährdet sind dabei insbesondere Kleinkinder und Säuglinge (13).

Die Häufigkeit der nasopharyngealen Kolonisation hängt vor allem von der Art des Erregers ab und beträgt für Pneumokokken 10–40 %, für Meningokokken 10–15 % und für Haemophilus influenzae Typ b 1–5 % (bei engen Haushaltskontakten bis zu 25 % und höher), (13). Die Übertragung erfolgt über Tröpfcheninfektionen. Voraussetzung sind enge zwischenmenschliche Beziehungen, wie sie in Kinderkrippen, Pflegeheimen, Haushalten, Schulen oder Kasernen vorliegen, so daß theoretisch alle Mitglieder gefährdeter Haushalte oder Kinderkrippen einer Prophylaxe bedürfen (13).

Die Durchführung von Rachenabstrichen zur Identifizierung von Kandidaten für eine Prophylaxe ist als ungeeignet abzulehnen, da die Zeit bis zum Vorliegen des Kulturergebnisses zu lang ist und eine Prophylaxe dann zu spät kommt. Zudem erlaubt der positive Erregernachweis keine Unterscheidung zwischen Neuinfektion und Trägertum.

Die gesamte Chemoprophylaxe ist freiwillig, gesetzliche Bestimmungen gibt es nicht. Die nach dem Bundesseuchengesetz vorgesehenen Meldepflichten sind einzuhalten; eine Raumdesinfektion im Haushalt oder im Krankenhaus ist ebenso unsinnig wie wirkungslos, da Meningokokken außerhalb des Körpers sehr rasch absterben.

11.1 Meningitis durch Haemophilus influenzae Typ b

Die bakterielle Meningitis durch Haemophilus influenzae Typ b war mit einem Anteil von 35–67 % bis zum vollendeten 5. Lebensjahr vor Einführung der Hib-Impfung die häufigste bakterielle Meningitis. Nach dem 5. Lebensjahr und im Erwachsenenalter sind nur noch 10 % der Meningitisfälle auf Haemophilus influenzae zurückzuführen.

Der Häufigkeitsgipfel liegt bei 2,6 Jahren; im 1. Lebensjahr treten 23,3 %, unter 5 Jahren 86,7 % der Fälle auf (Krankengut der Städtischen Kinderklinik Darmstadt 1975–1987), (lt. Literatur in den USA unter 5 Jahren: 90 %, unter 2 Jahren: 62–80 %, unter 1 Jahr: 45 %).
Die Letalität der Haemophilus-influenzae-Typ-b-Meningitis beträgt in unserem Krankengut 4,6 % (vor 1987; lt. Literatur 3–8 %). Die neurologische Defektheilung liegt bei 20–35 % und das Auftreten von irreversiblen Hörstörungen bei ca. 5–20 %. Die Hib-Meningitis stellte damit die häufigste Ursache eines erworbenen hirnorganischen Schadens bei Kindern dar. Die Prognose dieser Erkrankung hängt sehr stark von der Früherkennung und Frühtherapie ab.
In den letzten Jahren vor Einführung der Impfung nahmen Haemophilus-influenzae-Infektionen stark zu, während Meningokokken-Erkrankungen und Pneumokokken-Erkrankungen stagnieren oder rückläufig sind. Nach eigenen Untersuchungen kamen auf 856 gesunde Säuglinge oder Kleinkinder eine Haemophilus-influenzae-Meningitis bzw. auf 1:428 eine Haemophilus-influenzae-Infektion (Inzidenz 46–50/100 000). Während im Erwachsenenalter 1–5 Haemophilus-influenzae-Meningitiden auf 100 000 Gesamtbevölkerung auftreten, sind es bei Kindern unter 5 Jahren 15–44/100 000 bzw. 80 auf 100 000 Säuglinge.
Nach Einführung der Hib-Impfung erkrankten in Deutschland 1995 noch 20–40 Kinder mit einer Gesamtinzidenz von 1,2 pro 100 000 bzw. einer Hib-Meningitis-Inzidenz von 0,8 pro 100 000 vor dem vollendeten 5. Lebensjahr (17).

11.1.1 Chemoprophylaxe

Bei Haemophilus-influenzae-Infektionen besitzen Kontaktpersonen ein 200- bis 600mal höheres Erkrankungsrisiko als die Normalbevölkerung: Bei Säuglingen beträgt es 6 %, bei Kindern unter 2 Jahren 3,4 % und bei solchen im Alter von 24–48 Monaten 1,5 %. Bei Kindern über 5 Jahren besteht nach Kontakt kaum ein Erkrankungsrisiko (13). Davon ausgenommen sind allerdings Risikokinder.
50 % dieser sekundären Erkrankungsfälle treten bereits in der 1. Woche auf und kommen aufgrund von Haushaltskontakten oder Kontakten in Kinderkrippen zustande (6, 13).

Geeignetes Antibiotikum

Amoxicillin, Cotrimoxazol, Erythromycin, Oralcephalosporine und Chloramphenicol beenden eine nasopharyngeale Besiedlung mit Hib nicht zuverlässig. Dagegen ist Rifampicin in einer Dosis von 20 mg/kg (einmal täglich über 4 Tage, siehe Tabelle 11.1) in mehr als 90 % der Fälle erfolgreich. Dieses Antibiotikum erzielt hohe Konzentrationen in den Schleimhäuten der Atemwege. Auch Chinolone sind zur Prophylaxe geeignet; bei zerebralen Krämpfen sind sie allerdings kontraindiziert (31).

Prophylaxe in der Familie der Erkrankten

Das „Committee on Infectious Diseases of the American Academy of Pediatrics" hat für die Chemoprophylaxe bei Auftreten eines Einzelfalles von Hib-Meningitis folgende Empfehlung abgegeben (25):

- Eine Rifampicin-Prophylaxe wird für alle Haushaltskontakte in solchen Haushalten empfohlen, in denen mindestens eine Person jünger als 49 Monate alt ist. Unter einer Haushaltskontaktperson versteht man dabei eine Person, die in der gleichen Wohnung wie der Indexpatient (der Kranke) lebt oder einen Besucher, der vier oder mehr Stunden während fünf der sieben Tage vor der Krankenhausaufnahme des Erkrankten mit dem Indexpatienten zusammen war.

Auch die Erwachsenen sind in die Prophylaxe eingeschlossen: 8–11 % von ihnen sind Keimträger und stellen somit eine erneute Infektionsquelle für ihre Kleinkinder dar.

- Der erkrankte Patient in diesen Familien sollte ebenfalls eine Prophylaxe – in der Regel unmittelbar vor Krankenhausentlassung beginnend – erhalten, da er noch Ausscheider bleiben kann.
- Dagegen wird die Rifampicin-Prophylaxe nicht empfohlen für solche Haushalte, in denen alle Kontaktpersonen älter als vier Jahre sind.
- Vollständig gegen Hib immunisierte Kinder bedürfen keiner Prophylaxe, während teilimmunisierte Kinder (auch Säuglinge bis zum 12. Lebensmonat) sowie Immunsupprimierte mit vollständiger Impfung Rifampicin erhalten.

Die Prophylaxe sollte so früh wie möglich durchgeführt werden, da 54 % der Sekundärerkrankungen während der ersten Woche der Hospitalisation des Indexpatienten auftreten. Das Auftreten der restlichen 46 % von Sekundärerkrankungen nach dieser Zeit läßt auch eine spätere Prophylaxe noch sinnvoll erscheinen.

Prophylaxe in Gemeinschaftseinrichtungen (13)

War der Indexpatient in der letzten Zeit vor seiner Erkrankung regelmäßig in einer Gemeinschaftseinrichtung (Kindergarten, Kindertagesstätte, „Krabbelgruppe" oder ähnliches), sollten die Eltern der anderen diese Institution besuchenden Kinder über die Frühsymptome einer Hib-Erkrankung (Fieber, Erbrechen, Apathie, Kopfschmerzen) aufgeklärt werden. Wenn die Eltern eines oder mehrere dieser Symptome bei ihrem Kind beobachten, sollten sie umgehend ihren Hausarzt bzw. den Kinderarzt aufsuchen.

Eine Chemoprophylaxe in der Gemeinschaftseinrichtung ist nur dann erforderlich, wenn sich in dieser Kinder unter 24 Monaten befinden. (Das bedeutet, daß in Kindergärten in der Regel keine Prophylaxe durchgeführt zu werden braucht.) Ist die Indikation zur Prophylaxe gegeben, sollten in diese alle Kinder sowie deren Betreuer in der Institution einbezogen werden, nicht aber die Eltern. Falls die die Gemeinschaftseinrichtung besuchenden Kinder noch jüngere Geschwister haben, sollen auch diese eine Chemoprophylaxe erhalten. Sind die Kinder in der Gemeinschaftseinrichtung nach Gruppen getrennt, kann die Prophylaxe auf die Gruppe, zu der der Indexpatient gehört, beschränkt werden, falls die Gruppen nicht regelmäßig Kontakt untereinander haben.

Wenn der Indexpatient keine Gemeinschaftseinrichtung besucht, aber ein Geschwisterkind hat, das eine solche besucht, ist keine Chemoprophylaxe in der Institution erforderlich.

Wenn in einer Gemeinschaftseinrichtung eine Chemoprophylaxe durchgeführt werden muß, sollte das *Gesundheitsamt* darüber entscheiden, ob die Einrichtung für die Dauer der Prophylaxe (4 Tage) geschlossen wird.

Wenn Eltern die Teilnahme ihrer Kinder an der Prophylaxe verweigern, empfehlen wir, bei diesen Kindern zweimal im Abstand von 4 Tagen einen Nasopharyngealabstrich zu entnehmen. Wenn sich dabei keine Besiedlung mit Hib ergibt, dürfen diese Kinder die Gemeinschaftseinrichtung wieder besuchen. Eine Massenchemoprophylaxe ist nur erfolgversprechend, wenn 75 % der Kinder daran teilnehmen.

Kinder, die vollständig gegen Hib geimpft sind, sind dadurch vor einer Erkrankung, aber nicht vor einer Besiedlung durch den Keim geschützt und können diesen potentiell weiterverbreiten. Deswegen müssen auch solche Kinder in eine Chemoprophylaxe einbezogen werden.

Eine Hib-Impfung aller Kinder in einer Gemeinschaftseinrichtung kann die Chemoprophylaxe zur Beherrschung der akuten Situation nicht ersetzen, da der Aufbau der Immunantwort nach der Impfung zu lange dauert. Unabhängig davon sollten jedoch alle Kinder unter 5 Jahren gegen Hib geimpft werden! Dies kann unmittelbar im Anschluß an die Chemoprophylaxe oder gleichzeitig mit dieser geschehen, da es keine Interferenz zwischen Prophylaxe und Impfung gibt.

Vorgehen bei gehäuftem Auftreten von Hib-Meningitis (13)

Treten zwei oder mehr Fälle von Hib-Meningitis in zeitlichem oder örtlichem Zusammenhang auf, gilt für die Indexpatienten und deren Familien das oben Gesagte. Haben beide Indexpatienten dieselbe Gemeinschaftseinrichtung besucht, so ist in dieser Institution eine Chemoprophylaxe bei allen Kindern, deren jüngeren Geschwistern und dem Betreuungspersonal der Einrichtung durchzuführen und die Institution für die Dauer der Prophylaxe zu schließen.

Treten mehrere Fälle von Hib-Meningitis bei Kindern auf, die keinen Kontakt untereinander hatten, die aber Geschwister haben, die dieselbe Gemeinschaftseinrichtung besuchen, so ist anzunehmen, daß der Erreger in dieser Institution zirkuliert und die Geschwister die „Brücke" zwischen den Indexpatienten darstellen. Auch in dieser Situation ist eine Chemoprophylaxe bei allen Kindern, die die Institution besuchen, deren jüngeren Geschwistern sowie bei dem Betreuungspersonal der Institution durchzuführen.

Praktische Durchführung (13)

Die altersgerechte Dosierung von Rifampicin ist aus Tabelle 11.1 zu ersehen. Rifampicin ist erhältlich in Form von Tabletten, Kapseln und Dragees zu 50, 150, 300, 450

Tabelle 11.1. Rifampicin-Prophylaxe von Meningokokken- und Haemophilus-Infektionen

Neisseria meningitidis Typ b			
▸ < 1 Monat	10 mg/kg/die	2 Tagesdosen 2 Tage	Personen jeden Alters
▸ 1 Mon. – 12 J.	20 mg/kg/die	2 Tagesdosen 2 Tage	nach engem Kontakt
▸ > 12 J.	1200 mg/die	2 Tagesdosen 2 Tage	(Familie)
Haemophilus influenzae Typ b			
▸ < 1 Monat	10 mg/kg/die	1 Tagesdosis 4 Tage	für Familien mit
▸ 1 Mon. – 12 J.	20 mg/kg/die	1 Tagesdosis 4 Tage	Kindern unter 4 Jahren
▸ > 12 J.	600 mg/die	1 Tagesdosis 4 Tage	neben Indexpatienten

und 600 mg. Nur eine flüssige Zubereitung befindet sich auf dem Markt (Rimactan Sirup; enthält 20 mg/ml; eine O.P. enthält 2000 mg). Die Einnahme von Rifampicin soll 30–60 min vor einer Mahlzeit erfolgen.

Nebenwirkungen (13)

Rifampicin wirkt bakterizid, ist lipophil und verursacht eine Orangeverfärbung von Urin, Schweiß, Tränen und Speichel; eine Verfärbung von Kontaktlinsen ist ebenfalls möglich. Es blockiert die RNA-Synthese und hat keine Proteinbindung.

Beim Einsatz von Rifampicin zur Chemoprophylaxe wurden in 20 % der Fälle leichte Nebenwirkungen beobachtet (Übelkeit, Erbrechen, Durchfall, Kopfschmerzen und Schwindel), schwere Nebenwirkungen wie Leberschäden kommen nicht vor. In der Schwangerschaft ist Rifampicin kontraindiziert; Schwangere müssen also von der Chemoprophylaxe ausgenommen werden. Weitere Kontraindikationen von Rifampicin (z.B. Leberschäden u.a.) sind die Therapie mit Antikoagulanzien, Antidiabetika, Digitalis, Chinin, Kortikoiden und Antibabypillen, außerdem das Vorliegen von akutem Nierenversagen und hämolytischen Anämien. Die Halbwertszeit des Präparates beträgt 8–12 h. Die Einnahme erfolgt 1 h vor dem Essen.

Kritische Anmerkungen

Es gibt jedoch mehrere ernstzunehmende Einwände, die Rifampicin-Prophylaxe bei Haemophilus-influenzae-Erkrankung nicht ausschließlich zu empfehlen. Es ist bekannt, daß nach Rifampicin-Prophylaxe durchaus Resistenzentwicklungen bei Haemophilus influenzae und Rekolonisationen 1–4 Wochen nach der Prophylaxe auftreten können. Eine engmaschige Kontrolle insbesondere kindlicher Kontaktpersonen wird deshalb empfohlen, da sie die große Risikogruppe darstellen. Außerdem können Prävention und Beseitigung der Kolonisation die physiologische Immunisierung durch inapperente Infektionen hemmen. Mögliche Nebenwirkungen wie auch die Resistenzentwicklung gegen Tuberkel-Bakterien und die hohen Kosten von Rifampicin sind zu beachten.

An Haemophilus-influenzae-Meningitis Erkrankte müssen für ca. 2–3 Tage isoliert werden, nach dieser Zeit ist eine Ansteckung unter Antibiotikatherapie nicht mehr zu befürchten.

11.1.2 Impfung gegen Haemophilus-influenzae-Infektion

Der beste Schutz gegen Haemophilus influenzae-Infektionen ist die Impfung mit Konjugatimpfstoffen im Säuglingsalter. Sie wird seit dem 2. 7. 1990 durch die Ständige Impfkommission des Bundesgesundheitsamtes (STIKO) empfohlen (siehe *Impfplan, Stand Sommer 1997*).

Eine Hib-Impfung und gleichzeitige Rifampicin-Behandlung ist möglich.

11.2 Meningitis durch Meningokokken Typ b

Die Meningokokken-Meningitis, eine primär zyklische Infektionskrankheit (GIEBEL/ALEXANDER 1976), tritt im Kindesalter zu 78,8 % in den ersten 5 Lebensjahren auf. Nach 3 Tagen Inkubationszeit kann sie auch als hämatogene Sepsis bzw. fortgeleitet aus der Umgebung auftreten. Allein 39,4 % der Fälle entfallen auf die Zeit zwischen dem 3. Lebensmonat (bis dahin Nestschutz) und dem 1. Lebensjahr. Das durchschnittliche Erkrankungsalter liegt im Krankengut der Städtischen Kinderklinik Darmstadt bei 2,9 Jahren. Bezieht man die Meningitisfälle auf die Gesamtbevölkerung, so treten 1–2 Fälle/100000 Personen auf.

Es handelt sich um eine relativ milde verlaufende Form der bakteriellen Meningitis mit einem prozentualen Meningitisanteil von 20–35 % (sinkende Tendenz) im Kindesalter. Im Erwachsenenalter liegt die Häufigkeit der Meningitis durch Meningokokken bei 40 %. Die Krankheit hinterläßt nach dem 2. Lebensjahr eine lebenslange Immunität. Die Letalität wird europaweit mit 7,6–9,1 % und die Penicillin-G-Resistenz mit 4,4–4,6 % angegeben (RKI Bulletin 6/97; 13/97; 18/97). Bei 69–70 % ist Typ b der häufigste Meningokokken-Erreger.

Bei prophylaktischen Maßnahmen ist zu berücksichtigen, daß es keine Keimträger unter 3 Jahren gibt (8). Danach beträgt die Carrier-Rate 1–5 %, bei Epidemien 30–40 % und bei Familien des Indexpatienten bis zu 60 %.

Laut Bundesseuchengesetz vom 31. 3. 1997 ist bereits der Verdacht einer Meningokokken-Meningitis meldepflichtig.

11.2.1 Chemoprophylaxe

In den Jahren zwischen 1943 und 1963 konnten Meningokokken-Meningitisepidemien noch mit groß angelegter Sulfonamidprophylaxe verhindert werden. Die ersten Sulfonamidresistenzen gegen Meningokokken wurden allerdings schon 1937 in Baltimore und 1938 in Washington beobachtet. Die erste große Epidemie mit sulfonamidresistenten Meningokokken wurde 1963 in San Diego, Kalifornien, beobachtet. Mittlerweile sind alle Serotypen der Meningokokken resistent gegen Sulfonamide.

Diese Sulfonamidresistenzen betragen inzwischen bereits mehr als 25 % (30). Das Risiko in der Allgemeinbevölkerung, an Meningokokken-Meningitis zu erkranken, beträgt in Ländern mit hohem hygienischem Standard 2–4 Erkrankungen pro 100000 Personen. Epidemien sind alle 7–15 Jahre zu erwarten. Als Folge der nachlassenden Durchseuchung der Bevölkerung erkranken zunehmend auch Säuglinge bis zum Alter von 3 Monaten, die bisher infolge des Nestschutzes geschützt waren. Postinfektiös bleibt eine lebenslange Immunität erhalten. Nicht Staub- und Schmierinfektionen übertragen die Meningokokken bei Kontaktpersonen, sondern Tröpfcheninfektionen bei engem Kontakt. Asymptomatische Keimträger finden sich bei Kindern bis zu 11 %.

Das Risiko, an einer Meningokokken-Sekundärinfektion zu erkranken, ist bei engem Kontakt etwa 500- bis 1500mal höher (in allen Altersgruppen) als in der normalen Bevölkerung und beträgt 0,3–3 pro 100000 Personen, da 4- bis 14mal mehr Träger von Keimen im Nasen-Rachenraum vorkommen. Ein gleichzeitiges Auftreten von Meningokokken-Erkrankungen in einer Familie ist möglich (1 %), (13). 30 % der Zweiterkrankungen treten in den ersten 4 Tagen auf, die Mehrzahl der Patienten erkrankt zwischen 15 und 30 Tagen nach der Infektion. Bei engem häuslichen Kontakt ist eine Chemoprophylaxe auf jeden Fall indiziert. Gelegentlich empfiehlt sich auch in der Klinik eine Prophylaxe, wenn mehrere Erkrankte auf engem Raum zusammen sind. Die Prophylaxe in Schule und Kindergarten ist bei Einzelerkrankungen nicht erforderlich, bei Epidemien und Häufung sollten jedoch auch hier die Kinder prophylaktisch behandelt werden (1, 28).

Die Prophylaxe mit Rifampicin (siehe Tabelle 11.1) ist bei Personen aller Altersstufen, die innerhalb einer Woche vor Ausbruch der Erkrankung mit der Indexperson Kontakt hatten (besonders intimen Kontakt), wenn irgend möglich innerhalb von 24 h nach der Diagnosestellung durchzuführen. Rifampicin ist wegen seiner Speichelgängigkeit dem Penicillin eindeutig überlegen und reduziert die Keimträgerrate um 80–95 %, bei Hib um 93–98 % (lt. Literatur). Es eradiziert den Keim, verhindert aber nicht die systemische Infektion, wenn es nach der Kolonisation zu einer Infektion (Inkubation) gekommen ist. In letzterem Falle ist die Gabe von Penicillin 7 Tage + Rifampicin empfehlenswert (26). Normale Kontakte bei der Arbeit, in der Schule oder bei medizinischem Personal stellen kein erhöhtes Risiko dar und benötigen daher keine Prophylaxe (8).

Ein Alternativpräparat ist Minozyklin, welches wegen seiner erheblichen vestibulären Nebenwirkungen nur bei Schulkindern und Erwachsenen Anwendung findet. Bei Erwachsenen wird es mit 2×100 mg für 2–5 Tage täglich dosiert (8), bei Kindern erfolgt die Dosierung mit 3 mg/kg/Tag in 2 Dosen, und zwar ebenfalls über 2–5 Tage (4).

Andere Antibiotika wie Tetrazykline, Ampicillin, Erythromycin oder Chloramphenicol sind wirkungslos, da sie nicht in der Lage sind, die Keimträgerrate im Nasen-Rachenraum signifikant zu senken (4).

SCHWARZ (33) konnte nachweisen, daß auch Ceftriaxon (besonders bei Schwangeren; 250 mg i.m.) in der Lage ist, bei 97 % der Keimträger Meningokokken im Nasen-Rachenraum zu eliminieren, was mit Rifampicin nur in 75–90 % der Fälle möglich war. Kinder erhalten entsprechend dem Körpergewicht eine geringere Dosierung von Ceftriaxon (unter 12 Jahren 125 mg i.m.). Eine weitere Alternative bei Erwachsenen ist die einmalige Gabe von 500 mg Ciprofloxacin oral (25, 29, 31). Beide letztgenannten Antibiotika verhindern die systemische Infektion; Ciprofloxacin eradiziert zudem den Keim auf den Schleimhäuten.

11.2.2 Impfung gegen Meningokokken-Infektion

Eine Impfung gegen Meningokokken-Infektion ist nur gegen Meningokokken der Typen A, C, Y und W135 möglich, nicht jedoch gegen den Typ B, der mit 70 % in Europa vorherrscht.

Eine Kombination von Rifampicin und Minozyclin hat mit einer Reduktionsrate der Keimträgerquote von 99 % die höchste Effektivität (7, 28).

Die nach dem Bundesseuchengesetz vorgesehene Schlußdesinfektion nach Meningokokken-Erkrankung ist überflüssig, da Meningokokken außerhalb des Körpers sehr schnell absterben (4). Auch der an Meningokokken-Meningitis-Erkrankte sollte noch vor der Krankenhausentlassung eine Rifampicin-Prophylaxe erhalten, da die antibakterielle Meningitistherapie Keime im Nasen-Rachenraum nicht zuverlässig eliminiert (14).

Zu beachten sind die Kontraindikatoren von Rifampicin (Schwangerschaft, Ikterus), die möglichen Nebenerscheinungen (rasche Resistenzentwicklung, gastrointestinale Unverträglichkeiten, orange-rötliche Verfärbung von Urin, Speichel, Sputum, Schweiß und Tränen) und die relativ hohen Kosten dieses Antibiotikums.

11.3 Meningitis durch Pneumokokken
(siehe auch S. 139 Kap. 8.1)

Beim Gesunden bedeutet die Kolonisation mit Pneumokokken oft eine symptomlose Infektion im Sinne einer stillen Feigung, d.h. mit adäquater Immunantwort. Bei intaktem Immunsystem ist nach Pneumokokken-Kontakt keine Penicillinprophylaxe vonnöten. Dies gilt hingegen nicht bei prädisponierenden anatomischen und immunologischen Defekten, die häufig zu rezidivierenden Pneumokokken-Infektionen führen. So benötigen Patienten mit partiell inkompetentem Immunsystem, wie z.B. bei funktioneller Asplenie (kongenitales Fehlen bei IVEMARK-Syndrom, bei chirurgischer Entfernung der Milz im Rahmen einer Blutkrankheit oder bei posttraumatischer Entfernung), bei nephrotischem Syndrom, Mukoviszidose, hämolytischer Anämie, angeborenem oder erworbenem IgA-Defekt oder Morbus HODGKIN, Sichelzellanämie und Liquorfistel nach Schädelbasisfraktur nicht nur eine kurzfristige, sondern eine Dauerprophylaxe gegenüber Pneumokokken-Infektionen (14, 16).

11.3.1 Chemoprophylaxe

Vor dem vollendeten 2. Lebensjahr kommt nur die Penicillinprophylaxe in Betracht. Die anderen üblichen Pneumokokken-wirksamen Antibiotika sind nicht in der Lage, die Kolonisation im Nasen-Rachenraum zu verhindern. Aber auch unter Penicillin lassen sich bei 40 % der pharyngealen Pneumokokkenträger die Erreger nicht eliminieren (14).

Die Penicillinprophylaxe erfolgt oral mit 60000 E/kg/Tag in 3 Dosen bzw. intramuskulär mit Benzathin-Penicillin 50000–60000 E/kg alle 2–4 Wochen (14). Ob diese Prophylaxe nur während Zeiten erhöhter Gefahr für Pneumokokken-Erkrankungen oder als Dauerprophylaxe in Frage kommt, ist bis heute nicht eindeutig entschieden. Eine zurückhaltende Einstellung ist deshalb geboten. Für Patienten vor dem 2. Lebensjahr gibt es freilich keine Alternative. Eine Kurzzeitprophylaxe hat sich nicht bewährt (8).

Weiterhin ist die Pneumokokkenprophylaxe und Impfung bei Kindern vor Beginn einer immunsuppressiven Behandlung, vor Behandlung eines Lymphoms (zytostatische Therapie), bei Immunglobulin-G-Mangelsyndrom, vor Organtransplantationen sowie bei allen abwehrgeschwächten Patienten mit Leberzirrhose, Diabetes mellitus, mit renalen, kardialen und pulmonalen Erkrankungen, chronischen Stoffwechselstörungen und Autoimmunkrankheiten notwendig, da es im Rahmen von Virusinfektionen zu einer Superinfektion mit den endogen besiedelten Pneumokokken (70 % aller Menschen) kommen kann. (Die DGPI empfiehlt seit 1992 100000 Einheiten/kg/Tag Penicillin V in zwei Dosen.)

Die Chemoprophylaxe der Kontaktpersonen ist nicht erforderlich, da ein epidemisches Auftreten nicht vorkommt.

In Zukunft werden Konjugat-Pneumokokkenimpfstoffe wie die Hib-Konjugatimpfstoffe das Problem lösen.

11.3.2 Impfung gegen Pneumokokken-Infektion (Indikationsimpfung)

Die vorhandenen Pneumokokken-Vakzine schützen nicht vollständig und nicht gegen alle in Frage kommenden Erregertypen. So umfaßt z.b. der Impfstoff Pneumovax nur 23 Stammantigene, der Impfstoff Moniarix gar nur 17 von insgesamt 84 bekannten Serotypen. In beiden Fällen handelt es sich um Totimpfstoffe. Allerdings werden 95 % aller Pneumokokken-Erkrankungen von 14–22 Serotypen verursacht. Die Impfung sollte, wenn möglich (bei Kindern über 2 Jahren), auch vor einer Milzentfernung durchgeführt werden (8), da die spezifische Antikörperbildung gegen Polysaccharidantigene von Pneumokokken nach einer Milzexstirpation verzögert und abgeschwächt verläuft. Der Impfschutz reicht jedoch auch aus, wenn die Impfung nach Milzexstirpation erfolgt (14, 16), (eventuell zweimal im Abstand von 8 Wochen nach der Rekonvaleszenzzeit). Die Impfung schützt jedoch nicht vor einer Pneumokokken-Otitis (11).

Bei Impfung von Kindern unter 2 Jahren und Patienten mit funktioneller Asplenie, idiopathische Thrombopenie WERLHOFF, und bei Patienten mit immunsuppressiver Behandlung tritt oft nur eine ungenügende Immunantwort ein. Revakzinationen haben keinen gesicherten Boostereffekt und gehen häufig mit schweren Nebenwirkungen (lokale Reaktionen mit ARTHUS-Phänomen) einher (14, 16). Die Dauer des Impfschutzes beträgt 5–8 Jahre.

Nach dem 2. Lebensjahr wird bei Patienten mit Splenektomie auf jeden Fall eine Impfung plus eine Dauerpenicillinprophylaxe über mindestens 5 Jahre empfohlen (14, 16). Dies gilt auch für andere Risikopatienten, da mit dem Impfstoff 10–15 % der Pneumokokken-Serotypen nicht erreicht und gegen gewisse Serotypen nur schlecht Antikörper gebildet werden (16). Der postoperative Verlauf nach Milzexstirpation wird überproportional häufig durch vielfältige bakterielle und virale Infektionen aller Organe, durch schlechte Wundheilung und durch ein erhöhtes Herzinfarktrisiko kompliziert (14, 16). Diese Neigung zu lokalisierten Infekten nach Splenektomie hält im weiteren Leben an und kann unter Umständen als OPSI-Syndrom (overwhelming postsplenectomy infection) verlaufen. Es handelt sich dabei um eine foudroyant verlaufende, meist durch Pneumokokken ausgelöste Sepsis mit und ohne Meningitis, z.T. mit einem WATERHOUSE-FRIDERICHSEN-Syndrom einhergehend, die in bis zu 70 % der Fälle tödlich endet. Erreger sind zu 50 % Pneumokokken, zu 30 % andere grampositive Keime und zu 20 % gramnegative Erreger wie E. coli oder Haemophilus influenzae.

Ein solches OPSI-Syndrom tritt in 1–2 % der Fälle nach traumatisch bedingter Splenektomie, in 10 % nach idiopathischer Thrombopenie/Splenektomie und in 25 % nach Thalassämia-major-Splenektomie auf (Literaturüberblick). Deshalb sollten Patienten, die über 2 Jahre alt sind, bei geplanter Splenektomie ca. 4–8 Wochen vor dem Eingriff geimpft werden, um einen ausreichenden Antikörpertiter zu erzielen. Die Postsplenektomie-Sepsis kann auch bei Meningokokken-, Hib-, Enterobakterien-, und Plasmodien-Infektionen auftreten. Eine 3–4jährige Penicillin-Prophylaxe, u.U. bis zum Erreichen des Schulalters, ist notwendig.

Eine *Kontraindikation zur Pneumokokken-Impfung* (11) besteht bei allen akuten Erkrankungen, Quecksilberallergie, chronisch pyogenen Infekten, kürzlich überstandenen Pneumokokken-Infektionen und Pneumokokken-Impfungen, die weniger als 5 Jahre zurückliegen, sowie bei Kindern unter 6 Monaten und bei Patienten mit Immunthrombozytopenie WERLHOFF. Inkubationsimpfungen sind streng kontraindiziert.

Zeitabstände zu anderen Impfungen sind nicht erforderlich. Die Impfung kann zu jeder Jahreszeit intramuskulär durchgeführt werden. Nach HOLZNER (12) erfolge die Impfung bis 2 × 0,25 ml i.m. im Abstand von 6 Monaten, bei Säuglingen über 6 Monaten bis zum 2. Lebensjahr sowie bei Kindern über 2 Jahren mit 1 × 0,5 ml, nach STICKL (38) mit 2 × 0,5 ml i.m. im Abstand von 4–8 Wochen (bis 6 Monate) bei Kindern über 2 Lebensjahren mit Immundefizienzen. Gesunde Erwachsene erhalten eine Dosis à 0,5 ml intramuskulär. Der Impferfolg beträgt 90–95 %. An der Impfstelle treten Rötungen und Schwellungen auf, die bis zu 48 Stunden anhalten können, sowie Temperaturen bis 39 °C. Schwere allergische Reaktionen sind nicht bekannt, wenn die Impfung nicht innerhalb von 5 Jahren wiederholt wird (12). Schützende Antikörper sind nach 3 Wochen nachweisbar. Nach HERZOG (11) ist eine Pneumovax-Impfung kombiniert mit Tot-Impfstoffen und Influenza-Impfstoffen jederzeit möglich. Auffrischungen erfolgen alle 3–5 Jahre, denn bei ausreichend hohen Antikörper-Titern kann es zu vermehrten Nebenreaktionen kommen. Nach SCHAAD (pers. Mitt.) beträgt nach zweimaliger Impfinjektion im Abstand von 4 Wochen die Wirkdauer 3 Jahre.

Der beste Schutz vor einer Pneumokokken-Infektion ist die operative Beseitigung von Dermalsinus, Liquorfisteln, Knochen- und Duralücken (14). Auch bei Schädel-Hirn-Traumata (Frakturen, Fisteln) ist die Impfung sinnvoll.

11.4 Ausblick

Bis zur Einführung der Hib-Konjugatimpfung betrug der Anteil der Hib-Meningitiden im Kindesalter 30–80 % an allen bakteriellen Meningitiden. Nach Einführung der Impfung ist in den jeweiligen Ländern die Hib-Inzidenz um 90–95 % zurückgegangen. Am Gesamtkuchen der bakteriellen Meningitis macht das einen Rückgang um 70 % aus (32). Nicht nur der Rückgang der Hib-Meningitis ist bemerkenswert, sondern auch die Eliminierung von Hib-bedingter Epiglottitis, septischer Arthritis, Zellulitis, Pneumonie und Sepsis. Mit der Hib-Impfung werden nicht nur Antikörper zur Blockierung der Bakteriämie vermittelt, sondern auch die Anheftung der Bakterien an die Nasen-Rachen-Schleimhaut verhindert.

Mit diesem Erfolg wurden Neisseria meningitidis und Streptococcus pneumoniae zu den häufigsten Erregern der bakteriellen Meningitis. Die baldige Einführung der Pneumokokken-Konjugatimpfstoffe und die zu erwartende öffentlich-rechtliche Empfehlung als Standardimpfung wird auch die Probleme der Pneumokokken-Meningitis lösen. 70 % aller tödlichen Meningitisverläufe treten durch Pneumokokken auf, jedes 2. Kind behält nach durchgemachter Pneumokokken-Meningitis einen schweren neurologischen Schaden einschließlich Hörstörungen zurück. Nach SCHEIFELE beträgt die Sterblichkeit der Pneumokokken-Meningitiden 19 %, und 56 % der Überlebenden haben neurologische Schäden (32). Auch die durch Pneumokokken verursachten Mittelohrentzündungen, Nasennebenhöhlenentzündungen und Lungenentzündungen werden durch eine Impfung rückläufig sein.

Beachtenswert ist deshalb bis zur Einführung der Konjugatimpfung die zunehmende Penicillin- und Cephalosporinresistenz von Pneumokokken. Nach BREIMAN (2) sind 6,6 % der Pneumokokken Penicillin-resistent, und 16,4 % sind resistent gegen mindestens eines der folgenden Antibiotika:

- Penicillin,
- Cephalosporin,
- Makrolide,
- TMP/SMZ (Trimethoprim/Sulfamethoxazol)
- Chloramphenicol.

Es werden mehr Kinder von den resistenten Pneumokokkenkeimen betroffen als Erwachsene (2).

Gegen die in Europa vorherrschenden Typ-B-Meningokokken ist bisher kein Impfstoff entwickelt worden. Auch hier ist mit der Zunahme von Penicillinresistenzen zu rechnen, weshalb die Infektionen des oberen und unteren Respirationstraktes, die in 50–75 % der Fälle den bakteriellen Meningitiden vorausgehen, nicht mehr mit Penicillin, mit Sulfonamiden oder mit Makroliden behandelt werden sollen. Therapiert werden sollte vielmehr mit einem Cephalosporin der II. Generation, die auch noch Staphylokokken-wirksam ist. Nach JACKSON (20) sind allein 4 % der Neisseria-Meningitidis-Fälle Penicillin-resistent.

Impfstoffe sind jedoch gegen die Typen A oder C bzw. Y und W135 auch als Kombinations-Impfstoff erhältlich. Im Rahmen einer Meningokokken-Meningitis mit und ohne Schock ist die Indikation zur Antibiotikagabe im ambulanten Bereich dann gegeben, wenn der Krankentransport länger als 1/2 Std. in die nächstgelegendste Kinderklinik dauert.

Die peripartale Chemoprophylaxe gegen Gruppe-B-Streptokokken (GBS) bei Risikopatientinnen hat die Frequenz der B-Streptokokken-Infektionen einschließlich der Meningitis bei Neugeborenen reduzieren können. Nicht zu verhindern sind jedoch die late-onset-Streptokokkeninfektionen, die postpartum erworben werden, bzw. die Infektionen, die schon vor der Geburt intrauterin akquiriert wurden. In Zukunft werden auch zur mütterlichen Immunisierung Polysaccharidprotein-Konjugatimpfstoffe zur Verfügung stehen (32). Sie befinden sich bereits in der Entwicklungsphase.

Darüber hinaus auftretende bakterielle Meningitiden werden in Zukunft nicht so sehr antibiotisch bekämpft als vielmehr antiinflammatorisch durch Blockierung der Zytokine. Dexamethason hat sich zum Einsatz gegen die Hib-Meningitis weltweit bewährt. Die Erfolge bei der Pneumokokken- oder Meningokokken-Meningitis sind noch kontrovers. Der Wert von Dexamethason bei der Behandlung der neonatalen Meningitis läßt sich noch nicht abschließend beurteilen.

Die Zukunft wird aber dem Einsatz monoklonaler Antikörper gegen die einzelnen Mediatoren gehören. Neuere Antibiotika – in den letzten Jahren haben sich Carbapeneme und Chinolone etabliert – werden ebenso wie die Cephalosporine nicht die Letalität und die neurologische Schädigungsrate bzw. schockartige Verläufe verhindern können, die bei ca. 3–10 % der Fälle zu beobachten sind.

LITERATUR

1. Adam D (1983) Chemoprophylaxe bei Meningokokken-Meningitis. pädiat prax 29: 243
2. Breiman RF, Butler JC, Tenover FC et al. (1994) Emergence of Drug-Resistant Pneumococcal Infections in the United States. JAMA 271: 1831–35
3. Cartwright KAV, Begg NT, Hull D (1991) Chemoprophylaxis for invasive haemophilus influenzae type b disease. Communicable Dis Rep 1: 1
4. Daschner F (1979) Prophylaktische Penicillinbehandlung von Kontaktpersonen bei Meningokokkensepsis. pädiat prax 22: 443–444
5. Gellis SS, Kagan BM (1982) Current pediatric therapy 10, meningococcal disease. WB. Saunders, Philadelphia, pp 518–520
6. Granoff DM, Squires JE (1982) Haemophilus meningitis: new development in epidemiology, treatment and prophylaxis. Seminars in Neurology 2: 151–165
7. Helwig H (1981) Therapie der Meningitis bei Kindern. FAC (Fortschritte der antimikrobiellen und antineoplastischen Chemotherapie) 2-1: 151–164
8. Helwig H (1985/86) Möglichkeiten der Meningitisprophylaxe, Stellungnahme der Paul-Ehrlich-Gesellschaft. pädiat prax 32: 575–577
9. Helwig H: Commitee on Infectious Diseases (1985) Revision der Empfehlungen bei Kontaktpersonen von Patienten mit Haemophilus-influenzae-Infektionen in den USA. pädiat prax 31: 589–590
10. Herbaut AG, Dachy A, Thys JP (1986) Chemoprophylaxe for bacterial meningitis. Acta Clinica Belgica 41: 402–410
11. Herzog Chr (1985) Meningokokken-Impfung und Pneumokokken-Impfung. Deutsches Ärzteblatt 82: 2717–2721
12. Holzner A (1985) Aktuelle Impfpraxis. Neue Allgemeinmedizin. Kirchheim, Mainz
13. Hoppe JE, Helwig H, Isenberg H, Noack R (1991) Richtlinien zur Chemoprophylaxe bei Meningitis durch Haemophilus influenzae Typ B. Monatsschr Kinderheilkd 139: 849–850
14. Isenberg H (1989) Chemoprophylaxe von Meningokokken-, Pneumokokken- und Haemophilus influenzae Typ b-Infektionen im Kindesalter. Sozialpädiatrie 11: 385–389
15. Isenberg H (1990) Haemophilus-Erkrankungen – Der neue Impfstoff HIB-Vaccinol. Sozialpädiatrie 12: 628–634
16. Isenberg H (1994) Immun- und Chemoprophylaxe bei Pneumokokken-Infektionen. TW Pädiatrie 7: 92–94, 152–154
17. Isenberg H (1995) Verhüten oder Heilen – was ist kostengünstiger? Therapiewoche 21: 1228–1233
18. Isenberg H (1995) Diagnostische Möglichkeiten und Probleme. TW Pädiatrie 8: 151–154
19. Isenberg H (1996) Prophylaxe und Impfstoff-Kombination. TW Pädiatrie 9: 139–145
20. Jackson LA, Tenover FC, Baker C et al. (1994) Prevalence of Neisseria meningitidis Relatively Resistant to Penicillin in the United States, 1991. J Infect Dis 169: 438–41
21. Kent SJ, Hoy J (1992) Prevention of meningococcal infections. Current Therapeutics 33: 43–46
22. Kienitz A (1982) Antibiotika-Prophylaxe in der Pädiatrie. Fischer, Stuttgart, S 21–25 u. 177–178
23. Peltola H (1993) Early meningococcal disease: advising the public and the profession. Lancet 342: 509–510
24. Peltola H (1983) Meningococcal Disease: Still with Us. Rev Infect Dis 5: 71–91
25. Peter G et al. (1993) Report of the committee of infections diseases, ed 24. American Academy of Pediatrics, Elk Grove Village (Red Book)
26. Pollard AJ (1996) Secondary prevention of meningococcal disease. Brit Med J 312: 1536–37
27. Roos R (1987) Prophylaxe im Kindergarten bei bakterieller Meningitis. pädiat prax 35: 217–219
28. Schaad UB (1985) Chemoprophylaxe of bacterial meningitis. J Antimicrob Chemother 15: 129–138
29. Schaad UB (1984) Chemoprophylaxe for the prevention of bacterial meningitis. Infection 12 (Suppl 1): 65–71
30. Schaad UB (1982) Prophylaxe von Pneumokokken-Meningokokken- und Haemophilus Influenzae-Typ-b-Infektionen im Kindesalter. Therapeut Umschau 39: 717–725
31. Schaad UB (1991) Use of Quinolones in Pediatrics. Eur J Clin Microbiol 10: 335–360
32. Scheifele D (1994) The changing face of childhood meningitis. Can J Infect Dis 5: 58–59
33. Schwartz B, Al-Ruwais A, A'ashi J, Broome CV, Al-Tobaiqi A, Fontaine RE, Hightower AW, Music SJ (1988) Comparative efficacy of ceftriaxone and rifampicin in eradicating pharyngeal carriage of group A Neisseria meningitidis. Lancet, June: 1239–1242
34. Shapiro ED, Wald ER (1980) Efficacy of rifampin in eliminating pharyngeal carriage of Haemophilus influenzae Type b. Pediatrics 66: 5–8
35. Shapiro ED (1985) Prophylaxis for bacterial meningitis. Medical Clinics of North America 69: 269–280
36. Smith H (1986) Chemoprophylaxis of meningitis. Archives of Disease in Childhood 61: 4–5

37. Smith AL, Roberts MC, Haas JE et al. (1985) Mechanisms of Haemophilus influenzae Type b Meningitis. In: Sande MA, Smith AL, Root RK (eds) Bacterial Meningitis. Churchill Livingstone, New York Edinburgh London Melbourne, pp 11–21
38. Stickl HA (1987) Impffragen aus der Praxis. Hans Marseille, München, S 290–292
39. Takala AK, Eskola J et al. (1991) Reduction of oropharyngeal carriage of haemophilus influenzae type b (Hib) in children immunized with an Hib conjugate vaccine. J Infect Dis 164: 982–986
40. Tarlow MJ, Geddes AM (1992) Meningococcal meningitis or septicaemia: a plea for diagnostic clarity. Lancet 340: 1481
41. Tuomanen EI, Austrian R, Masure H (1995) Pathogenesis of pneumococcal infection. In: Epstein FH (ed) Mechanisms of disease. New Engl J Med 332: 1280
42. Weise HJ, Berger U, Eichenlaub D, Pohle HD (1982) Meningokokken-Meningitis. Bundesgesundhbl 25: 81–114

12 Das WATERHOUSE-FRIDERICHSEN-Syndrom (WFS)

12.1 Pathomechanismus, Symptomatik und Diagnostik

Die am meisten gefürchtete perakute Verlaufsform der Meningokokken-Meningitis ist das WATERHOUSE-FRIDERICHSEN-Syndrom (1911/1918), dessen Symptome bereits 1880 von MARCHANT und 1911 von LITTLE beschrieben wurden. Dabei reicht die Anamnese meist nur wenige Stunden zurück. Nach katarrhalischen Symptomen entwickelt sich aus völligem Wohlbefinden heraus infolge massiver Bakteriämie eine akute, foudroyant verlaufende, bedrohliche Erkrankung mit schwerem Schocksyndrom. Der Blutdruck ist kaum meßbar, die Herzfrequenz ist hoch. Das Kind ist blaßzyanotisch, apathisch oder komatös und hat hohes Fieber. Die Haut ist von kleineren und größeren ausgeprägten Hautblutungen und Petechien übersät (Abb. 12.1). Gelegentlich treten blutige Durchfälle auf. Man findet massenhaft Bakterien in Blut und Liquor; dabei ist die Zahl der Leukozyten sowohl im Blut als auch im Liquor charakteristischerweise annähernd normal. Das thrombohämorrhagische Geschehen ist ein prognostisch schlechtes Zeichen.

Bei den Petechien handelt es sich um Hautblutungen – bedingt durch bakterielle Embolien – die nach etwa 6–10 h auftreten und sich nicht wegdrücken lassen. Oft finden sich keine meningitischen Zeichen. Differentialdiagnostisch muß man bei Hautblutungen an Thrombopenie, Purpura anaphylactica, Purpura fulminans, an Salmonellose mit Roseolen, an Toxikose und an hämorrhagische Varizellen denken. Da jedoch das schwere Krankheitsbild durch zunehmendes Kreislaufversagen, Krämpfe, Bewußtseinstrübung und Schock gekennzeichnet ist, ist die Diagnose nicht schwer. Neugeborene sind bis zum dritten Lebensmonat durch Nestschutz der Mutter geschützt. Das Erkrankungsalter lag in unseren vier Fällen bei 5 Monaten, 8 Monaten, 2 Jahren und 8 Jahren. Das weibliche Geschlecht ist stärker von der Krankheit betroffen als das männliche.

Die Symptome sind im einzelnen:

▸ schwerer, perakuter, nächtlich beginnender Krankheitsverlauf aus kurzem katarrhalischem Vorstadium mit massiven klinischen Schockzeichen, meningitischen Reizsymptomen, Bewußtseinstrübung bis zum Koma sowie Haut- und Schleimhautblutungen mit progredienter Tendenz (Petechien, Hämatome, Suffusionen, Sugillationen, Ekchymosen, Hautnekrosen, intravitale Leichenflecken), Krämpfe, Zyanose, heftige Durchfälle und Exsikkose, Kreislaufinsuffizenz, Dyspnoe, Hyperpyrexie, kühle Extremitäten, Prostration, Hypotension;
▸ Fehlen einer Liquorpleozytose oder Liquoreiweißerhöhung;
▸ Fehlen einer Leukozytose im peripheren Blut, trotzdem Linksverschiebung und Eosinophilie, Thrombopenie, Serumspiegel des TNF ist erhöht;
▸ Nachweis gramnegativer Diplokokken im Blut und im Liquor;
▸ hämorrhagische Diathese im Sinne einer disseminierten intravasalen Gerinnung (DIG) unter dem Bild einer Verbrauchskoagulopathie (Tabelle 12.1);
▸ Exitus nach wenigen Stunden.

Im Rahmen des Endotoxinschocks zeigen sich disseminiert auftretende Durchblutungsstörungen (Mikrozirkulationsstörungen) in Schleimhäuten, Haut und inneren Organen.

Es kommt zur Zytokinausschüttung mit Aktivierung des klassischen Komplementsystems, des Faktors XII (Bradikinin-Kinin-System) und der Makrophagen mit

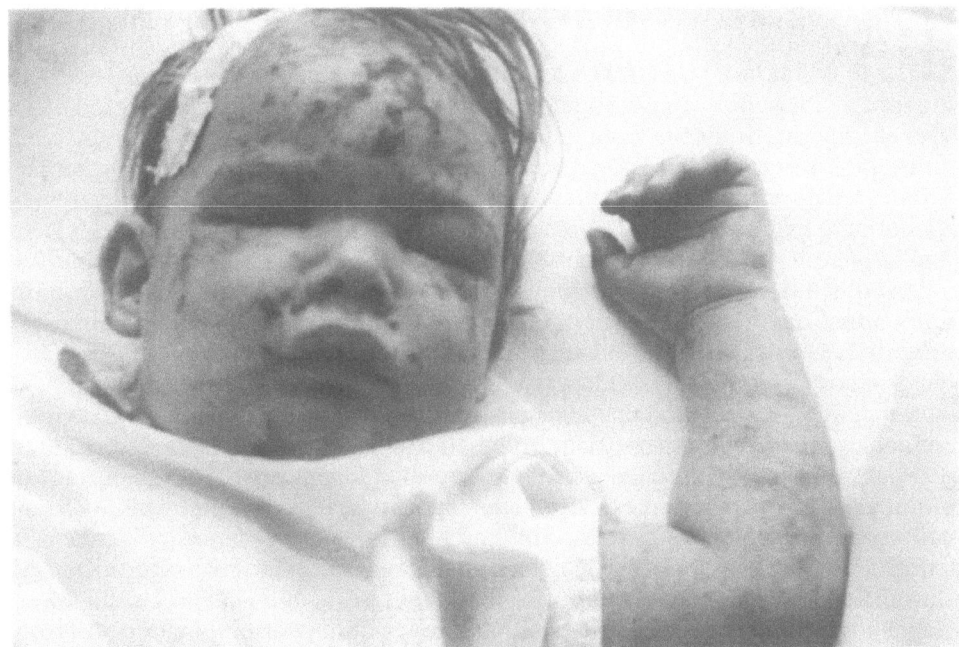

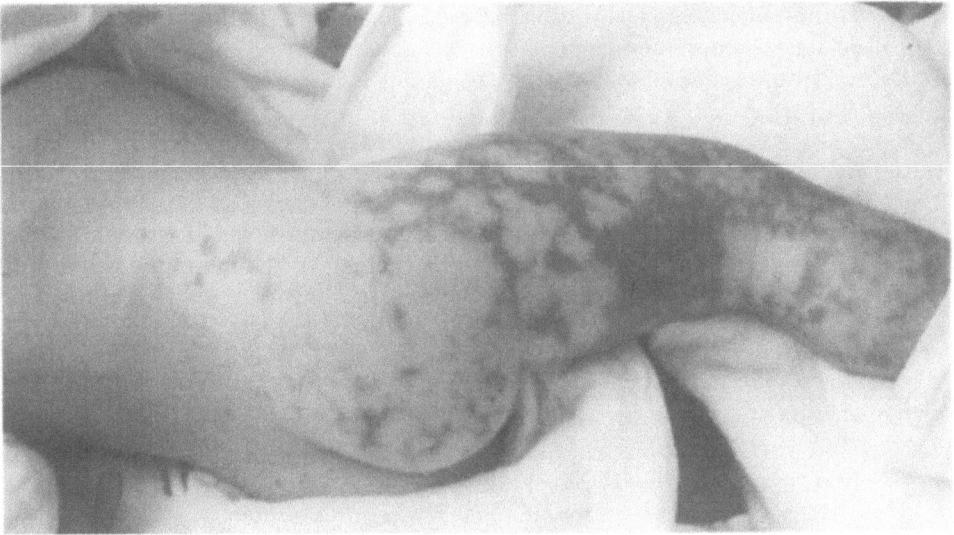

Abb. 12.1. Einen Tag nach der Aufnahme: **a** Kopf; **b** Bein. (Foto: Dr. med. GUNKEL, Schleswig)

Leukozyten- und Plättchenaggregation und Aktivierung des Gerinnungssystems (Abb. 12.2). In den Gefäßen treten Endothelschäden auf, die Blutzirkulation sistiert. Die Erythrozyten, Leukozyten und Thrombozyten lagern sich zu Thromben aneinander (Sludge), und schließlich verlegen die Mikrothromben mit zunehmender Gerinnung die Endstrombahn (Hyperkoagulopathie; Stadium I der DIG).

Tabelle 12.1. Labordiagnostik der Verbrauchskoagulopathie (DIG) mit Hyperfibrinolyse. (Nach 4, 5)

- ▸ Thrombozytenabfall unter 30000/µl, Elastase erhöht, TNF erhöht
- ▸ Verlängerung der globalen Gerinnungszeiten (Quick, partielle Thromboplastinzeit [PTT], Thrombinzeit), Ethanoltest positiv
- ▸ Verlängerung der Reptilasezeit, Euglobulinlysezeit verkürzt
- ▸ Verminderung der Faktoren I, V, VIII, XIII, C_1-Inhibitor, Alpha-1-Proteasen-Inhibitor
- ▸ Verminderung von Antithrombin III (AT III) und Verminderung des Plasminogen-Proaktivators
- ▸ Vermehrter Nachweis von Fibrinogen-/Fibrin-Spaltprodukten sowie Fibrinmonomeren
- ▸ Fragmentozytennachweis im Blutausstrich, Plasmahämoglobin erhöht

Beachte: Normalwerte im Gerinnungsstatus sprechen nicht gegen eine DIG!

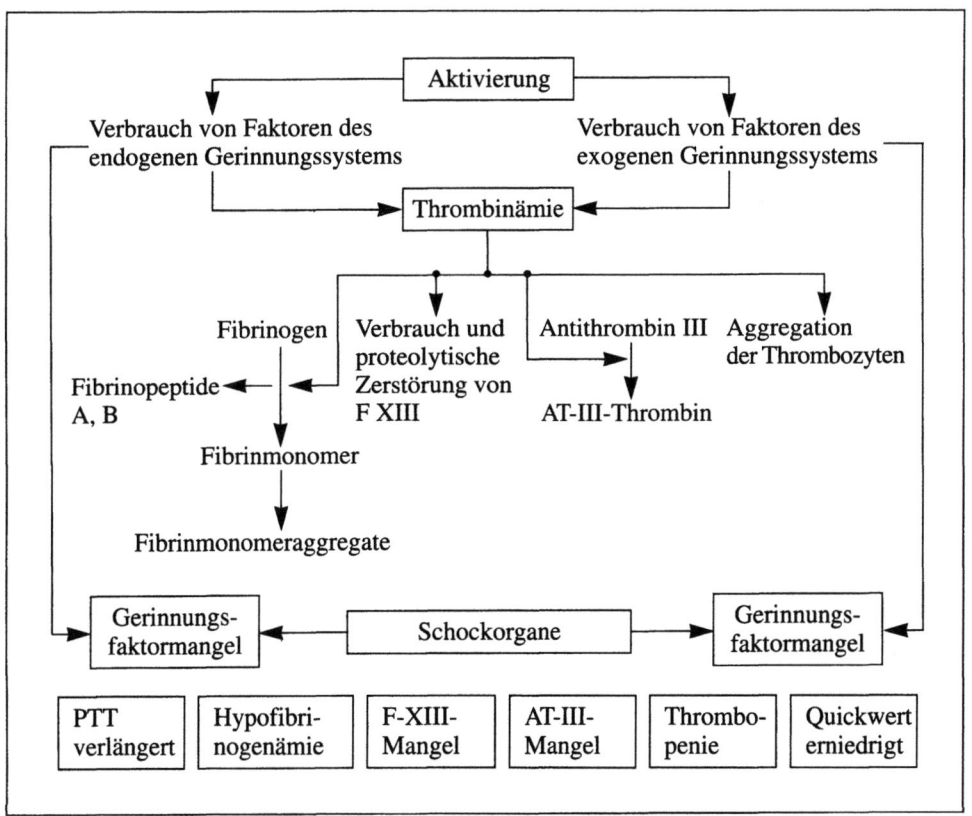

Abb. 12.2. Pathomechanismus und diagnostische Kriterien des Stadiums II der DIG. (Nach 10)

Die Gefäße werden infolge der Endotoxinwirkung und Zytokinerhöhung (siehe Kap. 4) durchlässig, und es kommt zur Diapedese in den interstitiellen Raum („capillary leak"-Syndrom mit Hypotension). Hält die Mikrozirkulationsstörung an, so folgt die Sequestration mit Gewebsuntergang in den Schockorganen (Nierenversagen, Nebennierenversagen, Hirninfarkte, Lungenversagen, Leberversagen, Herzversagen, intravitale Leichenflecken; Stadium II der DIG). Der Verbrauch an Gerinnungsfaktoren und Thrombozyten, kombiniert mit einer reaktiven Hyperfibrinolyse (erkennbar an der verlängerten Reptilasezeit und Anfall von Fibrin[Fibrinogen]-Spaltprodukten [FSP] mit Plasminogenverminderung) ist die Ursache für die generalisierte progressive Blutungsneigung, an der das Kind schließlich stirbt (Stadium III der DIG), (Abb. 12.3).

Beim WATERHOUSE-FRIDERICHSEN-Syndrom ist der Organismus massiv mit Erregern überschwemmt, ohne daß Abwehrreaktionen nachweisbar sind (Anergie). So fehlt der Meningismus, die Leukose im Blutbild und die Pleozytose im Liquor. Über die Kreislaufzentralisation werden die verschiedenen Stadien des infektiös-toxischen Schocks rasch durchlaufen. Innerhalb von wenigen Stunden kommt es zu einem paralytischen, toxischen Herzversagen. Die Nebennierenrindenblutung, die nach früherer Auffassung ursächlich das Schockgeschehen bestimmt, ist nur eine sekundäre Erscheinung (7), (Tabelle 12.2).

Die hämorrhagische Diathese gleichen Schweregrades stellt bei der schweren Meningokokken-Sepsis, die sich protrahierter entwickelt und mit Meningitis-Symptomatik einhergeht, in jedem Fall eine Produktionskoagulopathie im Rahmen eines septisch-bakteriellen, embolisch-toxischen Krankheitsbildes und keine Verbrauchskoagulopathie dar.

Somit unterscheidet sich das WATERHOUSE-FRIDERICHSEN-Syndrom mit Verbrauchskoagulopathie (DIG) und Thrombopenie von der Meningokokken-Sepsis ohne Verbrauchskoagulopathie, bei der infolge bakterieller Embolien Petechien und polymorphe, linsengroße Exantheme, die sich mit dem Spatel nicht wegdrücken lassen, auftreten. Bei letzterer liegt außerdem eine Leukozytose und ein pathologischer

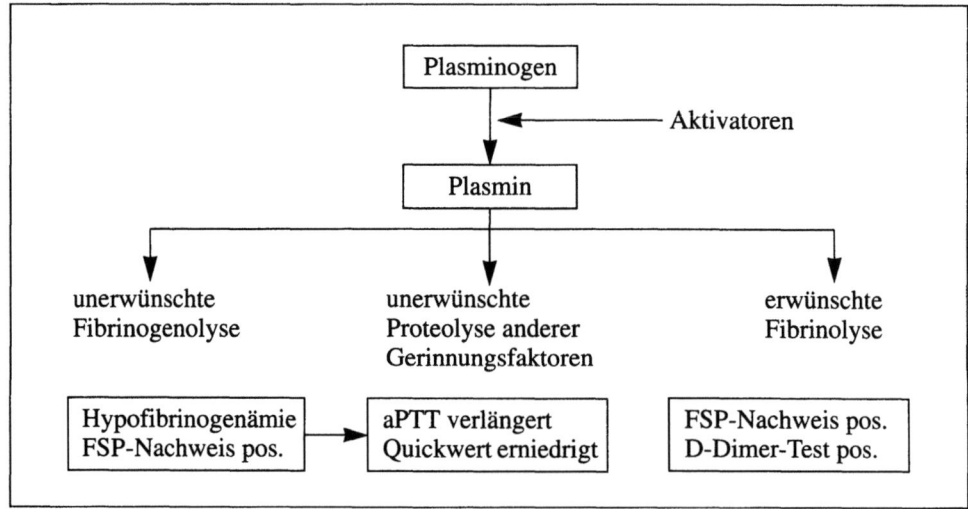

Abb. 12.3. Pathomechanismus und diagnostische Kriterien im Stadium III der DIG. (Nach 10)

Tabelle 12.2. WATERHOUSE-FRIDERICHSEN-Syndrom (bei 6 und mehr Punkten wahrscheinlich). (Nach 7)

Merkmal	Objektivierung	Punkte
Schock	Kalte Extremitäten Blutdruck systolisch < 80 mm Hg Kapillarfüllzeit (z.B. am Nagelbett) > 1 s	2
Foudroyanz	Intervall zwischen Wohlbefinden und Schockzustand < 8 h	2
Livores	Ineinanderfließende intravitale Totenflecke, die sich kalt anfühlen	2
Fehlende Liquorpleozytose	Leukozyten < 200 µl trotz Nachweis gramnegativer Bakterien	2
Nierenversagen	Oligo-Anurie, Harnstoff-N > 50 mg/dl	1
Fehlende Leukozytose	Leukozyten < 8000/µl	1
Reduziertes Gerinnungspotential	PTT > 55 s	1
Reduziertes Fibrinolysepotential	Plasminogen < 60 %	
Erreger	Vorwiegend Meningokokken, gramnegative Erreger, Pneumokokken, Haemophilus influenzae Typ b, Staphylokokken, Streptokokken	

Liquorbefund vor (6, 7). Von der Meningokokken-Sepsis ist noch die Meningokokken-Meningitis abzugrenzen, die ohne Sepsis und mit normaler Thrombozytenzahl einhergeht.

Als pathogenetisches Prinzip des WATERHOUSE-FRIDERICHSEN-Syndroms wird nach Meinung der meisten Autoren ein humanes Äquivalent des tierexperimentellen Sanarelli-Shwartzman-Phänomens angenommen, bei dem sich pathognomonische intravitale Leichenflecke als Folge hämorrhagischer Diathese im Sinne einer Verbrauchskoagulopathie zeigen. Insofern läuft das klinische Bild des WATERHOUSE-FRIDERICHSEN-Syndroms immer primär ab und entwickelt sich nicht aus einer schweren Meningokokken-Sepsis heraus (Tabelle 12.3), (4).

Der Blutdruck von Patienten mit akuter Meningokokken-Infektion sollte in den ersten Stunden der Behandlung halbstündlich überwacht werden, bis die Infektion unter Kontrolle ist. Ein Serumleukozytengehalt unter 7000/µl oder Erhöhung der totalen Bluteosinophilie über 25 Zellen/µl bedeuten insbesondere bei Auftreten von Petechien drohende Schockgefahr. Schon in dieser Phase sollte unbedingt über 24–48 h die Therapie mit Dexamethason erfolgen.

12.2 Therapie

Da die Prognose ganz entscheidend vom Zeitpunkt der Behandlung abhängt, ist es unbedingt notwendig, auf jeden Verdacht hin eine Therapie zu beginnen. Die Erst-

Tabelle 12.3. Abgrenzung des WATERHOUSE-FRIDERICHSEN-Syndroms (= Meningokokken-Sepsis mit Verbrauchskoagulopathie) von der Meningokokken-Sepsis (ohne Verbrauchskoagulopathie)

	WATERHOUSE-FRIDERICHSEN-Syndrom	Meningokokken-Sepsis
▶ **Klinik**		
Perakuter Beginn	+ +	(+)
Meningitische Reizzeichen	(+)	+
Bewußtseinstrübung	+ +	(+)
Hautblutungen (Petechien, Ekchymosen, Suffusionen, Hämatome)	+	+
Schleimhautblutungen	(+)	(+)
Schock (kalte Extremitäten, kleiner Puls, Zyanose, Anurie)	+ +	(+)
Intravitale Totenflecken (Mikrozirkulationsstörungen)	+ +	–
▶ **Liquor**		
Zellen	normal	Pleozytose
Eiweiß	normal	vermehrt
Zucker	normal	vermindert
Druck	normal (erhöht)	erhöht
Kultur	positiv	positiv
Bakterien	massiv erhöht	erhöht
▶ **Blut**		
Leukozyten	normal	erhöht
Thrombozyten	< 50000–60000 pro µl	> 50000–60000 pro µl
▶ **Gerinnung**		
V, VIII, XIII	erniedrigt	normal
II, VII, IX, X	erniedrigt	erniedrigt
I (Fibrinogen)	erniedrigt (erhöht)	normal
Thrombinzeit (TZ) und PTT	verlängert	normal
Fibrinmonomere	+	–
Fibrinabbauprodukte (FSP)	+	–
Fibrinopeptide A+B	+	–
Quick-Wert	erniedrigt	erniedrigt
Antithrombinzeit	verlängert	normal
AT III	vermindert	normal
Plasminogen-Proaktivator-Komplex	vermindert	normal

versorgung muß noch vor Einweisung in die Klinik erfolgen, wenn der Weg länger als 1/2 Std. Fahrzeit mit Notarztwagen in die nächste Kinderklinik beträgt.

Die wichtigsten Sofortmaßnahmen in der Praxis

▶ Venöser Zugang mit Infusion einer isotonen Lösung (RINGER-Lactat),
▶ Penicillin G, 500000–1 Mio E i.v.,
▶ Prednisolon, 20–60 mg/kg initial i.v.[1],

---

[1] Von manchen Autoren werden Kortikoide abgelehnt, da sie angeblich den Outcome eines gramnegativen Schocks verschlechtern. Wenn man Kortikoide gibt, dann sollten diese sehr hoch dosiert werden.

▶ Plasmaexpander mit Hydroxylethylstärke 10–20 ml/kg/Einzeldosis (1. Stunde) oder 5 %iges Humanalbumin, 5–10 ml/kg Einzeldosis (1. Stunde), oder Serumkonserve 10–15 ml/kg/ED (Schockbekämpfung),
▶ Verlegung im Notarztwagen mit ärztlicher Begleitung,
▶ Beseitigung einer Unterkühlung.

Therapie in der Klinik

Beseitigung der Grundkrankheit:

▶ Antibiotika, 1 Mio E/kg/Tag Penicillin G (max. Dosis 15–20 Mio E) oder besser Cephalosporine der III. Generation (siehe Kap. 10);
▶ Anämiekorrektur, Antikonvulsiva, Antipyretika, Acidosekorrektur, Elektrolytkorrektur, Katecholamininfusion;
▶ frühzeitige Beatmung mit PEEP bei paO_2 unter 50–60 Torr und rasch ansteigendem $paCO_2$ oder bei klinisch insuffizienter Atmung;
▶ Bekämpfung von Hypovolumämie, Anurie, Urämie;
▶ IgM-haltige Immunoglobulingaben (Pentaglobin);
▶ bei Hypoglykämie: Gabe von Glukagon 0,01–0,1 mg/kg i.v.; Wiederholung nach 20–30 min oder Dauerinfusion von 0,1 mg/kg/h möglich.

Hirnödemtherapie und Substitution der ausgefallenen Nebennierenrindenfunktion (Endoxinblockade):

Dexamethason, 1–2 mg/kg/Tag eventuell bis 20 mg/kg/Tag (0,4 mg/kg/initial, dann 0,1 mg/kg alle 4 Stunden)
+ Furosemid, 3–5 mg/kg/Tag + Phenobarbital, 20–30 mg/kg/Tag.

Zielgerichtete Schocktherapie mit Volumensubstitution

Notwendig ist eine sofortige, schnelle und massive Volumensubstitution mit Serumkonserven bzw. 1/2 Elektrolyt-Glucoselösung bis zum Sichtbarwerden einer ausreichenden Hautdurchblutung (zur Verbesserung der Mikrozirkulation und der Blutviskosität, zur Normalisierung des Hydrationszustandes und zur Förderung der Urinausscheidung und der Kalorienzufuhr). Dabei sollen in der ersten Stunde 20 ml/kg gegeben werden. Das Gesamttagesvolumen beträgt 60–100 ml/kg plus Ersatzbedarf, wobei zwei Drittel auf die ersten 8 h verteilt werden und ein Drittel auf die zweiten und dritten 8 h. Die weitere Zufuhr wird unter Kontrolle des arteriellen Blutdruckes, des zentralen Venendruckes und der Gerinnungsverhältnisse vorgenommen. Es können Mengen bis zu 100 ml/kg innerhalb weniger Stunden erforderlich sein.

Niedermolekulare Dextranpräparate (1–2 ml/kg) dienen nicht nur der Volumenauffüllung (u.U. hohe Mengen nötig), sondern dämpfen auch die Gerinnungsneigung des Blutes und verbessern seine Fließeigenschaften (4, 5).

Bei erhöhter Vorlast wird mit Dobutamin (5–20 mcg/kg/min) und bei Oligurie mit Dopamin (2–3 mcg/kg/min) behandelt. Bei persistierender Hypotension kann die Dopamindosis auf 20 mcg/kg/min gesteigert werden. Eventuell muß die Gabe von Suprarenin oder Noradrenalin erwogen werden.

Auf Heparingabe, Fibrinolyse, Hemmung der Fibrinolyse oder Substitution von Gerinnungsfaktoren sollte verzichtet werden, jedenfalls solange nicht bessere kontrollierte Resultate vorliegen oder ein Gerinnungslabor zur Verfügung steht (8).
Beim kalten Schock werden keine Vasokonstriktoren gegeben. Hierbei empfiehlt Lorenz (pers. Mitt. 14. 11. 1997) Enoximon (Perfan®) mit 5–10 µg/kg/min als Vasodilatator (Inolator).

Folgende neue Therapieansätze werden diskutiert: Die Indikation für den Einsatz spezieller Medikamente zur Gerinnungshemmung oder Aktivierung der Fibrinolyse ist gegeben, wenn die üblichen Maßnahmen zur Beseitigung der Grundkrankheit unwirksam bleiben, so daß die Verbrauchsreaktion weiterläuft und/oder die Mikrozirkulation in lebenswichtigen Organen nicht in Gang kommt. Die etwaige Entscheidung zugunsten spezieller hämostasologischer Maßnahmen muß am Krankenbett und nicht im Labor – also aus klinischer Sicht – gefällt werden. Angezeigt sind gegebenenfalls die folgenden Medikamente: Heparin zur Gerinnungshemmung, Streptokinase, Urokinase und neuerdings der Gewebsplasminogen-Aktivator zur Fibrinolyse-Aktivierung sowie Acetylsalizylsäure (10–30 mg/kg/Tag) und Dipyridamol (10 mg/kg/Tag) zur Hemmung der Thrombozytenaggregation. Außerdem stehen noch Antithrombin III, Plasminogen-Proaktivatorkomplex und Fibrinolysehemmer zur Wahl (4).
• Gabe von *„fresh-frozen"-Plasma* (FFP): 10–20 ml/kg/Dosis (1 ml FFP enthält 1 Einheit AT III und hebt die Aktivität der Gerinnungsfaktoren pro kg Körpergewicht um annähernd 1 % an).
Plättchenkonzentrat: 4 Einheiten/qm Körperoberfläche.
Fibrinogen: je nach Serumspiegel: 50–100 mg/kg/Dosis (8).
Achtung: Bei DIG besser niemals PPSB oder COHNsche Fraktion verabreichen, da dadurch die thrombotische Tendenz gefördert wird.
• In der *Frühphase der Verbrauchskoagulopathie* ist *Heparin* zweifellos das Medikament der Wahl. Als direkt oder sofort wirkendes Antikoagulans blockiert es konzentrationsabhängig durch Komplexbildung mit Antithrombin III die Serinproteasen des Koagulationssystemes, insbesondere die Faktoren II und X.
Dosierung: Initial werden 100–250 Einheiten/kg Körpergewicht i.v., danach 250–500 Einheiten/kg Körpergewicht alle 12 h im Dauertropf (4) über einige Tage bis zur Beseitigung der Störung gegeben. Low-Dosis-Heparingaben von 60–100 Einheiten/kg Körpergewicht i.v. alle 12 h dienen in erster Linie der Thromboseprophylaxe.
Überwacht wird die Heparin-Therapie mit Hilfe der partiellen Thromboplastinzeit (PTT), die etwa auf das Zwei- bis Dreifache der Norm eingestellt werden sollte (4), (PTT 80–120 s, Thrombinzeit 40–60 s).
Die Heparin-Dauertherapie kann über einige Tage bis zur Beseitigung der Störung durchgeführt werden.
Eine Indikation zur *gleichzeitigen Antithrombin-III-Gabe* ist gewöhnlich dann gegeben, wenn die Antithrombin-III-Konzentration im Plasma unter 70 % der Norm absinkt (10–20 mg % ; das AT III [Kybernin] wird in einer Dosierung von 40–80 E/kg gegeben, alle 6 h Tropf erneuern).
• In der *Spätphase der Verbrauchskoagulopathie* mit erschöpftem Hämostasepotential hat die Heparin-Therapie keinen Nutzen mehr im Hinblick auf die existentiell notwendige Wiedereröffnung der thrombosierten Endstrombahnen. (Indikation kann allenfalls eine Thromboseprophylaxe sein). Hier sind *Antithrombin-III-Konzentrate* angezeigt, da sie die Verbrauchsreaktion bremsen können (4).
Ohne Verzug ist eine therapeutische Fibrinolyse mittels *Streptokinase* indiziert – dabei erfolgt eine Umwandlung von Plasminogen in Plasmin, welches fibrinolytisch wirkt –, obgleich der Einsatz von Streptokinase die Behandlungsergebnisse nach eigenen Erfahrungen leider nicht entscheidend verbessert hat (3). GRAF konnte damit jedoch Erfolge verzeichnen (pers. Mitt.). (Mit Urokinase hat der Autor keine eigenen Erfahrungen.)
Initial-Dosierung: 4000 E/kg/15–20 min intravenös, dann ohne Unterbrechung anschließend 1000 E/kg/h Dauertropf über 12 h (Wiederholung alle 12–48 h möglich) oder 8000 E/kg Körpergewicht initial, gefolgt von 10000 E/kg in 4 h, danach 10000 E/kg in 8 h (4, 7).
Die Überwachung erfolgt mittels Proaktivator-Plasminogen(PP)-Spiegel (nach 30 min soll unter 3 % erreicht sein), der Thrombinzeit und der Fibrinogenkonzentration. Dosiskorrekturen erfolgen aufgrund des PP-Spiegels. Zunahme der Blutungssymptome bedeutet Unterdosierung.
Kontraindikation einer fibrinolytischen Therapie:
– Operation in den letzten 7 Tagen,
– ausgedehnte Magen-Darm-Blutungen,
– generelle Blutungsneigung.
• *Nach* Beendigung einer *Streptokinase-Therapie* erfolgt anschließend *immer* eine *Heparin-Therapie:* Über 2–3 Tage werden 200–400 E/kg Körpergewicht pro Tag – verteilt auf 4 Dosen – verabreicht. Danach erfolgt eine stufenweise Reduktion des Heparins (Antidot der Heparintherapie: 1 ml Protaminsulfat für 1000 Einheiten Heparin). Sinn dieser Heparin-Therapie ist eine Vermeidung der Rethrombosierung.

- Eventuell Gabe von *Gewebsplasminogen-Aktivator* (t-PA) zur Fibrinolyseaktivierung. Blutungen treten dadurch seltener auf.
- Im Stadium III der DIG eventuell Einsatz von *Plasminantagonisten* (E-Aminocapronsäure 1000–1500 E/kg), um über eine Reduktion der Fibrinspaltprodukte eine verbesserte Blutstillung zu erzielen. Dies sollte allerdings nur unter *Heparinschutz* erfolgen.
- *Austauschtransfusion mit Heparin-Frischblut* zur Entfernung von Bakterien, Bakterientoxin, thrombophilen Komponenten sowie *Zufuhr von stabilisierten Faktoren;* die fibrinolytisch wirken. Dosierung: 80–150 ml/kg Austauschvolumen (200 E Heparin pro 100 ml Spenderblut).
- Gegenüber *Bluttransfusion* ist größte *Zurückhaltung* geboten, da diese die Verbrauchskoagulopathie wie auch andere Blutderivate wieder stimulieren können (4).
- *Weitere neue therapeutische Ansätze* sind nach GRAF (pers. Mitt.):
  – Pentoxifyllin (Trental),
  – Anti-TNF, Anti-Il-1-Antikörper,
  – Il-1-Rezeptorantagonisten,
  – C1-Inhibitor (Berinert).
  Der C1-Inhibitor hat die in Abb. 12.4 dargestellten Angriffspunkte.
  – BPI (bactericidal/permeability – increasing protein, Brett P. Giroir, pers. Mitt. 14. 11. 1997) (Toxinbinder).
- Aggregationshemmer sind indiziert *(Aspirin),* wenn der Plättchenumsatz – weniger der von Gerinnungsfaktoren – gesteigert ist. Acetylsalizylsäure hemmt die Thromboxan-A_2-Bildung in den Plättchen über eine Hemmung der Zyklooxygenase. *Dipyridamol* ist ein Phosphodiesterase-Inhibitor, der den Abbau von zyklischem AMP (cAMP) zu AMP blockiert und damit die cAMP-Konzentration in den Thrombozyten aufrecht erhält, was die Aggregation herabsetzt.

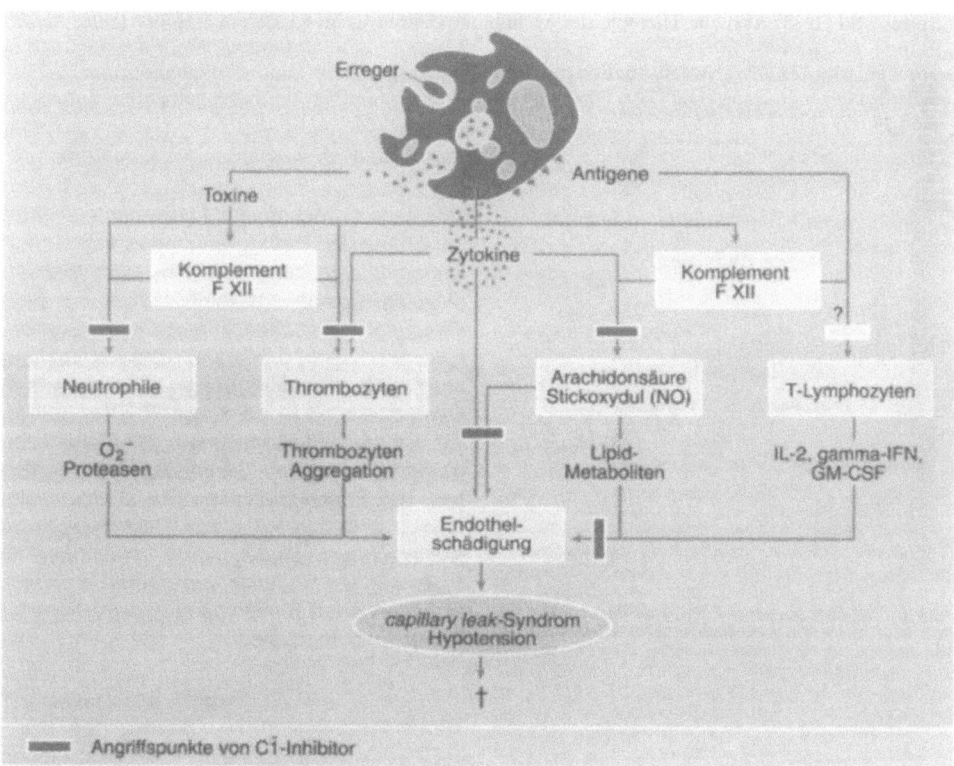

Abb. 12.4. Pathogenese der Endothelschädigung im Rahmen der systemischen Sepsis. (Nach 1)

Die Dosis beträgt für Acetylsalizylsäure etwa 2 x 125 bis 2 x 500 mg/Tag (10–30 mg/kg KG/Tag) und für Dipyridamol etwa 4 x 25 bis 4 x 100 mg (10 mg/kg KG/Tag). Zur Therapiekontrolle können Bestimmungen der Blutungszeit und der kollageninduzierten Plättchenaggregation verwendet werden (4, 5). Die thrombosehemmende Wirkung von niedrigen Acetylsalizyldosen (1–5 mg/kg/Tag) ist geringer als die von hohen Dosen (50 mg/kg KG/Tag).
- Die Substitution verbrauchter Hämostasefaktoren (Frischplasma, Fibrinogenkonzentration, Thrombozytenkonzentrat) ist seltener angezeigt als vielfach angenommen wird. Voraussetzung ist die Hemmung der Umsatzsteigerung, da sonst die Gefahr einer Anheizung der Verbrauchsreaktion besteht. Hierfür empfiehlt sich Heparin in der niedrigen Dosierung von etwa 2 x 2500 Einheiten/Tag (4, 5).
- Phosphodiesterasehemmer (Lorenz, pers. Mitt. 14. 11. 1997).

LITERATUR

1. Eisele B, Jessel A (1992) Der septische Schock: Steuerung durch CĪ-Inhibitor? Die Gelben Hefte XXXII: 79–83
2. Fischer G, Haupt H (1974) Zur Frage der Verbrauchskoagulopathie bei Meningokokkensepsis. Mschr Kinderheilkd 122: 496–497
3. Külz J, Hobusch D, Rohmann E (1991) Zu aktuellen Problemen des sog. „Waterhouse-Friderichsen-Syndroms" im Kindesalter
4. Künzer W (1988) Treatment of consumption coagulopathy. Mschr Kinderheilkd 136: 788–794
5. Künzer W, Sutor AH, Niederhoff H, Pringsheim W (1974) Gerinnungsphysiologische Aspekte und fibrinolytische Therapie des Schocks. Mschr Kinderheilkd 122: 115–126
6. Schreinert (1974) Zum Begriff des Waterhouse-Friderichsen-Syndroms. Mschr Kinderheilkd 122: 494–495
7. Sutor AH (1987/88) Beurteilung der gerinnungsorientierten Therapie beim Waterhouse-Friderichsen-Syndrom. pädiat prax 36: 95–100
8. Sutter MU (1985) Aktuelle Therapie der Meningokokkensepsis im Kindesalter. Helv paediat Acta: 9–16
9. Truckenbrodt H (1975) Notfallsituation durch Meningokokken beim Kind. Notfallmedizin 1: 71–75
10. Wüst T, Beeser H, Lang HR (1990) Diagnostik und Therapie der Verbrauchskoagulopathie. Intensivmed 27: 177–182

13 Neugeborenensepsis und -meningitis

Die Diagnose Sepsis setzt definitionsgemäß eine positive Blutkultur voraus (siehe Kap. 2). Deshalb spricht man bei der Neugeborenensepsis eigentlich besser vom *SIRS- oder SER-Syndrom* (systemic inflammatory response syndrome, systemische Entzündungsreaktion) (Tabelle 13.1). Neuerdings wird auch der Begriff *Neomid-Syndrom* (neonatal onset multisystem inflammatory disease) verwendet. Ursache für ein SIRS können Infektionen, Schock, Trauma, Blutung, Ischämie, Pankreatitis und perinatale Asphyxie sein, weiterhin respiratorische, kardiale, metabolische, immunologische oder neurologische Störungen sowie hämatologische Erkrankungen. Bis zum Beweis des Gegenteils muß eine Neugeborenensepsis angenommen und als solche behandelt werden. Laut Literatur fällt auch bei manifester Sepsis die Blutkultur nur in 20–30 % der Fälle positiv aus.

Neben Atemstörungen und Hirnblutungen gehören septische Infektionen zu den größten Problemen und Hauptursachen neonataler Morbidität und Mortalität. In viel größerem Maße als bei älteren Kindern droht Neugeborenen bei bakteriellen Infektionen eine septische Aussaat. Die Bedingungen einer Intensivpflegestation und die Zunahme von Risikokindern bringen eine besondere Belastung mit sich, so daß in den letzten Jahren vor allem nosokomiale Infektionen stark in den Vordergrund getreten sind (12–24 %). Die Zahl der Kinder mit Neugeborenensepsis ist im Ansteigen begriffen – auf 0,1–2,7 % aller Neugeborenen (16). Allein in den ersten 6–10 Lebenstagen treten 40–60 % dieser Sepsisfälle auf, wobei männliche Säuglinge stärker gefährdet sind als weibliche. Bei Risikokindern auf unseren Intensivstationen fanden wir zu 18–20 % Neugeborenensepsis (41), laut Literatur beträgt dieser Anteil 5–25 %. Der Anteil der Sepsismortalität an der gesamtperinatalen Mortalität wird mit 5–20 % beziffert (6), jeder 5.–20. Neugeborenen-Todesfall wird durch eine Infektion verursacht. Bei der Hälfte aller perinatalen Todesfälle ist eine Begleitinfektion als sekundäre Todesursache verantwortlich (6).

Schwere bakterielle Infektionen verlaufen in den ersten 4 Lebenswochen prognostisch ungünstiger als jenseits dieses Lebensalters. Bei 10–25 % aller Neugeborenen mit einer Sepsis entwickelt sich eine Meningitis oft als Folge einer zu spät diagnostizierten Sepsis. In 90 % der Fälle liegt eine Bakteriämie und somit eine hämatogene

Tabelle 13.1. SIRS-/SER-Syndrom

Systemische Entzündungsreaktion (SER; engl. systemic inflammatory response syndrome = **SIRS**), gekennzeichnet durch zwei oder mehr folgender Symptome:
- Temperatur > 38 °C oder < 36 °C,
- Tachykardie,
- Tachypnoe,
- Leukozytose von > 12,0/nl oder Leukopenie von < 4,0/nl oder > 10 % stabkernige Granulozyten

Sepsis:
SER (SIRS) plus Infektion mit Erregernachweis

Schwere Sepsis:
Sepsis und Organversagen, Hypotension oder Hypoperfusion

Septischer Schock:
Hypotension trotz Flüssigkeitssubstitution plus Hypoperfusion

Aussaat als wichtigster Faktor der Meningitispathogenese vor. Fokale bakterielle Infektionen oder Fehlbildungen spielen hierbei keine Rolle.

Die Meningitisinzidenz ist in den letzten Jahren trotz ansteigender Sepsishäufigkeit deutlich zurückgegangen. Noch 1981 wurde ihr Anteil mit 25–30 % auf die Gesamtpopulation (115) angegeben. Ursache hierfür ist eine verbesserte perinatale Betreuung sowie eine frühzeitigere Diagnose und Therapie der beginnenden bakteriellen Infektion. Gegenwärtig beträgt die Inzidenz der eitrigen Meningitis bei Neugeborenen in Deutschland etwa 2–3 pro 10000 Lebendgeborene. In den Industrieländern lag sie in den 80er Jahren noch um das 5–15fache höher (16). Nach REMINGTON und KLEIN (58) lag der Meningitisanteil an der Sepsis bis 1987 noch bei 37 %.

13.1 Amnioninfektionssyndrom und vorzeitiger Blasensprung

Das Amnioninfektionssyndrom als Ursache oder Folge des vorzeitigen Blasensprungs ist eine ernste geburtshilfliche Komplikation und in 30 % der Fälle Ursache für eine Neugeborenensepsis (42). Es führt nicht nur zu kindlichen Infektionen, zur Frühgeburt und zur fetalen Hypoxie, sondern erhöht auch die mütterliche Mortalität auf 20 %.

- Ein *vorzeitiger Blasensprung im geburtshilflichen Sinne* liegt vor, wenn die Zeitspanne zwischen Auftreten des vorzeitigen Fruchtwasserabganges und Beginn regelmäßiger zervixwirksamer Wehentätigkeit über 4 h beträgt (Tabelle 13.2; 42).

- *Pädiatrische Definition des vorzeitigen Blasensprungs:* Der Pädiater definiert den vorzeitigen Blasensprung vom Zeitpunkt des Fruchtwasserabganges bis zum Zeitpunkt der erfolgten Geburt, schließt also neben der Latenzzeit auch die Zeit der Wehentätigkeit mit ein (siehe Tabelle 13.2). Gerade die Zeit und die Intensität regelmäßiger Wehen führt nach Änderung des Scheidenmilieus durch Sogwirkung zur Aszension der Genitalflora. Eine solche Aszension, auch ohne vorzeitigen Blasensprung, ist bei A- und B-hämolysierenden Streptokokken bekannt, wobei es über die Kontamination des Fruchtwassers dann sekundär zur Chorioamnionitis, zur Plazen-

Tabelle 13.2. Blasensprung

Geburtshilfliche Definitionen:
▶ *Vorzeitiger Blasensprung*
 Latenzzeit zwischen Blasensprung und regelmäßiger Wehentätigkeit > 4 h MM unter 2 cm
▶ *Frühzeitiger Blasensprung*
 zum Zeitpunkt des Blasensprunges MM 2–5 cm
▶ *Rechtzeitiger Blasensprung*
 zum Zeitpunkt des Blasensprunges MM 6–10 cm
▶ *Später Blasensprung*
 Zeitpunkt des Blasensprunges in der Austreibungsperiode

Pädiatrische Definition des vorzeitigen Blasensprunges:
Latenzzeit zwischen Blasensprung und Geburt
Kritisch über 24 Stunden!

titis und zur Kontaktinfektion des Kindes kommt. 50 % der B-Streptokokken-Infektionen des Fruchtwassers führen so erst sekundär zu einem vorzeitigen Blasensprung.

Diese Zeitspanne ist um so kürzer, je reifer die Kinder sind; sie beträgt nach der 36. Schwangerschaftswoche bei 87 % weniger als 12 bis 24 h (42). Je früher der vorzeitige Blasensprung in der Schwangerschaft auftritt, desto länger wird dieser Zeitraum; u. U. handelt es sich um Wochen. So sind wohl 90 % der Reifgeborenen innerhalb von 24 h nach Auftreten des Blasensprungs entbunden, während bei zwei Dritteln der Frühgeborenen ein vorzeitiger Blasensprung von über 24 h vorliegt. Auf einer Neonatologischen Intensivstation ist nach RIEGEL (42) bei 45 % aller Kinder ein vorzeitiger mütterlicher Blasensprung von über 24 h zu verzeichnen. Die Sepsishäufigkeit beträgt dann etwa 3–5 % (16).

- *Ursachen und Folgen:* Der vorzeitige Blasensprung wird verursacht durch Lageanomalien (Beckenendlage), durch kindliche Mißbildungen oder Uterusanomalien, Dystrophie, Hydramnion, Zervixinsuffizienz und Koitus in den letzten 6 Wochen der Schwangerschaft. Er führt neben Nabelschnurumschlingungen und fetaler Hypoxie mit Acidose gehäuft zur Chorioamnionitis und infolge Kortisolausschüttung bei der Mutter auch zur Vorreifung der kindlichen Lunge.

  Der Blasensprung kann aber auch Folge einer aszendierenden Infektion sein; in 30–50 % der Fälle (95, 96) setzt die lokale Infektion die Zytokinkaskade in Gang; die dadurch gebildeten Prostaglandine lösen dann schließlich den vorzeitigen Blasensprung aus.

  Die Gefahr einer Chorioamnionitis macht einerseits die Beendigung der Schwangerschaft innerhalb der ersten 24 h nach dem Blasensprung sinnvoll, andererseits erlaubt ein expektatives Verhalten in Abhängigkeit von Gestationsalter eine weitere Ausreifung fetaler Organsysteme, besonders der Lungen, und damit eine Verbesserung der Überlebenschancen postpartum (42).

- *Epidemiologische Daten:* Ca. 4,5 bis 38 % aller Frauen haben lt. Literatur einen solchen vorzeitigen Blasensprung. Ein Zeitraum zwischen 24 und 48 h – einschließlich 12 h Wehentätigkeit – führt zu einer hundertprozentigen Kontamination des Fruchtwassers (67, 68), woraus etwa 50 % Amnioninfektionssyndrome und 25 % Neugeborenensepsis mit 12 % Mortalität resultieren (Abb. 13.1 u. 13.2). Laut OSMERS (pers. Mitt. 1997) geht 30 % aller Frühgeburten ein vorzeitiger Blasensprung voraus. Dieser führt bei 2–4 % der Kinder in einer Sepsis, die, wenn sie vor der 29. SSW auftritt, mit einer Mortalität von 37–76 % behaftet ist. Vorzeitige Wehen ohne Blasensprung verursachen zu 22 % positive Fruchtwasser-Kulturen und somit ein Amnioninfektionssyndrom; vorzeitige Wehen mit Blasensprung führen zu einer 50 %igen Fruchtwasserinfektion. Obwohl das Fruchtwasser durch seinen Gehalt an Lysozym, Immunglobulin G und Transferrin bakteriostatisch wirkt, fördern Mekonium- und Vernixgehalt das Wachstum von E. coli und B-Streptokokken im Fruchtwasser. Letztendlich erkranken 3–5 % der Neugeborenen, die nach einem vorzeitigen Blasensprung geboren werden (16).

Mit Zunahme des vorzeitigen Blasensprungs auf einen Zeitraum über 72 h steigt die perinatale Mortalität von ca. 0,6 % bei gesunden Neugeborenen auf insgesamt 31,5 % (42, 67, 68). Die mütterliche Mortalität bei vorzeitigem Blasensprung beträgt bei einem Zeitraum unter 24 Std. 1–2 % und nach 24 Std. 4,8–8,6 % (144). Aus der Sicht des Pädiaters sind nicht so sehr die lange Latenzzeit und eine kurze Wehentätigkeit als vielmehr *eine kurze Latenzzeit und eine lange Wehentätigkeit* gefährlich. So treten Amnioninfektionssyndrome bzw. neonatale Sepsen zu 30 bis 50 % in der Zeit zwischen der 28. und 32. Schwangerschaftswoche auf. Vor der 28. SSW liegt die Sepsisfrequenz (unter 1000 g) zwischen 40 und 84 % (93, 113, 114). Laut MARTIUS (71) sind im Gesamtkollektiv der Frühgeborenen mit ca. 50 % Infektionen die Ursache der Frühgeburtlichkeit. Nach REITER (93) liegt die Sepsishäufigkeit in der Gewichtsklasse 1000–1500 g bei 20 % und über 2500 g bei 8 %. Mit zunehmender Schwangerschaftsdauer zwischen der 30. und 36. Schwangerschaftswoche nehmen die Amnioninfektionssyndrome ab, die neonatologische Sepsis beträgt nur noch 5 bis 10 %.

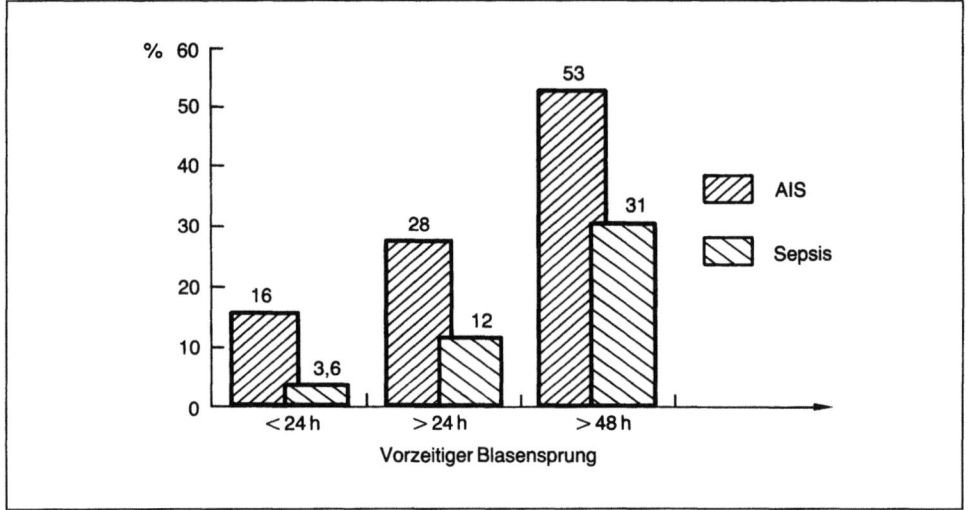

Abb. 13.1. Zusammenhang zwischen Amnioninfektionssyndrom *(AIS)* und Neugeborenensepsis beim vorzeitigen Blasensprung

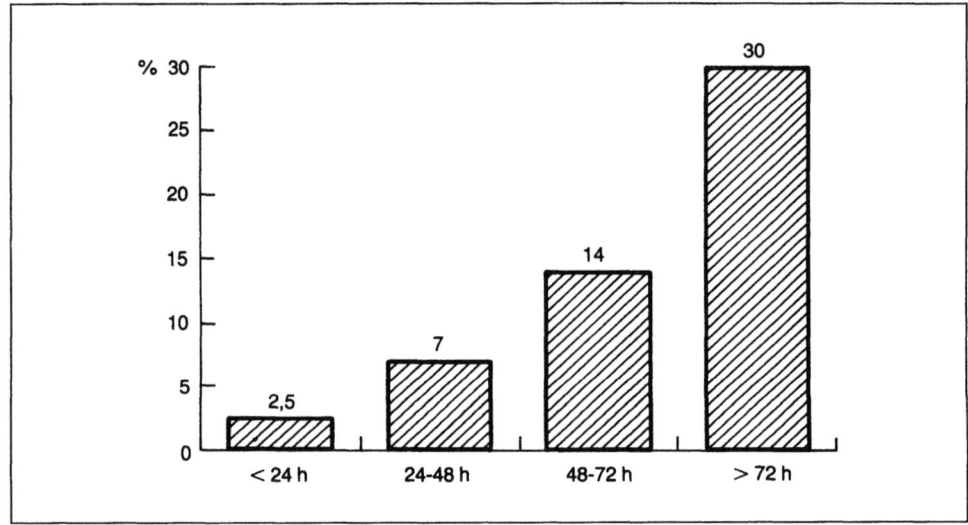

Abb. 13.2. Perinatale Todesfälle nach vorzeitigem Blasensprung

Daraus lassen sich folgende *Paradigmen für die neonatale Sepsis* ableiten:
1. *Frühgeborene unter der 37. Schwangerschaftswoche* haben ein zwanzigfach höheres Infektionsrisiko und ein fünfzigfach höheres Risiko für Atemnotprobleme (42).
2. *Unter der 32. Schwangerschaftswoche* überwiegen die Atemnotprobleme des Säuglings die Infektionsprobleme, so daß ein abwartendes Vorgehen bei vorzeitigem Blasensprung das Risiko der fetalen und maternalen Infektion rechtfertigt. Die dazu notwendige Verlängerung der Latenzzeit und die sehr wichtige Unterdrückung vorzeitig auftretender Wehen kann durch Betamimetikagaben gefördert werden. Der Fortschritt der neonatologischen Intensivmedizin, der z.Z. rund 80–90 % der Kinder über 1200–1500 g ohne bleibende Schäden überleben läßt, rechtfertigt dieses Vorgehen (42).
3. *Über der 32. Schwangerschaftswoche* überwiegen die Infektionsprobleme die Atemnotprobleme, so daß bei vorzeitigem Blasensprung neben kurzzeitiger Tokolyse unbedingt die Induktion der Lungenreife herbeigeführt wird, falls diese nicht schon infolge des vorzeitigen Blasensprungs nachgewiesen werden kann. Geeignet sind hierfür:

  ▶ Betamethason (4 × 6 mg in 12stündigen Abständen bzw. 3 × 8 mg alle 12–24 h oder 2 × 12 mg pro 48 h),
  ▶ Dexamethason (4 × 6 mg pro 48 h),
  ▶ Ambroxol mit oder ohne TRH (thyreotropes Releasing-Hormon).

  Die Verabreichung der Kortikoide wird alle 7 Tage wiederholt (National Institutes of Health Consensus 4/94). Ambroxol hat vor der 32. SSW keine Wirkung (PETERSEN, pers. Mitt.).
4. *Unter der 24.–26. Schwangerschaftswoche* bzw. unter 500 g zu erwartendes Geburtsgewicht erfolgt keinerlei Therapie nach vorzeitigem Blasensprung. Das Vorgehen ist expektativ konservativ mit Bettruhe ohne Antibiotika und ohne Tokolytika.
5. *Nach der 36. Schwangerschaftswoche* ist auf jeden Fall eine aktive Geburtshilfe mittels Wehentropf, Priming mit Prostaglandin E innerhalb von 4 bis 24 Stunden ohne Tokolyse und ohne Antibiotika anzustreben (42). Bei Mangelgeborenen erfolgt dieses Vorgehen bereits ab der 34. Schwangerschaftswoche, da sie ein 3fach höheres Risiko als Reifgeborene haben (50; Tabelle 13.3).

Tabelle 13.3. Geburtshilfliches Management bei vorzeitigem Blasensprung (VBS)

< 24. SSW	keine Therapie
24.–26. SSW	konservativ, Bettruhe ohne Antibiotika/Tokolyse
26.–32. SSW, Schwangerschaft erhalten < 2000 g	konservativ + Tokolyse + Vorreifung (Kortison 3 × oder Ambroxol, Wiederholung nach 7 Tagen) + Antibiotika + Pentaglobin + evtl. Scheidendesinfektion
32.–36. SSW, Schwangerschaft beenden > 2000 g	Vorreifung über 3 Tage + Tokolyse + Antibiotika + Pentaglobin + evtl. Scheidenspülungen, dann Sectio
> 36. SSW	aktive Geburtshilfe (Wehentropf, Priming mit Prostaglandin E, Beendigung 2–24 h nach VBS) keine Tokolyse, keine Antibiotika, keine Vorreifung
▶ 28.–32. SSW:	Atemnotsyndrom-Probleme > Infektionsprobleme
▶ 32.–36. SSW:	Infektionsprobleme > Atemnotsyndrom-Probleme

Jede *Therapie mit Tokolyse, mit Vorreifung, u. U. nach Cerclage,* macht zwingend auch die Antibiotikagabe an die Mutter mit einem Cephalosporin der 3. Generation und einem Aminoglykosid erforderlich, um über den diaplazentaren Weg genügend hohe Spiegel bei dem Feten zu erreichen. Ergänzt werden können diese geburtshilflichen Maßnahmen durch evtl. Scheidenspülungen mit Hexetidin oder Betaisodonna sowie Gabe von Pentaglobin i.v. (42), welches mütterliches Endotoxin (Lipid A) bindet und neutralisiert.

Bei *manifestem oder iminentem Amnioninfektionssyndrom* oder *bei fetaler Hypoxie bzw. Tachykardie* erfolgt immer die sofortige Geburtsbeendigung ohne Kortison und ohne Tokolyse. Das gleiche gilt auch bei pathologischem CTG, Blutungen ex utero sowie bei Querlage (keine schwangerschaftsprolongierenden Maßnahmen) (Tabelle 13.4).

- *Erreger:* Mit zunehmender Latenzzeit des Blasensprungs scheint ein Keimwechsel von überwiegend grampositiven Erregern zu gramnegativen Erregern aufzutreten, wobei heute E. coli, Enterokokken, Listerien und die β-hämolysierenden Streptokokken der Gruppe B die wichtigsten Erreger darstellen (Tabelle 13.5; 42).

Tabelle 13.4. Manifestes Amnioninfektionssyndrom mit und ohne fetale Hypoxie, Tachykardie

- Immer Geburtsbeendigung > 26. SSW
- < 25. (< 500 g) SSW septischer Abort
- Ceftriaxon + Netilmicin + Pentaglobin, evtl. Metronidazol
- Kontraindikation für Tokolyse/Kortison
- (Low-dose-Heparin)

Tabelle 13.5. Uretherale, vaginale und anale Erreger

Erreger	%
Anaerobier (Bakteroides, Peptostreptokokken, Clostridien):	10–27 %
Gramnegative Enterobakterien (u.a. E. coli K1):	45–50 %
Streptokokken A–C, davon B-Streptokokken:	4–36 %
Streptokokken D (Enterokokken):	2– 8 %
Chlamydien:	3–44 %
Mykoplasmen:	23–36 %
Ureaplasma urealyticum:	40 %
Listeria monozytogenes:	4 %
Spirochäten und Gonokokken:	3– 9 %
Gardnerella vaginalis:	12–25 %
Candida albicans:	20–50 %
Neisserien:	5–22 %
Lactobacillus (DÖDERLEIN-Bazillen):	30–50 %
u.a. mehr (Campylobacter, Zytomegalie-Viren, Salmonellen, Staphylokokken, Pseudomonaden, Strept. pneumoniae, Haemophilus influanzae, Herpes genitalis Typ II, HIV, Hepatitis B, Rotaviren, Trichomonaden)	
Hib, Pneumokokken und Meningokokken nehmen zu!	

13.2 Inzidenz und Mortalität

7 bis 30 % aller Säuglinge haben in irgendeiner Form eine Infektion (6). Bei risikofreien Geburten liegt das Sepsisrisiko in den USA und Westeuropa bei 2 bis 5 ‰ (106), bei risikogefährdeten Schwangerschaften und Geburten liegt ein solches Sepsisrisiko bei 5 bis 20 %, so daß die globale Sepsishäufigkeit bei allen Neugeborenen heutzutage bei 1 bis 2,7 % mit ansteigender Tendenz liegt (2, 6, 50). Nach Sektionsstatistiken muß mit 4 % Neugeborenensepsis mit Meningitis gerechnet werden (42); 25 % aller verstorbenen Säuglinge weisen Infektionen auf (26).

Frühgeborene unter der 28. Schwangerschaftswoche bis 1000 g sind mit einer Sepsishäufigkeit bis zu 84 % (113) belastet. Nach REMINGTON und KLEIN (58) kommt eine Sepsis bei Kindern zwischen 1000 und 1500 g doppelt so oft vor wie in der Gewichtsklasse zwischen 1500 und 2000 g, in der die Sepsis etwa 8mal häufiger auftritt als bei Kindern über 2000 g. Frühgeborene und Mangelgeborene erkranken 3mal häufiger an Meningitis und Sepsis als Kinder über 2500 g. Reanimierte Kinder sind in 7,7 % von einer Sepsis betroffen (58). Subklinische Infektionen sind bei 7,4 % anzunehmen. Das Sepsisrisiko bei mütterlichem Fieber über 38 °C beträgt 9,2–38,2 % (95, 96).

Die Meningitisinzidenz beträgt nach GOTOFF (26) 0,2–0,4 pro 1000 Neugeborene. Bei Frühgeborenen mit einem Gewicht von unter 1000 g steigt die Zahl auf mehrere 100 pro 1000 Lebendgeborene pro Jahr an. Frühgeborene, die insgesamt nur 3 bis 12 % (HARMS, pers. Mitt. 1997) der Geburtenrate ausmachen, haben also 40 bis 80 % Anteil an der Neugeborenensepsis, was eine Relation zu Reifgeborenen von 4:1 ausmacht (50).

Laut ROOS (pers. Mitt. 1997) werden auf einer Intensivstation 17,6 % der Kinder mit Infektionsverdacht behandelt, obwohl nur in 5,2 % die Sepsis gesichert werden kann. 46 % aller Risikoneugeborenen werden dennoch mit Antibiotika behandelt. MÖLLER (pers. Mitt. 1997) gibt sogar 20–30 % nosokomiale Sepsen auf ITS an.

Die Sepsismortalität beträgt laut SCHAAD noch immer 10–25 % (106). Sie ist um so höher, je jünger die Kinder sind (Tabelle 13.6). 1991 wurden auf dem ICC-Kongreß in Berlin (Abstract 853) eine Letalität für Frühgeborene von 80 %, für Neugeborene von 40 % und bei Kindern nach dem 2. Lebensmonat von 25 % mitgeteilt. Die neurologische Defektheilung beträgt 20–60 % bei B-Streptokokken und gramnegativen Erregern (58).

Unter günstigen Voraussetzungen mit Früherkennung und Frühbehandlung auch schon bei Verdacht einer Neugeborenensepsis sinkt dann die Mortalität auf 1,3 bis 3 % (Städt. Kinderklinik Darmstadt 0 %). Die Early-onset-Sepsis in den ersten 5 Tagen macht etwa 30–50 % des Krankengutes aus und ist mit einer höheren Mortalität belastet als die Late-onset-Sepsis nach dem 5. Lebenstag, bis zur 16. Lebens-

Tabelle 13.6. Krankheitsentitäten der Neugeborenensepsis. (Nach 26, 58)

Early-onset-Sepsis (< 4 Tage):	Late-onset-Sepsis (> 5 Tage):
▶ Letalität 15–70 %	▶ Letalität 10–20 % (nosokomial 5–10 %)
▶ häufig Pneumonie	▶ nosokomiale Meningitis 10–20 %
▶ Meningitis 20–30 %	▶ häufig Meningitis 75–80 %
▶ fulminant	▶ protrahiert
▶ primär systemisch	▶ primär fokal

woche mit einer geringeren Mortalität bei besserer Organreife und besserem Immunstatus (42). Die Early-onset-Sepsis wird vorwiegend präpartal und intrapartal übertragen, während die Late-onset-Sepsis vorwiegend intrapartal und postpartal u.a. durch nosokomiale Infektionen erworben wird.

Die Zunahme der Sepsis gegenüber den letzten 3 Jahrzehnten ist zum einen durch besseres geburtshilfliches Management bedingt, wobei Aborte zum Überleben gebracht werden können und eine aktivere Geburtshilfe mit Cerclage, Kortison und Tokolyse betrieben wird. Zum anderen kommt dies zu 12 bis 24 % durch nosokomiale Infektionen zustande (14), die Folge der modernen Apparatemedizin sind (42). Hausgeburten und ambulante Geburten haben ein achtmal höheres Risiko. Pro 500 g Gewichtsabnahme ist mit einer Zunahme der Sepsis um 3 % zu rechnen (129). Die Zunahme der Sepsishäufigkeit ist auch dadurch bedingt, daß Ampicillinresistenzen gegen verschiedene gramnegative und grampositive Keime zunehmen und eine Selektion stattfindet (123). Bei 50 % aller perinatalen Todesfälle und bei 50 % aller Frühgeburten sind (MARTIUS 1989, pers. Mitt.) Infektionen ursächlich beteiligt.

13.3 Erreger

Neugeboreneninfektionen werden hauptsächlich durch Bakterien, seltener durch Viren, Pilze und Protozoen (Pneumocystis carinii) hervorgerufen. In den letzten Jahrzehnten ist ein Wandel von zunächst grampositiven (1940–1950 A-Streptokokken, Staphylokokken) zu gramnegativen Keimen in den 60er und 70er Jahren und dann in den letzten 10 Jahren ein vermehrtes Auftreten von grampositiven Keimen wie Staphylococcus aureus, Staphylococcus albus und betahämolysierenden Streptokokken der Gruppe B bis zu 50 % zu beobachten (Tabelle 13.7), (123).

Während der ersten Lebenstage postnatal dominieren in der Reihenfolge ihres Auftretens B-Streptokokken vor E. coli und Listeria monozytogenes. Später sind die Staphylokokken vorherrschend. Wesentlich seltener sind andere gramnegative Erreger, Listerien und Enterokokken (Tabelle 13.7).

Regionale Unterschiede sind nur in der Dominanz von B-Streptokokken oder E. coli sowie bei Listerien zu beobachten. Bei Haemophilus influenzae handelt es sich überwiegend um unbekapselte Stämme.

Nicht nur zwischen geographisch definierten Regionen, sondern auch zwischen einzelnen Kliniken ist mit unterschiedlichen Infektionserregern zu rechnen. In vielen neonatologischen Zentren werden Staphylococcus epidermidis und Staphylococcus haemolyticus (koagulasenegative Staphylokokken) als häufigste Erreger von späteinsetzenden nosokomialen Infektionen isoliert. Diese Erreger führen wiederholt zu Ausbrüchen von Hospitalinfektionen (106). Daneben spielen Klebsiella-, Enterobacter- und Pseudomonas-Spezies, Staphylococcus aureus und andere pathogene Mikroorganismen eine unveränderte Rolle als gefürchtete Erreger einer nosokomialen Spätsepsis.

Bei der Early-onset-Sepsis bedeutet ein Nachweis von Staphylococcus epidermidis allerdings nur eine Kontamination der Blutkultur oder eine Kolonisation des Kindes, so daß eine Behandlung sich erübrigt (ROOS, pers. Mitt.).

Bei allen Infektionen, die vom Bauchraum ausgehen (nekrotisierende Enterokolitis) sind auch Anaerobier (Bacteroides fragilis) mit 2–5 % beteiligt (31). Pilzinfektio-

Tabelle 13.7. Erreger der primären (Early-onset-) und der sekundären (Late-onset-)Sepsis sowie nosokomiale Keime

Erreger	Häufigkeit	Tendenz
▸ B-Streptokokken I, II, III	50 %	unverändert
▸ Escherichia coli	40 %	abnehmend
▸ Andere	10 %	unverändert
Anaerobier		
Staph. aureus		
Pseudomonas		
Klebsiellen		
Listerien		
Enterokokken		
Pneumokokken		
Haemophilus influenzae		
Streptococcus salivarius		
Sekundäre Sepsis und nosokomiale Keime		
▸ Escherichia coli	30 %	unverändert
▸ Staph. epidermidis	30 %	zunehmend
▸ Pseudomonas aeroginosa, Pseudomonas maltophilia	20 %	zunehmend
▸ Staph. aureus	10 %	unverändert
▸ Klebsiellen, Enterobacter cloacae, Serratia	5 %	unverändert
▸ Andere	5 %	unverändert
Candida albicans		
Acinetobacter, Citrobacter		
Enterokokken, Proteus mirabilis, Streptokokken,		
Flavobacterium meningosepticum (gramneg)		
Chlamydien, RS-Viren, Ureaplasmen, Sproßpilze		

nen sind zwar selten, müssen aber bei beatmeten und sehr unreifen Frühgeborenen unter antibiotischer Therapie in Betracht gezogen werden. In letzter Zeit häufen sich vermehrt Ureaplasmen-, Mykoplasmen- und Chlamydieninfektionen, besonders bei beatmeten Kindern. Nach Untersuchungen von SEIPP (112) machen allein Escherichia coli, Streptokokken und Staphylokokken 84 % aller Keime im Neugeborenenalter aus, wobei hämolysierende B-Streptokokken mit 13,7 % den größten Zuwachs zeigen.

13.4 Immunologie
(Tabelle 13.8, Abb. 13.3)

Die vergleichsweise erhöhte Disposition des Früh- und Neugeborenen für bakterielle Infektionen liegt in der immunologischen Unerfahrenheit des Säuglings (immunologische Virginität) und in der Unzulänglichkeit der Immunabwehr begründet. Es liegt dabei eine zelluläre und humorale sowohl quantitative als auch qualitative Unterversorgung mit Defekten im Komplementsystem und im Phagozytosesystem vor. Ein mangelndes endokrines Zusammenspiel dieser infektionsabwehrenden Regulationsmechanismen wird zudem noch durch Medikamente, metabolische

Tabelle 13.8. Immunologische Situation des Früh- oder Neugeborenen

- Immunologische Virginität, Mangel an antigener Erfahrung, Mangel an Immunglobulin (IgA, IgM, IgG), IGG-Subklassendefekt
- Phagozytosefähigkeit, Bakterizidie, chemotaktische Aktivität der rigiden Neugeborenengranulozyten vermindert. Knochenmarksreserve vermindert.
- Defekte des Antikörper-Komplement- und Phagozytose-Systems, humoraler Komplementdefekt (50 %), mangelnde Opsonisierung.
  Lysozym, Properdin, Interferon, Lactoferin vermindert bis normal (verminderte Funktion)
- Mangel an T-Zell-/B-Zell-Immunität (trotz normaler Leukozytenzahlen) und Fibronektin.
- Barriereeffekt vermindert (Haut und Schleimhaut, sekretorische Antikörper).
- Fehlende Lokalisation bei Keimbesiedlung mit belastender Grundkrankheit (Unterkühlung, Hypoxie, Acidose und Schock).
- Postpartale Immunsuppression und Verbrauch an Immunfaktoren.
- Thrombozyten normal mit verminderter Funktion.
- Makrophagenfunktion vermindert.

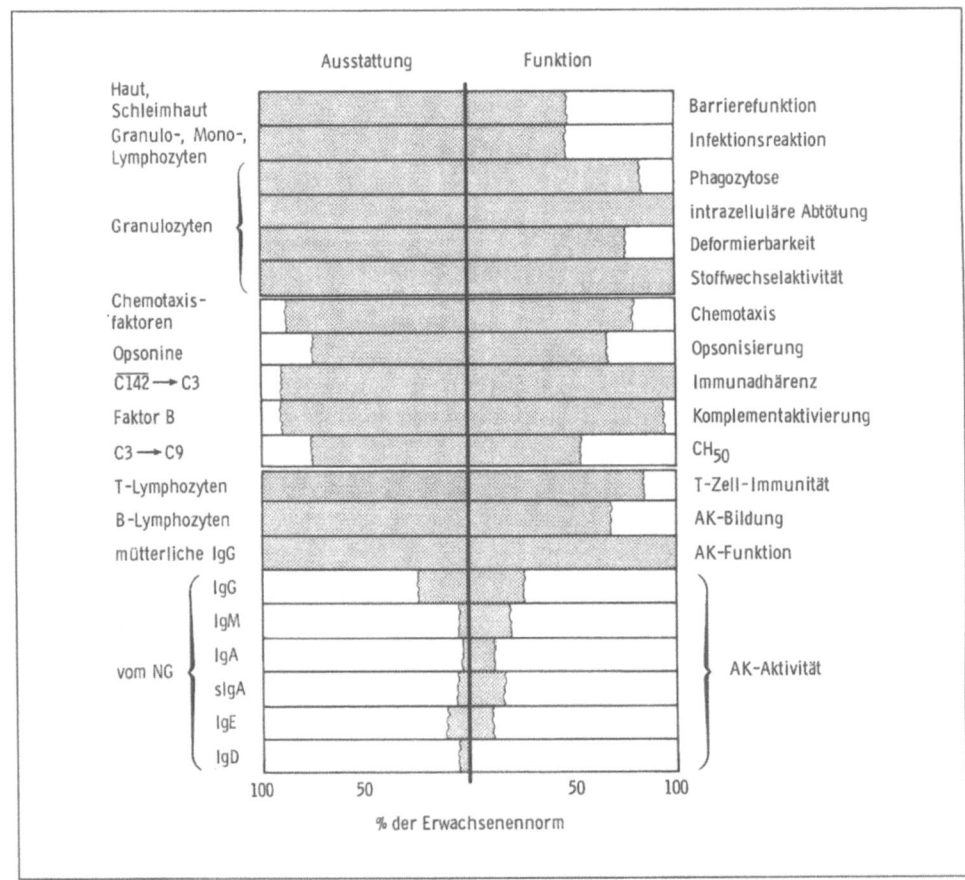

Abb. 13.3. Ausstattung und Funktion spezifischer und unspezifischer Abwehrsysteme beim Neugeborenen im Vergleich zur Erwachsenennorm. (Nach 6, 96)

Acidose, Schock, Hypoxie und Streß zusätzlich supprimiert, so daß der Immunstatus des Neugeborenen, insbesondere des Früh- und Mangelgeborenen, mangelhaft ist. Die physiologische Immunschwäche ist bedingt durch verminderte Phagozytosefähigkeit bei Acidose und bakterizide Aktivität sowie durch reduzierte Chemotaxis der rigiden neutrophilen Granulozyten und Monozyten, durch inadequate Opsoninaktivität und Komplementfaktorenmangel von 50 %. Es fehlt die antigene Erfahrung. Fieber senkt die bakterizide Aktivität der Granulozyten.

Die neutrophile Funktion ist bei reifen Neugeborenen vielleicht noch normal, aber die Phagozytose ist sicherlich bei Acidose, bei Hyalin-Membran-Syndrom, bei Hyperbilirubinämie, bei Hypoglykämie, Fettinfusionen bei ARDS und Sepsis im Sinne der verminderten Bakterizidie gestört (26). Die Opsonisierung der Neugeborenen ist bei Staphylococcus aureus gut, aber bei E. coli und B-Streptokokken vermindert.

Eine Hyperbilirubinämie kann ebenfalls zur Funktionsminderung der Bakterizidie, der Antikörperproduktion und -funktion, der Lymphozytenproliferation und Komplementfunktion führen. Hinzu kommen Defekte der neutrophilen metabolischen Antwort nach der Phagozytose, wie z.B. die Aktivierung des Hexosemonophosphat-Shunts, speziell der oxidative Metabolismus. Weiterhin sind niedrige Fibronektin-Konzentrationen bei Neugeborenen zu erwähnen, die zur verminderten Opsonisierung und Phagozytose führen. Dazu kommt ein partieller Antikörpermangel infolge Unreife der antikörperproduzierenden B-Zellen, Plasmazellen und verminderter T-Zell-Aktivität. Auch ist die Produktion von Interleukin-6 durch die Monozyten vermindert (Folge der mangelhaften Antikörpersynthese durch B-Zellen und mangelhafter Stimulation der T-Zellreifung). Defizite in der Produktion sind um so größer, je unreifer das Kind ist. Eine mangelhafte Prävalenz von Antikörpern gegen Typ-III-B-Streptokokken ist bereits bei der Mutter nachweisbar.

IgM-Antikörper, insbesondere gegen gramnegative Bakterien, sowie Komplementfaktoren sind nicht plazentagängig. Interferon Alpha und Beta werden zwar normal gebildet, sind aber in ihrer Funktion gemindert. Gamma-Interferonbildung findet nicht statt. Interleukin-2-Werte sind zwar bei Neugeborenen höher als bei Erwachsenen. Ihre Funktion ist aber ebenfalls vermindert (26).

Bei reifen Neugeborenen ist eine Erhöhung von Interleukin-6 und TNF immer ein Hinweis auf eine Sepsis oder eine nekrotisierende Enterokolitis.

Bei der Geburt fehlen bei nicht pränatal infizierten Kindern IgM und IgA. Beide Immunglobuline sind nicht plazentagängig, können aber bei pränataler Infektion ab der 20. SSW gebildet werden. Erst bei postpartalen Infektionen werden diese Immunglobuline in stärkerem Maße gebildet.

Das diaplazentar übergehende IgG der Mutter bietet nur zum Teil einen Nestschutz für 3 Monate und hängt sehr vom Immunstatus der Mutter ab. Erst nach primärer Sensibilisierung kommt es zur allmählichen Antikörperbildung. Auch die Gewebsimmunität wird nicht transplazentar übertragen. Sie wird erst nach primärer Sensibilisierung aufgebaut. Äußeres Zeichen ist die postpartale Vergrößerung von Lymphknoten und Tonsillen.

Alkoholismus und Drogensucht der Mutter, Medikamente, gestörte Organfunktionen und Schwere der Grundkrankheit sowie temporäre Störungen von außen wie Hypoxie, Acidose, Kälte, Streß, Schock, Narkose, Operation, Blutverlust, Ernährungseinschränkungen mit Katabolismus oder Hyperalimentation (Candida albicans), hoher FiO_2 Bedarf sowie Verbrauch an immunologischen Grundsubstanzen können die Immunitätslage weiter verschlechtern. Es liegt somit eine infektionsex-

Tabelle 13.9. Sepsisrisiken. (Nach 6)

Patient	Infektionsexposition	Infektionsdisposition	Sepsisfrequenz
▶ normales Neugeborenes	Geburtswege, Umgebung	physiologische Adaptation	2 – 5 ‰
▶ Risikoneugeborenes	mütterliche Infektion, Hypoxie, Acidose, Unterkühlung, Reanimation, Geburtstrauma, nosokomiale Exposition, Aspiration, parent. Ernährung, Beatmung	Frühgeburt, schwere Grundkrankheit, männliche Kinder, unreifes Immunsystem, Mißbildungen aller Art, zystische Pankreasfibrose, WERDNIG-HOFFMANNsche Muskeldystrophie, angeborene Stoffwechselerkrankungen, primäre Immundefizienzen	5 –20 %
▶ alle Neugeborenen		Galaktosämie	1 – 2 %
Frühgeborene			3 – 7 %

ponierende und infektionsdisponierende immunologische Schwäche vor (Tabelle 13.9), (6).

Die zelluläre Immunität ist bei Eisenmangel beeinträchtigt. Andererseits besteht bei Eisenüberladung aber erhöhte Infektionsgefahr, denn Bakterien (E. coli) benötigen Eisen als Wuchsstoff (31).

Folge dieser Immununreife ist eine Generalisation der Infektion mit mangelhafter Organmanifestation. Das Auftreten der systemischen Infektionszeichen hängt natürlich von Art und Erreger, von Keimzahl und Virulenz ab, wobei gramnegative Bakterien und B-Streptokokken wegen des sehr früh auftretenden Endotoxinschocks mit Verbrauchskoagulopathie besonders gefürchtet sind. Jungen sind infolge leukozytärer Glucose-6-Phosphat-Dehydrogenaselabilität – was zu einer geringeren Phagozytosefähigkeit führt – häufiger betroffen als Mädchen. Damit ist die intrazelluläre Bakterizidie vermindert (6). Die IgM-Produktion ist zudem x-chromosomal gebunden (6). Auch eine Galaktosämie ist ein besonderes Risiko für gramnegative Infektionen (58).

13.5 Ursachen und Infektionswege
(Abb. 13.4 u. 5, Tabelle 13.10)

Die Eintrittspforte sowie der Infektionsbeginn kann also intrauterin, subpartal durch Genital-, Darm- und Hautflora sowie postpartal liegen, wobei man mit ca. 12–24 % nosokomialen Infektionen rechnen muß (14), (31, 5.9–30.4 % [22,5 %]).

Die mütterliche vaginale und rektale Kolonisation mit pathogenen Erregern kann zu einer Besiedlung des Neugeborenen auf dem Geburtswege führen. 5–30 % der kaukasischen Schwangeren weisen eine vaginale Besiedlung mit β-hämolysierenden Streptokokken der Gruppe B auf, maximal 50 % mit pathogenem E. coli. Nach einer vaginalen Geburt sind bis zu 70 % der Neugeborenen mit diesen Bakterien auf Haut und Schleimhäuten kolonisiert. Ca. 1–2 % der mit β-hämolysierenden Streptokokken der Gruppe B und 0,5 % der mit E. coli besiedelten Neugeborenen erkranken manifest an einer Sepsis (Tabelle 13.11).

Intensivmedizinisch behandelte Früh- und Neugeborene haben ein hohes Risiko, eine späteinsetzende Sepsis zu akquirieren. Als Risikoursachen für eine nosoko-

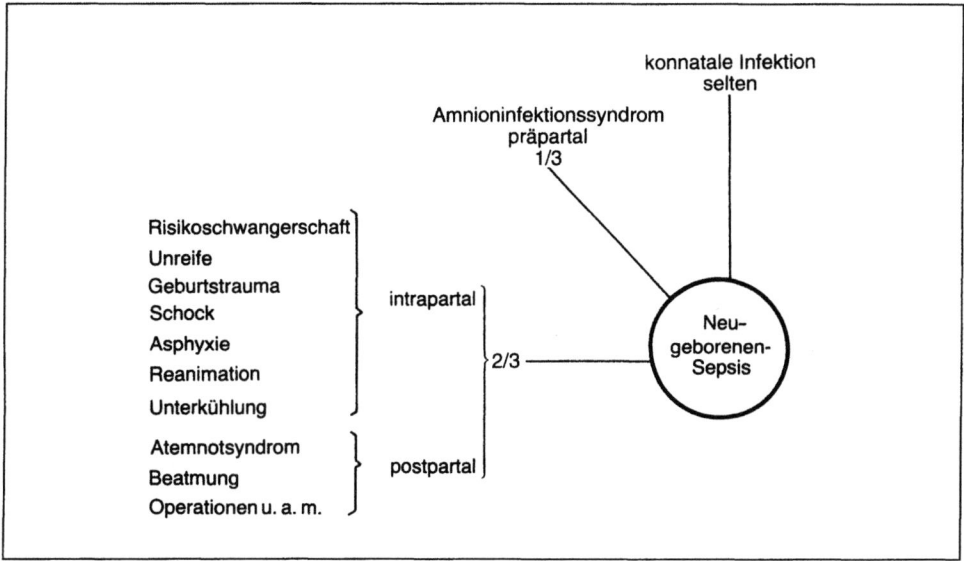

Abb. 13.4. Neugeborenensepsis und ihre Ursachen

Tabelle 13.10. Infektionswege bei Neugeborenen-Infektionen

Infektion vor und während der Geburt:
▶ intrauterin, transuterin, transtubar } deszendierend
diaplazentare hämatogene Infektion
Infektion aus dem Fruchtwasser (transamniotisch) } aszendierend
▶ intranatal (transzervikal)
Infektion durch Keime im Geburtskanal und am äußeren Genitale, Anal
Infektion nach der Geburt:
▶ Infektion durch Menschen der Umgebung des Kindes
(Mutter, andere Kinder, Pflegepersonal)
▶ Infektion durch Gegenstände der Umgebung
(kontaminierte Vernebler, Beatmungsgeräte, Inkubatoren u.ä.)

Tabelle 13.11 Bakterielle Besiedlung von Schwangeren und Neugeborenen. (Nach 106)

Bakterien	Rektale-vaginale Kolonisierung (Schwangere)	Besiedlung des Neugeborenen	Erkrankungsrate
▶ Streptokokken der Gruppe B	8–29 %	40–70 %	etwa 1 : 100
▶ E. coli K1	32–50 %	30–70 %	etwa 1 : 200

miale Sepsis kommen endotracheale Intubationen, maschinelle Beatmung, operative Eingriffe, parenterale Ernährung, Blasenkatheter, zentrale Nabelarterien- und Nabelvenenkatheter, zentrale Silastikkatheter und mangelnde Stationshygiene in Frage (Tabelle 13.12). Teflonkatheter mit Fettinfusionen (Intralipid) führen bei Frühgeborenen häufiger zu einer Staphylococcus-epidermidis-Sepsis als bei reifen Neugeborenen, die nicht intravenös mit Fett ernährt werden (106). Die auftretende Bakteriämie ist bei vielen Patienten bereits nach 24 Std. nachweisbar, während intravenöse Ernährung ohne Fette frühestens nach 5 Tagen zu einer Kontamination mit Staphylococcus epidermidis führt (106).

E.-coli-Infektionen sind zu erwarten bei: Spina bifida aperta, Teratomen, Gastroschisis, Down-Syndrom mit Duodenalatresie, Galaktosämie, Pyruvat-Kinase-Defekt und nekrotisierender Enterokolitis (26).

Traumatisierende Intensivmedizin oder Manipulationen durch Ärzte und Pflegepersonal mit unzureichender Händedesinfektion sind als Ursache hierfür anzusehen. Ein weiterer Risikofaktor, der nicht zu unterschätzen ist, ist die personelle Unterversorgung.

Daraus resultieren opportunistische Infektionen durch saprophytäre Keime (Candida albicans, Enterobacter cloacae, Serratia marcescens,Coryne-Bakterien, Pseudomonas aeruginosa) infolge Schädigung der anatomischen Infektbarriere (Tubusläsionen, vermehrte Schleimproduktion, Schädigung des Flimmerepithels durch FiO_2 [Sauerstoffanreicherung in der Inspirationsluft] bzw. NaCl, Herabsetzung der Phagozytosefähigkeit der Schleimhaut [Käseschmiere, sekretorische IgA]). Von größerer Bedeutung sind jedoch Belastungsfaktoren von seiten der Mutter bzw. von seiten des Kindes selber.

Die größten Risikofaktoren sind das Amnioninfektionssyndrom der Mutter, der vorzeitige Blasensprung von mehr als 24 bis 48 h und die protrahierte Geburt über 12 h (Tabelle 13.13). Hierbei beträgt das Infektionsrisiko des Kindes bereits 25–50 %. Der Zeitpunkt der Infektion durch verschiedene Erreger ist aus Abb. 13.5 zu ersehen.

Diaplazentare Infektionen finden bei Endometritis, Sepsis, Pyelonephritis, Listeriose und Virusinfektionen der Mutter statt (Torch: Virusinfektionen). Selten kann eine *Infektion der Plazenta* (Tbc, Lues, Malaria, Zytomegalie, Röteln, AIDS) auf den Fetus übergreifen.

Tabelle 13.12. Risikofaktoren der nosokomialen Sepsis. (Nach 106)

Intensivmedizinische Maßnahmen:
- Endotracheale Intubation
- Maschinelle Beatmung
- Zentrale Katheter, Lipidinfusionen

Mangelhafte Stationshygiene:
- Unzureichende Handwaschpraktiken
- Überbelegung der Intensivstation
- Personelle Unterbesetzung

Kontamination:
- Inkubatoren
- Waschbecken
- Andere Gegenstände

Tabelle 13.13. Prädisponierende Faktoren beim Amnioninfektionssyndrom. (Nach 5, 17, 42)

	n = 154 (Darmstadt)
Von seiten der Mutter	
▸ HWI während der Schwangerschaft (letztes Drittel)	
▸ Antibiotikabehandlung	18,2 %
▸ Vorzeitiger Blasensprung > 12–18 h	43,5 %
▸ Protrahierter Geburtsverlauf	10,4 %
▸ Fieber kurz oder unter der Geburt sowie postpartal	15,6 %
▸ Isthmozervikale Insuffizienz { Frühgeburt / Mehrlingsgeburt	– / –
▸ Kortison (Cerclage, Tokolyse)	30,5 %
▸ Placenta praevia, EPH-Gestose, Hypertonus	9,8 %
▸ Diabetes mellitus, fötides grünes Fruchtwasser	22,0 %
Von seiten des Kindes	
▸ Asphyxie { intrauterine Aspiration / postpartale Reamination	
▸ Schwere Mißbildungen, Atemnotsyndrom	
▸ Unreife (Frühgeburt), männliches Geschlecht	
▸ Zwillingskinder, Mangelgeburt	
▸ Hautverletzungen, Fruchtschmiereverlust, Kälte, Streß, Anpassungsstörungen, Hypoxie, Acidose	
Iatrogene Belastungsfaktoren	
▸ Vaginale Untersuchungen	
▸ Rektale Untersuchung	
▸ Amnioskopie, Amniozentese, Chordazentese	
▸ Intraamniale Kardiotokographie (Drucksonde, Kopfschwartenelektrode)	
▸ Subpartuale Skalpblutentnahmen	
▸ Operative Geburtsmedizin	

Intrauterin werden zudem noch Borrelien, Parvovirus B 19, Campylobacter, Tuberkulose und Pneumokokken übertragen. HIV, Hepatitis B, Haemophilus influenzae sowie alle Streptokokken und Mykoplasmen sowie Ureaplasmen können unter der Geburt erworben werden. Dabei werden Listeria monozytogenes vorwiegend transplazentar, E. coli und B-Streptokokken während der Geburt vertikal und Staphylokokken nosokomial horizontal nach der Geburt übertragen.

Transamniotisch werden die Erreger vom Feten vorwiegend über Haut, Schleimhaut, Nabel, Augen, Ohren, Magen-Darm-Trakt und über aspiriertes infiziertes Fruchtwasser aufgenommen.

13.6 Klinisches Bild

13.6.1 Sepsis

Da die Symptomatik der Neugeborenensepsis vieldeutig, uncharakteristisch und ausgesprochen sprunghaft sein kann und mit fulminanter Symptomatik endet, ist eine Verlegung aus einer Geburtshilflichen Station in eine Neonatologische Station in folgenden Situationen zwingend erforderlich: wenn sich ein Apgar-Wert von 10 nach 10 Minuten verschlechtert oder ein Apgar-Wert von weniger als 7 nach 10 Minuten erreicht wird oder wenn es zu uncharakteristischer Symptomatik kommt, die als sog. respiratorische (PMA = pulmonale Maladaptation) oder Magen-Darm-Anpassungsstörungen bezeichnet wird. Die Sensitivität des Personals, dem das Kind „nicht gefällt", rechtfertigt Verlegung und Behandlung (Tabelle 13.14).

Die Sepsis des Neugeborenen zeichnet sich im Vergleich zum älteren Kind durch mehrere Besonderheiten aus. Septische Fieberzacken, Schüttelfrost und Milzschwellung fehlen. Ihr Verlauf zeigt ein begrenztes Reaktionsmuster mit vager, vieldeutiger, unspezifischer Allgemeinsymptomatik und schlechter Abwehrlage. Zunächst symptomlos kann sie dann in einem schwer beeinflußbaren Circulus vitiosus mit uncharakteristischen oder völlig fehlenden Infektionssymptomen in kurzer Zeit fou-

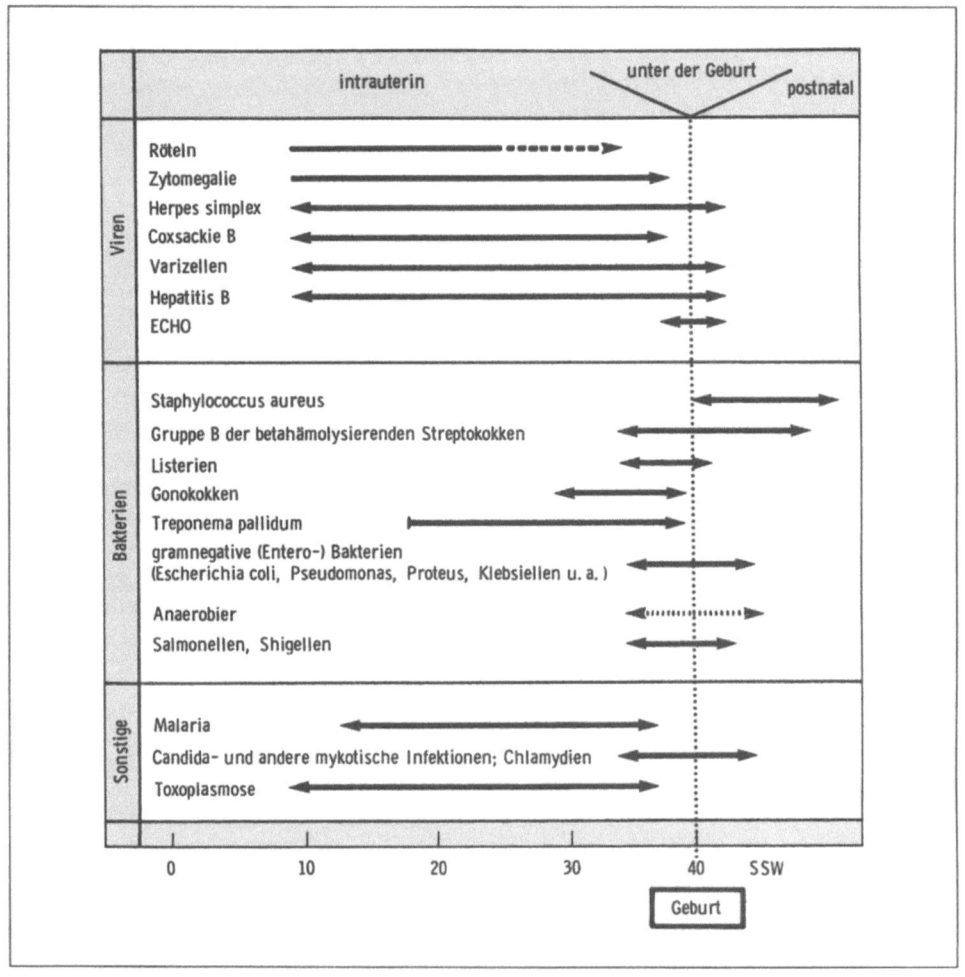

Abb. 13.5. Infektionszeiträume ausgewählter perinataler Infektionserreger. (Aus 6)

Tabelle 13.14. Klinische Zeichen des Amnioninfektionssyndroms

Mutter	Kind
▶ Harter und weicher, schmerzhafter Uterus	▶ Fetale Tachykardie > 160/min (>180/min)
▶ Temperatur rektal > 38 °C	▶ Verlust der Frequenzvariabilität (silent)
▶ Tachykardie	▶ Dezelerationen
▶ Leukozytose > 15000/µl – 18000/µl	▶ Riechendes Fruchtwasser/riechendes Kind
▶ Linksverschiebung	▶ Frühes Atemnotsyndrom (ANS)
▶ Thrombozytopenie	▶ Apgar < 7 nach 10 Minuten
▶ Thrombophlebitis	▶ Apgarverschlechterung nach 10 Minuten
▶ Trübe Eihäute, milchige Plazenta	▶ Schock/blasse Asphyxie
▶ Riechendes Fruchtwasser	
▶ CRP > 2 mg/dl	

droyant werden und zu schwersten Schäden verschiedener Organe sowie zum Ausfall ihrer Funktionen, zur Anergie, führen. Je jünger der Säugling, desto weniger ausgeprägt ist die klinische Symptomatik. Hypothermie unter 35 °C kann sowohl Ursache als auch Folge der Sepsis sein (58).

Todesursachen sind dann Endotoxinschock, respiratorische Probleme, Verbrauchskoagulopathie, Hirnblutung, Lungenödem sowie infektiös-toxisches Herzversagen.

Ein für einzelne Erreger pathognomonisches Krankheitsbild gibt es nicht. Eine B- und A-Streptokokken-Sepsis verläuft dramatischer als eine E.-coli-Sepsis. Ein ähnliches Bild bieten auch die Listerien- und die Enterokokken-Sepsis. Die Sepsis durch Stphylococcus epidermidis verläuft nicht so dramatisch, ist hartnäckiger und geht mit Rezidiven und Multiresistenzen einher (123).

Anaerobiersepsen (7,6–26 %; 58) verlaufen protrahiert, oft selbstlimitierend, aber immer mit höherer Mortalität. Enterokokken (Streptococcus faecalis und Streptococcus faecium) bedingen zunehmend häufiger eine primäre Sepsis (58), die mitunter fulminant oder auch protrahiert verläuft.

Zeitpunkt und Übertragungsmodus einer prä-, peri-, postpartalen Infektion bestimmen die Ausprägung des klinischen Bildes. Man unterscheidet zwischen einer Frühform (primäre Sepsis – „Early-onset-Sepsis", perinatal erworbene Sepsis, Auftreten in den ersten 5 Lebenstagen) und einer Spätform (sekundäre Sepsis – „Late-onset-Sepsis", meist postpartal nosokomial erworbene Sepsis nach dem 5. Lebenstag).

Diese systematische Einteilung nach Krankheitsbeginn darf nicht darüber hinwegtäuschen, daß es fließende Übergänge gibt. Bei der Frühform fehlen charakteristische Frühsymptome. Es gibt nur Spätzeichen. Es ist für die Altersgruppe der Neu- und Frühgeborenen charakteristisch, daß der Übergang von mikrobieller Besiedelung zu klinisch manifester Sepsis ausgesprochen sprunghaft verlaufen kann. Die Mortalität beträgt dann unbehandelt 60–80 %. Jedes in den ersten Minuten und Stunden nach der Geburt auftretende Atemproblem bei Früh- und Reifegeborenen ist solange als B-Streptokokken-Sepsis verdächtig, bis das Gegenteil bewiesen ist. Die *Early-onset-Sepsis* in den ersten fünf Tagen ist immer prä- und intrapartal erworben und betrifft vorwiegend Frühgeborene, wobei 80 % der Fälle durch B-Streptokokken, E. coli, Listeria monozytogenes und Streptokokken der Gruppe D (Enterokokken) verursacht werden (5, 6).

Intrauterine Herzfrequenzalterationen sind nach CZEKELIUS (Berlin 1987, Perinatologen-Kongreß) mit 81,9 % das frühestmögliche intrauterine Sepsiszeichen des

Feten. Erster Hinweis kann oft die Bemerkung einer erfahrenen Schwester sein, daß es dem Kind nicht gut gehe, daß sie ein „komisches Gefühl" habe. Ihre Sensitivität ist es, die zur Früherkennung einer septischen Infektion beitragen kann.

60 % aller Fühsepsisfälle erkranken innerhalb der ersten 24 Stunden (Reifgeborene um die 20. Stunde, Frühgeborene bereits in den ersten 6 Stunden) (47). Dabei findet sich bei der Frühsepsis vorwiegend das Bild eines klinischen Atemnotsyndroms kurz nach der Geburt mit Pleuraergüssen, Kardiomegalie, Emphysem und grobfleckig diffuser oder retikulärer Zeichnung (röntgenologisch Pneumonie) oder ein sich nicht besserender Apgarwert nach 10 Minuten bzw. ein sich verschlechternder Apgarwert, metabolische Acidose, Apnoeanfälle, Krämpfe, Schock mit Schockorganen und Verbrauchskoagulopathie, Bradykardien, Tachykardien: also insgesamt eine schnelle Verschlechterung des Allgemeinzustandes mit Petechien, schnell wachsender Leber, Erbrechen, Durchfällen, unklarem Ileus mit Magenatonie und erhöhtem Magenrücklauf, Verschlechterung der Beatmung oder Ikterus mit erhöhtem Anteil von direktem Bilirubin (Tabelle 13.15). Dieses entsteht durch die bakteriell ausgelösten hepatischen Erscheinungen und die hämolytische Wirkung vieler gramnegativer Bakterien, insbesondere von E. coli.

Bei einem späteren Beginn um den 7. bis 10. Lebenstag bzw. von der 4. bis 16. Woche können die Zeichen der sich anbahnenden Sepsis diskret und unspezifisch sein. 20 % der Infektionen spielen sich vom 4. Monat bis 12. Monat ab (47). Neben Allgemeinzeichen können sich jetzt Infektionszeichen an jedem Organ manifestieren mit Meningitis, Enophthalmitis, Osteomyelitis, nekrotisierender Enterokolitis oder Abszessen (Tabelle 13.16). Da aber 30–60 % aller zu spät diagnostizierter Sepsisfälle eine – klinisch freilich kaum erkennbare – Begleitmeningitis (in 50 % mit Ventrikulitis) aufweisen (6, 47) und es meist nur eine Frage der Zeit ist, daß auch die Meningen von der Infektion betroffen sind, sollte man Sepsis und Meningitis im Neugeborenenalter als eine Einheit betrachten.

Die klinische Symptomatik der Staphylococcus-epidermidis-Sepsis ist im Vergleich zu anderen systemischen Infektionen eher als subakut zu bezeichnen. Die Kinder imponieren blaß-grau marmoriert und entwickeln nicht selten Apnoen und Bradykardien. Das klinische Bild kann einer nekrotisierenden Enterokolitis ähneln. Eine systemische Candida-Sepsis tritt überwiegend bei langzeitparenteral ernährten, extrem kleinen Frühgeborenen oder Neugeborenen mit einem primären Immundefekt auf. 60 % der Kinder mit einer Candida-Sepsis haben Meningitis und

Tabelle 13.15. Klinische Symptome der Frühform einer Neugeborenensepsis

- ▸ Klinisches Atemnotsyndrom mit Tachypnoe, Zyanose, Einziehungen, Stöhnen
- ▸ Röntgenbildveränderung der Lunge wie bei Hyalinmembran-Syndrom mit Kardiomegalie, Pleuraergüssen, Emphysem
- ▸ Frühe Apnoeanfälle
- ▸ Schnelle Verschlechterung des Allgemeinzustandes, Lethargie
- ▸ Schock/Verbrauchskoagulopathie (gramnegative Sepsis und B-Streptokokken-Sepsis), (DIG, MOF) Rekapilarisierungszeit > 3 s
- ▸ Krampfanfälle
- ▸ Temperaturinstabilität (Hyer-Hypothermie)
- ▸ Leukozytopenie mit Linksverschiebung
- ▸ Apgarwert < 7 nach 10 Min.
- ▸ Bradykardie/Tachykardie

DIG dissiminierte intravasale Gerinnung, *MOF* Multiorganversagen

Tabelle 13.16. Krankheitsbilder einer Neugeboreneninfektion

▶ Sepsis 　mit Meningitis 　mit Enterokolitis (NEC, NEK) 　mit Urosepsis (Ikterus) 　mit Abszessen ▶ Pneumonie ▶ Osteomyelitis/Arthritis ▶ Otitis media, Mastoiditis ▶ Peritonitis ▶ Enophthalmitis ▶ Harnwegsinfektionen ▶ Enteritis	▶ Haut- und Schleimhautinfekte 　Konjunktivitis 　Nabelinfektion 　Pyodermie 　Mastitis 　Omphalitis 　Impetigo contagiosa 　Vaginitis ▶ Gallenblasenhydrops ▶ Nebennierenabszeß, Hirnabszeß, subdurale 　Empyeme ▶ Endokarditis, Perikarditis, Myokarditis

Enophthalmitis, Osteomyelitis, Arthritis und Pyelonephritis als weitere Komplikationen (106).

Die Mortalität der Spätsepsis liegt zwischen 10 und 20 % und ist vorwiegend durch Staphylococcus aureus, multiresistenten S. epidermidis, A-Streptokokken, Pseudomonas, Enterokokken sowie Proteus bedingt.

Neben der Vielfalt der Sepsissymptome (Tabelle 13.17) wird die Problematik noch durch die sich überlagernde Symptomatik der sich verschlechternden Grundkrankheit verstärkt. Allein aufgrund ihrer Unreife ist bei Frühgeborenen schon mit derartigen klinischen Symptombildern zu rechnen, etwa mit Beatmungs- oder Kreislaufproblemen, Temperaturinstabilitäten, Nierenfunktionsstörung, Verdauungsstörung, Wechsel zwischen Hypo- und Hypertonus sowie Störungen des Bilirubinstoffwechsels. Neben den beschriebenen Adaptionsstörungen der Atmung, des Magen-Darm-Traktes, des Bilirubin-Zucker- und Elektrolytstoffwechsels, einschließlich der metabolischen Acidose muß ein Kinderarzt an Sepsis denken, wenn die Beatmungssituation nach Ausschluß von Hernien, Pneumothoraces und Herzfehlern sich trotz guter Beatmungsparameter weiter verschlechtert.

Fieber-Differentialdiagnose: Sepsis, erhöhte Inkubatortemperatur, Hämatome, Dehydratation, Hyperthyreoidismus, ektodermale Dysplasie, familiär, Zustand nach Blutgabe, Kernikterus, Hirnblutung, adrenale Hyperplasie, Anoxie.

13.6.2 Neugeborenen-Meningitis

Die Neugeborenen-Meningitis ist immer assoziiert mit einer Bakteriämie. Es sind vor allem die Erreger der Early-onset-Sepsis – B-Streptokokken, Escherichia coli und an dritter Stelle Listeria monozytogenes (5–10 %) –, die in 20–30 % in den ersten Lebenstagen zu einer begleitenden Meningitis führen. Im Rahmen der Late-onset-Sepsis kommen vor allem die in Tabelle 13.18 erwähnten Erreger als Ursache einer Meningitis (ca. 80–90 %) in Frage. Auch Haemophilus influenzae, Salmonella, Pasteurella multocida, Vibriocholerae und Mycoplasma homines können zu einer sekundären Meningitis führen (142). An Listeriose-bedingte Meningitis ist insbesondere bei maternalem Flu-like-Syndrom, ungeklärtem Fieber oder Harnwegsinfekten in den Tagen vor der Geburt zu denken (142). Es sind besonders die Serotypen Typ III der B-Streptokokken, K1 der Escherichia coli und Typ IV b der Listeria monozytogenes-Keime, die für die Meningitis verantwortlich sind.

Die Meningitis muß nicht unbedingt mit einer Zellzahlerhöhung einhergehen. Das neuropathologische Erscheinungsbild der bakteriellen Neugeborenen-Meningitis beginnt mit einer Entzündung des Plexus choroideus und einer Ventrikulitis, die zu Arachnoiditis und Vaskulitis führt. In der Folge treten dann hämorrhagische Infarkte, zerebrales Ödem und assoziierte Enzephalopathie mit kortikaler neuronaler Nekrose und periventrikulärer Leukomalazie auf. Das chronische Bild der bakte-

Tabelle 13.17. Klinisches Erscheinungsbild der septischen Infektion (n = 154). (Nach 19)

▶ *„Nicht gesund sein"*, schlechte Temperaturkontrolle Fieber Hypothermie Fütterungsschwierigkeiten		▶ *Haut* Flüchtige Exantheme/Rötung Hautblutungen, Petechien Pustulöse Effloreszenzen, Paronychie, Abszesse Omphalitis Sklerödem	
▶ *Zentralnervensystem* Apathie/Hyperexzitabilität Hyperreflexie/Hyporeflexie Tremor/Krämpfe Koma, weite Schädelnähte Gespannte Fontanelle Abnormale Augenbewegungen Hypotonie/erhöhter Tonus Schrilles Schreien Lethargie Opisthotonus	22 % 38 % (30–50 %) 20–30 % 50–90 % 10–20 %	▶ *Hämatopoetisches System* Ikterus Hämorrhagische Diathese Purpura/Ekchymosen Splenomegalie ▶ *Gastrointestinaltrakt* Ernährungsschwierigkeiten Erbrechen (ev. gallig) Diarrhoe/Obstipation Abdomendistension Ödem/Rötung der Bauchwand Hepatomegalie (Splenomegalie) verzögerte Magenentleerung fehlende Darmgeräusche Vergrößerung der Gallenblase (Ultraschall)	30 % 29 %
▶ *Atmung* Zyanose Stöhnen Irreguläre Atmung Tachypnoe/Apnoe Einziehungen (thorakal)	58 % 18 % 53 %		
▶ *Kreislauf* Blässe/Zyanose/Marmorierung der Haut Kälte, feuchte Haut Tachykardie/Arrhythmie Hypotension, Zentralisation Ödeme Rekapillarisationszeit verlängert > 3 s	13 %		

Tabelle 13.18. Erregerspektrum der neonatalen Meningitis. (Nach 142)

▶ B-Streptokokken	44 %
▶ Andere Streptokokken und Staphylokokken (Gruppe D, E, beta-/alphahämolysierende Streptokokken, Pneumokokken, Staph. epidermidis/aureus)	7 %
▶ Escherichia coli	26 %
▶ Andere gramnegative Enterobakterien (Pseudomonas, Klebsiellen, Enterobacter, Proteus, Citrobacter, Serratia marcescens)	10 %
▶ Listeria monozytogenes	7 %
▶ Andere (Salmonellen, Haemophilus influenzae, Flavobacterium meningosepticum)	6 %

riellen Neugeborenen-Meningitis ist charakterisiert durch Hydrozephalus, multizystische Enzephalomalazie bzw. Porenzephalie, zerebrale kortikale Atrophie und Atrophie der weißen Substanz sowie kortikale Entwicklungsdefekte. Autoptisch lassen sich diese pathologisch-anatomischen Strukturen bei ca. 30–50 % der Patienten nachweisen (142).

Die Vaskulitis führt über obstruktiven Vasospasmus zur Thrombose. Folge ist eine Erhöhung des intrakraniellen Druckes mit vasogenem, zytogenem und interstitiellem Ödem und Hydrozephalus. Die Vaskulitis tritt vorwiegend in den meningealen, kortikalen oder subependymalen Venen auf sowie in den großen venösen Sinus und Arterien. Der Verlust der zerebralen Autoregulation führt zur verminderten zerebralen Perfusion (systemische Hypotension) und damit zum septischen Schock.

Citrobacter diversus (70 %) sowie Serratia marcescens, Proteus, Pseudomonas- und Enterobacter-Spezies führen oft zu Gewebsnekrosen, hämorrhagischen Infarkten oder Hirnabszessen. Auch Listeria monozytogenes kann multifokale Granulomata und Mikroabszesse verursachen. Zudem kommen auch Salmonellen und Anaerobier bei zerebraler Abszeßbildung in Frage. Zunehmend häufiger ist auch mit Candida albicans zu rechnen.

Die Symptome der bakteriellen Neugeborenen-Meningitis sind charakterisiert durch wechselnden Bewußtseinszustand mit Lethargie, Apathie und Hyperexzitation. Generalisierte Krämpfe können bei 75 %, fokale Krämpfe bei 50 % der Patienten auftreten (142). Es zeigt sich eine fokale zerebrale Symptomatik, wie Hemiparese und horizontale Deviation der Augen (Babydoll-Augen) (142). In der Hälfte aller Fälle kommt es zur Extensorrigidität und Opisthotonus. Hirnnervenparesen betreffen vorwiegend den VII., VI. und III. Hirnnerven. Das Symptom der vorgewölbten Fontanelle ist nur bei 30–50 % aller Meningitiden im Neugeborenenalter nachweisbar und fehlt bei Exsikkose grundsätzlich (142). Eine Steigerung der Reflexe ist in 25 % der Fälle tatsächlich vorhanden.

Der erhöhte Hirndruck kann zur transtentoriellen (unilaterale dilatierte Pupillen) oder zur zerebellären (Apnoe und Bradykardie) Herniation führen. Der erhöhte Hirndruck ist Folge eines vasogenen zerebralen Ödems mit endothelialer Affektion (bedingt durch bakterielle Zytokine, arachnoidale Metabolite, freie Radikale und Vaskulitis). Die zelluläre Schädigung führt zum zytoxischen Hirnödem, und die unangemessene Erhöhung der ADH-Produktion hat eine Wasserintoxikation zur Folge.

Der akute Hydrozephalus ist eine Komplikation infolge Obstruktion des CSF-Flows bei Arachnoiditis oder extraventrikulärem Block sowie Ventrikulitis und intraventrikulärem Block. Das Schädelwachstum bzw. klaffende Schädelnähte sind ein sichtbares Zeichen, welches durch Computertomographie Bestätigung findet. Im übrigen geht die ventrikuläre Dilatation der Symptomatik voraus. An eine Ventrikulitis ist immer dann zu denken, wenn die klinische Symptomatik sich trotz adäquater antibakterieller Therapie nicht bessert (Therapieüberprüfung, CT).

Intrazerebrale Abszesse oder extrazerebrale subdurale Empyeme sind eine weitere neurologische Komplikation der neonatalen bakteriellen Meningitis. Hirnabszesse – Folge von nekrotischem Hirngewebe und Infarkten – führen zu einer Verschlechterung der klinischen Symptomatik, obwohl bei Symptomen des erhöhten intrakraniellen Druckes oder fokaler zerebraler Symptomatik eine adäquate Therapie erfolgte. Hirnabszesse und große hämorrhagische Infarkte sind jedoch sehr ungewöhnliche Komplikationen.

Subdurale Ergüsse, die bei Wachstum des Kopfumfanges mittels kranialer Transilumination nachgewiesen werden können, sind häufiger und bilden sich spontan zurück. Weiter bestehendes Fieber und Leukozytose in Verbindung mit erhöhtem Hirndruck lassen an subdurale Empyeme denken, die ebenfalls im CT diagnostiziert werden.

13.7 Labordiagnostik

Jeder anamnestische Hinweis und jedes veränderte Allgemeinbefinden muß so lange als Sepsisverdacht gewertet werden, bis durch eine Reihe breitgefächerter, einfacher und schneller diagnostischer und therapeutischer Maßnahmen die Infektion eindeutig ausgeschlossen ist (Tabelle 13.19–13.21). Dabei stehen Amnionzentese, Chordozentese sowie Serologie bei Mutter und Kind im Vordergrund.

Tabelle 13.19. Sepsisdiagnostik

Beim Kind	Bei der Mutter
▶ Kulturen (Blut, Liquor, Urin, Hauteffloreszenzen) ▶ Mikroskopisch: a) Magensaft bakt. (Gramfärbung, Methylenblaufärbung, Leukozyten im Magensaft > 10/Gesichtsfeld b) Urin (suprapubisch), Liquor (Gram-/Methylenblaufärbung), (Sediment) ▶ Blutausstrich („buffy-coat"), Diff.-Quick-Methode ▶ Abstriche: Rachen, Ohr, Nabel, Anal, Nase, Trachealsekret, vaginal ▶ Röntgen-Thorax ▶ Stuhl/Mekonium bakt. (Listeria monocytogenes, B-Streptokokken) ▶ Latexagglutination ▶ Ureaplasmen b. Frühgeborenen	▶ Blutbild, CRP, Blutkultur ▶ Vaginalabstrich, Zervixabstrich, vag. pH ▶ arterielles Plazentablut, Placentaabstrich ▶ Fruchtwasserkulturen, Zytokine im Fruchtwasser ▶ Eihäute mikroskopisch ▶ Urin-/Stuhlkultur ▶ Bakterielle/virale Antikörper ▶ fetales Fibronectin im Zervixabstrich ▶ B-Streptokokken-Schnelltest ▶ Amnion-/Chordozentese

Tabelle 13.20. Diagnostisches Schema bei Verdacht auf Neugeborenensepsis

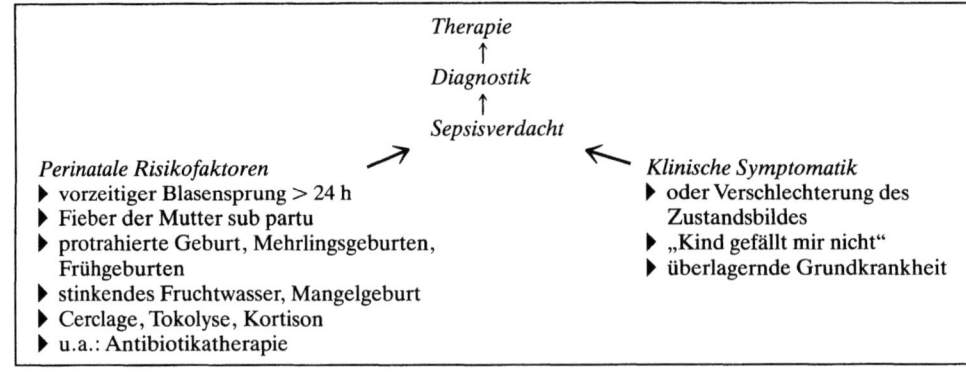

Tabelle 13.21. Hämatologische Untersuchungen. (Nach 58)

- Blutbild mit Erythrozyten
- Thrombozyten
- Differenzierung des weißen Blutbildes
- BSG, BZ, SHB,
  BSG: 1.–3. Lebenstag: > 5 mm/h
  > 10. Lebenstag: > 13 mm/h
- C-reaktives Protein > 2 mg/dl am 1.–3. Tag
- Bilirubin mit Differenzierung > 20 % (nach 16 > 10 %)
  bzw. 2 mg/dl direktes Bilirubin
- Gerinnungsstatus:
  Fibrinogen < 48 h: < 340 mg/dl und > 500 mg/dl
  > 48 h: < 100 mg/dl und > 400 mg/dl
  PTT   > 60''
  Thrombinzeit > 30''
  Quick-Wert   < 35 %
  AT_{III} < 45 %
- Elektrolyte: Na^+, Ca^{2+}, K^+, PO_4^{3-}, Cl^-
- Gegenstromelektrophorese
- Latexagglutination (B-Streptokokken) u.a.
- α_1-Antitrypsin > 200–400 mg/dl
- Immunglobuline IgM: < 14. Lebenstag: > 20 mg/dl
  > 2–3 Wochen: > 30 mg/dl
- Transaminasen
- Harnstoff, Kreatinin
- Haptoglobin > 25 mg/dl
- Granulozyten-Elastase: Neugeborene: > 275 µg/l
  > 10. Lebenstag: > 150 µg/l
- NBT-Test bis 14. Lebenstag nicht verwertbar (58)
- Interleukin-6 und TNF (bei Sepsis erhöht im Liquor)

- *Erregernachweis:* Die Diagnostik beginnt u.U. schon im Kreißsaal mit Vaginalabstrichen bei vorzeitigem Blasensprung über 12 h oder bei Auftreten von Fieber subpartu. Postpartal können kulturelle Untersuchungen des Fruchtwassers, der Plazenta, des Nasen-, Rachen- Axillar-, Nabelabstriches und des Magensaftes durchgeführt werden. Auch kulturelle Sicherungen aus Trachealsekret, Stuhl und Urin sind möglich (z.B. gelingt der Candida-Nachweis besser über die Urinkultur als über die Blutkultur; 6). Statt der Blutkultur beim Kind (zu wenig Blut) kann auch Knochenmarksblut oder kapilläres Blut kulturell untersucht werden (58). Bei jedem isolierten Erreger ist ein Resistogramm durchzuführen.
- Der *röntgenologische Nachweis* einer Kardiomegalie, eines Pleuraergusses oder einer sogenannten Sepsislunge mit feinretikulärer oder grobfleckiger Zeichnung sichert die Diagnose einer Sepsis und schließt andere Ursachen wie Hernien, Pneumothoraces etc. aus.
- *Laborwerte:* Die Senkungsreaktion der Erythrozyten nimmt im Laufe der Lebenstage zu, ist bei unreifen Frühgeborenen höher als bei Reifgeborenen und vor allem vom Hämatokrit abhängig. Höhere Sedimentationsraten findet man bei Infektionen, Morbus haemolyticus neonatorum und bei niedrigem Hämatokrit. Ein hoher Hämatokritwert führt zu einer niedrigen Sedimentationsrate der Erythrozyten. Nach Austauschtransfusion mit heparinisierten Blut treten falsch erhöhte Werte auf.

Ganz besonderen Wert hat die Bestimmung des C-reaktiven Proteins – ein Akutphasenprotein, das nicht diaplazentar übertragen wird und 12 Stunden nach manifester Infektion bei Neugeborenen nachweisbar ist. Im Verlauf einer Entzündung ist es das am frühesten auftretende Hinweiszeichen mit einer Treffsicherheit von 89 %. Bei einem positiven Nachweis von über 2 mg/dl in den ersten Lebenstagen ist das Vorliegen einer Sepsis anzunehmen (bei E. coli sicher, bei B-Streptokokken nur zu 50 % nachweisbar). – In unserem Krankengut gelingt der Nachweis über 2 mg/dl in 67 % der Fälle (112). Ein niedrigerer CRP-Wert spricht also nicht gegen eine Sepsis. In 11 % positiven Nachweises kommen auch andere Ursachen in Frage (42).

Auch eine *Anämie* (in 50 % nachweisbar) kann ein Hinweiszeichen für eine Sepsis sein. Normalwerte für Hämoglobin und Erythrozyten bei Reifgeborenen finden sich in Tabelle 13.22. Ein *Thrombozytenabfall* (unter 100000/mm^3 1.–10. Lebenstag, unter 150000/mm^3 11.–31. Lebenstag) ist immer als Spätzeichen anzusehen (Tabelle 13.23).

Die starken physiologischen, auch tageszeitlichen Schwankungen von bis zu 5000 Zellen (11) und die große Streubreite sowohl der *Leukozytenzahlen* wie auch der Einzelelemente des *Differentialblutbildes* mit deutlicher Vermehrung der Granulozyten,

Tabelle 13.22. Blutchemische Daten reifgeborener Kinder. (Nach 56)

Alter (in Tagen)	Zahl der Pers.	Hämoglobin (mmol/l)	Erythrozyten (Mio/mm^3)	Retikulozyten (%)	Leukozyten (Tausend/mm^3)	Thrombozyten (Tausend/mm^3)
3–13	53	11,10 (8,6–13,6)	4,84 (3,7–6,0)	1,6 (0,5–5,4)	9,3 (3,5–15,1)	228 (104–352)
16–25	24	9,27 (7,0–11,5)	4,43 (3,2–5,7)	0,4 (0,2–1,2)	10,7 (4,0–16,5)	406 (162–650)
28–40	30	7,70 (5,4–10,0)	3,59 (2,5–4,7)	0,7 (0,1–3,5)	9,8 (5,6–14,0)	397 (229–565)
43–54	38	6,86 (5,4–8,47)	3,35 (2,6–4,1)	1,1 (0,3–4,1)	9,5 (4,7–14,3)	443 (225–661)
56–65	33	6,81 (5,3–8,3)	3,43 (2,8–4,0)	1,1 (0,3–3,7)	9,1 (4,5–13,7)	412 (230–594)
4–12 Mon. (Erwachsene)						200–360000

Tabelle 13.23. Differentialdiagnose der Thrombozytopenie beim Neugeborenen. (Nach 56)

▶ Infektionen Sepsis Toxoplasmose Lues Röteln Zytomegalie Herpes simplex Enteroviren ▶ Erblich u. a. WISKOTT-ALDRICH S. MAY-HEGGLIN-Anomalie Isolierte oder kombinierte Thrombozytopenie (mit Anämie oder Panzytopathie)	▶ DIC Sepsis, Meningitis Nierenvenenthrombose Amnionflüssigkeitsembolie Eklampsie hoher Hämatokrit Asphyxie NEC ▶ Medikamente (Mutter) Thiazid-Diuretika Tolbutamid Östrogene Alkohol u. a.	▶ Immun-Thrombozytopenie Autoantikörper Isoantikörper ITP der Mutter Rh-Unverträglichkeit Blutungen AT ▶ Malignome angeborene Leukämie ▶ Phototherapie ▶ Zentrale Katheter ▶ Mütterlicher Hypertonus ▶ Mekonium-Aspiration

insbesondere der Stabkernigen, in den ersten Stunden bis Tagen beschränken die Verwertbarkeit (30 %) dieser hämatologischen Parameter in der Infektdiagnostik auf die schweren, insbesondere septischen Infektionen. Hier geben sie jedoch wegen der anfänglich diskreten, unspezifischen klinischen Symptomatik der Sepsis im Neugeborenenalter brauchbare Zusatzinformationen. Die Ergebnisse des weißen Blutbildes mit venösem und kapillärem Blut sind identisch (11). Die Erythrozyten weisen im kapillären Blut höhere Werte als im venösen Blutbild auf. Die Lymphozyten werden durch eine Infektion in den ersten Lebenstagen und -wochen nicht beeinflußt. Frühgeborene haben grundsätzlich niedrigere Laborwerte.

Abbildung 13.6 zeigt Durchschnittswerte der Entwicklung mit der ersten und zweiten Leukozytenkreuzung (11). Beim gesunden Neugeborenen kommt es in den ersten Lebensstunden zu einem starken Anstieg der Absolutzahl der neutrophilen Granulozyten: von einem Ausgangswert bei der Geburt von 1 800–6 000 Zellen/µl zu einem Gipfel im Alter von 12–16 Stunden mit Werten von 5 000–18 000 Zellen/µl. In den folgenden 2–3 Tagen sinkt dann die Neutrophilenzahl wieder langsam auf Werte zwischen 1 800 und 7 000 Zellen/µl ab. Die Absolutzahl der stabkernigen Granulozy-

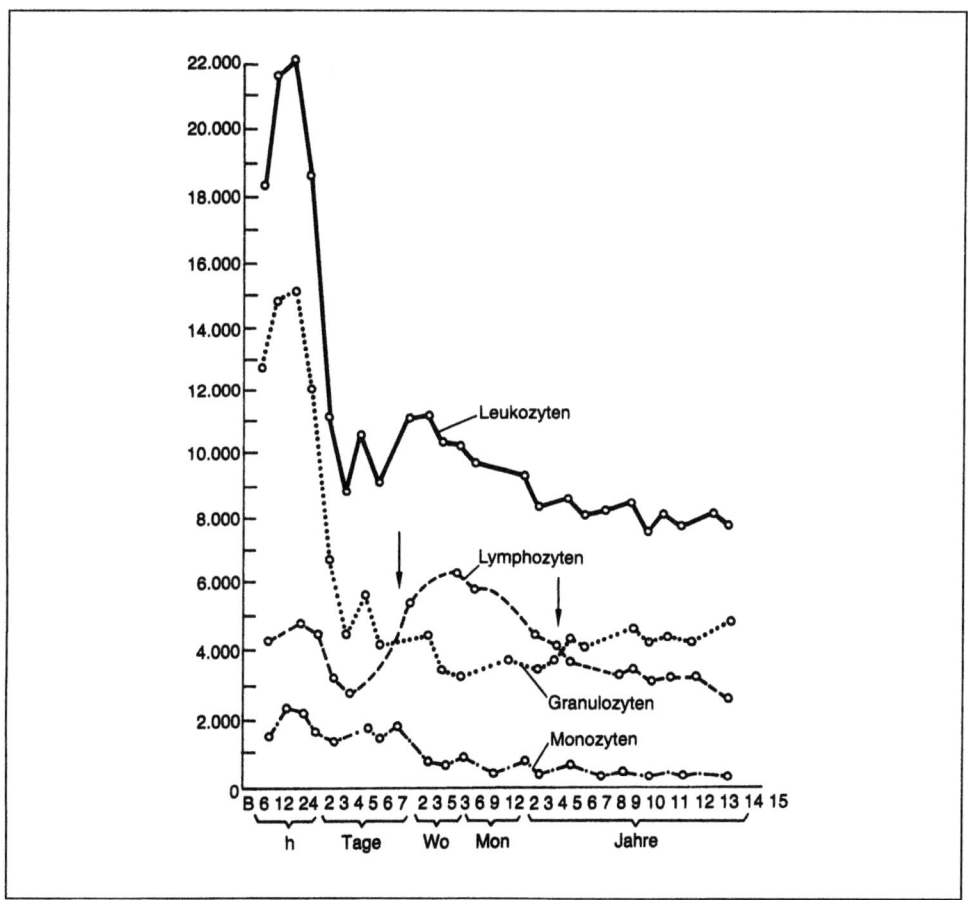

Abb. 13.6. Gesamtleukozytenzahl und Zahl der Neutrophilen, der Lymphozyten und der Monozyten während der Kindheit. (Nach 11)

ten macht einen ähnlichen zeitlichen Verlauf durch wie die Gesamtneutrophilenzahl, jedoch mit einer viel größeren Streubreite (Abb. 13.7; 32). Sie liegt bei reifen Neugeborenen am ersten Lebenstag zwischen 400 und 1800/µl (Tabelle 13.24). Der zeitli-

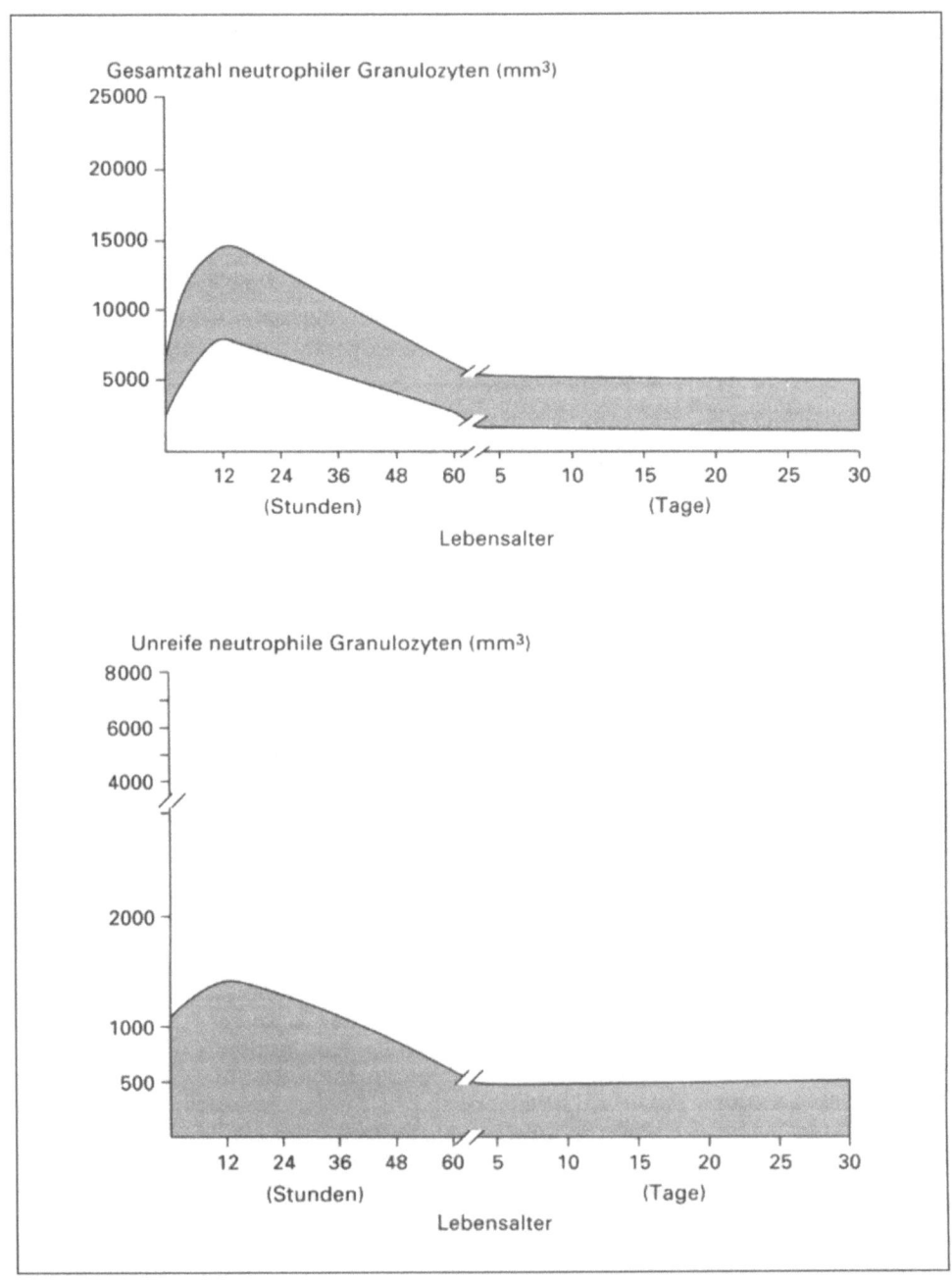

Abb. 13.7. Normbereich der Gesamtzahl neutrophiler Granulozyten (oben) und der Gesamtzahl unreifer neutrophiler Granulozyten (unten). (Nach 106)

che Verlauf von Leukozyten bis hin zum Erwachsenenalter ist in Tabelle 13.25 wiedergegeben. Die Fehlerquelle beim Zählen der Leukozyten beträgt nach BROCK (11) 30–40 %.

Bei Frühgeborenen liegen die Leukozytenwerte immer etwas niedriger. Bei einem Drittel der Patienten mit septischen Infektionen kommt es zum Abfall der absoluten Neutrophilenzahl unter $3000/\mu l$ und damit zu einer sekundären Leukozytopenie mit Anstieg der absoluten Zahl der Stabkernigen (Linksverschiebung). Nur selten steigt die Zahl der Granulozyten und damit die Gesamtleukozytose an. Auf jeden Fall sind folgende Werte Hinweis auf eine Sepsis: Leukozytose über $30000/\mu l$, Leukozytopenie unter $8000-12000/\mu l$ in den ersten beiden Lebenstagen sowie Neutrophilie über $16000-18000/\mu l$ und Neutrozytopenie unter $3000/\mu l$. Eine Linksverschiebung von über 70 % (segmentkernige plus stabkernige Granulozyten) sowie

Tapelle 13.24. Zeitliches Verhalten von Gesamtneutrophilen und Stabkernigen. (Nach 65, 66)

Alter	Neutrophile (Zahl/μl)	Stabkernige und Jugendliche Zahl/μl	Anteil der Stabkernigen und Jugendlichen an der Gesamtneutrophilenzahl (%)
3 h	3500– 7000	bis 1000	bis 15
6 h	5500–11000	bis 1200	bis 15
12 h	8000–15000	bis 1500	bis 15
18 h	8000–12000	bis 1200	bis 12
24 h	7000–11000	bis 1100	bis 12 (7–16)
48 h	4000– 7500	bis 500	bis 12
60 h	3500– 7000	bis 500	bis 12
3.– 5. Tag	1800– 6000		2–8
6.–28. Tag	1800– 5400		4–5

Tabelle 13.25. Gesamtleukozytenzahl und -zusammensetzung in Abhängigkeit vom Lebensalter. (Nach 65, 66)

	Gesamtzahl (pro μl)		Neutrophile		Lymphoz. (%)	Monoz. (%)	Eosinoph. (%)	Basoph. (%)
	Mittelwert	Extrembereich	Stabk.	Segm.				
Geburt	18000	(9000–30000)	9	52	30	6	2,2	0,6
1. Tag	19000	(9400–34000)	9,2	52	31	5,8	2,4	0,5
1. Woche	12000	(5000–21000)	6,8	39	41	9,1	4,1	0,4
2. Woche	11000	(5000–20000)	5,5	34	48	8,8	3,1	0,4
4. Woche	10800	(5000–19500)	4,5	30	56	6,5	2,8	0,5
2 Monate	11000	(5500–18000)	4,4	30	57	5,9	2,7	0,5
4 Monate	11500	(6000–17500)	3,9	29	59	5,2	2,6	0,4
6 Monate	11900	(6000–17900)	3,8	28	61	4,8	2,5	0,4
8 Monate	12200	(6000–17500)	3,3	27	62	4,7	2,5	0,4
10 Monate	12000	(6000–17500)	3,3	27	63	4,6	2,5	0,4
12 Monate	11400	(6000–17500)	3,1	28	61	4,8	2,6	0,4
2 Jahre	10600	(6000–17000)	3,0	30	59	5,0	2,6	0,5
4 Jahre	9000	(5500–15000)	3,0	39	50	5,0	2,8	0,6
6 Jahre	8500	(5000–14500)	3,0	48	42	4,7	2,7	0,6
8–10 Jahre	8100	(4500–13500)	3,0	51	39	4,4	2,5	0,5
10–12 Jahre	8000	(4500–13500)	3,0	52	38	4,4	2,5	0,5
12–14 Jahre	7900	(4500–13000)	3,0	53	33	4,7	2,5	0,5
Erwachsene	7000	(3800–11000)	3,0	56	34	6,5	2,4	0,6

ein Leukozytensturz von über 70 % des Ausgangswertes in wenigen Stunden sind ebenfalls ein verwertbares Zeichen (Tabelle 13.26). Bei 50 % der Sepsisfälle finden sich Leukozytenwerte unter 5000/μl und über 20000/μl (58).

Da die Bewertung der absoluten Zahlen von segmentkernigen und stabkernigen Granulozyten nicht allgemein üblich ist, kann man sich auf den Stabkernigen/ Gesamtneutrophilen-Quotienten (bzw. unreife Formen plus Stäbe/Gesamtzahl der Neutrophilen; I/T-Quotient) stützen, der bei Werten von über 1:3 (über 0,2–0,5) für eine Sepsis spricht (normal 0,12–0,16; 58). Nach MANROE (65, 66) haben etwa die Hälfte der an Sepsis erkrankten Neugeborenen einen erhöhten Quotienten. Der I/T-Quotient hat eine Sensitivität bis zu 87 % (58). Spezifität und Sensitivität von Veränderungen des Blutbildes sind altersabhängig. So ist eine Linksverschiebung (I/T-Wert > 0,2) am 1. Tag nach Geburt zwar ein sensibler, aber wenig spezifischer Hinweis auf eine Infektion, da diese auch bei einem gesunden Neugeborenen, wohl infolge des Geburtsstresses, gefunden wird. Am 2. Lebenstag ist ein I/T-Wert von über 0,2 sowohl sensibel als auch spezifisch. Auch eine Leukozytose am ersten Lebenstag ist wenig spezifisch für eine Infektion. Die Leukozytopenie ist zwar hochsensibel und spezifisch, allerdings nicht sehr häufig zu finden, da es sich eher um ein Zeichen einer fortgeschrittenen Infektion handelt.

Damit besitzt dieser Wert, wie auch die Zahl der stabkernigen Granulozyten, eine höhere Spezifität als die Zahl der Gesamtleukozyten. Die Kombination von Leukozytopenie und pathologischem I/T-Quotienten scheint besonders aussagekräftig für eine Sepsis zu sein (65, 66). Jüngere Neutrophilenformen und Eosinophilie (bei Chlamydien und Toxoplasmose) spielen in der Infektdiagnostik des Neugeborenen keine große Rolle. Basophile und eosinophile Leukozyten sinken bei Sepsis drama-

Tabelle 13.26. Pathologische Werte mit Sepsisverdacht bei Neugeborenen. (Nach 56, 58)

▶ Thrombozyten	< 100000/μl	1.–10. Lebenstag
	< 150000/μl	ab 2.–5. Wo.
▶ Anämie	< 12–14 g % Hb	
▶ Leukozyten	Vakuolen, tox. Granulierung, DOEHLE-Körperchen	
Leukozytose	> 25000–30000/μl	1. Tag
	> 16000/μl	3. Tag
Leukozytensturz	> 70 % des Ausgangswertes in wenigen Std.	
Leukozytopenie	< 12000/μl	1. Tag
	< 7500–8000/μl	2. Tag
	< 3500–4000/μl	4.–14. Tag
	< 5000/μl	3.–4. Woche
Granulozytophilie	> 16000/μl	1. Tag
	> 7000–8000/μl	3. Tag
Granulozytopenie	< 3000/μl	2. Tag
	< 1500–1700/μl	4.–14. Tag
	< 2000/μl	3.–4. Woche
Leukopenie mit 70% Granulozyten		
Stabkernige Granulozyten (pathol. > 5–10%)	> 20 % (–50 %)	6.–12. Std.
	> 16 %	1. Tag[1]
	> 8 %	4. Tag
	> 7 %	6. Tag[2]
	> 5 %	2. Woche
Stabkernige/ Gesamtgranulozytenzahl	> 1 : 3 (0,2–0,5)[3]	

[1] normal 500–1 800/μl vom 1.–3. Lebenstag
[2] pathologisch > 500/μl ab 5. Lebenstag
[3] normal 0,12–0,16 (58)

tisch ab (58). Lymphozyten werden durch die Sepsis außer bei Lues nicht beeinflußt. Nicht selten finden sich bei septischen Infektionen vermehrt Erythroblasten. Betasympathikomimetika und Steroide in der Schwangerschaft haben anscheinend keinen großen Einfluß auf die Linksverschiebung (58), wie auch die Gesamtleukozytenzahl unabhängig von mütterlichem Diabetes, fetaler Bradykardie, hyalinem Membransyndrom, Art der Entbindung, Atemnotsyndrom, Hyperbilirubinämie, Phototherapie, Nahrung, Verdauung, Hunger, Schlaf, Temperament und Muskelarbeit ist (11). Eine Schreileukozytose kann durch den Anstieg der Lymphozyten bedingt sein (11). Hohe Monozytenzahlen in den ersten 8–10 Lebenstagen bis 18 % (1400–2300/μl) sind normal (11).

Bei den meisten Fällen von Neugeborenensepsis fallen eine verstärkte toxische Granulierung der neutrophilen Zellen und DOEHLE-Einschlußkörperchen auf. Weiterhin findet man vermehrt Vakuolen, vorwiegend im Zytoplasma. Diese Veränderungen bei fast allen Sepsiserkrankungen und auch nichtinfektiösen Streßursachen werden schon am ersten Krankheitstag gefunden. Bei den an Sepsis erkrankten Neugeborenen ist die Prozentzahl der vakuolisierten Leukozyten größer, und die einzelnen Vakuolen haben nach Manroe (65, 66) auch einen größeren Durchmesser als bei gesunden Neugeborenen.

Zwischen Jungen und Mädchen bzw. Rassen gibt es keinen Unterschied. Da die Werte starken tageszeitlichen Schwankungen und anderen Einflüssen unterliegen, sind Einzelwerte sehr kritisch zu betrachten. Bezüglich der Entnahmestelle gibt es keine Unterschiede. Unreife Formen sind bis zum 3. Lebenstag normal. Die Tabellen 13.27 u. 13.28 erfaßt die Sensitivität einzelner diagnostischer Methoden der Literatur zusammen.

Zur Unterscheidung Neugeborener mit Fieber und ernster bakterieller Infektion mit bakterieller Meningitis von jenen Kindern mit Meningitis, die nicht bakteriell bedingt ist, kann der Quotient im Liquor (Prozent Lymphozyten + Prozent Monozyten/Prozent polymorphkernige Leukozyten + Prozent Stabkernige) dienen (7). Die Anwendung dieses Quotienten ist insbesondere dann empfehlenswert, wenn eine Liquorleukozytose vorliegt und das Grampräparat bzw. Liquor- und Blutkultur sowie die Latextests negativ ausfallen. Eine bakterielle Ursache ist immer dann anzunehmen, wenn der Quotient unter 1 liegt. Ist er größer als 1,5, ist eine bakterielle Infektion mit Sicherheit ausgeschlossen und eine virale Ursache anzunehmen. Dieser Quotient hat eine Sensitivität von 100 %. Er dient auch dazu, um afebrile Neugeborene mit einer Fieberanamnese und nicht bakterieller Ursache von fieberhaften Säuglingen mit bakterieller Infektion zu unterscheiden.

Tabelle 13.27. Neugeborenensepsis: Sensitivität diagnostischer Methoden

	Sensitivität	Literatur
▸ Mikroskopisch gefärbtes Liquorsediment (Gram-Methylenblau)	70–95 %	SCHAAD
▸ CRP	63–89 %	versch.
	47–85 %	SPEER
▸ I/T-Quotient > 1:3	60–67 %	SPEER
Vermehrung stabkerniger Granulozyten	37–66 %	SPEER
Granulozytopenie < 3000/μl	53–59 %	SPEER
▸ Thrombozytopenie	33 %	SPEER
▸ Blutkultur	23,4–24,3 % (20 %)	ISENBERG, ROOS
▸ Blutbild	74 %	SPEER
▸ PMN-Elastase	96 %	SPEER

Der Stellenwert der einzelnen Parameter läßt sich aus der Sequenz des Entzündungsgeschehens ableiten (Abb. 13.8 u. 13.9). Nach Keiminvasion werden die neutrophilen Granulozyten im Verlauf des initialen Abwehrgeschehens verbraucht (Neutrozytopenie), und es werden vermehrt sowohl reife als auch unreife Granulozyten aus dem Knochenmark freigesetzt. Während der Phagozytose wird die in den Granulozyten

Tabelle 13.28. Laborparameter und Symptome bei Mutter und Kind. (Nach 130)

Laborparameter		Sensitivität	Spezifität
Leukozytose	(> 15000)	20%	80%
CRP-Nachweis	(> 5)	32%	92%
BKS	(> 5/10)	30%	88%
Thrombozytopenie	(< 100000)	20%	90%
Symptome:			
Fieber	(> 38 °C)	12%	85%
Fetale Tachykardie	(> 160)	27%	85%
Tenderness des Uterus		4%	98%

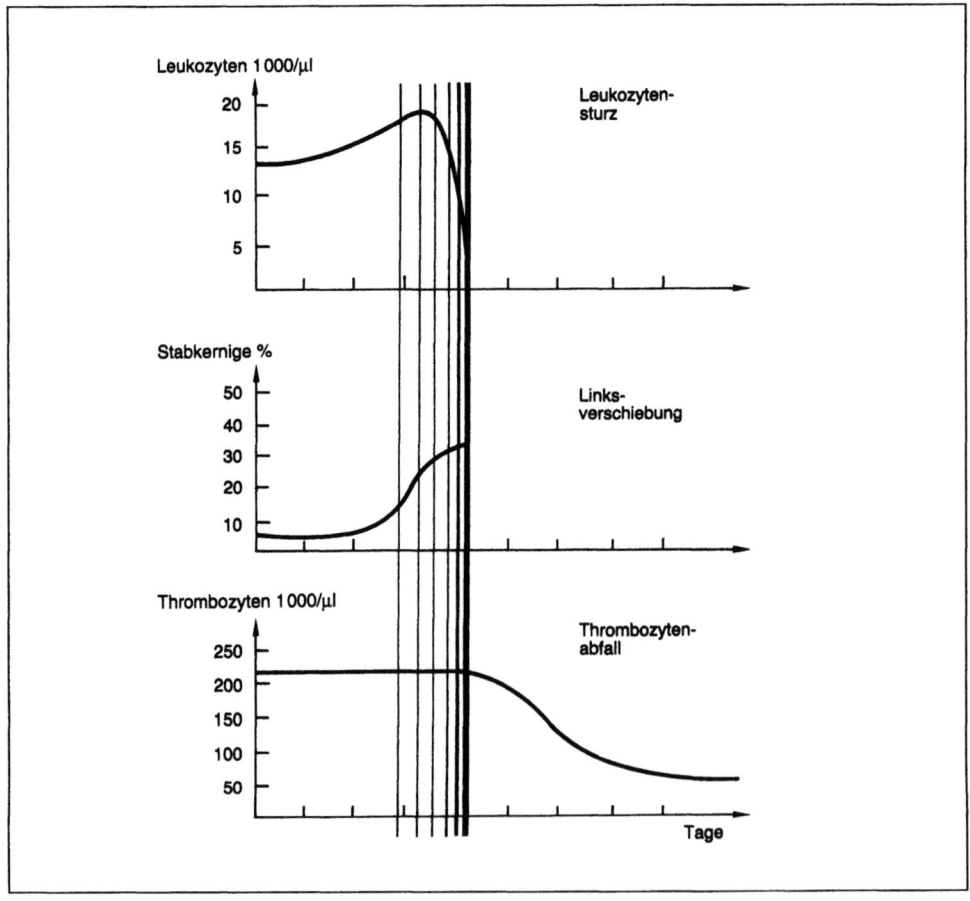

Abb. 13.8. Schematischer Verlauf hämatologischer Befunde bei Neugeborenen mit Sepsis durch gramnegative Keime. Die senkrechten Linien symbolisieren die zunehmende klinische Symptomatik. (Nach 133)

gespeicherte Elastase freigesetzt. Durch Endotoxin der gramnegativen Keime und Peptidoglykane bzw. Teichoinsäure der grampositiven Erreger werden die Makrophagen aktiviert und damit die Zytokine (Tumornekrosefaktor und Interleukin-1) freigesetzt, die die Synthese des CRP in der Leber stimulieren. Mit einem Konzentrationsanstieg des CRP ist 4–6 Std. nach Keiminvasion zu rechnen (106). Das CRP hat sich als idealer Verlaufsparameter einer neonatalen Sepsis bewährt.

Bei der Gesamtbewertung ist zu berücksichtigen, daß auch andere, nichtinfektiöse Streßzustände wie Asphyxie, hyalines Membransyndrom, Hirnblutung, Tokolyse, angeborene Stoffwechselstörung, Hypertonus der Mutter, Beatmung oder Antibiotikatherapie zu ähnlichen Leukozytenveränderungen (selbst mit Vakuolen, toxischen Granulationen und DOEHLE-Einschlußkörperchen) führen können. Die Neutrozytopenie des Neugeborenen kann aber auch kongenital bedingt sein oder sekundär nach Austauschtransfusion, nach Medikamenteneinnahme, bei ketotischer Hyperglyzinämie und Methylmalonsäure-Störung, SCHWACHMANN-Syndrom und Haarknorpelhypoplasie-Syndrom vorkommen. Weitere Ursachen der Neutrozytopenie sind Sepsis, mütterlicher Hochdruck, NEC, intraventrikuläre Blutung, Krämpfe, neonatale Sensitation (Lichtempfindlichkeit), Hämolyse und chirurgische Intervention.

Zur Differenzierung der Meningitiden im Blutbild hat sich die absolute Vermehrung der stabkernigen Granulozyten über 500/μl ab dem 5. Lebenstag (58) als besonders geeignet herausgestellt. Bei Beurteilung der gesamtsegmentkernigen Granulo-

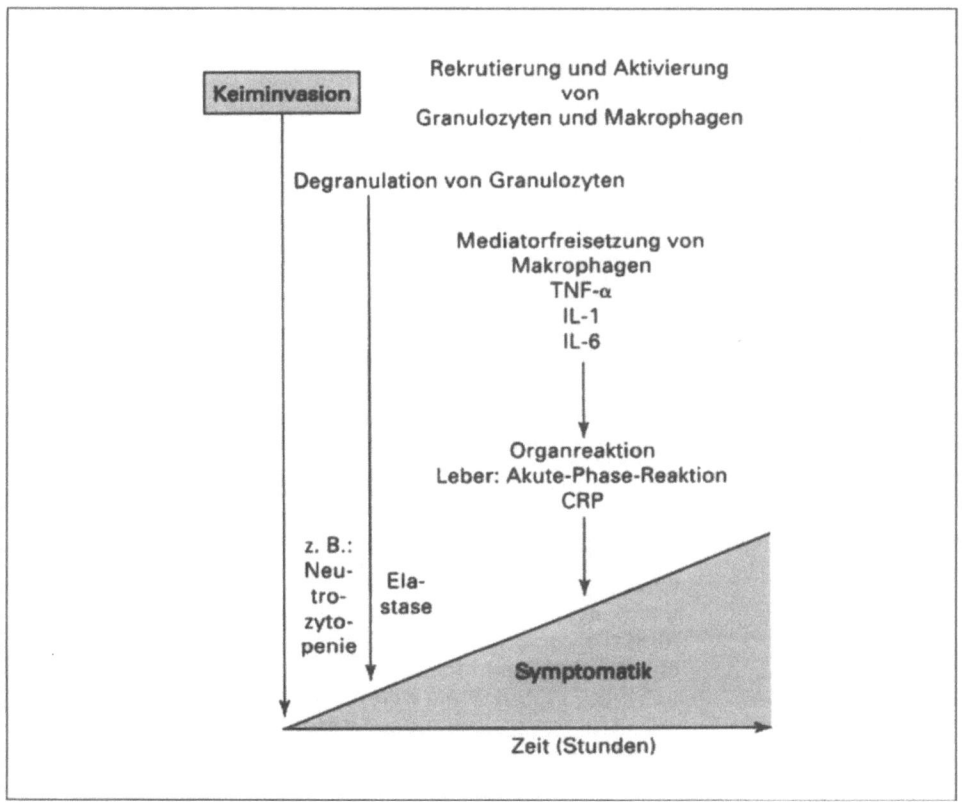

Abb. 13.9. Auftreten verschiedener Entzündungsparameter im Verlauf einer Sepsis. (Nach 106)

zyten ist deren relative Vermehrung über 70 % ein verläßlicher Parameter. Auch eine relative Lymphozytenvermehrung über 60 % ist geeignet, virale von bakteriellen Meningitiden zu unterscheiden. Ansonsten bietet die Gesamtleukozytenzahl bzw. die relative Vermehrung der stabkernigen Granulozyten über 5 % ein gutes Maß zur Differenzierung. Eine monozytäre Reaktion (über 30 % Monozyten bei einer Gesamtleukozytenzahl von über 30000/μl) kann bei angeborener Lues, in der Heilungsphase einer Sepsis und bei Listerien beobachtet werden.

Andere Laborwerte: Von immenser Bedeutung ist die Bestimmung der *Acidose* – eine metabolische Acidose findet sich allerdings nicht nur bei Sepsis, sondern auch bei komplizierten Herzfehlern und weniger schwerwiegend beim hyalinen Membransyndrom – sowie des *Gerinnungsstatus* einschließlich Fibrinogenbestimmung. Die Aktivitäten von Plasminogen, ATIII, α_2-Makroglobulin und Faktor V sind bei Sepsis erniedrigt. Die Werte von Fibrinogen und α_1-Antitrypsin dagegen sind erhöht, ebenso die der Fibrinspaltprodukte sowie Faktor II und Faktor X. Erhöhte Werte von α_1-Antitrypsin gibt es aber auch beim idiopathischen Atemnotsyndrom und bei Hyperbilirubinämie. Ein direkter *Bilirubinwert* von über 10–20 % des Gesamtbilirubins sowie der Nachweis von Leukozyten im Magensaft deuten immer auf eine Fruchtwasserinfektion hin. Ein negativer Befund im Magensaft sowie ein fehlender Anstieg des *CRP-Wertes* schließen eine Sepsis in den nächsten 72 h meist aus. Andererseits können Leukopenie oder niedriges C-reaktives Protein eine schlechte Prognose (Anergie) bedeuten und einen Hinweis auf eine gramnegative Sepsis bzw. auf eine B-Streptokokken-Sepsis geben.

CRP ist nicht plazentagängig, so daß ein erhöhter Wert nicht von der Mutter stammen kann. Zwischen Früh- und Reifgeborenen gibt es keine Unterschiede. Vermutungen, daß gramnegative Erreger zu höheren Werten führen als grampositive Bakterien, haben sich nicht bestätigt (Tabelle 13.29). Weiterhin kann das cAMP bestimmt werden, welches bei Sepsis erniedrigt ist. Die COA-Staphylokokkenprotein-Koagulation dient zum Keimantigennachweis im Liquor. Die alkalische Phosphatase ist bei Sepsis erniedrigt.

Über die diagnostische Wertigkeit anderer Indikatoren von Entzündungen, wie z.B. die Granulozytenelastase, Orosomukoid oder die Bestimmung von Interleukin-1 oder -6 bzw. auch TNF im Liquor, Procalcitonin oder ICAM (intercellular adhesion molecule 1) kann derzeit noch kein abschließendes Urteil gefällt werden. Sie verhalten sich in der Regel ähnlich wie das C-reaktive Protein, indem sie am 1. Tag wenig sensibel, aber spezifisch sind. Am 2. Tag werden sie eher spezifisch, sind aber nicht mehr unbedingt sensibel. Eine Ausnahme macht die Granulozytenelastase, die schon am ersten Tag zwar sensibel, aber wenig spezifisch ist. In praxi werden diese Indikatoren derzeit selten in der Routinediagnostik herangezogen. Allerdings sind sie von diagnostischem Wert zur Therapiekontrolle (16).

Tabelle 13.29. Normalwerte für die Akute-Phase-Proteine (31)

Protein	Normalwert (g/l) Erwachsene	Neugeborene
CRP	< 0,6*	< 0,6 (< 2,0)*
Orosomukoid	0,4 – 0,8	< 0,8
Haptoglobin	0,6 – 1,6	< 0,50
α_1-Antitrypsin	2 – 3,5	< 2,0
α_1-Antichymotrypsin	0,3 – 0,6	< 0,6
Coeruloplasmin	0,3 – 0,5	< 0,2

* Einheit ist mg/dl

Bei der *Frühdiagnostik* verwertbar sind ebenfalls *periphere Blutausstriche* zur Erkennung extra- und intrazellulärer Keime sowie *Gram-* und *Methylenblaufärbung des Liquorsedimentes*. Auch bei Früh- und Neugeborenen lassen sich bei Vorliegen einer Bakteriämie oft extra- und/oder intrazelluläre Bakterien im peripheren Blutausstrich nachweisen. Dazu hat sich die „Buffy-Coat"-Technik (129) bewährt. Nach dem Zentrifugieren von Vollblut ist zwischen der Plasma- und der Erythrozytensäule eine weißlich erscheinende Schicht erkennbar, die vorwiegend aus Leukozyten besteht. Hier finden sich angereichert die Bakterien, die dann in einem Ausstrich dargestellt werden können.

Sinnvoll und anzustreben ist dagegen ein Screening aller Schwangeren im letzten Trimenon und aller Neugeborenen auf *Besiedelung mit B-Streptokokken,* da dies bei erhöhtem Risiko einer B-Streptokokken-Infektion die Möglichkeit einer Prophylaxe eröffnet. Dazu geeignet sind Schnellkulturmedien, die durch einen Farbumschlag innerhalb von längstens 24 Stunden das Wachstum von B-Streptokokken beweisen. Die Sensitivität dieser Kulturmedien (z.B. GBS-Selektivmedium Fa. MEDCO liegt bei 95 %, die Spezifität bei fast 100 %. Ob neuere ELISA-Methoden dieses Screening noch verbessern, muß noch durch klinische Studien bewiesen werden (16).

Vermehrt vorhandene Immunglobuline, Elektrolytveränderungen (Phosphat, Natrium und Kalzium erniedrigt, Kalium erhöht), Störungen des Kohlehydratstoffwechsels (Blutzucker erhöht oder niedrig mit Glucosurie) vervollständigen das Bild einer Sepsis. So ist das Vorhandensein von über 20 mg/dl IgM (58) post partum oder ein überdurchschnittlicher IgM-Anstieg (> 30 mg/dl) Hinweis auf eine Sepsis, ebenso wie ein Wert von α_1-Antirypsin über 200–400 mg/dl und von Haptoglobin über 25 mg/dl.

Weiterhin behilflich sind bei der Diagnostik: die Gegenstromimmunelektrophorese zur Erkennung von Antigenen im Sinne einer Präzipitationslinie mit Antikörpern im elektrischen Feld, der Endotoxinnachweis im Limuluslysattest und der Latex-Agglutinationstext zum Nachweis bestimmter Antigene in Urin, Serum und Liquor. Antigene werden dabei mit Latexpartikeln, die mit spezifischen Antikörpern sensibilisiert sind, oder Antikörperseren im elektrischen Feld in weniger als 1 Stunde identifiziert. Es können noch positive Ergebnisse gefunden werden, wenn Patienten schon antibiotisch vorbehandelt wurden, Kulturen aber dann erfahrungsgemäß negativ ausfallen. Es ist allerdings mit 5–10 % falsch positiven bzw. falsch negativen Ergebnissen und mit Kreuzreaktionen unter den Bakterien zu rechnen (Streptokokken-B-Test; 16). (E. coli K1 Kreuzreaktion des Latextestes mit Meningokokken Typ b.) Negative Schnellteste schließen allerdings eine Sepsis nicht aus. Indikationen sind: der neonatale Streptokokkeninfekt, die bakterielle Meningitis, ältere Kinder mit Sepsis, Pneumonien und Epiglottitis.

Ebenfalls im Handel befinden sich Schnell-Kits für die häufigsten Erreger einer bakteriellen Meningitis/Sepsis (Tabelle 13.30). Der Nitrose-Blau-Tetrazoliumtest (NBT) ist in den ersten 7–14 Tagen nicht verwertbar (58).

Die Zukunft gehört der *Antigenerkennung* mittels monoklonaler Antikörper. Auf die Besonderheiten der Meningitisdiagnostik mit Liquorzellen bzw. -differenzierung, Liquoreiweiß, Liquorzucker und Liquorlactat sei in diesem Rahmen nicht eingegangen (pathologische Werte: über 32 Zellen pro μl mit Vermehrung der segmentkernigen Granulozyten über 60 %, Liquorzucker unter 20–30 mg/dl, bzw. < 40 % der Blutglucose, Liquoreiweiß über 170 mg/dl, Liquordruck über 150 mm Wassersäule, Liquorlactat über 3 mval/l; Liquorlactatwert normal 1,3 ± 0,3 mval/l), (21, 58, 75). Es sei nochmals daran erinnert, daß 30 % der Neugeborenen-Meningitiden normale Liquorzellzahlen und 45 % einen normalen Liquorzucker-/Blutzucker-Quotienten aufweisen (106).

Die Diagnostik wird ergänzt, indem unter der Therapie zwingend nach 24 bis 48 h u.a. Blut- und Liquorkulturen zur Kontrolle der Sterilität durchgeführt werden.

Eine optimierte Infektionsdiagnostik könnte in Zukunft der neue Infektionsmarker *Procalcitonin* (PCT) liefern. Der Normbereich liegt unter 0,1 ng/ml. Er ist bei Sepsis/Meningitis erhöht.

Negative Blutkultur bei der Neugeborenensepsis

Bei pränatal erworbener Neugeborenensepsis ist die Blutkultur selbst bei positivem Antigennachweis oft negativ. Trotzdem kann auf die Blutkultur nicht verzichtet werden. Die Diagnose „neonatale Sepsis" basiert immer auf einem Spektrum von klinischen Symptomen und paraklinischen Befunden, weshalb die Blutkultur eine besondere Bedeutung hat. Sie ist zweifellos der wichtigste diagnostische Parameter bei Verdacht auf eine systemische bakterielle Infektion des Neugeborenen. Bakterielle Infektionen des Neu- und Frühgeborenen neigen besonders zur Generalisierung, so daß es häufiger zu Bakteriämien kommt. Eine negative Blutkultur kann deshalb bei Verdacht auf eine bakterielle Infektion auch andere Gründe, wie pulmonale, kardiale, neurologische oder metabolische Störungen bzw. Ursachen haben. Anderer-

Tabelle 13.30. Schnelltestverfahren zum frühzeitigen Nachweis bakterieller Erreger in Serum, Liquor und Urin. (Nach 127)

> - Peripherer Blutausstrich, „Buffy-Coat"-Ausstrich
> - Latex-Agglutinationstest
> - Gegenstromimmunelektrophorese
> - Schnellkulturmedium GBS-Selektivmedium (Fa. MEDCO)
>
> Einige Hersteller von im Handel erhältlichen Schnelltestverfahren bzw. deren Zubehör:
>
> *Latex-Agglutinationstest:*
>
> Deutsche Wellcome GmbH, Labordiagnostika, Burgwedel:
> - Streptokokken Gruppen A–G
> - Haemophilus influenzae Typ b
> - Pneumokokken
> - Meningokokken Typ b
> bio Mérieux GmbH, Nürtingen:
> - Haemophilus influenzae Typ b
> - Pneumokokken
> - Meningokokken Typ b
>
> *Gegenstromimmunelektrophorese*
> - (Immunelektrophorese-Kit): Intrumentation Laboratory GmbH, Bornheim
> - Antikörperseren:
>   Difco Laboratories, Chicago (U.S.A.):
>   - Streptococcus A–G
>   - Listeria monocytogenes
>   - E. coli
>   - Haemophilus influenzae Typ b
>   - Meningokokken
>   - Pneumokokken
>   - Klebsiella pneumoniae
>   Deutsche Wellcome GmbH, Labordiagnostik, Burgwedel:
>   - Meningokokken Typ b
>   - Haemophilus influenzae Typ b
>   Statens Seruminstitut, Kopenhagen (Dänemark):
>   - Pneumokokken

seits können Mutter und/oder Kind bereits Antibiotika erhalten haben oder es kann sich um Erreger handeln, die nicht oder nicht ohne weiteres mit jedem Blutkulturbesteck nachgewiesen werden können (aerobe, anerobe Blutkulturen). Es kann auch sein, daß die Blutmenge zu gering war (normal 0,5 bis 2 ml Blut).

Selbst renommierte Studien (15, 32, 58) konnten bei gesicherten Neugeborenensepsen lediglich in 13,4 % positive Blutkulturen nachweisen. Die mäßige Sensitivität der Blutkultur wird auch durch eigene Untersuchungen mit 23–24 % bestätigt, andere Literaturquellen geben trotz optimaler Abnahme- und Kulturtechniken einen Wert von nur 20 % positiver Blutkulturen an (16). In einem Literaturüberblick der letzten Jahre (32) teilten namhafte Autoren eine Sensitivität zwischen 5 und 30 % für die Blutkultur mit.

Dies alles beweist, daß die positive Blutkultur (negative Blutkultur durch technische Fehler bei der Abnahme bzw. Transport ausgeschlossen) zur Diagnostik einer Neugeborenensepsis in Hinblick auf die Frühtherapie unbrauchbar ist und nur wissenschaftlich-dokumentarischen Charakter hat. Auch unter pharmakoökonomischen Gesichtspunkten verliert der Wert der Blutkultur, die deshalb nur noch bei fulminanten Verlaufsformen, bei besonderer therapeutischer Fragestellung (Listerien-Meningitis?) oder bei prolongiertem bzw. rezidivierendem Fieber in Frage kommt. Im Zeitalter der Cephalosporine der III. Generation mit guter Liquorgängigkeit und hohen bakteriziden Spiegeln spielt bei Kenntnis der routinemäßigen Erregerlage die Blut- und Liquorkultur keine Rolle mehr. Ersatzweise durchgeführte Antigennachweise sind hilfreich, können aber falsch positive bzw. falsch negative Ergebnisse haben. Auf die hohe Sensitivität des C-reaktiven Proteins bzw. die Bestimmung des IT-Quotienten wurde bereits hingewiesen.

Das beste „Hilfsmittel" zum Nachweis einer Sepsis ist das aufmerksame und klinisch sehr erfahrene Personal (Hebammen, Schwestern und Ärzte), denen „das Kind nicht gefällt" oder die eine Verschlechterung des Zustandsbildes feststellen. Die synoptische Betrachtung und kritische Wertung pränataler Risikofaktoren und Klinik ist entscheidend. Aus Kostengründen kann am ehesten auf die anaerobe Blutkultur verzichtet werden, da Anaerobier nur ungefähr 5–8 % der positiven Blutkultur bei Neugeborenensepsis ausmachen (32).

Zur Feststellung der Neugeborenensepsis genügen die in Tabelle 13.31 von der ESPID aufgelisteten Hinweise (32).

Tabelle 13.31. Definition der Neugeborenensepsis. (ESPID 32)

▶ **Bakterienisolierung**

   aus Liquor
      Punktionsharn
      Blutkultur
      Aspiraten

oder

▶ **Nekrotisierende Enterokolitis**

oder

▶ **3 der 4 folgenden Kriterien:**

   Mikro-BSG > 15 mm/Std.
   CRP i.S. > 20 mg/l
   Unreife: Gesamtneutrophile > 0,2
   Thrombozyten < 100000/μl

13.8 Therapie der Neugeborenensepsis/ -meningitis

Auf die begleitende Allgemeintherapie wie Schocktherapie, Acidoseausgleich, Flüssigkeits- und Elektrolytbilanzierung, Hirnödemtherapie und Heparintherapie wird nur tabellarisch eingegangen (Tabelle 13.22).

13.8.1 Indikation

Die bakterielle Kolonisation allein stellt nie eine Indikation zur prophylaktischen antibiotischen Behandlung dar. Andererseits rechtfertigt auch der geringste klinische Infektionsverdacht bei einem sehr unreifen Frühgeborenen den Einsatz von Antibiotika auch dann, wenn hierfür noch keine objektiven Beweise vorliegen. Als allgemeine Regel kann gelten, daß bei einem Neu- und Frühgeborenen die Antibiotikatherapie begonnen werden sollte, wenn es als krank genug angesehen wird, um eine Blutkultur, auch aus Fersenblut oder Knochenmark, und evtl. auch eine Liquorkultur anzulegen. Bei einem unreifen Organismus ist die neonatale Sepsis auch heute noch eine der häufigsten Mortalitäts- und Morbiditätsursachen.

Tabelle 13.32. Intensivtherapie bei akuter bakterieller Sepsis/Meningitis

- Sachgerechte Pflege in ruhiger, abgedunkelter Umgebung, Bettruhe
- Optimale Hydrierung (RR-Stabilisierung; cave: Hirnödem), 80–100 ml/kg/Tag, Elektrolytsubstitution
- Schockbekämpfung (Biseko [Serumkonserve]) 10–20 ml/kg Einzeldosierung in 0,5–2 h, falls ZVD < 8 mm: 30 ml/kg evtl. 2 × tgl (*cave:* Humanalbumin kann zum Sklerödem und zum Nierenversagen führen [LINDERKAMP, pers. Mitt. 1990], Ziel: MAD > 30 Torr
- Falls Schock mit Herzkreislauf- und Nierenversagen: Einsatz von Dobutamin 5–7,5 – 20 mcg/kg /min, zusätzlich Dopamin 2–4 mcg/kg/min (evtl. komb. mit Dexamethason)
- Bei persistierender Hypotension: Noradrenalin 0,05–1,0 μg/kg KG/min
- Hirnödembekämpfung mit Dexamethason (1–2 mg/kg/Tag) 3 Tage (+ evtl. Furosemid, 2–5 mg/kg/Tag, Mannit 20 %ig, 5–10 ml/kg alle 4–6 h
- Antikonvulsia: Phenobarbital (inital 10–20 mg/kg Einzeldosis, bei Hirnödem bis 30 mg/kg Einzeldosierung, Fortsetzung mit 5–10 mg/kg/Tag), Diazepam (0,1–1 mg/kg Einzeldosierung) oder Clonazepam (1/2–2 Amp. à 1 mg langsam i.v., Einzeldosierung)
- Diphenylhydantoin führt nicht zu einer Atemdepression wie Phenobarbital und mindert die übermäßige ADH-Produktion (5–20 mg/kg/Tag)
- Acidosekorrektur mit Natriumbicarbonat, 8,4 %ig, 1–3 ml/kg Einzeldosierung, 20–30 min Kurzinfusion; Wiederholung nach 2–4 Stunden und 8 Stunden möglich
- Behandlung der intravasalen Gerinnung mit Streptase und/oder Heparin (250–1000 E/kg/Tag) plus AT III (siehe WATERHOUSE-FRIDERICHSEN-Syndrom, Kap. 12)
- Antibiotika/Antimykotika (Fluconazol oral, 0,2–0,4 ml/kg/Tag 1 × tgl)
- IgM-angereichertes intravenöses Immunglobulinpräparat (Pentaglobin) 3–5 ml/kg/Tag, 1,7 ml/kg/h (Kinder 0,4 ml/kg/h) bzw. Fresh-frozen-Plasma (10–20 ml/kg/KG)
- Vitamin-K-Gaben bei Säuglingen (1 mg/kg)
- U.U. Hyperventilationsbeatmung
- Antipyretika/Sedierung, Anämiekorrektur mit 10 ml/kg/KG Erythrozytenkonzentrat
- Bei Neugeborenen und jungen Säuglingen frühzeitige Austauschtransfusion mit ACD-Blut 160–180 ml/kg
- Granulozytentransfusion (zelluläre Abwehr), evtl. Thrombozytenkonzentrat 10 ml/kg/KG bei Thrombozyten < 25000/μl

MAD mittlerer arterieller Druck

Die Gefahr der Neugeborenensepsis liegt nicht nur in der hohen Mortalität von 20–40 %, sondern bei Überlebenden auch in einer hohen Rate von neurologischen und psychologischen Defektheilungen mit Oligophrenie, Hör- und Sehstörungen (10–40 %). Dies ist auf die häufig begleitende eitrige Meningitis (30–60 %) – auch ohne Zellzahlerhöhung – zurückzuführen.

Die klinischen Sepsiszeichen sind uncharakteristisch und vieldeutig. Der oft letale Ausgang einer nicht rechtzeitig erkannten Infektion bei einem sehr unreifen Frühgeborenen rechtfertigt den großzügigen Einsatz von Antibiotika auch dann, wenn objektive Befunde, wie Blutkultur und Trachealaspirat, CRP-Erhöhung und Linksverschiebung im Differentialblutbild zunächst noch fehlen. Anders ist die Situation bei einem Termingeborenen, bei dem wesentlich strengere Kriterien für die Entscheidung zur antibiotischen Therapie angelegt werden können. Bleiben die mikrobiologischen und laborchemischen Befunde negativ, bestätigt sich also der Sepsisverdacht nicht, so darf nicht gezögert werden, die Antibiotika frühzeitig nach 2–3 Tagen abzusetzen, um eine Keimselektion und Resistenzentwicklung zu verhindern. Anders verhält es sich aber, wenn auch nach negativem Ausfall der Untersuchungen (z.B. schlecht anzüchtbare Erreger, wie Haemophilus influenzae, Meningokokken und Anaerobier) der Verdacht auf eine septische Infektion bestehen bleibt, sei es die Annahme oder einfach, weil es dem Kind weiter schlecht geht (Gefühlsneigung, Erfahrung). Dann wird man sich trotz therapeutischer Risiken im Zweifelsfalle für eine Fortsetzung der Behandlung entschließen. Das Risiko der Sepsis rechtfertigt diese sinnvolle Überbehandlung. Bedenken gegenüber Nebenwirkungen von Chemotherapie und Intensivmaßnahmen müssen zurückstehen. Die Risiken von Nebenwirkungen sind dann gering, wenn nach Erhalt negativer Ergebnisse, spätestens am 3.–5. Tag, die Therapie wieder abgesetzt wird oder nach Erregeridentifizierung mit entsprechendem Antibiogramm eine Monotherapie oder eine dann gezielte Kombinationstherapie durchgeführt werden kann. Eine Monotherapie mit Ampicillin ist obsolet und kommt wegen des Selektionsdruckes und Resistenzentwicklung vieler Enterobakterien (E. coli 30 %) nicht in Frage. Statt Ampicillin sollte besser Piperacillin mit einem Betalaktamasehemmer gegeben werden.

Jedenfalls zwingt der unberechenbare Verlauf der Neugeborenensepsis zur *sofortigen empirischen und kalkulierten Chemotherapie,* wenn anamnestische, klinische und Labordaten als Frühzeichen einer Sepsis gedeutet werden müssen. Dies beginnt unter Umständen schon im Kreißsaal nach Abnahme von Abstrichen oder sonstigem Kulturmaterial. Das sofortige Handeln ist für das Kind lebens- und schicksalsentscheidend. Das Risiko einer unnötig durchgeführten Chemotherapie muß in Kauf genommen werden.

Tabelle 13.33 gibt einen Überblick über die Kinder, die zwingend behandelt werden müssen, wobei als Risikofaktoren Tokolyse, protrahierte Geburt, Kortison-Vorreifung, Cerclage, operative Geburtsmedizin, Frühgeborene unter 1500 g und Mangelgeborene oder Auftreten von jedweden Atemstörungen gelten. Ein mütterlich nachgewiesenes Amnioninfektionssyndrom ist selbstverständlich eine Indikation.

Keine Indikation zur Behandlung sind: vorzeitiger Blasensprung unter 24 Stunden ohne Risikofaktoren, intensivmedizinische Maßnahmen wie Nabelarterienkatheter, Nabelvenenkatheter, Austauschtransfusion, Hirnblutung, Beatmung oder der positive Nachweis von B-Streptokokken im Vaginalabstrich, wenn Mutter und Kind gesund sind. (Ein vorzeitiger Blasensprung von über 12–18 Std. sollte aber ein Screening auf Neugeborenensepsis notwendig machen.) Allenfalls kann eine prophylaktische Gabe von Vancomycin (10–30 mg/kg/d i.v.) bei zentralen Kathetern erfolgen.

Tabelle 13.33. Indikation zur Chemotherapie

> ▸ Blasensprung über 48 Stunden bei reifen Neugeborenen
> ▸ Blasensprung unter 24 Stunden plus weitere Risikofaktoren (Frühgeborene 1 500–2 500 g)
> ▸ Jeder vorzeitige Blasensprung mit protrahierter Geburt über 12 h
> ▸ Amnioninfektionssyndrom der Mutter (Fieber sub partum, Leukozytose, fötide riechendes Fruchtwasser, Antibiotikatherapie der Mutter)
> ▸ Früh- und Neugeborene mit einem sehr frühen Atemnotsyndrom unter 4 Stunden beginnend (Verdacht auf B-Streptokokken-Sepsis)
> ▸ Mekoniumaspiration
> ▸ Wenn in mehreren Abstrichen (auch Rachen und Magensaft) der gleiche Keim wächst (E. coli, B-Streptokokken, Enterokokken, Staph. aureus)
> ▸ Früh- und Neugeborene mit auffälliger Symptomatik (Sepsisverdacht u.a. Risikofaktoren); Behandlung bis zum Beweis des Gegenteils, FG < 1 500 g mit Zirkulationsstörungen, fetaler Tachykardie > 160/min
> ▸ Verschlechterung des Apgar-Wertes nach 10 Min. mit Asphyxie/metabolische Acidose
> ▸ Lokalisierte Infektionen (Pneumonie, Hautinfektionen u.a.m.)
> ▸ Zentrale Katheter und Beatmung bei Frühgeborenen unter 1 200 g
> ▸ Mißbildungen, Meningomyelozele, operative Eingriffe am Darm
> ▸ Leukozytopenie unter 6 000/mm^3 am 1. Tag
> Leukozytose über 30 000/mm^3
>
> *Keine Indikation:*
> ▸ Beatmung
> ▸ Austauschtransfusion
> ▸ Nabelgefäßkatheter
> ▸ Pleuradrainage
> ▸ Frühgeburtlichkeit u.a.

13.8.2 Wahl der Antibiotika für die kalkulierte Blindtherapie

Der Erreger ist zunächst meist nicht bekannt. Deshalb muß ungezielt mit einem kombinierten Einsatz von Antibiotika in entsprechender Maximaldosierung begonnen werden. Die symptomatische Behandlung vitaler Dysfunktionen ist eine gleichrangige Maßnahme. Entscheidend für eine erfolgreiche Therapie ist jedoch die frühzeitige Diagnose.

Die zur Anwendung kommenden Antibiotika (*kalkulierte Blindtherapie*) sollten folgende Eigenschaften haben:

▸ breites antibakterielles Spektrum,
▸ bakterizide Wirkung und Betalaktamase-Stabilität,
▸ hohe Liquorkonzentration (gute Liquorgängigkeit),
▸ gute Verträglichkeit bei Kurz- und Langzeittherapie (Toxizität),
▸ synergistische und additive Wirkung ihrer Kombination,
▸ Selektionsdruck auf körpereigene Flora bzw. Induktion von Resistenzen müssen beachtet werden.

Die primäre Wahl der Chemotherapeutika hängt somit von folgenden Kenntnissen ab:

▸ Art und Häufigkeit der möglichen Erreger der vermuteten bzw. bewiesenen Infektionskrankheit,
▸ aktuelle antibiotische Resistenz dieser Erreger (E. coli ist teilweise bis zu 30 % Ampicillin-resistent (16), ebenso werden Listerienresistenzen gegen Ampicillin in der Literatur beschrieben (107, 108); Resistenzen von Enterokokken gegen

Vancomycin und von Pneumokokken gegenüber Betalaktam-Antibiotika sollen zunehmen,
▸ pharmakokinetische und pharmakodynamische Eigenschaften der in Frage kommenden Antibiotika, wie Gewebediffusion, Halbwertszeit, Ausscheidung und Nebenwirkungen.

Ein einseitiger Einsatz eines einzigen Antibiotikums kann den Selektionsdruck fördern, weshalb mancherorts die Antibiotikakombination in bestimmten Zeitintervallen geändert wird. Da Neugeborene im Vergleich zum Erwachsenen ein deutlich höheres Extrazellulärvolumen und eine geringere Plasmaeiweißbindung aufweisen, müssen Antibiotika höher dosiert werden. Aufgrund der eingeschränkten Liquorgängigkeit sind Antibiotika bei Meningitis auch höher zu dosieren als bei Sepsis.

Für Patient und Therapeut ist also die Frage nach dem oder den jeweils wirksamsten und risikoärmsten Antibiotika von zentraler Bedeutung. In der Soforttherapie muß zwangsläufig auf eine möglichst vollständige Erfassung aller im Einzelfall möglichen Keime Wert gelegt werden, dies insbesondere bei aeroben und anaeroben Mischinfektionen oder bei Infektionen mit mehrfach resistenten Keimen. Zur initialen Monotherapie sind die Cephalosporine der III. Generation nicht geeignet, weil es Erregerlücken bei Listeria monozytogenes, Staphylococcus aureus oder Streptokokken der Gruppe D (Enterokokken) gibt. Dies hat dazu geführt, daß bei der Mehrzahl der o.g. Situationen eine Antibiotikakombination von drei bzw. zwei Substanzen zur Anwendung kommt, damit synergistisch auch Erreger wie Pseudomonas aeruginosa, Enterobacter cloacae, Acinetobacter und Serratia marcescens erfaßt werden oder Superinfektionen mit Enterokokken, Candida albicans, Anaerobier und Staphylokokken vermieden werden.

Nach positivem Ergebnis von Liquor- und Blutkultur mit entsprechendem Resistogramm wird dann gezielt behandelt: Hauptziel der antimikrobiellen Behandlung ist die möglichst rasche und vollständige Abtötung der Erreger, da die Dauer der bakteriellen Resistenz sowohl mit der Häufigkeit als auch mit dem Schweregrad der Komplikationen einhergeht.

Die vom Autor 1988 eingeführte Kombinationstherapie – *Ceftriaxon + Netilmicin je einmal täglich – bei unbekanntem Erreger* hat sich seitdem bei Neugeborenensepsis und bei bakteriellen Infektionen von Kleinkindern bewährt. Selbst bei Enterokokken war sie bei uns in 67 % der Fälle wirksam. Problematisch ist die Therapie bei nosokomialem, multiresistentem Staphylococcus albus, der in den letzten Jahren stark zunimmt. Hier sind meist alle Cephalosporine unwirksam, während Aminoglykoside noch wirksam sind (16). Die kalkulierte Blindtherapie schließt deshalb *bei zentralen Kathetern* zusätzlich *Glykopeptid-Antibiotika (Vancomycin)* mit ein. Damit werden im übrigen auch Enterokokken erfaßt.

Vor einigen Jahren wurde bei Standardtherapie mit Cefotaxim allerdings eine rasche Selektion von Enterobacter-Spezies (Enterobacter cloacae) nachgewiesen, die auf Ceftazidim noch empfindlich sind (16). Eine Anwendung von Cephalosporinen sollte daher nur unter strenger Indikationsstellung erfolgen (102, 106, 109), u.U. in Kombination mit Piperacillin und Aminoglykosiden (16).

Jedes positive bakteriologische Resultat indiziert eine Kontrollkultur nach Beginn der antimikrobiellen Behandlung zur Dokumentation der angestrebten Keimfreiheit. Dabei bewähren sich folgende zeitliche Abstände nach Therapiebeginn:

▸ Blut: 24–48 h,
▸ Liquor: 24–36 h.

Nach SCHAAD (107) ist bei E.-coli-Meningitis auch nach suffizienter Therapie frühestens nach 3 1/2 Tagen Keimfreiheit zu erwarten.

Tritt eine Infektion erst sehr spät auf (nach dem 5.–7. Lebenstag), muß mit einem veränderten Keimspektrum gerechnet werden. In diesen Fällen findet sich E. coli bei etwa 30 %, gefolgt (bedingt durch den vermehrten Einsatz von Plastikmaterialien, wie Katheter) von Staphylococcus epidermidis mit steigender Tendenz. Für ca. 20 % der Infektionen zeichnet Pseudomonas aeruginosa, verantwortlich, danach erst folgen Staphylococcus aureus und andere Keime (ADAM, pers. Mitt.).

13.8.3 Weiterführende Therapie und Nebenwirkungen

Die Dosierung der verwendeten Antibiotika muß hoch genug sein, um das gesamte bakterizide Wirkungsspektrum der Substanzen auszunutzen und um hohe Liquorspiegel zu erreichen, andererseits ist die häufig behinderte Ausscheidungs- und Entgiftungsfunktion über die Nieren – besonders im Schock und bei Frühgeborenen unter 1000 g – zu berücksichtigen, um Kumulation mit nephro-, oto- und neurotoxischen Komplikationen zu vermeiden. Diese sowie Allergien sind jedoch um so seltener, je jünger das Kind ist.

Solche Komplikationen sind bei Aminoglykosiden und Vancomycin bekannt. Dosierungen sollten deshalb an das postkonzeptionelle Alter, das Gewicht, den Kreatininwert und die Serumspiegel angepaßt werden. Die limitierte therapeutische Breite macht Serumspiegelkontrollen bei Aminoglykosiden und Glykopeptidantibiotika wünschenswert und bei Chloramphenicol obligatorisch.

- *Vancomycin* (26, 31): Spitzenspiegel 20–40 μg/ml, Talspiegel 5–10 μg/ml, toxische Spiegel über 50–80 μg/ml. Nebenwirkungen von Vancomycin sind: Red-man-Syndrom, Hypotension, Herzinsuffizienz.
- *Aminoglykoside:* Spitzenspiegel 10–15 μg/ml, Talspiegel < 2 μg/ml. HANDRICK (31) konnte tierexperimentell beweisen, daß die nephrotoxischen Eigenschaften der Aminoglykoside durch die gleichzeitige Gabe von Cephalosporin gemildert werden. Aminoglykoside können aber zu einer neuromuskulären Blockade führen und damit eine Paralyse der quergestreiften Muskulatur induzieren, wenn gleichzeitig Succinylcholin, Pankuronium und Fentanyl appliziert werden (31).
- Die potentielle gravierende Toxizität, die nur bakteriostatische Wirkung gegenüber den meisten Enterobakterien und die zunehmende Resistenzentwicklung gegenüber Beta-Acetyltransferase-produzierenden Bakterien limitieren den Einsatz von *Chloramphenicol* in der Neonatologie. Auch wenn Chloramphenicol bei nichtentzündeten Meningen gut liquorgängig ist, ist es das Mittel der letzten Wahl bei Allergien, multiresistenten Staphylokokken, Anaerobiern, Salmonellen oder zur oralen Nachbehandlung bei protrahierten Verläufen im Säuglings- und Kleinkindesalter. An Nebenwirkungen sind das Gray-Syndrom und Hämatotoxizität bei einem Serumspiegel von über 70 μg/ml bekannt, weil nicht nur die Eiweißsynthese in der Bakterienzelle, sondern auch die in der menschlichen Zelle blockiert wird.

Der anzustrebende therapeutisch wirksame Serumspiegel von Chloramphenicol liegt zwischen 10 und 30 μg/ml. Toxische Reaktionen treten ab 35 μg/ml im Serum auf. Eine Spiegelbeeinflussung im Sinne einer Erhöhung ist durch Kombination mit Penicillin und Sulfonamiden oder Phenytoin, eine Spiegelreduzierung durch Kombination mit Antikonvulsiva (Barbiturate) oder Rifampicin und eine Halbwertszeitverlängerung durch Paracetamol möglich. Der Liquorspiegel sollte zwischen 8–15 μg/ml liegen.

- Die bei der Neugeborenensepsis/-meningitis nach wie vor am häufigsten gewählte antibiotische Kombination besteht aus *Penicillin G* oder *Ampicillin + Aminoglykosid* + einem liquorgängigen Betalaktamase-stabilen *Cephalosporin* der 3. Generation, wie Ceftazidim, Cefotaxim oder Ceftriaxon. Dies trifft für die Ätiologie unbekannter Erreger, koliformer Bakterien, Streptokokken und Listerien zu. Bei Staphylokokken setzen wir Flucloxacillin, Fosfomycin oder Vancomycin ein, bei Pseudomonas aeruginosa und Salmonella Tobramycin + Ceftazidim. Bei Anaerobierinfektionen (Bacteroides fragilis und Clostridium difficile) sind Vancomycin, Chloramphenicol, Clindamycin oder Metronidazol die Mittel der Wahl. Die Liquorgängigkeit von Clindamycin ist allerdings für jegliche therapeutische Beeinflussung im Bereich der Meningen ungenügend (101).

Cefotaxim mit seiner sehr kurzen Halbwertszeit (1 Stunde) infolge seiner raschen Metabolisierung sowie seiner geringeren antibakteriellen Aktivität hat sich in der Neonatologie bewährt. Es muß in 4–6stündigen Abständen appliziert werden, womit die Therapiekosten mehr als 50 % über denen von Ceftriaxon liegen. Die metabolisierte Substanz Desacetyl-Cefotaxim ist synergistisch wirksam und sehr gut liquorgängig (101). Ceftazidim, Cefotaxim und Ceftriaxon sind gut gegen B-Streptokokken wirksam. Alle sind jedoch unwirksam gegen Listeria monozytogenes und Enterokokken.

Die erhöhte Durchfallquote (6 %) unter *Ceftriaxon-Therapie* hängt mit der biliären Exkretion zusammen, die bei Neugeborenen nur 20–30 % beträgt. Die physiologische anaerobe Darmflora inaktiviert das Ceftriaxon, unterdrückt aber nicht das Neuauftreten von Enterokokken, Candida albicans, Pseudomonas und Klebsiellen im Darm. Dies geschieht bei allen Cephalosporinen, wenn sie dann bei eingeschränkter Nierenfunktion vermehrt biliär ausgeschieden werden (GUGGENBICHLER, pers. Mitt. 1989). Bis auf wenige Ausnahmen kann dies unberücksichtigt bleiben, da die Darmschleimhaut sich 24–48 h nach Absetzen der Antibiotika wieder erholt (cave: angeborene Immunmangelerkrankungen). Der bei Kleinkindern selten auftretende, meist symptomlose Gallengrießsludge unter Ceftriaxon wurde von uns bei Neugeborenen nie beobachtet und auch in der Weltliteratur nicht mitgeteilt. Eine mögliche Bilirubin-Enzephalopathie durch Verdrängung des Bilirubins durch Ceftriaxon aus der Albuminbindung ist nur hypothetisch und nie beschrieben worden. Eine solche wurde auch nach 5jähriger Anwendung von Ceftriaxon auf unserer Neugeborenen-Intensivstation nie beobachtet. In der Tat verdrängt Ceftriaxon Bilirubin aus seiner Albuminbindung, was aber nur bei Bilirubinwerten im Austauschbereich eine Rolle spielt. Bei Werten darunter kommt es unter Ceftriaxon-Therapie zum Abfall des Gesamtbilirubinwertes und zum Anstieg des ungebundenen „freien Bilirubins". Jedoch lag der höchste von uns gemessene Wert bei 12 nmol/l, wohingegen der hinsichtlich einer Bilirubinenzephalopathie kritische Werte für freies Bilirubin bei 20–50 nmol/l liegt (74).

Ceftazidim hat neben Ceftriaxon die höchste bakterizide Aktivität mit dementsprechend hohen Spiegeln im Liquor. Es besteht eine Schwäche bei Pneumokokken. Seine absolute Stärke liegt in der Behandlung von Pseudomonaskeimen (Mukoviszidose), Salmonellosen, neutropenischen Patienten und von nosokomialen Infektionen.

Gerade in letzter Zeit hat sich *Ceftriaxon* wegen seiner langen Halbwertszeit, seiner guten Verträglichkeit, seiner guten Liquorgängigkeit und der damit verbundenen Einmalinjektion pro Tag gut bewährt und die früher übliche intrathekale Behandlung mit Gentamicin L abgelöst. Auch die Behandlung mit Chloramphenicol ist dadurch überflüssig geworden. Vielfältige Studien zur Pharmakokinetik (89, 102) und zur Empfindlichkeit der Erreger der Neugeborenensepsis/-meningitis gegenüber Ceftriaxon belegen dessen prinzipielle Eignung zur Behandlung, weil es 96 % aller Erreger abzutöten vermag. Nur in 3 % der Fälle treten primäre Resistenzen auf. Sekundäre Resistenzen sind bis heute nicht bekannt geworden. Nephrotoxische, hepatotoxische und neurotoxische Nebenwirkungen sind ebenso wie allergische Reaktionen bei den genannten Cephalosporinen der 3. Generation nicht nachweisbar.

13.8.4 Dosierungsrichtlinien (Auswahl der Antibiotika)

In den Tabellen 13.34, 13.35 u. 13.43 sind die Dosierungsrichtlinien für die eingesetzten, im Neugeborenenalter pharmakokinetisch genügend dokumentierten Antibiotika aufgeführt. Beim schwerkranken Patienten und insbesondere bei Verdacht auf Meningitis ist die Applikationsart stets intravenös. In den übrigen Fällen erlauben die pharmakokinetischen Eigenschaften der Aminoglykoside und bis zu einem gewissen Ausmaß Penicilline (u.a. auch Ampicilline) sowie Ceftriaxon auch die intramuskuläre Verabreichung. Eine orale Verabreichung von Vancomycin und Aminoglykosiden in halber Dosierung bei nekrotisierender Enterokolitis ist möglich. Vancomycin und Chloramphenicol sind gewebetoxisch, und die intramuskuläre Gabe kommt nicht in Frage (101). Vancomycin ist aber passabel liquorgängig (SCHAAD, pers. Mitt. 1989).

Bei *nachgewiesener Pilzinfektion* (Candida albicans, Cryptococcus) ist die zeitversetzte Gabe der Antimykotika erforderlich (16), wobei die Dosierung von Amphotericin B i.v. einschleichend initial von 0,1 mg/kg Körpergewicht/Tag als Infusion in 4–6 Std. täglich bis zweitäglich bei normaler Nierenfunktion um 0,1 mg/kg Körpergewicht/Tag bis 0,5 mg/kg/Tag gesteigert wird. Notfalls kann auch mit 0,3 mg/kg Körpergewicht/Tag begonnen und bis 1 mg/kg Körpergewicht/Tag gesteigert werden. Hypokaliämie und Thrombozytopenie bzw. Natrium und Harnstoff müssen täglich kontrolliert werden.

Grundsätzlich wird die Pilzinfektion in Kombination mit 5-Fluorozytosin (60–150 mg/kg Körpergewicht/Tag in 2 Einzeldosen i.v. oder oral) behandelt. Aufgrund sei-

Tabelle 13.34. Therapie der Neugeborenensepsis und Neugeborenenmeningitis mit Ceftriaxon und Netilmicin bis zur 6. Lebenswoche

Netilmicin		
0–7 Lebenstage	8–28 Lebenstage	> 28 Lebenstage
▶ < 1000 g: 6 mg/kg alle 36–48 h	▶ < 1000 g: 6–9 mg/kg/36 h	▶ alle: 9 mg/kg/d (1 Dosis)
▶ > 1000 g: 6 mg/kg/d (1 Dosis)	▶ >1000 g: 9 mg/kg/d (1 Dosis)	
Ceftriaxon		
0–14 Lebenstag	14–28 Lebenstage	> 28 Lebenstage
▶ < 1000 g: 1 × 50 mg/kg/d	▶ < 1000 g: 1 × 50 mg/kg/d	▶ alle: 1 × 75–100 mg/kg/d
▶ > 1000 g: 1 × 50 mg/kg/d	▶ > 1000 g: 1 × 75–100 mg/kg/d	max. 4 g

Therapieschema: Ceftriaxon + Netilmicin + Vancomycin jeweils als Kurzinfusion im Abstand von 1 Std., wenn mögl., erst Netilmicin, dann Ceftriaxon. Keine Dosisreduzierung nach dem 3. Behandlungstag!

ner nephrotoxischen Wirkung empfiehlt der Autor statt 5-Fluorozytosin die Gabe von Fluconazol mit 3–6 mg/kg Körpergewicht/Tag i.v. oder oral. Zur Zeit ist aber Fluconazol (Diflucan) für Säuglinge unter 3 Monaten nicht zugelassen. Fluconazol wird 1 mal täglich gegeben und wird bei oraler Gabe zu 80 % resorbiert und ist zudem 80 % liquorgängig. Seine Halbwertszeit beträgt 30 Std. Die Eliminationszeit ist aber davon unabhängig (5-Fluorozytosin außer Handel, pers. Mitt. H. Helwig, 13. 11. 1997).

Fluconazol wirkt nicht bei Aspergillus. Hier bewährt sich nach wie vor die Kombination aus Amphotericin B und Fluorocytosin. Ketoconazol wirkt bei Candida albicans nicht gut. Empfehlungswert ist auch Itroconazol. Fluconazol ist mit Fluorozytosin kombinierbar.

Bei Schock oder persistierender Hypotension ist es wegen der Leber- bzw. Nierenausscheidung günstiger, auf Chloramphenicol und Aminoglykoside zu verzichten.

In der Altersgruppe 1 Monat bis 3 Monate mit dem Keimspektrum der Neugeborenen und der älteren Kinder wird international nach wie vor ein Cephalosporin der III. Generation (Cefotaxim oder Ceftriaxon) in Kombination mit Ampicillin empfohlen (Tabelle 13.36). In den USA gelten die in Tabelle 13.37 gegebenen Empfehlungen.

Behandlungsdauer für Neugeborene und Säuglinge unter 6 Wochen (unter Umständen bis 12 Wochen) mindestens 7–10 Tage, bei Meningitis 14 Tage, bei fehlendem Erregernachweis, Listerien oder gramnegativen Erregern 21 Tage (16).

Tabelle 13.35. Antibiotika-Dosierungen in der Neonatologie [mg pro kg KG/Dosierungsintervall]. (Zusammengestellt nach Literaturangaben)

Antibiotikum	Gewicht < 1200 g	Gewicht 1200–2000 g		Gewicht > 2000 g	
	Alter 0–4 Wo.	Alter 0–7 d	Alter > 7 d	Alter 0–7 d	Alter > 7 d
Amikazin	7,5/12 h; 7,5/24 h	7,5/12 h	7,5/8 h	10/12 h	10/8 h
Ampi-/Amoxi-/Mezlocillin	50–75/12 h	50–75/12 h	50–75/8 h	50–75/8 h	50–75/6 h – 8 h
Cefotaxim	50/12 h	50/12 h	50–75/8 h	50/8–12 h	50–75/8 h
Ceftazidim	50/12 h	50/12 h	50–75/8 h	50–75/8 h – 12 h	50–75/8 h
Ceftriaxon	50/24 h	50/24 h	50–75/24 h	50/24 h	75–100/24 h
Chloramphenicol	25/24 h	25/24 h	25/24 h	25/24 h	25/12 h
Clindamycin	5/12 h	5/12 h	5/8–12 h	5/8 h	5/6 h
Erythomycin (p.o.)	10/12 h	10/12 h	10/8 h	10/12 h	10/8 h
Flucloxacillin	50/12 h	50/12 h	50/8 h	50/8 h	50/6 h
Fluconazol ab 3. L.M. zugel. p.o./iv	3/24 h	3–6/24 h	3–6/24 h	3–6/24 h	3–6/24 h
Meropenem (ab 3. L.M. zugelassen	20/18–24 h	20/12 h	20/12 h	20/12 h	20–40/8 h
Metronidazol**	7,5/48 h	7,5/24 h	7,5/12 h	7,5/12 h	15/12 h
(**initial 15 mg/kg, RG = 24 h warten, FG = 48 h warten)					
Netilmicin*	2,5/18 h – 24 h	2,5/12 h – 18 h	2,5/8 h – 12 h	2,5/12 h	2,5/8 h
Penicillin G	50000 I.E./12 h	50–75000 I.E./12 h	50–75000 I.E./8 h	50–75000 I.E./8 h	50–75000 I.E./6 h
Tobramycin*	2,5/18 h	2,0/12 h	2,0/8 h	2,0/12 h	2,0/8 h
Vancomycin*	15/24 h	10/12 h – 18 h	10/8 h – 12 h	15/12 h	10/8 h (15/8 h)

* Nach Spiegelkontrollen (ab 3. Behandlungstag) Dosis und Dosisintervall modifizieren.
  (*FG* Frühgeborene, *RG* Reifgeborene)

Tabelle 13.36. Empfohlene Kombination bei bestimmten Sepsis- bzw. Meningitiserregern. (Nach 16)

Erreger	Kombination
Bei unbekanntem Erreger	
0–4 Wo.	Cephalosporine III + Aminoglykosid (unter Umständen in Kombination mit Ampicillin oder Piperacillin)
4 Wo. – 12 Wo.	Ampicillin + Cephalosporin III
Bei bekannten Erregern	
▸ Enterokokken (D-Streptokokken)	Ampicillin (Piperacillin) + Aminoglykosid, Vancomycin + Rifampicin
▸ Streptococcus agalactiae (B-Streptokokken) und A-Streptokokken	Penicillin G (Ampicillin, Cephalosporine der III. Generation) + Aminoglykosid, Vancomycin, Meropenem
▸ Staphylococcus aureus (MRSA)	Vancomycin (Flucloxacillin) + Aminoglykosid (alternativ Cefuroxim/Cefotiam), Vancomycin + Rifampicin
▸ Staphylococcus epidermidis (MRSE)	Vancomycin (Flucloxacillin) + Aminoglykosid (alternativ Rifampicin, Cefuroxim/Cefotiam) evtl. Mupirocin
▸ Listeria monozytogenes	Ampicillin + Aminoglykosid (evtl. statt AG Rifampicin erwägen)
▸ Escherichia coli, Klebsiellen, Proteus, Enterobacter, Haemophilus influenzae	Cephalosporine der III. Generation + Aminoglykosid (Azlocillin, Piperacillin)
▸ Pseudomonas aeruginosa	Ceftazidim + Tobramycin (Azlocillin + Tobramycin) (Piperacilin + Tobramycin)
▸ Bacteroides fragilis (u.a. Anaerobier)	Vancomycin + Metronidazol (oder Meropenem)
▸ Enterobacter cloacae: Therapieversager	Meropenem + Aminoglykosid
▸ Serratia marcescens	Cephalosporine der III. Generation + Aminoglykoside (Carbapenem)
▸ Campylobacter	Aminoglykoside + Erythromycin oder Clindamycin
▸ Citrobacter diversus	Cephalosporine der III. Generation + Aminoglykoside + TMP/SMZ
▸ Candida albicans (Aspergillus)	Amphotericin B + 5-Fluorocytosin/Fluconazol (4–6 Wochen)
▸ Pneumokokken MIC > 1 µg/ml	Vancomycin + Rifampicin/Meropenem
▸ Nosokomiale Infektionen oder Neutrozytopenie	Ceftazidim/Ceftriaxon + Netilmicin
▸ Herpes genitalis u. simplex	Aciclovir + Interferon (Hyperimmunglobulin)
▸ Zytomegalie-Viren	Ganciclovir + Hyperimmunglobulin
▸ Toxoplasmose-Erreger	Pyrimethamin + Sulfonamide
▸ Chlamydien, Mykoplasmen und Ureaplasmen	Erythromycin (14 Tage)

Tabelle 13.37. Antibiotikatherapie der Neugeborenensepsis bzw. -meningitis bei speziellen Indikationen. (Nach 58)

> ▶ *Early-onset-Sepsis:*
> Penicillin G bzw. Ampicillin + Aminoglykoside (Gentamicin) oder Penicillin G/Ampicillin + Cefotaxim
>
> ▶ *Late-onset-Sepsis:*
> Ampicillin + Cephalosporin der III. Generation (Ceftazidim) + Vancomycin
> *oder*
> Ampicillin + Cephalosporin der III. Generation (Cefotaxim) + Aminoglykoside bei gramnegativen Erregern
>
> ▶ *Sepsisrezidiv bzw. Spätmeningitis:*
> Kombination von Ampicillin + Amicacin
> *oder*
> Ampicillin + Cefotaxim + Vancomycin (bei Langzeitkatheter: Staph. aureus/koagulasenegative Staphylokokken)
>
> ▶ *Therapie bei Betalaktam-resistenten bzw. Aminoglykosid-resistenten Bakterien:*
> Chloramphenicol oder TMP/SMZ
>
> ▶ *Therapie bei Anaerobiern:*
> Aminoglykoside + Betalaktam-Antibiotika + Chloramphenicol (oder Clindamycin)

Die Kombination von Aminoglykosiden mit Aminopenicillinen kann zur Selektion von Enterobacter cloacae, die Kombination von Cephalosporinen der III. Generation mit Aminopenicillinen zur Selektion von Staphylococcus epidermidis, Enterobacter cloacae, Pseudomonas aeruginosa und Enterokokken führen (Tabelle 13.38).

Nach Absetzen der antibiotischen Therapie müssen die Säuglinge noch ausreichend lange überwacht werden, um ein etwaiges Rezidiv in der 3.–4. Woche frühzeitig zu erkennen. Auf eine *orale Anschlußbehandlung* mit Sulfmethoxazol/Trimethoprim-Kombination (TMP/SMZ) oder Chloramphenicol wird grundsätzlich verzichtet. Bei gezieltem Verdacht oder Nachweis von Listerien und Enterokokken kann

Tabelle 13.38. Für und Wider der verschiedenen Regimes der empirischen Therapie einer Neugeboreneninfektion. (Nach 94 und pers. Mitt. Roos 1997)

	Aminopenicillin + Aminoglykosid	Cephalosporin + Aminopenicillin
Lücken im Spektrum	30% E. coli Klebsiellen Koagulase-negative Staphylokokken Anaerobier Enterobacter spec.	Anaerobier Enterobacter spec. Koagulase-negative Staphylokokken B. fragilis
Selektion in Besiedelung	Klebsiellen (!) Enterobacter spec. Koagulase-negative Staphylokokken	Enterobacter Pseudomonas spec. Koagulase-negative Staphylokokken Enterokokken
Aktivität in Liquor	mäßig	hoch
Therapiekosten	billig	eher hoch

zusätzlich die Gabe von Ampicillin erfolgen, u. U. in Kombination mit einem Betalaktamase-Inhibitor (Sulbactam), oder man verabreicht Piperacillin plus Combactam. Im übrigen wirkt Ampicillin im Liquor wegen seiner geringen Liquorgängigkeit (5–15 %) nur bakteriostatisch (besser Piperacillin oder Azlocillin bzw. Mezlocillin).

Bei jeder Antibiotikatherapie wird zusätzlich *prophylaktisch* ein orales *Antimykotikum,* Fluconazol, zur Darmdekontamination von Candida verabreicht, und zwar 3 Tage über die Beendigung der Antibiotikatherapie hinaus (1–2 mg/kg/Tag, eine Gabe). Es ist auch die Gabe von Nystatin 3 × 1 ml (3 × 100 000 IE) p. o. ab 5. Tag der Therapie möglich (16).

Die Indikation zur sogenannten *systematischen Chemoprophylaxe* ist begrenzt bis umstritten (Atemnotsyndrom, Verweilkatheter usw.). Sie ist aber mit 10–30 mg/kg/Tag Vancomycin i. v. bei Risiko-Frühgeborenen mit zentralen Kathetern wegen der multiresistenten Staphylococcus-epidermidis-Sepsis empfehlenswert (21, 78, 80).

Wie vielfältig die Differentialdiagnose zur Neugeborenensepsis ist, zeigt die Tabelle 13.39. Über den Effekt einer im akuten Erkrankungsstadium durchgeführten Dexamethasontherapie auf die Komplikationsrate der neonatalen Meningitis liegen zur Zeit keine Ergebnisse vor.

Prognose

Die Prognose der grampositiven Neugeborenenmeningitis ist besser als diejenige der gramnegativen und geht mit der Dauer der Bakteriorrhachie parallel. Die durchschnittliche Dauer bis zur Sterilisation des Liquor cerebospinalis beträgt bei der grampositiven neonatalen Meningitis 12–24 h und bei der gramnegativen 2–5 Tage (142). Dieser relevante Unterschied beruht auf der nach üblicher systemischer Antibiotikatherapie erzielten Bakteriziden-Aktivität im Liquor, die bei den grampositiven Hirnhautentzündungen um ein Vielfaches höher liegt als bei den gramnegativen (101).

Entscheidend für den Erfolg aller therapeutischen Maßnahmen ist eine frühzeitige Diagnose, die aufgrund der unspezifischen Symptomatik oft schwierig sein kann. In Anbetracht der hohen Mortalität von 10–25 % und einer neurologischen Defektheilung von 10–30 % darf deshalb kein Nihilismus entstehen. Ausgehend von den geringsten Hinweissymptomen ist deshalb das gesamte diagnostische Rüstzeug und die frühzeitige Therapie einzusetzen, um die Diagnose einer Sepsis zu sichern.

Tabelle 13.39. Differentialdiagnose zur Neugeborenensepsis

Atemnotsyndrome, Pneumothorax, bronchopulmonale Dysplasie, zerebrale Blutungen, zerebrale Mißbildungen, Nebennierenrindenblutungen, zyanotische Herzfehler, Herzinsuffizienz, paroxysmale Tachykardien, persistierende fötale Lungenzirkulation (PFC-Syndrom), hämatologische Erkrankungen mit Anämie, Stoffwechselerkrankungen, STORCH-Infektionen,[1] RS-Vireninfektionen,[2] HIV-Infektionen, PARVO-B19-Virusinfektionen, Varizella-zoster-Infektionen, Hypoglykämie, Hypokalzämie, Hyponatriämie, Hypokaliämie, Schock, Spätacidose, Hyperviskositätssyndrom, Volvulus, AGS-NaCl-Verlust, Ammoniakerhöhung, Lungengerüsterkrankungen, Drogenentzugssyndrom, Hypo- und Hyperthyreoidismus, Dehydration, Nebennierenhyperplasie, Gallengangsatresie, diabetische Fetopathie, angeborene Lebererkrankung, gastrointestinale Mißbildungen, Elektrolytstörungen, angeborene Stoffwechselerkrankungen

[1] *STORCH* Syphilis, Toxoplasmose, other infection, Röteln, CMV, Herpes simplex
[2] *RS* Respiratorisyncytial

Unsere Ergebnisse rechtfertigen nach Abnahme der Laborbefunde die Antibiotikatherapie bei Konstellation bestimmter Risikofaktoren, die die Diagnose einer Sepsis wahrscheinlich machen, bis das Gegenteil bewiesen ist.

Folgt man einem mehr zurückhaltenden Einsatz möglicher Behandlungsmaßnahmen, der sich vorwiegend auf den Nachweis angeblich eindeutiger Symptome (Klinik, Labor) stützt, so wird man immer wieder – das lehrt der klinische Alltag – von der Möglichkeit des foudroyanten Verlaufs einer neonatalen Sepsis überrascht.

Die somit relativ spät einsetzende Therapie trifft dann auf das „Vollbild" einer schweren Krankheit, bei dem auch der Einsatz aller therapeutischen Register leider einen ungünstigen Verlauf oft nicht verhindern kann.

13.8.5 Therapiedauer
(Tabelle 13.40)

Die Dauer der Therapie ist abhängig von der klinischen Symptomatik und muß bei manifester Organinfektion (z.B. Osteomyelitis, Hirnabszeß) mindestens 3–6 Wochen (bei Katheter-assoziierter Candidaemie evtl. nur 10 Tage) durchgeführt werden.

Die Behandlung kann um so kürzer sein, je effektiver die verwendete Kombination ist. Die Therapie wird in der Regel 2–3 Wochen über die Sterilisation von Blut und Liquor hinaus weitergeführt (101). Wegen der hohen Rezidivgefahr, besonders bei E. coli, B-Streptokokken, Haemophilus influenzae (auch unbekapselte Typen) und Pneumokokken, sollte die Antibiotikatherapie mindestens 3–4 Wochen bzw. bis zur Normalisierung der klinischen Symptome und Laborbefunde weitergeführt werden.

Die Therapiedauer erfolgt über mindestens 3–5 Tage bis zum Ausschluß einer Sepsis. Sollten die Labordaten positiv, die Klinik dagegen negativ ausfallen, wird eine 7–10tägige Behandlung der Sepsis empfohlen, bis sich alle Laborwerte nach 5–7 Tagen normalisiert haben und Blut- und Liquorkulturen negativ bleiben. Bei positiven

Tabelle 13.40. Therapiedauer und -kontrolle. (Nach 16)

Dauer der Therapie	
10 Tage	▶ bei Sepsis mit positiver Blutkultur
	▶ bei klinisch blanderem Verlauf ohne Erregernachweis (evtl. nur 7–8 Tage)
> 10 Tage	▶ bei Meningitis 2–3 Wochen
	▶ bei Osteomyelitis nicht unter 3 Wochen i.v.
2–3 Tage	▶ sobald klinischer Verdacht bei negativen bakteriellen Kulturen entfällt (*cave:* antibiotische Behandlung der Mutter!)
Keine Therapie	▶ positive Abstrichkulturen ohne klinische Symptomatik
Kontrolle des Therapieerfolges	
Klinisch:	▶ Rückgang der Symptomatik
Labor:	▶ Blutbild und CRP, Kontrolle nach 24 Stunden
	▶ bei Leukozytopenie < 4 000/mm^3 Kontrolle der Leukozyten nach 4 Stunden; Leukozyten steigen bei effektiver Therapie wieder an
	▶ bei Meningitis: Nachpunktion nach 24–48 Stunden
	▶ wenn Kultur weiter positiv: erneute Punktion nach 24–48 Std.
	▶ keine Abschlußpunktion nach Therapieende!

Labordaten und positiver Klinik wird die Therapie bei Frühgeborenen 14 Tage, bei Neugeborenen 10 Tage und bei Organmanifestation bei gramnegativen Keimen immer 3–4 Wochen, bei grampositiven Keimen 2–3 Wochen, lang durchgeführt (21, 58, 75, 98).

Nach McCracken (75) wird bei gramnegativer Meningitis des Neugeborenen mindestens 21 Tage und bei grampositiver Meningitis 14 Tage behandelt, mindestens aber 14 Tage bis nach Sterilisation des Liquors (142).

13.8.6 Besondere Therapieverfahren

- Die fulminante Sepsis kann auch heute noch eine Indikation zur *Austauschtransfusion* sein (Tabelle 13.41). Indikation sind irreversibler Schock, ungenügendes Ansprechen auf die Antibiotikatherapie und die nicht beherrschbare Verbrauchskoagulopathie. Die Nebenwirkungen sind in Tabelle 13.42 aufgeführt.
- *Granulozytentransfusionen* kommen wegen der Graft-versus-Host-Reaktion, der Übertragung von Zytomegalie- und Hepatitisviren sowie der pulmonalen Sequestrierung nicht in Frage (47). Theoretisch könnten die Nachteile der Granulozytentransfusion durch Medikation von Granulozyten-Koloniestimulierenden Zytokinen (G-CSF, GM-CSF) umgangen werden (47). Die Transfusion müßte unmittelbar nach der Geburt stattfinden, wo die Infektion klinisch und laborchemisch noch inapperent und die körpereigene G-CSF noch nicht durch manifeste Sepsis in Gang gekommen ist. Dazu liegen aber bisher keine Daten vor.
- *Fibronectin,* ein Glykoprotein, ist ein unspezifischer Opsonisierungsfaktor, der bei gesunden Neugeborenen nur ungefähr 30–60 % des Erwachsenenspiegels ausmacht. Sein Nachweis im Fruchtwasser spricht für einen vorzeitigen Blasensprung. Fibronectin ist bei RDS, Sepsis und Frühgeborenen darüber hinaus deutlich erniedrigt (normal 127 ± 24 µg/ml, Reifgeborene 216 ± 70 µg/ml, Frühgeborene 182 ± 45 µg/ml). Er steigert die Adhärenz von Granulozyten. Durch Stimulation von

Tabelle 13.41. Vorteile der Austauschtransfusion mit Heparin-Frischblut (180–250 ml/kg/KG – 200 E Heparin/100 ml Blut – 1 ml Protaminsulfat/1 000 E Heparin). (Nach 4)

1. Eliminierung von
    - Stoffwechselmetaboliten (saure Stoffwechselsubstanzen)
    - Bakterien, Pilzen, Viren, Protozoen
    - Endotoxinen, sonstigen Giften, Pharmaka
    - Bilirubin, membrangeschädigten Erythrozyten
    - Immunkomplexen, Zytokinen
    - DIG-fördernden Substanzen, harnpflichtigen Substanzen

2. Zufuhr von
    - Erythrozyten (2,3 DPG-reiche Erythrozyten bzw. ATP-reiche Erythrozyten)
    - Granulozyten, Thrombozyten, Monozyten
    - Komplementfaktoren (C_3/C_4)
    - Opsoninen, Interferon, Properdin, Lymphokinen, Monokinen
    - T- und B-Zellen
    - Immunglobulinen
    - Gerinnungsfaktoren

3. Entlastung der Leberfunktion

4. Bakterizidie und Phagozytoseförderung

Tabelle 13.42. Mögliche Nebenwirkungen von Austauschtransfusionen oder Bluttransfusionen bei Neugeborenen. (Nach 31)

> ▸ Volumenüberlastung
> ▸ Luftembolie
> ▸ Katheterkomplikationen (Infektion, Pfortaderthrombose, Thromboembolie)
> ▸ Nekrotisierende Enterokolitis
> ▸ Graft-versus-Host-Reaktion
> ▸ Suppression körpereigener Antikörperbildung
> ▸ Infektionsübertragung (Hepatitis B, Lues, CMV, EBV, HIV)
> ▸ Elektrolytimbalancen
> ▸ Säure-Basen-Imbalancen
> ▸ Hypoglykämie
> ▸ Thrombozytopenie
> ▸ Posttransfusionspurpura
> ▸ Transfusionszwischenfälle (Hämolyse, anaphylaktische Reaktion)

Monozyten und Makrophagen trägt Fibronectin zur Clearance von Bakterien, Immunkomplexen und Zelltrümmern bei (31). Bisher liegen nur Erkenntnisse aus experimentellen Arbeiten vor. Die Therapie ist nicht etabliert. Kombinationen mit Immunglobulinen haben einen protektiven Effekt.

• Unter Umständen kann die Gabe von *Pentoxifyllin* (5 mgkg/Std. für 6 Stunden an 3 aufeinanderfolgenden Tagen) die Sterblichkeit der gramnegativen Sepsis von Frühgeborenen reduzieren. Die Wirkungsweise von Pentoxifyllin liegt in der Synthesehemmung von Tumornekrosefaktor α (TNF_α) aus den Makrophagen, senkt Superoxid-Freisetzung aus den Leukozyten und blockiert die Adhärenz von aktivierten Leukozyten an das Endothel (91). Beachtenswert bleibt aber die schwerwiegende Vasodilatation (60).

• Die Substitution von Immunglobulinen (IgG) ist umstritten, da mit einer verbesserten Komplementfunktion und Opsonisierung bei den rigiden Neugeborenenleukozyten nicht zu rechnen ist. In präfinalen Fällen oder bei septischen Schockzuständen, die sich nicht rasch auf Antibiotika bessern, wird jedoch die Therapie mit IgG, die mit IgM angereichert sind (Pentaglobin bzw. die Austauschtransfusion auf jeden Fall durchgeführt, wenn eine Verbrauchskoagulopathie mit Hyperfibrinolyse vorliegt.

Bis heute gibt es keine randomisierten, kontrollierten Studien zur Austauschtransfusion, zur Frischblut- oder Frischplasmatransfusion und zur Therapie mit 7-S-Globulinen (IgG) bei Neugeborenensepsis. Der therapeutische Effekt von Granulozytentransfusionen konnte statistisch nicht gesichert werden (31) und wird auch nicht empfohlen.

13.8.7 Probleme der Therapie

• Oral applizierte Aminoglykoside und Immunglobuline reduzieren nicht die Inzidenz der *nekrotisierenden Enterokolitis* (NEC, NEK). Therapeutisch kann bei NEC (oral) Vancomycin gegeben werden.

• Es ist im Einzelfalle immer schwierig nachzuweisen, daß ein Erreger, der der patienteneigenen Flora entstammt oder kontaminiert wurde, zur Infektion eines Früh- und Neugeborenen geführt hat. Die große Fülle weiterer indirekter Hinweise bestätigt dies aber. So sind Keime des Oropharynx und der Trachea bei beatmeten Kindern fast immer auch die Erreger eine *nosokomialen Pneumonie oder Sepsis*, besonders dann, wenn der gleiche Keim auch in sonst sterilen Körperflüssigkeiten nachgewiesen werden kann. Im Alter zwischen 2 und 4 Wochen sind die Erreger nosokomialer Pneumonien insbesondere Chlamydien, Mykoplasmen, Ureaplasmen und Pilze. Bei langzeitbeatmeten Früh- und Neugeborenen mit nosokomialer Pneumonie überwiegen allerdings Pseudomonaskeime, Koagulase-negative Staphylokokken, Sproßpilze und Acinetobacter.

Die Inzidenz sekundärer nosokomialer Infektionen liegt deutlich höher als die der primären konnatalen Infektion. Sie beträgt im Krankengut von REITER (93) 24 versus 14 %.

- Im Falle von Therapieproblemen bei *gramnegativen Keimen* sind bei älteren Kindern auch Gyrasehemmer oder Carbapeneme einsetzbar. Gyrasehemmer (Chinolone) können ebenso bei Pseudomonas aeruginosa, Serratia marcescens und Staphylokokken verwendet werden. Listerien können auch nach der 6. Lebenswoche mit TMP/SMZ oder Rifampicin behandelt werden.

- Die *fieberhafte Neutropenie* sollte grundsätzlich mit Cephalosporinen der III. Generation und Aminoglykosiden behandelt werden. Diese Therapie wird um Vancomycin und Fluconazol erweitert, wenn nach 4–6 Tagen keine Entfieberung eintritt. Bei Enterokokken sind grundsätzlich auch Glykopeptid-Antibiotika wirksam. Da aber zunehmend Resistenzen bekannt sind, sollten die Glykopeptid-Antibiotika dann auch mit Aminoglykosiden kombiniert werden. Eine Kombination mit GCSF/GMCSF (Granulozyten[-Monozyten]kolonie-stimulierender Faktor) ist möglich und kann Antibiotika sparen.

- An eine *Ventrikulitis* (in 20–90 % bei bakterieller Meningitis) ist zu denken, wenn nach dem 4. Behandlungstag unter adäquater Antibiotikatherapie keine klinische Besserung eintritt (73 % bei gramnegativen Keimen; 115). Es können dabei Symptome wie Apnoe, Bradykardie, Lethargie und persistierendes Fieber auftreten. Auch wenn der lumbal gewonnene Liquor steril ist und die Liquorzellzahl sich normalisiert hat, ist die Indikation zu einer lateralen Ventrikelpunktion gegeben. Unter Umständen zeigt bereits eine Schädelsonographie oder ein Computertomogramm verengte oder erweiterte Ventrikelräume. Die im Ventrikelliquor nachweisbaren pathologischen Befunde mit Zellzahlerhöhung und positiver Kultur (fast immer gramnegative Keime) beweisen die Tatsache, daß dieser Raum für Antibiotika (auch nach 3 Tagen) unerreichbar ist. Mittels eines Ventrikulostoma (RICKHAM-Ventil) lassen sich lokale Antibiotika instillieren (Aminoglykoside bzw. Vancomycin 5 mg oder Polymyxin 2 mg; 142). Obwohl dann die minimale bakterizide Konzentration um mehr als das 10fache höher liegt als die minimale Hemmkonzentration, sind die Therapieerfolge schlecht (142).

- Im Rahmen der bakteriellen Meningitis können als ungewöhnliche und seltene Komplikationen auch *Hirnabszesse* auftreten. Sie ziehen neurologische Schäden von 30–40 % und eine Letalität unter 10 % nach sich (106). In seltenen Fällen sind Hirnabszesse auch ohne bakterielle Meningitis durch zerebrale Nekrose und Bakteriämie bei hypoxämisch-ischämischen zerebralen Schäden, periventrikulärer Hämorrhagie oder als septischer Embolus möglich. 15–20 % der gramnegativen Bakterien können zu einem Hirnabszeß führen, speziell Enterobacter, Sakazakil, Citrobacter, Proteus, Pseudomonas, Serratia, Salmonellae oder koliforme Bakterien. Grampositive Erreger, wie B-Streptokokken oder Staphylococcus aureus, sind seltener. Spinale epidurale Abszesse sind durch Staphylococcus aureus möglich. Sehr selten können auch Listerien, Bacteroides fragilis, Toxoplasmose- und Tbc-Erreger, Mycoplasma hominis und Candida – besonders bei mangelgeborenen Kindern – zu multiplen Hirnabszessen führen. 20–30 % aller Hirnabszesse sind polymikrobiell bedingt (106).

Sichtbare Symptome sind Krämpfe, Fieber und Hydrozephalus. Die Sterblichkeit beträgt ca. 15 %. Neurologische Defektheilung mit Epilepsie liegt bei 60–75 % vor (142). Meistens liegen die Abszesse im Frontalhirn. Erbrechen, wachsender Kopfumfang und vorgewölbte Fontanelle sind Ausdruck des wachsenden Hirndrucks. Ein perifokales Hirnödem kann im CT oder im Ultraschall nachgewiesen werden. Eine Kontrastmittelinjektion verstärkt die Abgrenzung des Abszesses gegenüber dem übrigen Hirngewebe (mit einem hypoechogenen Zentrum).

Neurochirurgische Maßnahmen zur Drainage oder Exstirpation sind neben adäquater Antibiotikatherapie über 3–4 Wochen erforderlich. Bei Citrobacter-diversus-Infektionen wird von VOLPE (142) die Kombination von Cephalosporinen der III. Generation mit Trimethoprimsulfamethoxazol (TMP/SMZ) und Aminoglykosiden empfohlen. Alternativ kann auch Meropenem oder Metronidazol mit Cephalosporinen III eingesetzt werden. Die Therapiedauer mit Vancomycin + Ceftriaxon + Metronidazol beträgt nach SCHAAD 5–6 Wochen (106).

- *Dissiminierte Pilzinfektionen* sind insbesondere durch Candida albicans, Cryptococcus, Coccidioides und Aspergillus möglich. Bei 30–60 % der systemischen Pilzinfektionen kommt es zur Hirnbeteiligung (142). Untergewichtige Kinder sind besonders betroffen. Risikofaktoren sind insbesondere eine lange, totale parenterale Ernährung, zentrale Katheter und Breitband-Antibiotikatherapie. Die Symptomatik verläuft unter dem Bild einer bakteriellen Meningitis. Eine prophylaktische Gabe fungizider Mittel (Nystatin, 100000 E/kg KG/d, 2 ED, Fluconazol) ist deshalb bei bakterieller Sepsis und Meningitis erforderlich. Kohlenhydratreiche Kost sollte wegen der Hyperglykämie und Glukosurie vermieden werden. Eine kombinierte fungizide Therapie sollte spätestens beginnen, wenn Pilzkolonien, Blastosporen oder Myzelien im Urin beobachtet werden (Amphotericin B + 5 Fluorozytosin bzw. Fluconazol). Eine Verminderung des toxischen Risikos (renale und hepatische Toxizität) ist durch die Anwendung von liposomalem Amphotericin B möglich (0,5 mg/kg/Tag Amphotericin B + 200 mg/kg/Tag 5-Fluorozytosin (142). Die Therapiedauer beträgt bei Pneumonie und Osteomyelitis mehrere Wochen. Die Gesamtdosis von Amphotericin B soll 20–30 mg/kg betragen (26).

  Amphotericin B ist nicht liquorgängig und die Dosierung kann von 0,05–0,1 mg/kg KG in 4–7 Tagen auf 1 mg/kg KG/d gesteigert werden. Bei Kombination mit 5-Fluorozytosin beträgt die Dosierung 0,3–0,4 mg/kg KG/d über 4–6 Wochen (evtl. 60 Tage) (1 ED, Dauertropf 4–6 h) laut DGPI (16) wird tgl. um 0,1 mg/kg bis 0,3 mg/kg/d gesteigert. 5-Fluorozytosin ist gut liquorgängig und die Dosis beträgt sowohl oral als auch i.v. 80–150 mg/kg KG/d (31) (laut DGPI [16] 60–80 mg/kg/d 2 ED). Miconazol (5–15 mg/kg KG/d) bzw. Ketoconazol (7–10 mg/kg KG/d, hepatotoxisch) sind nicht liquorgängig (31) (5-Fluorozytosin außer Handel, pers. Mitt. H. Helwig, 13. 11. 1997).

- *Bei Mißerfolg der Antibiotikatherapie* im Rahmen einer vermuteten Sepsis muß auch an Infektionen mit Enteroviren oder HS-Viren gedacht werden (Liquorvirusnachweis, HSV-Antigen, DNA-Nachweis). Verläuft im Alter von 2–4 Wochen das Krankheitsbild mit einer Pneumonie, so ist auch an Chlamydia trachomatis, Zytomegalievirus (CMV), Ureaplasma urealyticum, Pneumocystis carinii und diverse andere pulmonale Viren zu denken (RS-Viren, Adenovirus usw.). Ebenso müssen überlagernde Grundkrankheiten, wie hyelines Membransyndrom, ARDS (Schocklunge) und bronchopulmonale Dysplasie in Betracht gezogen werden. Kulturelle Ergebnisse des Vaginalsekretes und des respiratorischen Sekretes sind, wie auch serologische Untersuchungen, erforderlich. Eine Eosinophilie im Blutbild tritt besonders häufig bei Chlamydia trachomatis auf.

Tabelle 13.43 Dosierungen wichtiger intravenös applizierter Antibiotika, Antimykotika und Virustatika in der Neonatalzeit bis zum 3. Lebensmonat. (Nach 16)

Substanz	Tagesdosis mg (IE)/kg KG	Anzahl ED/Tag	Bemerkungen
Aciclovir	30	3	
Amikacin	< 30 SSW 7,5 30–37 SSW < 28 Tage: 10,0 > 28 Tage: 7,5 > 37 SSW 7,5	1 1 1 2 2	erwünschte Serumspiegel vor Dosis < 4 mg/l nach Dosis 10–20 mg/l
Aminoglykoside wie Gentamicin, Netilmicin, Tobramycin	< 30 SSW 3,5 30–37 SSW 3,5 > 37 SSW 3,5	1 1,5 (18 stdl.) 2	erwünschte Serumspiegel vor Dosis < 2 mg/l nach Dosis 5–10 mg/l
Amphotericin B	initial 0,1 dann pro Tag steigern bis 0,4–0,5 (–1 mg)	1	Infusion in 4–6 Std
Ampicillin	150–200 (–400)	3	
Azlocillin	150–200 (–400)	3	
Cefalosporine 2. und 3. Gen.	100 (–200)	2–3	
Chloramphenicol	< 2. Lebenswoche: 25 3. und 4. Woche: 50 nach 4. Woche: 50–100	1 2 3–4	erwünschter Spiegel 10–25 mg/l 2-tägig Reticulozyten!
Clindamycin	Frühgeb. < 4 Wochen: 15 Frühgeb. > 4 Wochen: 20 Neugeb. > 1 Woche: 20–40	3 3 3	
Erythromycin	40	3	Infusion über 1 Stunde cave: Arrhythmien Venenwand-reizend
Flucloxacillin	50–100	3	
Flucytosin	60–80 (–150)	3	
Fluconazol*	6 (–10)	1	1. Lebenswoche alle 2 Tage, dann täglich
Fosfomycin	Neugeb. < 4 Wochen: 100 Säuglinge: 200–250	2 3	1 g = 14,5 mval Na!
Ganciclovir*	10 (8–12)	2	Therapiedauer bei CMV 6 Wochen (58)
Imipenem*	60–80 (–120)	4	ED in 1 Std. applizieren
Meropenem*	60–80	3	
Metronidazol	20 (–30)	1–3	
Mezlocillin	150–200 (–400)	3	
Penicillin G	100.000–300.000 (–500.000)	4–6	Penicillin G
Piperacillin	150–200 (–400)	3	
Teicoplanin	initial 16, ab 2. Therapietag 8	1	Spiegelkontrollen nicht erforderlich
Vancomycin	< 30 SSW 15 30–37 SSW 15 > 37 SSW 15	1 1,5 (18 stdl.) 2	erwünschte Spiegel vor Dosis < 5–10 mg/l nach Dosis 25–40 mg/l

* Substanzen sind derzeit nicht zur Anwendung bei Säuglingen unter 3 Monaten zugelassen und dürfen nur bei fehlenden Alternativen eingesetzt werden.

Erythromycin hat sich bei Chlamydia trachomatis, Mykoplasmen und Ureaplasma urealyticum bewährt. Die virale Pneumonie durch RS-Viren wird heute mit Ribavirin-Aerosoltherapie (Virazol) behandelt. Amantadine werden bei Influenzaviren bevorzugt.

Die häufigste Ursache des Mißerfolges der Antibiotikatherapie ist jedoch die Fehldiagnose.

13.9 Empfehlungen zur Verhinderung von Infektionen durch B-Streptokokken (GBS) mittels Chemoprophylaxe

Laut den Richtlinien des amerikanischen Komitees für Neugeboreneninfektionen zur Chemoprophylaxe (92) beträgt die Gesamtmortalität der Neugeborenensepsis 10–15 %. Stark abhängig ist sie vom Gestationsalter, sie beträgt für die Early-onset-Sepsis bei Frühgeborenen 25–30 %, bei Reifgeborenen 2–8 %. Bei etwa 15–40 % der schwangeren Frauen sind Vaginal- und Anorektalabstriche auf B-Streptokokken positiv. Ein erhöhtes Risiko besteht für Frauen vor dem 20. Lebensjahr, Erstgravidität, Farbige und Frauen hispanischer Herkunft. Die vertikale Übertragung von der Mutter auf das Kind erfolgt in 40–73 %, aber nur 2 % der Kinder erkranken an Early-onset-Infektionen. Mütterliche Faktoren, die das Risiko einer Streptokokkensepsis erhöhen, sind: Gestationsalter unter der 37. SSW, Blasensprung über 18 Stunden, Fieber während der Wehen, Bakteriurie und fraglicher Diabetes (92).

Eine generelle Oralantibiotikatherapie aller GBS-positiven Mütter während der gesamten Schwangerschaft ist abzulehnen, da es in diversen Studien zu gehäuften Rezidiven kam. Eine generelle Neonatalprophylaxe nach der Geburt ist für das Kind jedenfalls ineffektiv, da etwa zwei Drittel von 2 % Erkrankten infolge intrauteriner Infektion innerhalb weniger Stunden postpartal bereits symptomatisch sind. Die postpartale Generalisationsprophylaxe kommt also für intrauterin erworbene Infektionen zu spät und für postpartal erworbene B-Streptokokkeninfektionen zu früh. Außerdem ist das Antibiotikum (1 × 50000 E Pen. G, STEIGMANN 1978) zu niedrig dosiert. Ein weiterer Nachteil der Generalisationsprophylaxe beim Kind ist die höhere Letalität durch Penicillin-G-resistente gramnegative Keime (72). Im übrigen wurden auch B-Streptokokken von Kindern neonatal erworben, obwohl die Mutter nachweislich negativ war. Diese Kinder würden somit keine Generalisationsprophylaxe erhalten.

Da die Anamnese der Mütter oft leer ist, sollte ein Vaginal- bzw. Analabstrich auch nur bei Fieber, Leukozyturie, Bakteriurie oder sonstiger klinischer Symptomatik der Mutter, ebenso bei langem vorzeitigen Blasensprung erfolgen. (Latex-Teste im Urin fallen in 5–12 % falsch positiv aus.) Nur in diesen Fällen und auch bei entsprechender klinischer Symptomatik der Mutter ist eine selektive intrapartale Chemoprophylaxe zur Verhinderung einer Early-onset-Sepsis indiziert. Hierbei erhält die Mutter (92) z.B. Ampicillin 2 g inital und 1 g alle 4 Stunden bis zur Geburt (12, 58). Dennoch werden 25–30 % der Early-onset-Sepsisinfektionen damit aber nicht zu verhindern sein. Ideal ist also eine Antibiose etwa 4 Stunden präpartal, um noch genügend hohe Konzentrationen in der Plazenta und in der Amnionflüssigkeit zu erreichen. Cefotaxim 3 × 2 g bzw. 1 × 2 g Ceftriaxon haben wesentlich höhere Konzentrationen in Plazenta und Amnionflüssigkeit als Ampicillin.

In diesen Fällen wird die Kultur bei symptomatisch erkrankten Neugeborenen in Blut und Liquor steril sein. Trotzdem ist eine Behandlung des Neugeborenen erforderlich. Alle dafür gegebenen Empfehlungen sind empirischer Natur, da es keine Studien über die Behandlung von Kindern bei intrapartal vorbehandelten Müttern gibt. Auch asymptomatische Früh- und Neugeborene sollten bei entsprechender Risikolage mit Behandlung der Mutter eine empirische Antibiose erhalten. Diese erfolgt 72 Std. bis zum Beweis des Gegenteils einer Kontamination bzw. Infektion; außer bei positiven Blut- und Liquorkulturen, bei Sepsis und Pneumonie. Asymptomatische Reifgeborene erhalten in den USA allerdings kein Antibiotikum (92). Die einzige Ausnahmesituation ist ein asymptomatischer Zwilling eines Kindes mit nachweisbarer Sepsis, der in diesem Falle auch behandelt wird, da im Vergleich zu einem Normalkollektiv ein 25faches Erkrankungsrisiko besteht (72, 73).

Die Standardkommission „Infektionen in der perinatalen Medizin" (73) gibt eine Besiedlungsrate von 5–30 % aller Frauen mit B-Streptokokken an. Fast jede dritte Schwangere ist dauerhaft damit besiedelt. 5–15 % sind es in Abständen immer einmal wieder und 20 % nur vorübergehend. Eine einzelne positive Kultur kann deshalb nicht viel darüber aussagen, ob zum Zeitpunkt der Geburt ein Befall vorliegen wird. Bei GBS-positiven Müttern rechnet MARTIUS (72, 73) mit einer Kontamination der Neugeborenen in 60–70 % der Fälle, und in 1–5 % (10–50 Fälle pro 1 000 gegenüber 1–4 Fällen pro 1 000 in der Normalbevölkerung) kommt es zu Erkrankungen der Kinder mit einer Mortalität von 20–60 %. Da eine postpartale Chemoprophylaxe für die bereits intrauterin Infizierten oft zu spät kommt und eine generelle prä- und intrapartale Chemoprophylaxe bei der Mutter die Häufigkeit der Early-onset-Sepsis ebenfalls nicht verhindern konnte, schlägt die Standardkommission folgendes Vorgehen vor, daß eine *selektive intrapartale Chemoprophylaxe* bei GBS-positiven Schwangeren (rektal und vaginal zwischen der 26. und 28. SS-Woche) nur bei folgenden Risikofaktoren durchgeführt wird:

▸ voraussichtliches Geburtsgewicht unter 2 500 g und
▸ Frühgeburt unter der 37. SSW und
▸ Dauer des Blasensprungs mehr als 12 Std. – 18 Std. (jedes Alter), oder
▸ Fieber unter oder nach der Geburt (rektal > 38,5 °C),
▸ fehlende Serumantikörper bei der Mutter gegen Typ-III-B-Streptokokken (IgG).

Das CDC empfiehlt zusätzliche Parameter

▸ mütterliches CRP > 5 mg/dl, wenn
▸ das Kind einer voraufgegangenen Schwangerschaft mit GBS infiziert war und
▸ während der Schwangerschaft eine signifikante Bakteriurie durch GBS bestand.

Eine allgemeine pränatale Chemoprophylaxe wird abgelehnt. Mit Rifampicin (10 mg/kg/d für 4–5 Tage) ist es u.U. möglich, die Schleimhautbesiedelung bei Mutter und Kind zu eliminieren. Der Vorteil einer selektiven intrapartalen Chemoprophylaxe besteht darin, daß nur etwa 20–25 Frauen behandelt werden müssen, um einen Fall von Early-onset-Sepsis zu vermeiden.

Ein Vaginalabstrich ist deshalb bei allen Frauen mit Blasensprung und/oder vorzeitigen Wehen vor dem Ende der 37. SSW notwendig. Auch hier wird im allgemeinen Ampicillin, und zwar 3–4mal 2 g vom Beginn bis zum Abschluß der Geburt gegeben (alle 6–8 Std.). Cephalosporine (z.B. 3 × 2 g Cefotaxim bzw. 2 g Ceftriaxon) sowie auch Erythromycin werden als Alternative genannt. Auch bei vaginalen gramnegativen Keimen ist eine selektive intrapartale Ceftriaxon-Gabe (1mal 2 g 2 Std. vor dem Partus) bei Risikopatienten zur Prävention der gramnegativen Early-onset-Sepsis des Säuglings möglich (99).

Eine aktive Immunisierung der Mutter ist zur Zeit wegen der mit 54 % noch relativ niedrigen Immunität nicht möglich (26, 47).

Bei Behandlung der B-Streptokokkensepsis (10–14 Tage) hat sich Ceftriaxon als das empfindlichste Medikament bewährt (58). B-Streptokokken sind oft von Listerien schlecht zu unterscheiden.

13.10 Spezielle Bemerkungen

- Perinatal erworbene Infektionen können sich sogar erst nach Wochen, Monaten und Jahren – unter Umständen mit Meningitis, Osteomyelitis, septische Arthritis oder Harnwegsinfekt manifestieren (26). Erreger können dabei sein: B-Streptokokken, Listerien, Toxoplasmose, Röteln, CMV-Viren, Syphillis, HSV, Salmonellen, Chlamydien, Staphylococcus aureus. Jeder fieberhaft erkrankte Säugling (mindestens in den ersten drei Lebensmonaten) gehört deshalb in die Klinik und muß bis zum Beweis des Gegenteils (Ausschluß Sepsis und entsprechende Organmanifestation) antibiotisch mit Cephalosporinen + Ampicillin behandelt werden, auch wenn in 60 % Virusinfektionen nachweisbar sind. Virusinfektionen können in diesem Alter bei 10 % der Kinder eine Sepsis anbahnen (meist Enteroviren, Respiratorisyncitialviren und Influenzaviren). Bei der Hälfte der 10 % gesicherten Sepsisfälle ist eine Bakteriämie mit dem Keimspektrum des Neugeborenen einschließlich Haemophilus influenzae, Streptococcus pneumoniae und Neisseria meningitidis nachweisbar (88).

Eine Therapiekombination von Cephalosporinen der III. Generation mit Aminoglykosiden ist bei den in Tabelle 13.44 genannten Infektionen möglich.

- Im Rahmen von Methicillin-resistentem Staphylococcus aureus (MRSA) oder Koagulase-negativen Staphylokokken (KONS) ist eine Kombination mit Vancomycin erforderlich (Tabelle 13.45). In Japan werden mittlerweile schon MRSA-Keime mit Resistenz gegen Vancomycin beobachtet (77) und die Therapie mit Unacid plus Aminoglykosid empfohlen (38). Bei Anaerobierinfektionen ist die Kombination von Cephalosporinen mit Metronidazol oder Clindamycin empfehlenswert. Immunsuppressive Kinder bzw. Kinder mit Neutrozytopenien oder solche, die nicht auf übliche Antibiotika ansprechen, sollten dann eine 3er-Kombination aus Cephalosporinen, Vancomycin und Aminoglykosiden erhalten.
- In den ersten 3 Lebensmonaten muß auch jede asymptomatische Bakteriämie bei Risikokindern als Folge der perinatal erworbenen Sepsis behandelt werden (26).
- Streptokokken der Gruppen C und G kommen in der Neonatologie sehr selten als Sepsis- und Meningitiserreger in Frage (58), sind aber häufiger Erreger des Puerperalfiebers.
- Enterokokken werden heute von der Gruppe der D-Streptokokken abgetrennt. Resistenz gegen Cephalosporine bzw. eine verminderte Empfindlichkeit gegen Penicillin und Ampicillin ist weiterhin bei Enterococcus faecalis und Enterococcus faecium anzunehmen, während Streptococcus bovis und Streptococcus mitis (D-Gruppe) gegen Cephalosporine der III. Generation, Ampicillin und Penicillin empfindlich sind (98). Vancomycin-resistente Enterokokken werden beschrieben (77).

Tabelle 13.44 Ernste pädiatrische Infektionen und die häufigsten und weniger häufigsten Erreger

Infektion	Allgemein häufig	Weniger häufig
Sepsis/Meningitis		
▸ bei Neugeborenen	Gruppe-B-Streptokokken E. coli Listeria spp.	S. pneumoniae H. influenzae Staphylokokkus Andere coliforme Bakterien
▸ 1–3 Monate	Gruppe-B-Streptokokken S. pneumoniae H. influenzae Listeria spp.	E. coli Salmonella spp.
▸ 3 Monate – 5 Jahre	S. pneumoniae H. influenzae N. meningitidis	Gruppe-A- Streptokokken Salmonella spp.
▸ > 5 Jahre	S. pneumoniae N. meningitidis	Gruppe-A-Streptokokken
Zellulitis	Gruppe-A-Streptokokken Staphylokokken spp.	H. influenzae S. pneumoniae
Osteomyelitis	S. aureus	P. aeruginosa Salmonella Gruppe-B-Streptokokken Coliforme Bakterien
Arthritis	H. influenzae S. aureus S. pneumoniae	Gruppe-A-, -B-Streptokokken N. gonorrhoeae Salmonella Coliforme Bakterien
Epiglottitis	H. influenzae S. pneumoniae S. aureus	H. parainfluenzae Gruppe-A-, -B-, -C-Streptokokken
Tracheitis	S. aureus S. pneumoniae	H. influenzae C. diphtheriae
Pneumonie	S. pneumoniae H. influenzae	S. aureus Mycoplasma pneumoniae Chlamydia pneumoniae Anaerobier, coliforme Bakterien
HWI	E. coli	S. saprophyticus Enterobacteriaceae
Endokarditis	S. viridans S. aureus	Enterokokken S. epidermidis Coliforme Bakterien Fungi

Tabelle 13.45. Cephalosporine der dritten Generation: Kombinationsmöglichkeiten

- ▸ Kombination mit Glykopeptid-Antibiotika bei Koagulase-negativen und Methicillin-resistenten Staphylokokken
- ▸ Kombination mit Aminoglykosiden bei gramnegativen resistenten Erregern
- ▸ Kombination mit Glykopeptid-Antibiotika *und* Aminoglykosiden bei immunsupprimierten Kindern oder Neutrozytopenien
- ▸ Kombination mit Metronidazol oder Clindamycin bei Anaerobiern

Obwohl Enterokokken klassische Darmkeime sind, können sie auch Meningitis hervorrufen.
- Zytomegalie-Virusinfektionen können Wegbereiter für Kathetersepsen mit Staph. epidermidis bei Lipidinfusionen sein (58).
- Auch wenn Clostridium tetani oder Clostridium botulinum normale Bewohner des Vaginaltraktes sind, sind Tetanusinfektionen bei Neugeborenen (Omphalitis) in der weißen Bevölkerung selten, aber in der dritten Welt sehr häufig.
- Enterobacter-Infektionen sind oft durch kontaminierte Nahrung möglich.
- In der Neonatologie sind Kombinationsinfektionen von verschiedenen Bakterien sowie auch von Bakterien und Viren, insbesondere Enteroviren, möglich.
- Eine Bakteriämie nach Geburt weist auf eine präpartale Infektion hin, ist aber definitionsgemäß noch keine Sepsis, wenn klinisch keine Symptome vorliegen. Eine Behandlung ist jedoch erforderlich, um einer Sepsis, Meningitis oder fokalen Infektion vorzubeugen.
- Zwillinge, insbesondere der Erstgeborene, haben ein höheres Infektionsrisiko als Einlinge.
- Kortison zur Vorreifung hat pränatal keinen Einfluß auf Infektionen von Mutter und Kind.
- Die medikamentöse Gabe von Indomethacin zum Ductusverschluß ist ein Sepsisrisiko (98).
- Postpartal zur Prophylaxe der bronchopulmonalen Dysplasie verabreichtes Dexamethason stellt kein besonderes Sepsrisrisiko dar (98). Trotzdem erfolgt ein antibiotischer Schutz, wenn nicht ohnehin schon eine Sepsistherapie durchgeführt wird (Ampicillin + Betalaktamasehemmer).
- Grundsätzlich sollten keine Blutkulturen aus Nabelgefäßen oder Kathetern erfolgen.
- Der B-Streptokokken-Schnelltest (Latex-Test) kann Kreuzreaktionen mit Pneumokokken, Koagulase-negativen Staphylokokken, G-Streptokokken, Enterokokken, gramnegativen Bakterien (Proteus mirabilis, Enterobacter cloacae, Escherichia coli) hervorrufen.
- B-Streptokokken-Sepsis ist manchmal mit rechtsseitiger Leistenhernie kombiniert.
- Zu den KONS-Bakterien zählen:
   Staph. epidermidis (albus),
   Staph. saprophyticus,
   Staph. hämolyticus.

LITERATUR

1. Baraff LJ, Bass JW, Fleisher GR et al. (1993) Practice Guideline for the Management of Infants and Children 0 to 36 Months of Age With Fever Without Source. Pediatrics 92: 1–12
2. Baraff LJ, Oslund S, Prather M (1993) Effect of Antibiotic Therapy and Etiologic Microorganism on the Risk of Bacterial Meningitis in Children with Occult Bacteremia. Pediatrics 92: 140–143
3. Bégué RE, Steele RW (1995) Ceftriaxone in Paediatrics: Severe Infections. Rev Contemp Pharmacother 6: 401–413
4. Belohradsky BH (1981) Immunität und Infektionen des Neugeborenen: Urban & Schwarzenberg, München
5. Belohradsky BH (1983) Die bakterielle Sepsis des Neugeborenen. Fortschritte der Antimikrobiellen Antineoplastischen Chemotherapie (FAC) 2-1: 107–115

6. Belohradsky BH (1989) Neugeboreneninfektionen. In: Bachmann KD, Everbeck H, Joppich G, Kleinhauer E, Rossi E, Stalder GR (Hrsg) Pädiatrie in Praxis und Klinik, Band 1. Fischer/Thieme, Stuttgart New York/Stuttgart, S 201–220
7. Bonadio WA, Stanco L, Bruce R et al. (1992) Reference values of normal cerebrospinal fluid composition in infants ages 0 to 8 weeks. Pediatr Infect Dis J 11: 589–591
8. Boyer KM, Gotoff SP (1986) Prevention of early-onset neonatal group B streptococcal disease with selective intrapartum chemoprophylaxis. New Engl J Med: 314: 1665
9. Bradley JS, Ching DLK, Wilson TA, Compogiannis LS (1992) Once-Daily Ceftriaxone to Complete Therapy of Uncomplicated Group B Streptococcal Infection in Neonates. Clin Pediatr 31: 274–78
10. Bradsher O, Ulmer WC (1983) Beta-lactam antibiotic susceptibility of bacteria responsible for neonatal meningitis. Chemotherapy 29: 213–217
11. Brock J (1954) Biologische Daten für den Kinderarzt, Band I, 2. Aufl., Springer, Heidelberg Berlin Göttingen
12. Centers for Disease Control and Prevention (1996) Prevention of perinatal group B Streptococcal disease: a public health perspective. MMWR 445: 1–24
13. Chirico G, Rondini G, Pleboni A et al. (1987) Intravenous gammaglobulin therapy for prophylaxis of infection in high-risk neonates. J Pediat 110: 437–442
14. Daschner F (1979) Postnatale Infektionen mit Problemkeimen. Münch med Wschr 121: 847–850
15a. de Louvois J (1987) Erfahrungen mit Ceftazidim in der Therapie von Neugeboreneninfektionen. Infection 15 (Suppl 4): 209–213
15b. de Louvois J, Dagan R, Tessin I (1992) A comparison of ceftazidime and aminoglycoside based regimens as empirical treatment in 1316 cases of suspected sepsis in the newborn. Eur J Pediatr 151: 876–884
16. Deutsche Gesellschaft für pädiatrische Infektiologie e.V. (1997) Infektionen bei Kindern und Jugendlichen. Futuramed Verlag, München
17. Diekmann L (1978) Klinik der Neugeborenen-Septikämie. In: Simon C, Loewenich v V (Hrsg) Neugeboreneninfektion. Enke, Stuttgart, S 132–140
18. Diekmann L, Kotzur J (1976) Sepsis im Neugeborenen- und Säuglingsalter. Klin Pädiat 188: 135–145
19. Fanaroff AA, Klaus MH (1978) Das Risiko-Neugeborene. Fischer, Stuttgart
20. Fanaroff AA, Kliegmann RM, Baley JE (1982) Infektion bei Frühgeborenen unter 1500 g. In: Huch A u. R, Duc G, Rooth G (Hrsg) Klinisches Management des kleinen Frühgeborenen unter 1500 g. Thieme, Stuttgart, S 218–228
21. Feigin RD, McCracken GH, Klein JO (1992) Diagnosis and management of meningitis. Pediatr Infect Dis J 11: 785–814
22. Forster J, Hufschmidt C, Niederhoff H, Künzer W (1985) Die Notwendigkeit von Chloramphenicol-Spiegelbestimmungen während der Behandlung bei bakterieller eitriger Meningitis bei Säuglingen und Kleinkindern mit Chloramphenicol-Succinat. Monatsschr Kinderheilkd 133: 209–213
23. Franek A (1986) Orale Chloramphenicolbehandlung bei Säuglingen und Kleinkindern. pädiat prax 33: 93–100
24. Friedland IR, Istre GR (1992) Management of penicillin-resistant pneumococcal infections. Pediatr Infect Dis J 11: 433–435
25. Gandy G, Rennie J (1990) Antibiotic treatment of suspected neonatal meningitis. Arch Dis Child 65: 1–2
26. Gotoff SP (1996) Neonatal Sepsis and Meningitis. Nelson Textbook of Pediatrics: Saunders, London: pp 528–537
27. Grauel EL, Halle E, Bollmann R et al. (1989) Neonatal Septicaemia – Incidence, Etiology and Outcome. Acta Paediatr Scand Supp 360: 113–119
28. Grischke EM, Kaufmann M, Rabe Th et al. (1992) B-Streptokokken in der Geburtshilfe – Risiken und Konsequenzen bei mütterlicher Kolonisation und Neugeborenenkontamination. Geburtsh u Frauenheilk 52: 335–340
29. Gyr T, Schneider H (1991) Antibiotika beim vorzeitigen Blasensprung. Gynäkologe 24: 202–207
30. Halle H (1992) Management beim vorzeitigen Blasensprung vor der 32. Woche. Perinatal Medizin 4: 99–100
31. Handrick W, Roos R, Braun W (1990) Fetale und neonatale Infektionen. Hippokrates, Stuttgart
32. Handrick W, Isenberg H, Roos R (1995/96) Negative Blutkultur bei Neugeborenensepsis. pädiat prax 50: 377–381
33. Harms K, Herting E, Schiffmann JH, Speer ChP (1992) Candidainfektionen bei Frühgeborenen <1500 g. Monatsschr Kinderheilkd 140: 633–638
34. Haque KN (1989) Pentaglobin in the treatment of neonatal sepsis. J Obstret Gynaecol 10 (Suppl 1): 25–26
35. Haque KN, Zaidi MH, Haque SK et al. (1986) Intravenous immunoglobulin for prevention of sepsis in preterm and low birth weight infants. Pediatr Infect Dis 5: 622–625

36. Haque KN, Zaidi MH, Bahakim H (1988) IgM-Enriched Intravenous Immunoglobulin Therapy in Neonatal Sepsis. A J Dis Child 142: 1293–1296
37a. Helwig H (1987) Die Bedeutung neuerer Antibiotika für die Neonatologie (unter besonderer Berücksichtigung der Cephalosporine). pädiat prax 35: 5–15
37b. Helwig H (1992) Betalaktamantibiotika in der Neonatologie. FAC (Fortschritte der antimikrobiellen u. antineoplastischen Chemotherapie) 11: 129–134
38. Hiramatzu K et al. (1997) JAC 40: 135–136
39. Hirsch HA (1978) Infektionsgefährdung beim vorzeitigen Blasensprung. In: Loewenich v V, Simon C (Hrsg) Neugeboreneninfektion. Enke, Stuttgart, S 24–33
40. Huch A und R, Duc G, Rooth G (1982) Klinisches Management des kleinen Frühgeborenen. Geburtshilfliche und neonatologische Aspekte. Thieme, Stuttgart
41. Isenberg H (1985) Neugeborenensepsis. Kinderarzt 12: 1657–1670
42. Isenberg H (1989) Vorzeitiger Blasensprung bei Neugeborenen-Sepsis. Kinderarzt 20: 806–814
43. Isenberg H (1991) Besonderheiten der Sepsis/Meningitis-Therapie im Kindesalter. Sozialpädiatrie 13: 700–704
44. Isenberg H (1991) Moderne Aspekte der Antibiotika-Therapie bei der Neugeborenensepsis. Sozialpädiatrie 13: 562–569
45. Isenberg H, Murmann K, Wemmer U, Mathias D (1993) Zur Pharmakokinetik von Netilmicin-Einmaldosierung bei Neugeborenen. Sozialpädiatrie 15: 18–25
46. Jacobs RF, Kearns GL (1989) Cefotaxime Pharmacokinetics and Treatment of Meningitis in Neonates. Infection 17: 338–342
47. Kachel W (1994) Infektion des Neugeborenen mit Streptokokken der Gruppe B. In: Friese K, Kachel W (Hrsg). Infektionserkrankungen der Schwangeren und des Neugeborenen. Springer, Heidelberg, S 205–219
48. Kafetzis DA, Kapiki A, Papas C, Delagramaticas HD (1983) Clinical and kinetic study of Ceftriaxon in neonates. „Espid" Cambridge/U.K. 27.–29. 3. 83
49. Kafetzis DA, Kapiki A, Papas C, Delagrammaticas H (1984) Behandlung von Infektionen des Neugeborenen mit einer einmaligen täglichen Verabreichung von Ceftriaxon. 4th Mediterranean Congress of Chemotherapy Rhodos, 19.–25. 10. 1984
50. Keil KF (1983) Neugeboreneninfektion. Dissertation, Darmstadt
51. Kienitz M, Schulte M (1967) Problematik bakterieller Infektionen des Früh- und Neugeborenen. Münch Med Wschr 109: 70–79
52. Kienitz M (1979/80) Behandlung der bakteriell bedingten Meningitis im Kindesalter. pädiat prax 22 (Suppl): 79–84
53. Kienitz M, Richter M (1979) Antibiotische Prophylaxe bakterieller Infektionen in der Neugeborenenperiode. Therapiewoche 29: 8584–8589
54. Kind Ch (1983) Die Bedeutung des Blutbildes für die Diagnose der früh beginnenden Sepsis des Neugeborenen. In: Huch A und R, Duc G, Rooth G (Hrsg) Klinisches Management des kleinen Frühgeborenen unter 1 500 g. Thieme, Stuttgart, S 228–232
55. Kind C (1984) Neugeborenensepsis mit Streptokokken der Gruppe B: Probleme der Frühdiagnose, Therapie und Prophylaxe. Helv paediat Acta 39: 419–438
56. Kiosz D, Hoffmann I (1978) Hämatologische Daten bei gesunden und septisch erkrankten Früh- und Neugeborenen. In: Simon C, Loewenich v V (Hrsg) Neugeborenen-Infektionen. Enke, Stuttgart, S 140–145
57. Klein JO (1990) Infections Diseases of the Fetus and Newborn Infant, 3. ed. Saunders, Philadelphia, pp 601–656
58. Klein JO, Marcy SM (1995) Bacterial Sepsis and Meningitis. In: Remington JS, Klein JO (eds) Infectious Diseases of the Fetus and Newborn Infant, 4. ed. Saunders, London Philadelphia Toronto Montreal Sydney Tokyo, pp 835–878
59. Lang N (1980) Amnioninfektionssyndrom. pädiat prax 23: 211–220
60. Lauterbach R, Pawlik D, Tomaszczyk B, Cholewa B (1994) Pentoxifylline treatment of sepsis of premature infants: preliminary clinical observations. Eur J Pediatr 153: 672–674
60a. Lauterbach R, Zembala M (1996) Pentoxifylline reduces plasma tumour necrosis factor-alpha concentration in premature infants with sepsis. Eur J Pediatr 155: 404–409
61. Loewenich vV (1983) Therapie der bakteriellen Neugeborenenmeningitis. FAC (Fortschritte der Antimikrobiellen Antineoplastischen Chemotherapie) 2-1: 139–149
62. Loewenich vV, Konrath B (1974) Neugeborenen-Meningitis: Prognose in Abhängigkeit von diagnostischem und therapeutischem Vorgehen. Monatsschr Kinderheilkd 122: 405–406
63. Loewenich vV, Miething R, Knothe H, Zichner R (1978) Bakterielle Neugeborenensepsis (Aus: Neugeboreneninfektionen). Bücherei des Pädiaters, Heft 80. Enke, Stuttgart
64. Malaka K, Kremenopoulos G, Kyriakides G, Nikolaides N (1986) Die Behandlung der neonatalen Sepsis mit Ceftriaxon. Vortrag 5th Mediterranean Congress of Chemotherapie Kairo

65. Manroe BL, Rosenfeld CR, Weinberg AG, Browne R (1977) The differential leukocyte count in the assessment and outcome of early-onset neonatal group B streptococcal disease. J Pediatr 91: 632
66. Manroe BL, Weinberg AG, Rosenfeld ChR, Browne R (1979) The neonatal blood count in health and disease. I. Reference values for neutrophilic cells. J Pediatr 95: 89–98
67. Manzke H (1978) Klinische Bedeutung des Amnioninfektionssyndroms. In: Loewenich v V, Simon C (Hrsg) Neugeboreneninfektionen. Enke, Stuttgart, S 33–45
68. Manzke H, Schröder U, Simon C (1976) Amnioninfektionssyndrom beim Neugeborenen. pädiat prax 176: 5–14
69. Marget W (1967) Zur Frage der Therapie und Prophylaxe schwerer Infektionen im Neugeborenenalter. Dtsch Med Wschr 92: 1848–53
70. Martius J (1988) Hämolysierende Streptokokken der Gruppe B in der Geburtshilfe. Z Geburtsh Perinat 192: 187–191
71. Martius J (1989) Die aufsteigende Infektion in der Schwangerschaft als eine Ursache der Frühgeburt. Z Geburtsh Perinat 193: 1–7
72. Martius J (1994) Zur Prophylaxe der Neugeborenensepsis durch Streptokokken der Gruppe B. In: Friese K, Kachel W (Hrsg) Infektionserkrankungen der Schwangeren und des Neugeborenen. Springer, Heidelberg, S 200–204
73. Martius J (1994) Hämolysierende Streptokokken der Gruppe B in der Geburtshilfe. Der Frauenarzt 35: 268–270
74. Matthess A, Isenberg H, Gulian JM, Dalamasso C, Ruch W, Martin E, Wemmer U (1996) Elucidating relevance of bilirubin-displacing effect of ceftriaxone in neonatal sepsis by determination of unbound „free„ bilirubin. Pädiatr Grenzgeb 35: 341–353
75. McCracken GH (1992) Current management of bacterial meningitis in infants and children. Pediatr Infect Dis J 11: 169–174
76. McCracken GH, Freij BJ (1987) Bacterial and Viral Infections of the Newborn. Neonatology: Pathophysiology and Management of the Newborn. Lippincott Company, Philadelphia, pp 917–943
77. Michel M, Gutmann L (1997) Methicillinresistant Staphylococcus aureus and vancomycin resistant enterococci: therapeutic realities and possibilities. The Lancet 349: 1901–1906
78. Möller JC (1992) Prophylactic vancomycin for very-low-birthweight infants. The Lancet 340: 1046–1047
79. Möller JC, Nachtrodt G, Richter A, Tegtmeyer FK (1992) Prophylactic vancomycin to prevent staphylococcal septicaemia in very-low-birth-weight infants. The Lancet 340: 424
80. Möller JC, Rossa M, Nachtrodt G, Richter A, Tegtmeyer FK (1993) Präventive Antibiotikagabe zur Verhinderung nosokomialer Septikämien bei sehr kleinen Frühgeborenen (VLBW-Infants). Klin Pädiatr 205: 140–144
81. Möller JC, Nachtrodt G, Gortner L (1994) Vancomycin intoxications in preterm infants. Eur J Pediatr 153: 208–211
82. Moro ML, De Toni A, Stolfi I, Carrieri MP, Braga M, Zunin C (1996) Risk factors for nosocomial sepsis in newborn intensive and intermediate care units. Eur J Pediatr 155: 315–322
83. Muntean W, Belohradsky BH, Riegel K, Marget W (1978) Erkennung bakterieller Infektionen durch spez. Antikörperbestimmung in der Neugeborenenperiode. Monatsschr Kinderheilk 126: 273
84. Neue Dosierungsempfehlungen für Chloramphenicol (1987) Dtsch Ärzteblatt 84: 2308–2309
85. Neuhaus W, Eibach HW, Ahr A, Bolte A (1993) Der vorzeitige Blasensprung: Problematik und geburtshilfliches Management. Geburtsh Frauenheilk 53: 843–848
86. Noack R, Helwig H, Roos R (1995) Antibiotikatherapie der bakteriellen Meningitis beim Neugeborenen. Sozialpäd KiPra 17: 455–456
87. Noack R, Helwig H, Roos R (1995) Empfehlungen der DGPI und PEG für die antibiotische Behandlung der bakteriellen Meningitis beim Neugeborenen. Chemotherapie J 4: 160–161
88. Powell KR (1992) Antimicrobial therapy for suspected sepsis in infants less than three months of age. Pediatr Infect Dis J 11: 143–5
88a. Powell KR, Marcy SM (1995) Laboratory Aids for Diagnosis of Neonatal Sepsis. In: Remington JS, Klein JO (eds) Infectious Diseases of the Fetus and Newborn Infant, 4th ed. Saunders, London Philadelphia Toronto Montreal Sydney Tokyo, pp 1223–1240
89. Prado V, Cohen J Banfi A, Cordero J, Ledermann W, Cofre J, Reyes L (1986) Ceftriaxone in the treatment of bacterial meningitis in children. Chemotherapy 32: 383–390
90. Prober CG, Stevenson DK, Benitz WE (1990) The use of antibiotics in neonates weighing less than 1200 grams. Pediatr Infect Dis J 9: 111–121
91. Quagliarello VJ, Scheld WM (1997) Treatment of Bacterial Meningitis. New Engl J Med 336: 708–716
92. Rauh W (1992) Richtlinien zur Verhinderung von Streptokokken B-Infektionen durch Chemoprophylaxe. Pediatrics 90: 775–776
93. Reiter H-L (1996) Hygienemaßnahmen auf intensivmedizinischen und neonatologischen Stationen. Monatsschr Kinderheilkd 144: 172–188

94. Roos R (1995) Neugeboreneninfektionen. gynäkol prax 19: 465–476
95. Sachers P (1995) Häufigkeit manifester und subklinischer perinataler Infektionen beim reifen Neugeborenen. pädiat prax 49: 589–594
96. Sachers P (1995/96) Neugeborenensepsis – Symptomatik und Pathogenese. pädiat prax 50: 173–185
97. Sáez-Llorens X, McCracken GH (1990) Bacterial Meningitis in Neonates and Children. Infect Dis Clin North Am 4: 623–644
98. Sáez-Llorens X, McCracken GH (1995) Clinical Pharmacology of Antibacterial Agents. In: Remmington JS, Klein JO (eds) Infectious Diseases of the Fetus and Newborn Infants. Saunders, Philadelphia London Toronto Montreal Sydney Tokyo, pp 1287–1326
99. Sáez-Llorens X, Ah-Chu MS, Lourdes Cortés EC, Torres A, Suárez M, Bissot A, Reyes W, Karp WB, McCracken GH (1995) Intrapartum Prophylaxis with Ceftriaxone Decreases Rate of Bacterial Colonization and Early-Onset Infection in Newborns. Clin Infect Dis 21: 876–880
100. Sarff LD, Platt LH, McCracken GH (1976) Cerebrospinal fluid evaluation in neonates: Comparison of high-risk infants with and without meningitis. J Pediatrics 88: 473–477
101. Schaad UB (1983) Meningitis und Sepsis im Neugeborenenalter: Therapiekonzepte und Antibiotikatherapie. Schweiz Rundschau Med (Praxis) 72: 300–305
102. Schaad UB (1984) The cephalosporin compounds in severe neonatal infection. Eur J Pediatr 141: 143–146
103. Schaad UB (1986) Treatment of bacterial meningtis. Eur J Clin Microbiol 5: 492–497
104. Schaad UB (1991) Bakterielle Meningitis: Pathophysiologie und Therapie 1991. Schweiz med Wschr 121: 1217–1222
105. Schaad UB (1992) Etiology and Management of Neonatal Bacterial Meningtis. Schönfeld H, Helwig H (eds) (1992) Bacterial Meningitis. Antibiot Chemother, vol 45. Karger, Basel, pp 192–200
106. Schaad UB (1997) Pädiatrische Infektiologie. Hans Marseille, München
107. Schaad UB, McCracken jr GH (1981) Clinical evaluation of a new broad-spectrum oca-beta-lactam antibiotic, moxalactam, in neonates and infants. J Pediatr 98: 129–136
108. Schaad UB, McCracken GH (1981) Pharmakologische Basis der antimikrobiellen Therapie der Neugeborenen-Meningitis. Helv paediat Acta 36: 19–30
109. Schaad UB, Stoeckel K (1982) Singel-dose pharmacokinetics of ceftriaxone in infants and young children. Antimicrobial Agents and Chemotherapy 2: 248–253
110. Schaad UB, Wegwood-Krucko J, Tschaeppeler H (1988) Reversible ceftriaxone-associate biliary pseudolithiasis in children. The Lancet Dec 17: 1411–1413
111. Schnohr S, Krafft W, Schaffrath P (1991) Der vorzeitige Blasensprung – umstritten im Management. PerinatalMedizin 3: 38–41
112. Seipp E (1988) Das C-reaktive Protein und Neugeborenen-Sepsis. Dissertation, Darmstadt
113. Sidiropoulos D, Boehme U, Muralt G von et al. (1981) Immunglobulinsubstitution bei der Behandlung der neontalen Sepsis. Schweiz med Wschr 111: 1649–1655
114. Sidiropoulos D, Boehme U, Muralt G von et al. (1986) Immunglobulin supplementation in prevention or treatment of neonatal sepsis. Pediat Infect Dis 5: 193–194
115. Siegel JD, McCracken GH (1981) Sepsis neonatorum. New Engl J Med 304: 642–647
116. Simon C, Loewenich vV (Hrsg) (1978) Neugeboreneninfektionen. Bücherei des Pädiaters, Heft 80. Enke, Stuttgart
117. Simon C, Schröder H, Weisner D, Brück M, Krieg U (1989) Bacteriological Findings After Premature Rupture of the Membranes. Arch Gynecol Obstet 244: 69–74
118. Speer CH, Bruns A, Gahr M (1982) Sequential Determination of CRP, α_1-Antitrypsin and Haptoglobin in Neonatal Septicaemia. Vortrag 31. Tagung der Nordwestdeutschen Gesellschaft für Kinderheilkunde
119. Speer CP et al. (1985) Neonatal septicemia and meningitis in Göttingen, West Germany. Pediat Infect Dis 4: 36–41
120. Speer CP, Gahr M, Johnston RB (1985) Funktion neonataler neutrophiler Granulozyten. Monatsschr Kinderheilkd 133: 651–656
121. Speer CP, Gahr M, Schröter W (1985) Frühdiagnostik der neonatalen Sepsis. Monatsschr Kinderheilkd 133: 665–668
122. Speer CP, Gahr M, Hauptmann D, Stubbe P, Schröter W (1986) Sepsis und Meningitis neonatorum: Epidemiologie, Erregerspektrum, Therapie. Monatsschr Kinderheilkd 134: 794–798
123. Stockhausen HB v (1991) Ursachen und Wandel bakterieller Infektionen bei Neugeborenen. Z Geburtsh Perinat 195: 131–136
124. Storm W (1977/78) Intensivpflege und Neugeborenensepsis. pädiat prax 19: 179–198
125. Storm W (1982) Bedeutung nosokomialer Septikämien für intensivpflegebedürftige Neu- und Frühgeborene. pädiat prax 26: 571–575
126. Storm W (1982) Sepsis bei Neu- und Frühgeborenen. Schwerpunktmed 53: 68–75

127. Storm W (1982/83) Beurteilung positiver Blutkulturen bei intensivpflegebedürftigen Neugeborenen. pädiat prax 27: 1–10
128. Storm W (1982/83) Leukozytenverhalten als diagnostisches Kriterium bei Verdacht auf septische Infektionen. pädiat prax 27: 237–242
129. Storm W (1984) Neugeborenensepsis und Intensivpflege. perimed, Erlangen
130. Strittmatter H-J, Hampl M, Friese K (1994) Risikofaktoren für Amnioninfektionssyndrom und Neugeboreneninfektion. In: Friese K, Kachel W (Hrsg) Infektionserkrankungen der Schwangeren und des Neugeborenen. Springer, Heidelberg, S 253–262
131. Töllner U (1978) Zur Therapie der Neugeborenenseptikämie. In: Loewenich v V, Simon C (Hrsg) Neugeboreneninfektionen. Enke, Stuttgart, S 160–166
132. Töllner U (1982) Early Diagnosis of Septicemia in the Newborn. Eur J Pediatr 138: 331–337
133. Töllner U (1983) Sepsis-Score. pädiat prax 28: 1–9
134. Töllner U (1983) Sepsis des Neugeborenen. Fortschr Med 101: 1879–1882
135. Töllner U, Pohlandt F, Heinze F, Henrichs I (1977) Treatment of septicemia in the newborn infant: choice of initial antimicrobial drugs and the role of exchange transfusion. Acta Paediatr Scand 66: 605–610
136. Töllner U, Pohlandt F, Usadel U, Teller WM (1984) Früherkennung bakterieller Kontaminationen und Infektionen bei Neugeborenen. Sozialpädiatrie 6: 79–84
137. Truckenbrodt H, Richter K (1977) Das Syndrom der Neugeborenensepsis. In: Emmerich P (Hrsg) Pädiatrische Intensivmedizin I. INA 3, Thieme, Stuttgart, S 188–192
138. Tunkel AR, Scheld WM (1995) Acute bacterial meningitis. Lancet 346: 1675–80
139. Tympner KD, Neuhaus F (1973) Immunantwort des Neugeborenen. Die gelben Hefte 131: 24–29
140. Tympner KD, Kernert B, Mayser P (1978) Der Immunstatus des Neugeborenen und seine Bedeutung für das Infektionsrisiko. In: Loewenich v V, Simon C (Hrsg) Neugeboreneninfektionen. Enke, Stuttgart, S 122–132
141. Van Reempts PJ, Van Overmeire B, Mahieu LM, Vanacker KJ (1995) Clinical Experience with Ceftriaxone Treatment in the Neonate. Chemotherapy 41: 316–322
142. Volpe JJ (1995) Neurology of the Newborn, 3rd ed. WB Saunders, Philadelphia London Toronto Montreal Sydney Tokyo
143. Weissenbacher ER, Schulze K, Loer S (1990) Problematik des vorzeitigen Blasensprungs beim unreifen und reifen Kind. gynäkol prax 14: 697–701
144. Wischnik A (1994) Der vorzeitige Blasensprung aus Sicht des Geburtshelfers. In: Friese W, Kachel W (Hrsg) Infektionserkrankungen der Schwangeren und des Neugeborenen. Springer, Heidelberg, S 243–252
145. Wolf H, Kerstan J (1974) Neugeborenenmeningitis, kompliziert durch Ventriculitis. Monatsschr Kinderheilk 122: 402–404
146. Yamauchi T (1991) Nosocomial infections in the newborn. Curr Opinion Infect Dis 4: 474–478

Tabellarischer Anhang

Tabelle I. Differentialdiagnose der Meningitis

| | *Akute eitrige Meningitis* | | | *Akute seröse Meningitis* | | |
	I. akut entzündliche Phase	II. subakut proliferative Phase	III. Reparationsphase	I. akut entzündliche Phase	II. subakut proliferative Phase	III. Reparationsphase
Gesamteiweiß im Liquor	> 100 mg/dl ↑↑↑	↑↑	↑	(↑)	–	–
PANDY	↑↑↑	↑↑	↑	↑		
NONNE-APELT	↑↑↑	↑↑	↑	–	–	–
Zellzahl im Liquor/μl	bis 50000	bis 5000	unter 100	bis 6000	30–400	unter 50
Granulozyten (rel. %)	85–98	20–40	–	10–50	5–10	–
Lymphozyten (rel. %)	1–5	30–50	40–60	20–60 nach kurzer granulozytärer 24-h-Phase rascher Shift zu Lymphozyten	40–60	40–60
Erregernachweis	↑	–	–	(↑)	–	–
Kultur	↑	–	–	(↑)	–	–
Druck > 5–15 mmHg	↑↑↑	↑↑	–	↑	(↑)	–
Liquorfarbe	gelb-grün	leicht gelb	–	–	–	–
Durchsichtigkeit	trübe ↑↑↑	↑	–	klar –	–	–
Chloride	↑	–	–			
Glucose	↓	–	–	(↑)–	–	–
Lactat ↑	↑↑↑	↑	–	↑	–	–
Liquor-pH	↓↓	↓	–	↓		
BSG ↑	↑↑↑	↑↑	↑	–↑	–	–
CRP (S) ↑	↑↑	–	–			
Temperatur ↑	↑	–	–	↑	–	–
Meningismus	↑	–	–	↑/–		
Blutleukozyten über 11000/μl	↑↑	–	–	↑/–		
Blutstäbe abs. über 500/μl	↑↑	–	–	–	–	–
Blutsegmentkernige (rel. %)	↑↑	–	–	–	–	–
Blutlymphozyten (rel. %)	↓	–	–	↑↑		
Quotient Liquorzucker/Serumzucker (normal 0,6–0,8)	↓	–	–	↑	–	–

↓ erniedrigt;   ↓↓ stark erniedrigt;   – normal;
(↑) mäßig erhöht;   ↑ erhöht;   ↑↑ stark erhöht;   ↑↑↑ massiv erhöht

Tabellen zur Differentialdiagnose der Meningitis, zur Liquordiagnostik und zur antibiotischen Therapie

Enzepha-litis	Tuberkulöse Meningitis	Unspezifische meningeale Reizsyndrome, z. B. Hirnabszeß	Subarachnoidale Blutungen I. Phase: akute Blutung	II. Phase: Abtransport und Resorption	albuminozyto-logische Dissoziation
	> 100 mg/dl		> 100 mg/dl		> 200 mg/dl
(↑)	↑↑↑	–	↑↑↑	↑	↑↑↑
	↑↑↑	↑	↑↑↑	↑	↑↑↑
	↑↑↑	↑	↑↑↑	↑	↑↑↑
10–500	50–3000	10–2000	blutig	50–2000	bis 30
	10– 30	5– 60	0–1	10– 30	0– 5
↑↑	30– 50	20– 60	0–1	30– 40	40–60
	(↑)				
	(↑)				
↑	↑↑	(↑)	↑↑↑	↑	–(↑↑)
klar	grünlich-gelb	–	blutfarben	rotgelb bis xanthochrom	gelblich
	Spinnweb-gerinnsel	–	wie Blut	–	–
	↓	–	(↑)	–	–
–	↓↓	–	(↑)	–	–
	↑↑	–	↑↑↑	(↑)	–
	(↓)	–	↓↓	↓	–
	↑				
	↑–				
↑	↑	↑			
	↑				
	↑–				
	↑				
	↑				
	↑				
↑	↓↓				

Tabelle II. Liquorsyndrome bei entzündlichen Erkrankungen des ZNS

1. *Akute bakterielle Meningitis*
   Akute Phase
   - Liquor: trüb bis eitrig
   - Zellzahl: mehrere Tausend/μl bis unzählbar, zu Beginn auch unter 300 Zellen/μl
   - Liquorzellbild: überwiegend segmentkernige neutrophile Granulozyten, mehrfach monozytäre und histioretikuläre Zellen, selten lymphozytäre Zellform, gelegentlich Bakterien, teils extrazellulär, teils intrazellulär
   - Gesamteiweiß: stark erhöht, über 100 mg/dl
   - Liquorzucker: deutlich unter der Norm, unter 40 mg/dl
   - Erregernachweis: gelingt in 60–80 % mikroskopisch nativ bzw. mittels Grampräparat aus dem Sediment (bakterioskopisch)
   - Antigennachweis mittels Latexagglutination

   Subakute Proliferationsphase
   - Liquor: trüb bis klar
   - Zellzahl: mehrere Hundert/μl
   - Liquorzellbild: Abfall der segmentkernigen Granulozyten, Anstieg monozytärer und lymphozytärer Zellformen, vereinzelt Plasmazellen
   - Gesamteiweiß: noch deutlich erhöht, um 100 mg/dl
   - Liquorzucker: Normalisierung

   Reparationsphase
   - Liquor: klar
   - Zellzahl: Restpleozytose 30–90/μl
   - Liquorzellbild: überwiegend lympho- und monozytäre Zellform
   - Gesamteiweiß: normal
   - Liquorzucker: normal

2. *Abakterielle virusbedingte Meningitiden*
   Akute Phase
   - Liquor: klar bis leicht getrübt
   - Zellzahl: meist unter 1000/μl
   - Liquorzellbild: kurzdauernde granulozytäre Phase, häufig auch schon im akuten Stadium, lymphoplasmozytäres Zellbild mit vereinzelten segmentkernigen neutrophilen Granulozyten, vereinzelt auch eosinophile Granulozyten
   - Gesamteiweiß: gering bis deutlich erhöht
   - Erreger: am häufigsten Mumps-Virus, weiterhin COXSACKIE-, Echo-, Arboviren
   - Liquorzucker: normal

   Subakute Phase
   - Liquor: klar
   - Zellzahl: meist unter 100/μl
   - Liquorzellbild: lymphozytär mit plasmozytären Zellen, daneben Monozyten
   - Gesamteiweiß: normal oder gering erhöht
   - Liquorzucker: normal

   Reparationsphase
   - Liquor: klar
   - Zellzahl: mit Restpleozytose unter 50/μl über Wochen
   - Liquorzellbild: lymphozytär
   - Gesamteiweiß: normal
   - Liquorzucker: normal

Tabelle III. Liquorkompositionen

Nachweis von mehreren Erregern im Liquor:
- nosokomial
- iatrogen
- Neugeborenen-Meningitis
- penetrierendes Hirntrauma
- Hirnabszeß mit CSF-Leck

Klarer Liquor mit Ausschluß von Bakterien und Viren:
- Lupus erythematodes
- FSME
- HIV
- Lues
- Lymekrankheit
- Karzinomatose

Liquorleukozytose mit Hypoglykorrhachie, gramnegatives Präparat:
- anbehandelte bakterielle Meningitis
- Listerien-Meningitis
- progressive Enzephalopathie (Herpes-Enzephalitis mit Erhöhung der roten Blutkörperchen
- Zustand nach bakterieller Endocarditis mit Embolie und parameningealen Herden

Lymphozytärer klarer Liquor mit normaler Glucose:
- anbehandelte bakterielle Meningitis
- Lymekrankheit
- HIV
- parameningeale Herde
- Pilze
- Parasiten
- Karzinomatose
- virale Meningitis

Lymphozytärer Liquor mit erniedrigter Glucose:
- LCM
- Enteroviren
- Listerien
- Mumps
- Leptospiren
- Sarkoidose
- Pilze
- Tbc

Initiale polymorphkernige Leukozytose mit schnellem lymphozytären Umschlag:
- Tbc
- Viren
- Lues
- Echoviren
- Herpesviren
- Enzephalitis

Erniedrigte Liquorglucose:
- mangelnder Eintritt
- polymorphkernige Leukozytose mit anaerobem Stoffwechsel
- phagozytäre Zellen mit vermehrtem Glucoseverbrauch
- Enteroviren
- Herpes
- Mumps
- LCM
- bei hoher Erythrozytenzahl
- Eosinophilie
- Pilze
- Amöben
- Lupus erythematodes
- Sarkoidose
- Malignome des ZNS
- parameningeale Infektion
- Tbc

Nach erfolgreicher Behandlung bakterieller Meningitis am schnellsten normalisiert:
- Serum-CRP
- Liquorglucose
- Liquorlactat
- Liquoreiweiß.

Als letztes normalisiert sich die Liquorleukozytenzahl.

Nach: SCHLOSSBERG D (ed) (1990) Infections of the Nervous System. Springer, Heidelberg

Tabelle IV. Normalwerte im Liquor (Nach: BACHMANN KD, EWERBECK H, JOPPICH G, KLEIHAUER E, ROSSI E, STALDER GR (1990) Pädiatrie in Praxis und Klinik. Fischer/Thieme, Stuttgart, New York/Stuttgart)

	Neugeborene	Säuglinge	Klein- und Schulkinder	Erwachsene
Liquormengen	FG: 1500–2000 g: 10–15 ml RG: vaginale Entbindung bis 5 ml; nach Kaiserschnitt: 30–60 ml	40–60	jüngere Kinder: 60–100 ältere Kinder: 80–140	100–180
Druck (mm H_2O)	FG: 30–80 RG: 10–14	50–70	50–150	80–200
Farbe	klar oder xanthochrom	klar	klar	klar
Zellzahl	FG: 135/3	1–2 Mon.: 0–15 >2 Mon.: 0–10	0–12	0–10
Leukozyten (1/3 Zellen/μl)	FG: ▶ 2. Tag: 27 (4–112) ▶ 10. Tag: 15 (3– 56) ▶ 30. Tag: 12 (2– 70) RG: ▶ 0–6 Tage: 22 (0–45); ▶ 4–27 Tage: 9 (2–24)	1. Mon.: bis 60 >3 Mon.: 12–32		
Segmentkernige	bis 58 % d. Leukoz.	0	0	0
Erythrozyten (1/3 Zellen/μl)	360 (0–2000) 0–14 Tage	0	0	0
Glucose (2/3 der Blutglucose [mg/dl])	58,8 (29,8–87,8)	55–70 3. Mon.: 59,8 (29,8–89,8) 5.–6. Monat: 60,7 (32,5–88,9) 7.–12. Monat: 64,0 (29,2–98,8)	45–90 62,0 (33,8–90,2) Lumbaler Liquor 45–70 mg/dl Ventrikulärer Liquor = BZ > 80 mg/dl	45–90 62,0 (33,8–90,2)
PANDY-Reaktion	+ – +++ FG: pos. RG: häufig pos.	1–2 Mon.: opal b. pos. >2 Mon.: 0	0	0
Eiweiß (mg/dl)	FG: ▶ 3. Tag: 50–300 ▶ 1. Tag: 70–200 ▶ 5. Wo.: 50–150 RG: 48,4 (15–99,5)	2. Mon.: 26,9 (11,6–62,4) 4. Mon.: 27,9 (15,7–49,3) 7.–12. Mon.: 20,7 (8,7–19,1)	18,1. (7,2–45,3) 30 15–40 Liquoreiweiß lumbal > Liquoreiweiß ventrikulär 1,7 = 1	15–40
Albumin-Globulin-Quotient	0,90 (0,74–1,67)			1,2
Immunglobuline IgG (mg/dl)	2,56 (0–5,4)	bis 6 Mon.: 2,56 (0–5,4) 7.–12. Mon.: 1,18 (0–2,45)	2–4 J.: 1,29 (0,1–2,5) 4–6 J.: 1,18 (0,45–1,9) 6–8 J.: 1,38 (0,16–2,6) 8–10 J.: 1,62 (0,34–2,9) 10–13 J.: 1,80 (0,67–2,9)	

Tabelle IV. Fortsetzung

	Neugeborene		Säuglinge	Klein- und Schulkinder	Erwachsene
IgA (mg/dl) IgM					bis 0,7 nur in Spuren
Säure-Base-Haushalt	*Liquor*	*Serum*			
CO_2 (Torr)	47	41			
pH	7,33	7,41			
O_2 (Torr)	43	100			
Lactat (mval/l)	4		4	1,7–2,7	0,7–2,5
Lactatdehydrogenase (IE/l)	2–3 mal so hoch wie später		16,2 ± 8,9	16,2 ± 8,9	10,6 ± 4,2

FG Frühgeborene, *RG* Reifgeborene

Tabelle V. Differentialdiagnose anhand der Liquorzellzahl

Liquorsyndrome mit hoher Zellzahl (6000 – 12000/3 Zellen):
- akute Phase der eitrigen Meningitis
- Mumps-Meningitis und Enteroviren, Arbo-Viren
- Nocardiose
- Aktinomykose
- rupturierter Hirnabszeß

Liquorsyndrome mit 1000 – 3000/3 Zellen:
- akute/subakute Phase der eitrigen Meningitis
- seröse Meningitis (Enteroviren, Herpes, Varizella-zoster-Virus usw.)
- Aktinomykose
- Tumoren

Liquorsyndrome mit 100 – 1000/3 Zellen (Lymphozyten):
- Tbc-Meningitis, Leptospiren-, Listerien- und Rickettsien-Meningitis, Lues cerebrospinalis
- Virusmeningitis, u.a. Masern, Röteln, Mononukleose, Herpes simplex
- Frühphase der eitrigen Meningitis (Granulozyten)
- subakut eitrige Meningitis
- Subarachnoidalblutung (SAB)
- Pilzmeningitiden, Zystizerkose
- parasitäre Meningitiden (Toxoplasmose)
- Arachnopathia adhaesiva
- Tumoren, Hirnabszeß, Sinusthrombose

Liquorsyndrome mit 50 – 100/3 Zellen:
- Reparationsphase eitriger und seröser Meningitiden
- Reizpleozytose (Punktitis)
- Insolation, Tbc, Pilzmeningitis
- Lues connata, parasitäre Meningitis
- Tumoren, SAB, Hirnabszeß

Liquorsyndrome mit 5 – 50/3 Zellen:
- Multiple Sklerose
- Reizpleozytose, Virusenzephalitis, Arachnitis
- subakute sklerosierende Planenzephalopathie (SSPE)
- GUILLAIN-BARRÉ-Syndrom (Polyradikuloneuritis)
- Neurolues, Tbc, SAB, Hirnabszeß
- parainfektiöse Meningitiden und Mykosen
- Fieberkrämpfe
- Intoxikationen
- hypoglykämischer Schock, zerebrale Krämpfe, Hypoxie

Nach: THOMAS L (1984) Labor und Diagnose, 2. Aufl. Behring, Marburg, S. 942-943

Tabelle VI. Liquorzytologie

Pathologische Liquorzellen	Krankheit
Neutrophile Granulozyten	Bakterielle Meningitis, Hirntumor, Pilz (Aktinomykose)-Enzephalitis, akute Poliomyelitis, Contusio, akute Virus(Echo-, Adeno-, Arbo-)-Meningoenzephalitis, akute Reizmeningitis nach Bluteintritt in die Liquorräume, Insolation, Hirninfarkt
Eosinophile Granulozyten	Parasitäre Erkrankungen des ZNS, Tbc, Trichinose (Zystizerken, Echinokokkus, Filarien), SAB, MS, Wurm (Askaris)-Enzephalitis, Lues, Perarteriitis nodosa, Hirntumor, SSPE
Lymphozyten	Virusmeningitis, Tbc, Lues, Spätphase bei Polio, SAB, subakute bakterielle Meningitis, Tumoren, Metastasen, Proliferationsphase der Meningitiden, Pilzmeningitis
Monozyten	Virusmeningitis, Leptospiren-Meningitis, degenerativer Hirnabbau, Hirntumor, Listerien-Meningitis, reparative Phase von Meningitiden
Makro(Erythro)-phagen	Subarachnoidalblutung, intrazerebrale Blutung, Kontusionsblutung, hämorrhagische Enzephalitis, Hirnabszeß
Makro(Leuko)-phagen	Bakterielle Meningitis, chronische Prozesse, Virusmeningoenzephalitis
Lipophagen	Hirninfarkt, TAY-SACHS-Erkrankung
Siderophagen	3–7 Tage nach subarachnoidaler Hirnblutung, persistieren über Wochen und Monate
Plasmazellen	multiple-Sklerose, Hirntumoren, floride Neurolues, Brucellosenmeningitis, chronisch bakterielle Meningitis, Tbc-Meningitis
Tumorzellen	Karzinommetastase, Medulloblastom, Ependymom, Gliomverdach
Unreife myeloische und lymphatische Zellen	Meningosis leucaemica

Nach: Klinisches Labor (1974) Merck, Darmstadt, S 498–499 und FISHMANN 1980

Tabelle VII. Extrazelluläre und fakultativ intrazelluläre Bakterien (mikroskopische Diagnose)

Extrazelluläre Bakterien	Fakultativ intrazelluläre Bakterien
Pneumokokken (grampositiv, zahlreich)	Mycobacterium tuberculosis und bovis
Streptokokken	Mycobacterium leprae
Staphylokokken	Brucella sp.
Neisserien	Listeria monocytogenes (grampositiv, selten)
Escherichia coli (gramnegativ, zahlreich)	Erysipelothrix rhusiopathiae
Klebsiella sp.	Yersinia sp.
Enterobacter sp.	Francisella
Serratia marcescens	Salmonella typhi
Proteus sp.	Salmonella paratyphi
Salmonella sp.	Treponema pallidum
(außer S. typhi u. S. paratyphi)	Legionella pneumophilia
Pseudomonas sp.	Meningokokken (gramnegativ, selten)
Andere Nonfermenter	Staphylokokken
Bacteroides	
Haemophilus influenzae Typ b	
(gramnegativ, zahlreich)	
Actinomyces sp.	
Listeria monocytogenes	

Tabelle VIII. Charakteristika der drei häufigsten Meningitiserreger

Haemophilus-influenzae-Typ b-Meningitis (1892 von PFEIFFER beschrieben)
- Gramnegative fischzugartige Stäbchen, die bei schlechter Gramfärbung bzw. altem Präparat mit Pneumokokken verwechselt werden können
- Haemophilus influenzae im Liquor wächst nicht in Blutkulturflaschen, deshalb Liquorkulturflaschen mit Mops-Zusatz verwenden (79 %iger Keimnachweis im Blut möglich)
- Hörstörungen (6–20 %; sehr früh im Krankheitsgeschehen), Hirnabszesse, Mastoiditiden, Sinusvenenthrombose, Subduralergüsse
- Patienten krampfen auffallend viel (30 %)
- Weniger hoher Lactatgehalt im Liquor
- Nicht sensibel oder wenig sensibel sind folgende Medikamente: Cephadroxil, Ampicillin bzw. Penicillin, Erythromycin, Sulfonamide und Chloramphenicol
- Im Liquor über 50 % Lymphozyten möglich (nach Anbehandlung)
- Häufig Haubenmeningitis
- Mitunter bei Epiglottitis, Pneumonie, Endokarditis, Pleuritis (KLEINSCHMIDT-Syndrom)
- Sepsis, Enophthalmitis, Endokarditis, Arthritis bei Neugeborenen durch unbekapselte Formen möglich
- Hib-Meningitis auch bei Nachweis von PRP (Polysaccharid)-Antikörpern möglich (die Höhe entscheidet über neurologische Folgeschäden)
- Betalactamase-negative Haemophilus-influenzae-Keime sind gegen Ampicillin ebenfalls bereits resistent
- Rezidive sind nach kombinierter Chloramphenicol- und Ampicillin-Therapie möglich

Meningokokken-Meningitis (1805 in der Schweiz beschrieben; 1887 von WEICHSEBAUM)
- Gramnegative Diplokokken, die extra- und intrazellulär wachsen
- Kälte- und lichtempfindlich (33 % Blutkulturnachweis)
- Patienten krampfen auffallend wenig
- Hoher Liquorlactatgehalt
- Hirnbasismeningitis
- Herpes labialis
- Arthritis, Enophthalmitis, Perikarditis, Osteomyelitis, Endokarditis, Iridozyklitis (am 3.–5. Erkrankungstag möglich)
- Epidemisches Auftreten möglich
- 13 Serotypen (Meningitis: A, B, C, W, Y)
- Endotoxin-produzierend (LPS)
- Penicillinresistenzen beschrieben
- Inzidenz 1,1/100000 Gesamtbevölkerung
- Krankheitsbilder: okkulte Bacteriämie ohne Sepsis, Sepsis mit und ohne Meningitis, Meningitis ohne Sepsis, septischer Schock mit DIG mit oder ohne Meningitis

Pneumokokken-Meningitis
- Grampositive Diplokokken mit lanzetförmiger Kapsel, die extrazellulär liegen und bei schlechter Gramfärbung mit Haemophilus influenzae verwechselt werden können, kälteempfindlich
- Haubenmeningitis über Frontalpolen
- Patienten krampfen häufig und oft komatös
- Häufig Hörstörungen (31–45 %)
- Sehr hoher Liquoreiweiß- und Liquorlactatgehalt
- Keimnachweis nur in 56 % der Fälle im Blut möglich
- Zunehmende Penicillinresistenz zu erwarten (intermediar 5–15 %)
- Ceftazidim nicht sensibel, keine Vancomycin-Resistenzen
- Pneumokokken wachsen auch ohne Blutzusatz, jedoch langsamer in Blutkulturflaschen
- Herpes labialis
- Oft nach Schädel-Hirn-Trauma bzw. HNO-Erkrankungen (Felsenbeinfraktur mit Liquorrhoe)
- Laut Literatur beträgt die Letalität bis zu 29 %, die neurologische Defektheilung 45 %
- Hohe Rezidivgefahr, besonders nach Splenektomie (13–45 %)
- Hirnabszesse, subdurale Ergüsse und hämolytisch-urämisches Syndrom sind möglich
- Verwechslung mit vergrünenden Streptokokken möglich
- Risikofaktoren: Sichelzellanämie Splenektomie, Komplementdefekte C_2–C_9, Asplenie-Syndrom, Nephrotisches Syndrom, HODGKIN-Syndrom, Liquorfisteln, HIV

Tabelle IX. Spektrum der möglichen Antibiotika in der Meningitistherapie

Erreger	Therapie
Meningokokken Pneumkokkken Streptokokken A – C Gonokokken Treponemen	Ampicillin,[1] Penicillin, Chloramphenicol, Fosfocin, Clindamycin, Piperacillin, Cephalosporine III. Generation
Haemophilus influenzae	Ampicillin,[1] Chloramphenicol, Cephalosporine III. Generation
Staphylococcus aureus Staphylococcus albus (S. epidermidis)	Penicillin, Flucloxacillin, Clindamycin, Vancomycin, Fosfocin, Aminoglykoside, Chinolone, TMP-SMZ, Rifampicin
Listerien	Ampicillin,[1] Piperacillin, Chloramphenicol, Penicillin, Aminoglykoside, TMP-SMZ, Vancomycin, Carbapeneme
Enterobakterien E. coli	Chloramphenicol, Cephalosporine III. Generation, Piperacillin, Chinolone, Aminoglykoside, Ampicillin[1]
Enterokokken	Ampicillin,[1] Piperacillin, Carbapeneme, Aminoglykoside, Vancomycin, Flucloxacillin, Chinolone
Klebsiella Enterobakter	Aminoglykoside, Chloramphenicol, Cephalosporine III. Generation, Chinolone
Proteus	Ampicillin,[1] Piperacillin, Aminoglykoside, Penicillin, Chloramphenicol, Cephalosporine III. Generation
Pilze	Amphotericin B, Fluorocytosin, Fluconazol
Tuberkelbazillen	INH, Rifampicin, Ethambutol, Pyrazinamid, Streptomycin
Anaerobier (Bacteroides)	Piperacillin, Metronidazol, Rifampicin, Vancomycin, Chloramphenicol, Aminoglykoside, Clindamycin, Tetrazyklin
Salmonellen Shigellen	Ampicillin,[1] Piperacillin, Chloramphenicol, Cephalosporine III. Generation
Clostridien	Vancomycin
Borrelien	Penicillin, Cephalosporine III. Generation, Tetrazyklin
Pseudomonas aeruginosa	Ceftazidim, Aminoglykoside, Ampicillin, Carbapeneme, Chinolone

[1] Ampicillin nur mit Betalaktamasehemmer

Tabelle X. Sinnvolle Gabe moderner Cephalosporine bei Meningitis

Erreger	Cefotaxim	Ceftazidim	Ceftriaxon
Escherichia coli	+++	+++	+++
Serratia marcescens	++	+++	++
Klebsiella pneumoniae	+++	+++	+++
Enterobacter spp.	+	++	++
Proteus, Indol-negativ	+++	+++	+++
Proteus, Indol-positiv	+++	+++	+++
Citrobacter spp.	++	+++	++
Salmonella spp.	++	++	++
Pseudomonas aeruginosa	Ø	+++	Ø
Acinetobacter spp.	Ø	+	Ø
Haemophilus influenzae	+++	+++	+++
Streptococcus pneumoniae	+++	+	+++
Neisseria meningitidis	+++	+++	+++
Streptokokken der Gruppen A + B	++	+	+++
Staphylococcus aureus	+Ø	Ø	++
Enterokokken	Ø	Ø	Ø
Listeria monocytogenes	Ø	Ø	Ø
Anaerobier (Bacteroides fragilis)	Ø	Ø	Ø
Chlamydien	Ø	Ø	Ø
Legionellen	Ø	Ø	Ø
Mykoplasmen	Ø	Ø	Ø
Staphylococcus epidermidis	+	+	+
Neisseria gonorrhoeae	+++	+++	+++
Shigella spp.	++	++	++
Clostridium perfringens (außer Cl. difficile)	++	++	++

Tabelle XI. Labordiagnostik bei Lyme-Borreliose

▶ **Bakteriologische Diagnostik:**
 Direktnachweis / Kultivierung in vitro + in vivo

▶ **Serologische Diagnostik:**
 – IFA (indirekter Immunofluoreszens-Assay)
 – IHA (indirekter Hämagglutinations-Assay)
 – ELISA (Enzyme-linked Immunosorbent-Assay)

▶ **Methodische Verbesserungen durch:**
 – Absorption kreuzreaktiver AK (REITER-Spirochäten oder Rheumafaktoren)
 – Nachweis von IgM-AK
 – AK-Nachweis im Liquor
 – Spezifische intrathekale AK-Bildung: Liquor / Serum-Index
 – Verwendung rekombinant exprimierter Proteine im ELISA
 – Isoelektrische Fokussierung und Immunoblot
 – Western-Blot

▶ **Untersuchung Antigen-spezifischer T-Zellen (Proliferation)**

▶ **Polymerase-Ketten-Reaktion (PCR)**

Nach: ERBGUTH F (1997) Neuroborreliose. Darmstädter, Neurologisches Kolloquium, 29. 1. 1997

Tabelle XII. Alternative Antibiotika und ihre Dosierung bei Meningitis*

Antibiotikum	Dosierung	
Azlocillin	300 – 400 mg/kg/Tag (4 ED)	max. 18 – 24 g/Tag
Erythromycin	30 – 50 mg/kg/Tag (2 – 4 ED)	max. 2 g/Tag
Fosfomycin	100 – 240 mg/kg/Tag (2 – 4 ED)	max. 6 – 15 g/Tag
Flucloxacillin	200 – 300 mg/kg/Tag (4 ED)	max. 12 g/Tag
Meropenem	60 – 120 mg/kg/Tag (3 ED)	max. 6 g/Tag
Metronidazol	30 – 40 mg/kg/Tag (3 – 4 ED)	max. 2 g/Tag
Mezlocillin	200 – 300 mg/kg/Tag	max. 15 – 20 g/Tag
Piperacillin (komb. mit Tazobactam)	120 – 240 mg/kg/Tag (3 – 4 ED)	max. 12 – 16 g/Tag

* Bei Sepsis halbe Dosierung

Kernspin-Tomogramm einer otogen bedingten Pneumokokken-Meningitis

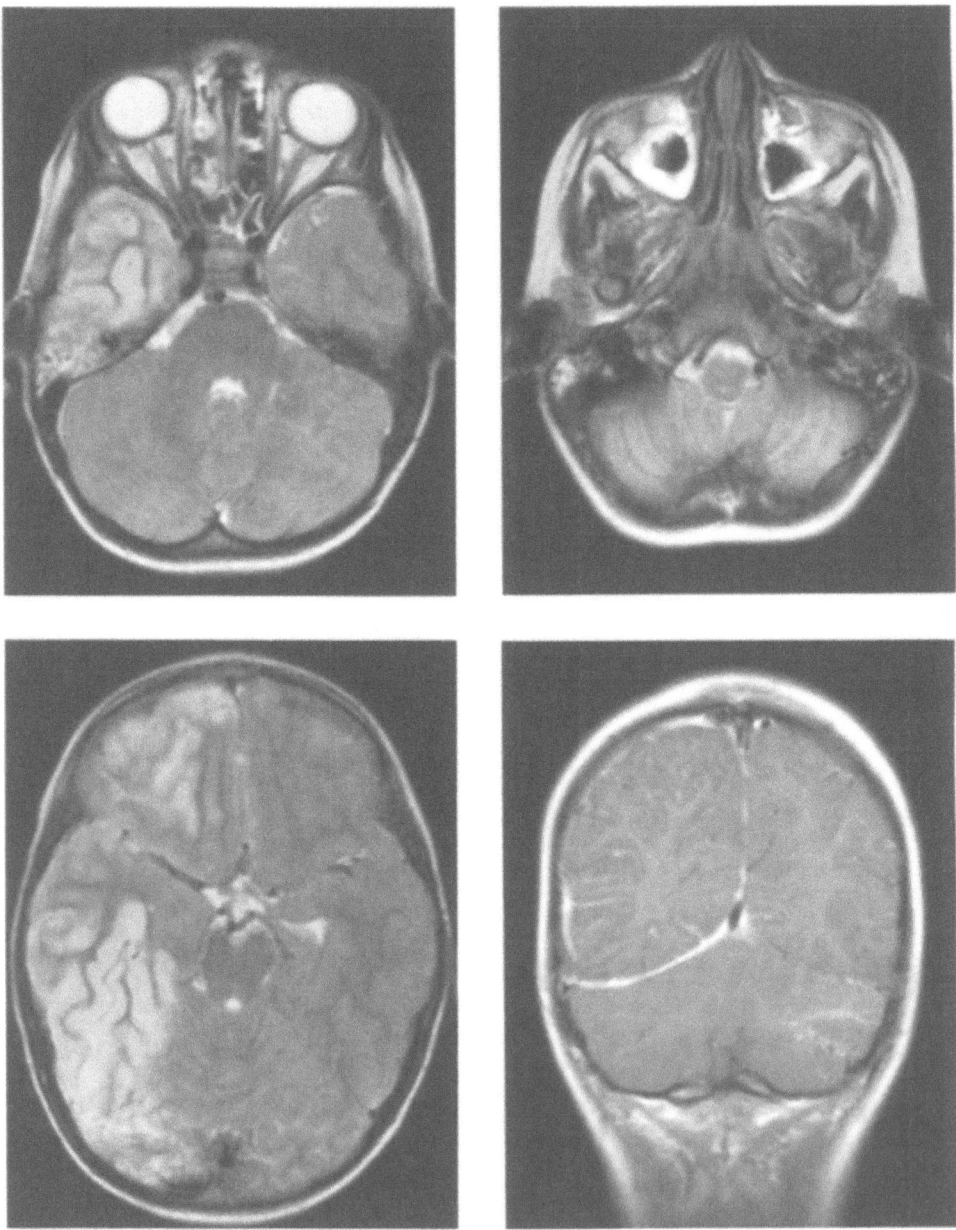

Vierjähriges Kind mit otogener Pneumokokken-Meningitis und Cerebritis. Bild a–c zeigen bei T2 Gewichtung eine Signalanhebung in beiden Kieferhöhlen, in den Siebbeinzellen und im re Mastoid. Signalsteigerung der re Hemisphäre als Ausdruck einer Cerebritis. Bild d zeigt nach KM-Gabe eine deutliche Verdickung und ein gesteigertes KM-Enhancement der Meningen als Korrelat der Meningitis (5. 11. 1997).

Priv.-Doz. Dr. med. B. Lettgen
Chefarzt der
Darmstädter Kinderkliniken
Prinzessin Margaret

OA Dr. med. A. Wieschen
Klinikum Darmstadt
Radiologie I

Sachwortregister

Abschlußuntersuchungen 71, 185
Abszeß, siehe auch Hirnabszeß
Abduzenzparese 147
Acanthamoeba 161
Acetylsalizylsäure, Therapie beim WFS 259, 263
Acidose-Elektrolyt-Korrektur 169, 300
Akutphaseproteine 296
Adjuvante-Therapie 171, 184
Allgemeintherapie 168 ff, 300 ff
Altersverteilung 28 ff
Aminoglykoside 194 ff, 201, 303 f
–, Kombinationsbehandlung 196 f, 303 f
–, Toxizität 203
Amnioninfektionssyndrom 270 ff
–, klinische Zeichen 279, 281, 284
–, prädisponierende Faktoren 276, 278
–, Therapie 270
Amöben-Meningitis 161
Ampicillin 190, 193
Anamnese 75 f
–, Erreger 77
–, Ursachen 77
Antagonismus 22
Antibiotika, antibakterielle Aktivität 200
–, Konzentrationen 21
–, Liquorpenetration 199 f
–, Liquorspiegel 199
–, Therapieversagen 315
–, Wahl 302
Antibiotikakombination, Anforderungen 191, 301 ff, 308, 320
–, Kombinationen 8, 9, 191
Antibiotikatherapie 5 ff, 189 ff
–, begonnene, Liquoruntersuchungen 95
–, Dosisrichtlinien 270 ff, 306 ff
–, Einmalgabe 199, 201
–, Neugeborenensepsis 265
–, Pharmakoökonomie 236 ff
–, Versagen 229 ff
Antidiuretisches Hormon 45, 170
Antigenerkennung 297 f
Antigennachweisverfahren 112, 298
Antikoagulanzien 169
Antikörper
–, monoklonal 182
antikonvulsive Therapie 169
Antimykotikum, prophylaktisches 169, 310
Antithrombin III, Therapie beim WFS 259

Arachidonsäurekaskade 44
Arachnitis 48
–, chronische, Kortikoidbehandlung 48
–, circumscripta 48
–, cystica 48
–, opticochiasmatis 48
–, spinalis 48
Arachnopathie, chronische 48
Ataxie, akute zerebelläre 69
Atemstörungen 78, 170
Ätiologie 25 ff
–, rekurrierende M. 34, 131 ff
Ausblick 249
Austauschtransfusion 210 f
–, Heparin-Frischblut 210, 261

Babinski-Zeichen 80
Bakteriämie 15, 16, 227
–, Definition 17
–, Entstehung 40
–, Meningitis nach Lumbalpunktion 92
Bakterien, extrazelluläre 336
–, fakultativ intrazelluläre 336
–, Replikation im Liquor 39
Bannwarth-Syndrom, s. a. Meningitis, chron. lymphozyt. 130, 158 ff
–, Erreger 158
–, Fazialisparese 62, 147, 159
Behandlungsdauer
–, bakterielle Meningitis 222 ff
–,–, bei Komplikationen 227
– Bemerkungen
–,–, speziell 319 ff
–, Neugeborenensepsis 227, 311
–, Neuroborreliose 145 f
Behcet 131
Bettruhe, bakterielle Meningitis 183 ff
–, virale Meningitis 130, 183
Bewußtlosigkeit 53
Bewußtseinstrübung 53, 64
Blasensprung, vorzeitiger 266 ff
–,–, Definition 266
–,–, Erreger 270, 272, 273, 280, 284
–,–, epidemiologische Daten 267 f
–,–, Inzidenz 271 ff
–,–, Mortalität 271 ff
–,–, Therapie 269 f

–,–, Ursachen und Folgen 267, 271, 276
Blut-Liquor-Schranke 11
Blutbild, Neugeborenensepsis 288 f
Blutkörperchensenkungsgeschwindigkeit 121 f
Blutkultur 113, 115 ff, 298 f
Blutungen, subarachnoidale 89
Borrelia, Antikörpertestung 340
Borreliose 145 ff
–, Enzephalitis 70
–, Fazialisparese 62, 147
–, Klinik 146
–, Labor 146, 340
–, Therapie 148
Bragard-Zeichen 80
Brudzinski-Peiper-Stengel-Zeichen 80
Brudzinski-Zeichen 80
Bruzellose 159

Carbapenem 190, 219 ff
Carrier-Diffusion 22
C-reaktives Protein 120 ff
–, Bedeutung f. d. Diagnostik 120 f
–,– – der Neugeborenensepsis 296
–, erhöhte Werte 121, 296
–, Normalwerte im Liquor 108, 110
–, Normalwerte im Serum 121
Cefotaxim 191, 194, 233, 305, 339
Cefepim 227
Cefpirom 227
Ceftazidim 191, 196, 305, 339
Ceftriaxon 194 ff, 225, 233, 303 f, 339
Cephalosporine d. III. Gen. 194 ff, 304 f, 320 f
–, Kombinationsbehandlung 196 f, 206, 301, 308, 320
–, Liquorgängigkeit 199
–, Resistenzen 206
Chemoprophylaxe, Hib 241 ff
–, Meningokokken 246 ff
–, Neugeborenensepsis 300
–, Pneumokokken 248
–, Streptokokken 317 ff
Chemotherapie, antimikrobielle 168 ff, 300 ff
–, Indikation bei Neugeborenensepsis 301 f
Chinolone 203, 220 f
Chloramphenicol 189, 190 ff, 304
–, Dosierung 192
–, Knochenmarksschädigung 190
Clindamycin 193
Conus-medullaris-Syndrom 63
CRP, siehe C-reaktives Protein

Defektheilung, neurologische 26
–, –, Neugeborenensepsis 310
–, psychogene 26
–, somatisch 26
Definitionen 11 ff

demographische Verteilung 25 ff
–, Erreger 77
Dermalsinus 35
Dexamethason 176 ff
–, Nebenwirkungen 180
–, Therapieempfehlung 180 f, 261
Diabetes insipidus 63
DGPI-Empfehlungen 208, 226, 311, 316
Diagnostik 95 ff, 286 ff
–, computertomographische 128 f
–, elektroenzephalographische 129
–, ergänzende 125 ff
–, hämatologische 95, 117 ff, 287 ff
–, Liquoruntersuchung 96 ff
–, virologische 123 f
Differentialblutbild 118, 120, 288
–, Leukozyten 117 f, 288 ff
–, Lymphozyten 119
–, segmentkernige Granulozyten 119 f, 289 f
–, stabkernige Granulozyten 119 f, 289 f
–, Thrombozytenreaktion 120, 288 f
Differentialdiagnose 63, 122, 139 ff, 328
–, Neugeborenensepsis 310
Diffusion 21
DIG, Stadien 257
Dipyridamol, Therapie beim WFS 262
Dreifuß-Zeichen 80

Eagle-Phänomen 21
E. coli 114, 161
„Early-onset-Sepsis" 272 f, 281
Elektrolyttherapie 168 f, 170, 300
Endotoxine 41 ff
–, Zytokinausschüttung 41, 295
Endotoxinschock 18, 43
–, Pathogenese 18, 43
–, Symptomatik 18, 43
Endotoxinwirkungen 18, 43
Enophthalmitis 62
Enterobacter-Meningitis 161
Enterokokken-Meningitis 160
Entzündung, Pathophysiologie 39 ff, 47
Enzephalitis 11, 13, 64 ff
–, Diagnose 68
–, Definition 11, 65
–, Differentialdiagnose 68
–, Hirnstamm- 69
–,–, Komplikationen 68
–, nekrotisierende 65, 71
–, parainfektiöse 14, 67
–, d. physikal. Einwirkungen 66
–, Einteilung 66
–, pathophysiologie 65
–, postinfektiöse 14, 67
–, primäre 66 f
–,–, Erreger 65 f
–, Prognose 70

–, sekundäre 65 f
–,–, Erreger 66 f
–, Therapie 70
–, toxische 65
–, Ursachen 66
Enzephalitis-Syndrom 64 ff
Enzephalomyelitis 13
Enzephalopathie 65
Ergüsse, subdurale 62, 127
Erkrankung, Definition 16
–, d. Kopf-Halsbereichs, entzündliche 34
–, nichtinfektiöse, als Ursachen f. M. 34
–, d. ZNS, entzündliche, Liquorsyndrome 330
–, –, Ursachen 34
Erreger 25 ff, 36, 77, 336
–, anamnest. u. klin. Hinweise 33 ff
–, Charakteristika der häufigsten 337
–, prädisp. Fakt. einer rekurr. M. 34, 36
Erregerisolierung aus Stuhl und Urin 125
Erregernachweis, Schnelltestverfahren 298

Fazialisparese, isolierte 62, 147, 159
Fehlbildungen, angeborene 34
FFP, Therapie beim WFS 262
Fibrinogen, Therapie beim WFS 259
Fibronectin 312
Fieber 56 ff
–, Differenzierung 283
–, prolongiert 57
–, rezidivierendes, Ursachen 34, 57
Fistel, siehe auch Liquorfistel
–, manifeste 34
–, okkulte 34
Flüssigkeitstherapie 168, 170, 261, 300
fokale Erkrankungen 63
„fresh-frozen"-Plasma (FFP) 262
Froin-Syndrom 103
Funduskopie 129

Galaktosamie 77
Garcin-Syndrom 159
Gegenstromelektrophorese 111 ff
Gegenstromimmunelektrophorese 298 f
Genickstarre, epidemische, siehe Meningokokken-Meningitis
Gerinnungssystem, Behandlung von Störungen 169, 260, 296
Geschichte
–, Antibiotika 5 ff
–, Meningitis 1 ff
–, Therapie 5 ff
Geschlechtsverteilung 33
Gesundheitsstrukturgesetz 236 ff
Gewebsplasminogen-Aktivator, Therapie beim WFS 262, 263

Glyceroltherapie 170, 182
Glykopeptide 221
Gray-Syndrom 6, 193
Granulozytenelastase, Bestimmung 296
Granulozytentransfusion 312
Guillain-Barré-Syndrom 69
Gyrasehemmer 210

Haemophilus-influenzae-Typ-b-M., siehe Hib-Mening.
Halsreflexe, tonische 79
Haubenmeningitis 46, 63, 64
–, Erreger 64
Hautsymptome, siehe auch Petechien 59 ff, 78
Hämatologische Daten 287 ff
Hämopathie, Erreger 77
Hemiplegie, akute infantile 62, 69
Heparintherapie 279, 262
Herpes-Enzephalitis 71
–, Diagnostik 71
–, Therapie 72
Herpes-Virus, Nachweis 71
Herson-Todd-Score 166, 179
Hib-Meningitis 141 f, 241 ff
–, Behandlungsdauer 224
–, Charakteristika 55, 114, 337
–, Chemoprophylaxe 243 ff
–,–, Antibiotikum 244
–,–, Familie 244
–,–, Gemeinschaftseinrichtungen 243
–, Epidemiologie 29
–, Impfung 245 ff
–, klinisches Bild 55
Hirnabszeß 126, 154 f, 314
–, Differentialdiagnose 156
–, Erreger 155
–, Erstsymptome 155
–, klinische Symptome 155
–, Komplikationen 156
–, Prognose 156
–, Therapie 155
–, Ursachen 154
Hirnbasis-Meningitis 64
–, Erreger 64, 159
Hirnnervenparalysen 61
Hirnnervenparesen 61
Hirnödem 44, 69
–, Therapie 168, 170, 289, 300
–,–, Waterhouse-Friderichsen-Syndrom 261
Hirnschwellung 44
Hirnstammenzephalitis 69
Hirntumoren 65, 77, 160
–, Differentialdiagnose 160
Historische Daten
–, Antibiotika 5 ff
–, Meningitis 1 ff

HNO-Erkrankungen, Meningitiserreger bei 77
Hörstörungen 56, 64, 76, 176 ff
HWS-Symptome 79
Hydrops, meningealer, Kennzeichen 11
Hyperfibrinolyse 258 f
Hyperkoagulopathie 258

Immundefekte 34, 77
–, Meningitiserreger 77
Immunfluoreszenz 111
Immunglobuline 172 ff, 313
–, IgG 174 f
–, IgM 174 f
Immunmodulation 182, 184
Immunologie, Früh- und Neugeborene 273 ff
Immunprophylaxe 241 ff
Immunserologie 123 f
Impfbefreiung 71
Impfung, Hib 245 ff
–, Meningokokken 247 f
–, Pneumokokken 249 f
Infektion, Definition 16
–, septische 15 ff, 265
Infektionsrisiko, Frühgeborene 276 f
Infektionswege 276
Inokkulationsmeningitis 160
Intensivtherapie 300
Invasion, Erreger 41
Inzidenzen 21, 176
Isolierung 185

Katheter als Meningitiserreger 34, 36, 156
Kernig-Zeichen 80
Kleinschmidt-Syndrom 142
Klinik 51 ff
Kniekuß-Phänomen 80
Koagulation 111, 112
Kolonisation, Definition 16
Koma, Definition 53
Kombinationstherapie 196, 197, 209, 234, 238, 301 f, 308, 320
Komplikationen 313, 314
–, Behandlungsdauer bei 227, 311
–, erregerspezifische 309
Kortikosteroide 170, 176 ff
Krämpfe
–, zerebrale 62

Labor, Diagnose 257, 286 ff
Lasègue-Zeichen 80
„Late-onset-Sepsis" 273
Latex-Agglutinationstest 111, 112, 298
Läsionen, endokranielle 34
Leptomeningitis, siehe auch Meningitis
–, Begriff 11

–, Klinik 14, 25 f
–, Lokalisation 13
–, Pathogenese 12, 39 ff
–, pathologisch-anatomischer Aspekt 12, 39 ff
–, prädisponierende Faktoren 27, 33 f
–, primäre 12
–, sekundäre 12
Leptospiren-Meningitis 144 ff
Leukozytenzahl 117 f
–, Abhängigkeit vom Lebensalter 118, 289 f
–, Normalwerte 117, 289 f
Leukozytose 117, 292
Limulus-Lysattest 112
Liquor cerebrospinalis 81 ff
–, Aussehen 97 ff
–, Entnahme 83 ff
–, Zusammensetzung 98
Liquor, bakterielle Replikation 41
–, blutiger 89 f, 98
–, cAMP 111
–, CRP 108, 110
–, Durchsichtigkeit 89 f, 97
–,–, Tyndall-Phänomen 97
–, Eiweiß 98 ff, 102
–,–, Normalwert 98, 102, 103, 104
–, Elektrolyte 97
–, ergänzende Diagnostik 111 ff
–, Farbe 97
–, Fermente 108, 110
–, Gesamtliquormenge 83 ff
–, Glucose, siehe Liquor, Zucker
–, Granulozyten, Normalwert 98
–,–, segmentkernige 98, 101
–, Lactat 108 f, 109
–, meningeale Invasion 41
–, Neopterin 111
–, Nonne-Apelt-Schumm-Reaktion 104
–, Normalwerte 98, 297, 332
–, Pandy-Reaktion 104
–, patholog. Werte 100 f
–, pH 108
–, PCR 111
–, Säure-Basen 108
–, Untersuchung auf Blut 89 f
–, Zellzahl, Normalwert 98, 100, 297, 334
–, Zellzahluntersuchung 98, 101
–, Zucker 98, 105 f
–,–, Normalwert 98, 107, 110
Liquorbefund, Neugeborene 297
Liquordiagnostik, bakteriologische 97, 103, 113 f
Liquordruck 88 ff, 96
–, klinische Beurteilung 88 f
–, – –, Queckenstedt-Versuch 88 f
Liquoreiweißelektrophorese 102, 105
Liquorfistel, siehe auch Fistel
–, erworbene 34, 77
–, Meningitiserreger bei 77

Sachwortregister

Liquorglucose-Blutglucose-Quotient 105, 106
Liquorkomposition 331
Liquorkultur 115 ff
Liquorphysiologie 81 ff
Liquorpleozytose 100
Liquorpunktion 83 ff
Liquorpunktionen, Anzahl 90
Liquorpunktionsort 84
Liquorshuntinfektion 156
Liquorspiegel von AB 199, 200
Liquorsterilisation 198
Liquorsyndrome
– bei entzündl. Erkrank. des ZNS 328, 330
Liquoruntersuchung 95 ff
Liquorzytologie 297, 335
Listeriose 159
Lumbalpunktion 81 ff
–, Indikationen 83, 84
–, Komplikationen 86, 92
–, Kontraindikation 86
–, postpunktionelle Beschwerden 85
–, Punktionsort 84
– als Ursache einer M. 92
Lumbalpunktionen, Anzahl 90
Lyme-Borreliose, siehe auch Borreliose
–, Labordiagnose 146, 340
–, Prognose 148
–, Stadien 146
–, Therapie 148
Lymphozytose 117, 118

Malignome des RES, Meningitiserreger 63, 74, 160
Mediatoren 41 ff, 45
–, Blockade 182, 184
Meldepflicht 185
Meningismus, siehe auch Nackensteifigkeit
Meningismus 11 ff, 27, 53, 54, 58 ff, 61
–, Auftreten 27
–, Erreger 27, 32
–, fehlender 54
–, Symptome 61
–, Ursachen 27, 54
–, Zeichen 80
Meningismus-Syndrom 53, 61, 64
Meningitis, siehe auch Leptomeningitis
–, Altersverteilung 28 ff
Meningitis aseptica 4, 11
Meningitis concomitans 11
–, Ursachen 27
Meningitis, abakterielle 4, 11, 54
–, Altersverteilung 28
–, Symptome 51 ff, 54
M., akute bakterielle, Intensivtherapie 300
–, – –, Liquorsyndrome 328, 330
–, – –, Untersuchungen 75 ff

M., akute eitrige, Differentialdiagnose 55 f
Meningitis, anamnestische Hinweise 77
–, Erreger 77
M., aseptische, Definition 11, 27, 30
–,–, Diagnostik 162
–,–, Erreger 25, 27, 32, 162
–,–, Ursachen 25, 27, 32, 162
–, Klinik 162
–, Labor 162
–, Prognose 162
–, Therapie 163
M., bakterielle, Bettruhe 183
–,–, CRP zur Differentialdiagnose 120
–,–, Erreger 25, 27 ff, 29, 32, 36, 55
–,–, Symptome 51 ff, 54
M., basale 46, 59, 62, 64
M., chronisch lymphozytäre 130, 158
M., chronisch seröse, Erreger 32, 130, 158
M., Definition 11, 12, 13
M., demographische Daten 25 ff
M. der Konvexität 46, 63, 64
M., Jahreszeitliche Verteilung 33
M., Komplikationen 26
M. Mollaret 131, 159
Meningitis, Neugeborene 283
M., nichteitrige bakterielle, Altersverteilung 28 f
M., Pathophysiologie 39
M., Pflege 185
M., physikalische 27
M., postpunktionelle 92
M., primäre, Definitionen 12, 13
–,–, Therapie 168 f, 298 ff
M., prolongierte abakterielle 130 ff, 158
M., rekurrierende, Diagnostik 131 ff
–,–, prädisponierende Faktoren 33 f, 131 ff
M., rekurrierende bakterielle, Definition 14
–,–,–, Diagnose 131 f
–,– –, Differentialdiagnose 34, 131
–,– –, Pathogenese 34, 39, 131, 132
M., rezidivierende bakterielle, Erreger 25 ff, 34, 36
M. Schaltenbrand 159
M., sekundäre, Definitionen 12, 13
M. serosa 4, 11, 27
–, chronische 158
M., serös-bakterielle, Erreger 27
–,–, supportive Therapie 169
M., serös-virale, differentialdiagn.
–,–, Erreger 21, 25, 27, 32, 148, 158
M., seröse, Diagnostik 95, 129, 148, 286
M., spinale 63
M., tuberkulöse, siehe Tuberkulosemeningitis 64
M., virale, siehe auch M., abakterielle 4, 11, 24, 33
–,–, Altersverteilung 28
–,–, Behandlung 163
–,–, Bettruhe 183

-,-, Blutbild 95 ff, 286
-,-, BSG 121
-,-, CRP 120
-,-,- zur Differentialdiagnose 139, 162
-,-, Diagnostik 130, 162
-,-, Erreger 164
-,-, Klinik 162
-,-, Komplikationen 162
-,-, Lactat 108
-,-, Liquorsyndrome 328, 330
-,-, Liquorzellbild 130, 162
-,-, Prognose 162
Meningoenzephalitis, Begriff 11
Meningokokken 114
Meningokokken-Meningitis 142 ff, 246 ff
-, Behandlungsdauer 224
-, Charakteristika 55, 114, 337
-, Chemoprophylaxe 246 f
-, Impfung 247 f
-, klinisches Bild 55
-, Komplikationen 143, 144
-, Symptome 55
-, Verlauf 260
Meningokokkensepsis 246, 260
-, mit Verbrauchskoagulopathie, siehe WFS
Meningoradikulitis 13
Meropenem 190
Milzdefekte, Meningitiserreger 77
Minimale bakterizide Konzentration 21
Minimale Hemm-Konzentration 20
Mißbildungen, okkulte 133
Mollaret-Meningitis 131, 159
Monoklonale Antikörper 182
Mukoviszidose, Meningitiserreger 77
Multiorganversagen 18
Myelitis 13, 69
Mykoplasmen M. 70
Mykosen, siehe Pilzmeningitis

Nachuntersuchungen 185
Nackensteifigkeit, siehe auch Meningismus
Nackensteifigkeit 58 ff, 80
-, Definition 58
-, Differentialdiagnose 58
NBT-Test 112
Neisseria meningitidis, siehe Meningokokken
Neomid-Syndrom 285
nephrotisches Syndrom, Meningitiserreger 77
Netilmicin 194 ff, 196 f, 201 ff, 323 ff
Neugeboreneninfektion, Krankheitsbilder 283
Neugeborenensepsis 19, 209, 265 ff
-, Behandlungsindikation 300 f
-, Blasensprung 266 ff
-, Definition 197
-, Diagnostik 286 ff
-, Differentialdiagnose 310
-, Erreger 270 f, 272 f, 280, 284

-, Intensivtherapie 300
-, Inzidenz 267, 271
-, klinisches Bild 279 ff, 282, 284
-, Kriterien 19
-, Labordiagnostik 286 ff
-, Meningitis 227, 283
-, Mißerfolge 315
-, Mortalität 271
-, Prognose 310
-, Therapie 300 ff, 306 ff
-,-, Probleme 313 ff
-, Therapiedauer 307, 311
-, Todesursachen 281
-, Ursachen und Infektionswege 276 ff
Neurodisposition, familiäre 34
neurologische Schäden 26, 41 ff
neurologischer Status 78
neurologische Symptome 41, 54, 61 ff, 79
neurologisches Defektsyndrom 26
Neutropenie 314
Nonne-Apelt-Schumm-Reaktion 104

Ohrmißbildungen 133
OPSI-Syndrom 140, 249

Pachymeningitis 11, 158
- purulenta externa et interna 158
Pandy-Reaktion 104
parasitäre Erkrankungen des ZNS 66, 157
Parotisschwellung 78
Pathomorphologie 39 ff
Pathophysiologie 39 ff, 47
Paul-Ehrlich-Ges., Therapieempfehl. 206, 226, 311, 316
PCR 111
Peiper-Zeichen 80
Penicillin 190
-, Liquorgängigkeit 193
-, Resistenzen 231 f
Pentaglobin 169 f, 175, 182
Pentoxifyllin 182, 313
Persister 21
Peptidoglykane 41, 182, 184
-, Zytokinausschüttung 41, 295
Petechien 60, 143, 257
Pflege 183, 185
Pharmakologische Daten
-, Antibiotika 198
-,-, ökonomische Daten 236 ff
Pilzmeningitis 66, 157, 161, 306, 315
Piperazillin 193
Plasminantagonisten, Therapie b. WFS 262
Plättchenaktivierungsfaktor 41 f, 182, 184
Plättchenkonzentrat, Therapie b. WFS 259, 300
Pneumokokken 36, 114

Pneumokokken-Meningitis 139 f, 248 ff
–, Behandlungsdauer 224
–, Charakteristika 55, 114, 337
–, Chemoprophylaxe 248 f
–, Impfung 249 f
–,–, Kontraindikation 249
–, klinisches Bild 55, 140
–, Komplikationen 140
–, Letalität 141
–, Resistenzen, Penicillin 230 ff
–, Symptome 55
–, Therapie 231, 233 f, 235
–,–, Kombination 234
Polyradikuloneuritis 13
Postantibiotischer Effekt 21
Prädispositionsfaktoren 27, 33, 36, 279
Predictive Value 22
Prognose 165 ff
–, Einflußgrößen 166
–, Neugeborenensepsis 310
Prophylaxe 241 ff
Prostaglandine 41, 295
Proteus 161
Protozoen, Diagnostik 157, 158
– als Erkrankungserreger des ZNS 158
Pseudomonas 11, 161
Punktion, traumatisch blutige 87
Punktionsort 54 ff
Punktitis 85

Rachenabstrich des Epipharynx 125
Rasmussen-Syndrom 159
Reflexe, Prüfung 80
Rehydrierung 170
Reifgeborene, Liquornormalwerte 297, 332
Rekrudeszenz, Definition 14
Relapse, Definition 14
Resistenzen 31, 206, 210, 231
–, Penicillin 231
Rifampicin, Pneumokokken-Sepsis 230, 233 f
–, Prophylaxe 244
–,–, Nebenwirkungen 245

Salmonellen-Meningitis, Liquorbefund 161
Sarkoidose 131
Schädel-CT 128 ff
Schädelbasis, okkulte Mißbildungen 34, 133
Schäden, neurologische 26, 41, 54, 61
Schleimhautkolonisation 40 f
Schmerztherapie 169
Schock, septischer 15, 17, 45, 265
Schocktherapie 168 f, 300
–, Waterhouse-Friderichsen-Syndrom 255 ff, 261
Schwartz-Bartter-Syndrom 69, 170, 171
Sekretion 22

Sensibilität, Prüfung 79
Sensitivität 22
Sepsis, Definitionen 17 f, 298
–, Erreger 15, 16
–, Intensivtherapie bei akuter 300
–, klinisches Bild 279, 282
–, Kriterien 20
–, mögliche u. bewiesene 17, 18
–, Mortalität, Früh- und Neugeborene 271
–, neonatale 18, 19, 265
–, Neugeborene, siehe Neugeborenensepsis
–, klinisches Bild 279, 282
–, Therapie 300
Sepsisherd, Risiken 15, 276, 278, 299
Septikämie, siehe Sepsis
Shuntinfektion 156 ff
Sinusvenenthrombosen, septische 154
SIRS 17, 265
Sitztest 80
Sludge 194
Somnolenz, Definition 53
Sonografie 125 f
Sopor, Definition 93
Sperrliquor, Ursachen 163
Spezifität 22
Stauungspapille 62, 83
Steroide 170, 176
–, Dexamethason 170 ff, 176 ff
Störungen, somatische 26
Streptokinase, Therapie beim WFS 289
Streptokokken B 160, 251, 317 ff
–, Prävention 317 ff
Subarachnoidalblutung,
    Differentialdiagnose 89
Subdurale Ergüsse 62
Subokzipitalpunktion 87 f
–, Indikationen 87
–, Komplikationen 87
–, Kontraindikationen 87
Sugillationen 60
Supportive Therapie 169
Symptome, allgemeine 51 ff
–, Erreger bedingt 53 ff
–, fokale neurologische 63
–, Haut- 59 ff
–, neurologische 61 ff, 64
–, spezielle 58 ff, 64
Synergismus 22

Therapie, allgemeine 168 ff, 300 ff
–, adjuvante 171, 184
–, antibiotische 189 ff, 303
–, antikonvulsive 169, 171
–, Antikoagulanzien 169, 172
–, Dauer, siehe Behandlungsdauer
–, Elektrolyt- 168 f, 300

–, Empfehlungen d. Paul-Ehrlich-Ges. 218, 226, 311, 316
–, Erreger 338 f
–, fibrinolytische beim WFS 279 f
–, Flüssigkeits- 168, 170, 261, 300
–, Hirnödem 168, 300
–, Immunglobuline 169, 172 ff
–, Immunmodulation 182
–, Kombination 196 f, 238
–, primare M., sekundäre M. 207
–, Schmerz- 300
–, Schock 168, 300
–, Steroide 170, 176
–, supportive 169, 300
Thromboxan 41, 295
Thrombozytenzahl, Abhängigk. v. Lebensalter 120, 169, 288
Tokolyse 270
Toleranz 21
Toxoplasmen, Therapie 70
Transillumination 129
Tuberkelbakterien, Nachweis 99
Tuberkulose-Meningitis 64, 149 ff
–, Charakteristika 150
–, Diagnose 114, 150
–, klinische Symptome 149
–, Prognose 153
–, Therapieschema 151
Tumor, Erstsymptome 63
–, Erreger 77, 160

Untersuchung, Abschluß- 171
Untersuchungen bei akuter bakterieller M. 75
Untersuchungsgang 75 ff, 78
–, Prüfung der Reflexe 80
–, Prüfung der Sensibilität 79

Vancomycin 304
Ventrikelpunktion 88
Ventrikulitis 46, 154, 314
Verbrauchskoagulopathie 255 ff
–, Labordiagnostik 225
–, Therapie in der Frühphase 259, 262
–, Therapie in der Spätphase 262
Verteilung, demographische 25 ff
Virusnachweis 112, 123
–, direkter 112, 123
–, indirekter 112, 123
vitale Bedrohungen durch M. 26
Volumentherapie 261

Wasserintoxikation 62
Waterhouse-Friderichsen-Syndrom (WFS) 143, 255 ff
–, Diagnostik 257, 259
–, Pathogenese 257, 258
–, Symptome 255
–, Therapie 259 ff, 262
–,–, Klinik 261 f
–,–, Sofortmaßnahmen 117, 260 ff
Wehrle-Kriterien 7, 91
Weilkrankheit 144
Wirkung, additiv 22
Würmer als Erkrankungserreger des ZNS 158

Zerebellitis 13
ZNS, entzündl. Erkrank., Liquorsyndrome 328
–, parasitäre Erkrankungen 157
ZNS-Läsion 41 ff, 46
Zytokinausschüttung 41, 295
Zytokine 41 ff, 184, 255
Zytokinwirkungen 38 ff
Zytomegalie 91
–, Antikörpertestung 96

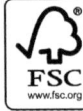

MIX
Papier aus verantwortungsvollen Quellen
Paper from responsible sources
FSC® C105338

If you have any concerns about our products,
you can contact us on
ProductSafety@springernature.com

In case Publisher is established outside the EU,
the EU authorized representative is:
**Springer Nature Customer Service Center GmbH
Europaplatz 3, 69115 Heidelberg, Germany**

Printed by Libri Plureos GmbH
in Hamburg, Germany